U0008906

尋回中醫失落的元神

貳 象之篇

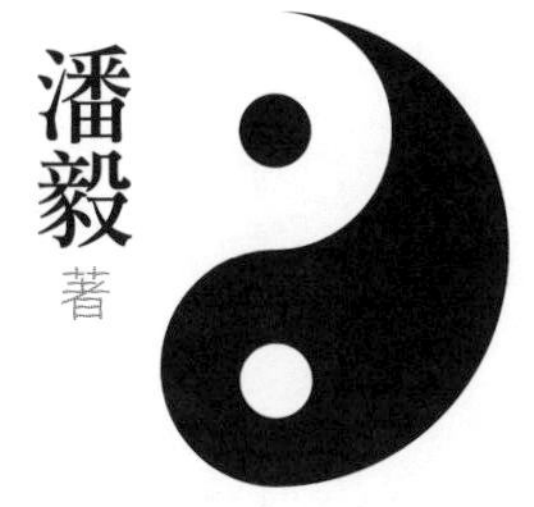

潘毅 著

目錄

此书寻回失落之精华
中医理论研究之力作如
中医基本理论之研
究不应是大小白鼠之
天下

二〇一二年七月

潘毅同志 邓铁涛记

此書尋回失落之精華，中醫理論研究之力作也，
中醫基本理論之研究不應是大小白鼠之天下。

——國醫大師　鄧鐵濤

緣起

☯中醫失落了些什麼？

為什麼中醫人常覺得現時的中醫有所變味？這裡面似乎失落了些什麼。

中醫到底失落了什麼？答曰：「元神！」

什麼是「元神」？

元神，是人最本底的存在，與生俱來，為人體生命活動的主宰之神，是生命活動自存的內在機制及規律。可視為人類祖祖輩輩在適應自然、適應社會、調適自身進化的過程中獲得的某些重要基本屬性的精神印記。它是人體之神的最深層部分，如果把人的精神活動比作一座海島，那麼元神就如綿延在深海下的海床。

由此，我們不妨思考一下：

現今常見露出水面如海島般的醫學知識是否就是中醫學的全部？

中醫人為什麼常覺得現時的中醫有所變味？

中醫最本底、最原味的精神印記——醫學知識的「深海下的海床」，在現今的學醫者、行醫者心中還烙下多少？

這些，實際都歸結到中醫的「元神」上！

然而中醫的「元神」在哪兒？

在中華文化中！在中國人—中醫人應有的思維方式中！

中醫學本是文化醫學，但就如我們所見，近現代的教育，在引入西方科學的同時，卻有意無意地對中華傳統主流文化採取了「浮雲」化的態度。今人之所以更易認同西醫之理，皆因我們所受教育中的數學、物理、化學、生物等科目之設，早已為接受西醫作好了知識上的充分準備及思維方式上的順習。但中醫有這樣的文化鋪墊嗎？試想，如果有，又如何？難道陽虛、氣虛、血瘀、濕阻這些名詞真比「血卟啉病」、「嗜鉻細胞瘤」等更難理解？

我泱泱文明古國難道就沒有自己的文化與文明可教？《周易》、《道德經》、《孫子兵法》、《論語》這些中華文明的精神支柱我們接觸過多少？「精華」、「糟粕」之議時有所聞，但見貶時多來譽時少，以致天干地支不懂，乾坤天地不知，中國古代文化基礎知識幾乎為零。如果說，中華文化是我們的母體文化，則捫心自問，除了認識中文，我們真的會用母體文化的方式來思考嗎？

中醫在現代常受一種責難，就是現代人看不懂，這成了中醫需要改造的理由之一。這是中醫之錯還是教育之誤？責難前是否要先弄清楚？

在這樣一個缺少中國文化的文化環境中，中醫學幾乎失去了賴以生存的文化土壤，作為本國文化有機部分的中醫，在學習的時候居然會讓人產生文化隔閡感，這實在令人困惑。在毫無中國古代文化知識的基礎上學中醫，用中醫，就猶如無源之水，無根之木，再努力也僅能得其形而失其神。

今人對「知」的理解，常常局限在「知識」範疇，這實是西式的理解。「知」的本義應是「知性」，包含了智慧與知識，即道與理並舉。中醫與西醫的區別要點就在於：西醫本質上沒有求道的欲望，故為析理之醫學；中醫是以理證道，以道統理，道理合一的醫學。中西醫二者在「知」上的取向與所含範疇並不完全一樣。因此，借鑒西方思維或技術無妨，他山之石，可以攻玉，但若不考慮與中醫體系是否相洽而一律頂禮膜拜，就真是不必了！以此來全面取代東方思維就更屬不智。因為中醫不純粹是知識之學，它更接近智慧之學。

中醫並非「醫學」、「醫術」或「醫技」所能涵蓋，這些僅是露出水面的知識部分；中醫更大的氣象在其「醫道」，這才是「深海下的海床」。中醫若要謀求自身的進一步發展，則與這「海床」重新接氣就成為必須。

中醫發展的步履為何走得如此蹣跚？

中醫這些年的發展到底走了什麼樣的路？為何步履走得如此蹣跚？實須反思！回顧中醫發展近些年來走過的路，不少僅是追求致小知的「理」，而忽視了充滿靈氣的全體上致大知的「道」。常常是將活生生的天人之道格式化為純粹的知識體系或供熟練操作的術、技，雖時有所得，但亦不能說無所失。在未透徹理解中醫內涵上的以淺評深、以今審古、以外範中、捨證就病、以物觀人，漸已成業界時尚。他山之石的道理大家都懂，但這石的選擇卻貴乎其對中醫研究是否相洽與無偏。

須知「研究中醫」與「中醫研究」並非同義。恰當的他山之石式的「研究中醫」對人類醫學或中醫的發展自有一定啟示，但這類研究目前與從學科自身內源性上自然而然生發的「中醫研究」相較，無論從內洽性還是實用性上仍存差異，我們也應有所認識。

近現代隨著科學的巨大進步，人們眼界大開，越來越感受到大千世界的豐富多彩與複雜變化。面對複雜多變的世界，人們已從最初對還原論方式取得炫目成功的驚訝中逐漸冷靜下來，並不斷反思。線性、簡單性、分割性、靜態性思維難以完全解決複雜性系統問題也漸成共識。因此複雜性科學正在興起，以彌補還原科學在處理複雜系統時的不足。回看中醫，若從還原論的角度看，中醫的確存在不少「問題」，但若從中醫研究或複雜性科學的視野看，這些所謂的「問題」未必是什麼大問題，甚至不一定是問題，更多的是因視野、視角、文化表述或認知習慣的不同而被誤讀、誤解而已。既然還原論思維不可能完全認識複雜世界的所有層面，因此，以之作為判斷每一學科或思維方式是否科學的標準，其不合理性就顯而易見了。

二十世紀以來，關於科學劃界問題的討論在西方大體經歷了邏輯主義的一元標準—歷史主義的相對標準—消解科學劃界—多元標準等階段，顯示出科學劃界標準從清晰走向模糊、從剛性走向彈性、從一元走向多元的傾向。這說明了什麼？至少說明了科學劃界難以找到普遍的、絕對的標準！為什麼？因為科學的發展是歷史的、動態的、各種形態互呈的，其內涵與外延在不斷地演變。因此，作為科學劃界的標準就應該是歷史的、動態的、相對的、多元的。若以歷史的、多元格局的眼光看中醫，中醫自然是現代主流科學之外的另一種科學形態，一門以古貫今的複雜性科學。

可我們今天評判中醫是否科學，用的是什麼標準？基本上是最原始、最剛性、最苛刻，也是被詬病最多、將科學理想化的邏輯主義的一元標準！慣性思維下的人們，因為所受的基礎科學教育是以物理、化學為代表的學科，就下意識地把物理、化學類學科當作唯一的科學形態，因此也以為科學有著唯一的劃界標準。也就是說，中醫界可能一直在從眾意識下恍恍惚惚地走著一條去向朦朧之路，或為了自證「科學」而好高騖遠地拿了一個與自身體系或科學形態並不完全相洽的最嚴苛標準來作繭自縛。這就可歎了！為了適應這個一元的絕對標準，把本來可以多向發展之路，自我封閉成幾乎只有華山一條路。

現今一些「失中道」的運作已導致中醫自身理論某種程度的淺化與異化，這種失真的淺化與異化又導致中醫臨床一定程度的弱化與西化。中醫的軀幹雖在運作，但元神漸已失落。不少有識之士指出，現時的中醫是「表面輝煌，內涵萎縮」，國醫大師鄧鐵濤把這種現象稱作「泡沫中醫」，因為「在五顏六色的表象下面，已經沒有了中醫的內涵」，可謂一針見血。

我們常聽到：中醫是中華文化軟實力的重要體現或代表。但如果中醫本身的文化含金量及其內蘊在不斷地減少或被減少，它還能代表什麼？

近現代中醫出現「學術心靈」的六神無主而處百年困惑之中，實源於本土文化上的斷根及對外來文化不加選擇的過度膜拜。

如何尋回中醫失落的「元神」？

鑒於中醫界「學術心靈」六神無主的現狀，因此，中醫要復興，中醫人要真正把握中醫的精髓，就須尋回中醫失落的元神！

如何尋？何處尋？

筆者多年來常對海內外不同對象以易、道、象、數、時、和等範疇的觀念或原理詮醫，更滲入儒、釋、道、兵、武、藝、氣象、曆法、天文、地理等領域或學科的知識為輔，較之純就教材而教會得心應手得多，習者也非常樂於接受。他們的體會是：圖文並舉，就圖理明，理雖深卻可淺出，道似遠而實近，至繁之見可成至簡之括，闡道說理每附實例，理透則行明，所闡所發，多有古著為本，並非杜撰。

好玩的是，當筆者一用太極圖、河圖、洛書、干支、卦象來闡述醫理時，習者的表情往往變化甚豐：初為錯愕─驚訝─不解─一臉無辜，潛意識當然是：這不是在一向的教育語境中被渲染成陳舊、腐朽，甚至……的東西嗎？為什麼與中醫有關？但筆者以之將醫理一一簡明、形象、意蘊無窮又精到地解釋完後，他們的表情往往轉為感慨、興奮、嘆服！轉而發問：如此理簡味原的思維方式為什麼教材少見？越是臨床經驗豐富的醫師聽完後往往越有感慨——為什麼我們感覺這才是原味的中醫，既往所學雖然體系較全，但深度上似乎只在皮肉而未及筋骨，更遑論得其精髓了！

雖然筆者對教學有些自信，但觸動習者（尤其是有臨床實踐者）的，絕不僅僅是口才，而主要是其中原生態的中醫精神內核，這易使習者有一種學問尋回根的踏實感。

由是筆者不斷得到建議或受到催促，何不將所言所論形成文字，讓有心者對中醫的元神內蘊有一個直接的感知，以致為用？

但說時容易做時難，以上每一範疇，有哪一個不是見仁見智，話題多多，是非不斷，甚至地雷滿布的？

然感當代的醫書多優於對知識的篩選、充實與系統化，卻往往弱於與「深海下的海床」——母體文化接氣。而中醫要走出誤區，把握本真，開闊視野，則中醫人本身素質的提高、自信的建立就十分重要。這些均需古文化知識的充實，思維方式的引導，原味中醫的體悟，原生態中醫精神內核（元神）的尋回。

既自以為略窺接氣門徑，前又有劉力紅博士《思考中醫》的斬棘，重校《圓運動的古中醫學》的啟示、李可老先生的臨床證道……人們開始尋找中醫的真諦，中醫再見復興之浪。則何不放下榮辱之心，不揣淺陋，隨本心所指，以心證道，冀著書立說能在中醫復興浪潮中再推波助瀾？恰逢出版社來約稿，一拍即合！

現以易、道、象、數、時、和等一氣相牽又可各自發揮的範疇來下筆，不但利於內容的鋪陳與展開，亦方便旁及百家之學以頻接中華地氣，更可形成開放式結構，便於在聽取讀者意見後不斷補充、更正、修改、完善。

是次先出版易、道、象三篇，餘篇在思考、整理之中。

《易》的思維方式就是中醫的思維方式。這種思維方式，不是單一的、線性的、對稱的、純邏輯的、順向的，而是輻射的、多角度的、多層次的、縱橫交錯的、立體交叉的、邏輯與形象相合、透徹與混沌相映、宏觀與微觀相參、動態與靜態相襯、形而上與形而下相照、順向與逆向相激，故能更整體地把握全局，這是一種「彌綸天地之道」的思維，一種「智慧」式的思維。

中醫為什麼要學《易》？張景岳云：「醫不可以無易，易不可以無醫，設能兼而有之，則易之變化出乎天，醫之運用由乎我。運一尋之木，轉萬斛之舟；撥一寸之機，發千鈞之弩。」

《易之篇》主要從《易》的基本結構與基本知識入手，與醫學內容相互印證，這種印證不局限在觀念上，更多的是落實到知識的運用上，企望能起授人以漁之效。

《道之篇》探討的目的是「推天道以明醫事」。先賢立「道」的目的之一是「推天道以明人事」，中醫所涉，正是典型的天道與人事。作為宇宙本原、萬物法則的「道」，在中醫理論體系構建時，自然就成為所效的規律與準則。若未明此「道」，僅有醫學知識的疊架，就難說已得中醫之真。

老子云：「道可道，非常道。」其論說的難度可想而知。而要將「道」之悟落到醫學之實處，就更非易事。但「道」的魅力就在於，一旦有所悟，原來百思不得其解的學、術、技、藝上的阻礙處、疑難處，都有可能撥開雲霧見青天，豁然開朗，使原有的識見更上層樓。中醫的學、理、術、技均須在「道」的統貫下方能機圓法活，清澈空靈而顯活潑生機。

本篇主要從天人之道、氣之道、陰陽之道、五行之道上進行發揮。中醫是實用性科學，是以筆者不會懸空論道，諸般妙想都要穩穩立足於氣—陰陽—五行化的天人之道與證之有效的臨床實踐中。

《象之篇》突顯的是中醫的思維方式。學科的理論特色往往由思維方式彰顯。文化觀念決定著價值取向及對世界的感悟方式，象數思維是最具特色的中國—中醫傳統思維方式。當代中醫學術之漸失本真，緣由之一就是罔顧學科特點，對抽象思維獨沽一味，卻漠視與學科特點相洽的象數思維而致。

若從「推天道以明人事」的大視野來把握中醫這樣一個整體不分割、不定格、變化、關聯、有形無形相通、主客體相融的統一體對象，最佳審視形式當是「象思維」。以象思維的視點自然而然就會進入與還原論實體思維不完全相同的現象層面，所得就不盡相同。

因此，對中醫的研究，當先判方法學的合適與否。合適，才是科學研究的最起碼出發點！

本篇是最好玩，也是最實用的一篇。是篇著重於藏象、經絡象、體質象、病邪象、藥象、方象等內容在象思維引領下的演繹與運用。學會觀物取象、觸類而通、觀象明理、以意為法、法象而行、得象悟道是學習中華文化與中醫的基本功。

如果說〈易之篇〉、〈道之篇〉更有嚼頭，則〈象之篇〉更有看頭，前兩篇消化後的內容再與〈象之篇〉觀念交融於此而顯大用。

因此，本書可有兩種讀法：一，按易—基礎、道—橋梁、象—應用的次序而進，這是一種扎實、貫通的讀法；二，先讀實用、易懂、有趣的〈象之篇〉，逢不解處，再回溯前兩篇，這是一種於學術中先尋趣味而後求解的讀法。

以上範疇的討論，最易成高談闊論，說起道理，似意境深遠，但若不落到應用實處，則成霧裡看花。所以本書的宗旨有二：一是簡易明白，不故作高深，以合「易」簡之意；二是實用，醫學是一門應用學科，任何道理，均要落到實處方顯意義。

任何一個學科都有其自身發展的規律與動力源頭，基於中醫的理論現狀與臨床發展之需，在傳統主幹上挖掘自身內蘊，不斷自我完善，實應是目前中醫研究所最易做、也最能見到實效的操作。易、道內涵的重新審視與透徹理解，象思維的外拓與深化、細化、淨化應是一條可行之路。中醫人應撥開迷霧，以清風明月胸襟，開拓出學科未來發展的海闊天空氣象！

「一人獨釣一江秋」的寫作既有釣秋之寂，亦該有釣秋之獲。然自認之獲，不知能中您之意否？期可引出眾多智者之智及釣秋之人，以促中醫學術的繁榮！

書涉範圍既廣且雜，以一孔之見實難全然看得通透，錯漏之處，在所難免，祈請教正！不求字字發奇香，但願千慮有一得。

潘　毅

二〇一一年，立秋

象之篇

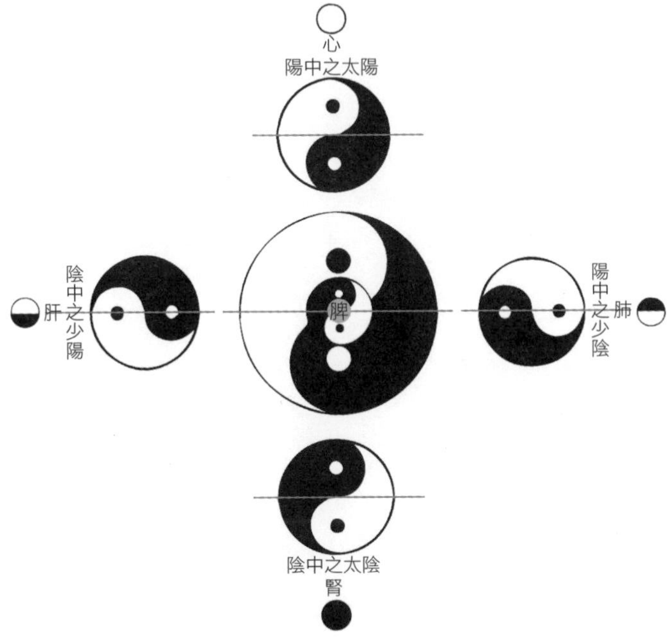

聖人立象以盡意。

——《周易・繫辭上》

象的意蘊

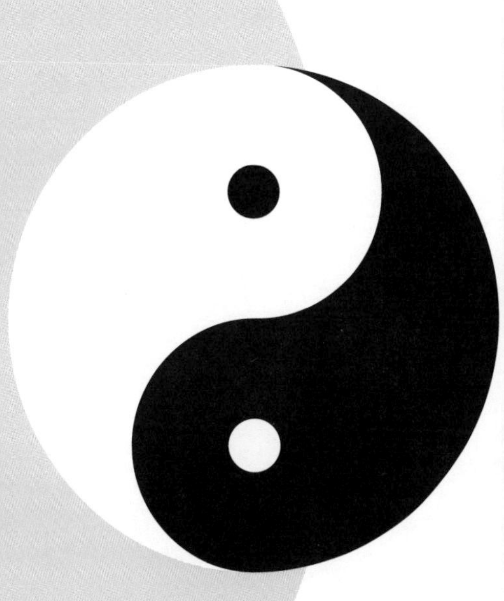

學科的理論特色往往由思維方式彰顯，象數思維是最具原創性及特色的中國傳統思維方式，作為傳統文化代表的中醫學，其象數思維烙印亦十分清晰。當代中醫學學術之漸失本真，緣由之一就是罔顧學科特點，對抽象思維獨沽一味，盲目崇拜，卻漠視與學科特點相洽的象數思維而致。

本篇主要討論象數思維中的象思維，數思維則在〈數之篇〉中探究。

第一節 識象

象有形象、徵象、意象、法象之分。

（一）有感即為象

形象、徵象又可分為兩類：

其一，是物象或自然之象。即萬事萬物表現出的諸如形狀、顏色、質地、性質、構成、聲音、氣味、味道，乃至感應、習性等自然的形徵。

《周易・繫辭上》云：「見乃謂之象，形乃謂之器。」這個「見」當作「現」解，即「象」之感並不僅限於視覺，而是視、聽、嗅、味、觸等能感應自然物象的諸般感覺的綜合。「象」既可以是有形可視、可觸的，也可以是雖無形但通過聽覺、嗅覺等而感受到的，比如西瓜的綠色黑紋皮是一種視覺上的象，榴槤謂香謂臭的味道是一種嗅覺上的象，雷聲是一種聽覺上的象。其實，大多數事物可參之象是很豐富的，如中藥有形、色可見，有質可觸，有氣味可嗅，有味道可嘗，是一種綜合之象。簡而言之，「象」就是感知對象在人的各種感覺中形成的表象，因此，更準確、更具包容性的表達應是「感乃謂之象」。說白了，這種「象」就是客觀的具體現象。中醫的望、聞、問、切四診，本質上就是以所感的各種「象」為憑來作出病證判斷的方法。

其二，是人為擬象或仿象。《周易・繫辭下》云：「是故易者，象也；象也者，像也。」「像」即相似，言明《易》之卦象，就是仿擬天地萬物的形象而來。而《周易・繫辭上》的「聖人有以見天下之賾，而擬諸其形容，象其物宜，是故謂之象」則說明這個仿擬過程：聖人見天下萬事萬物無比繁雜，因而模擬自然界最基本的天、地、水、火、雷、風、山、澤等要素的基本形態或特徵，歸納為八個基本卦，再以八卦相錯相推，相摩相盪，成六十四卦以象徵萬事萬物所適宜之象。這實際上是自然客觀之「實象」經聖人的思維加工、聯想創造後，以卦符的形式來作為自然萬象的仿擬象。這種擬象的加工過程，是加入了聖人某種程度的主觀想像與創造，擬象本身含豐富意蘊，有待人們據「境」會意，這可視為自然之象向意象過渡的橋梁象。

常見的擬象有三種形式：一，卦符、太極圖、八卦圖、河圖、洛書、干支等符號性擬象；二，陰陽、五行等體系性擬象；三，文字以及書畫等各種藝術擬象。

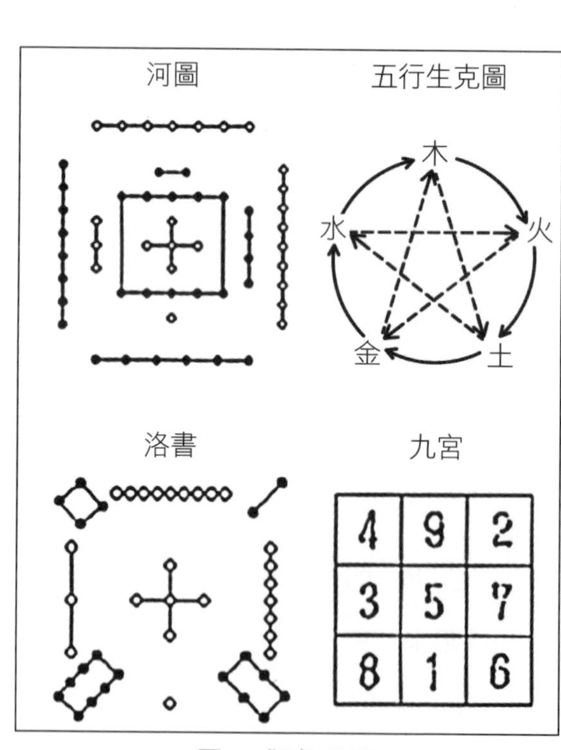

圖1　擬象示例

區別在於：前兩種是擬象成模，萬物皆可入模，便於模仿操作、說理論道；第三種僅為純粹擬象，可表意，但一般不作為使用工具。擬象示例參圖1。

歸結起來，自然之象與人為擬象的關係是：擬象可說是自然之象的某種表現形式，而自然之象則是擬象所類比、象徵的對象。

（二）立象以盡意

為什麼要立象？《周易・繫辭上》說出了其中的道理：「聖人立象以盡意，設卦以盡情偽。」表明了立象的目的是為了傳達意，這就引出了「意象」一詞。

意象是人們面對自然萬物的形象、徵象或擬象所產生的會意。這種會意，又產生於主體與客體的相融。

那麼，什麼是會意呢？比如大家去旅遊，面對同一山川景色，各人的體會會完全一樣嗎？景區中的山、水、雲、樹、亭、樓，每個遊客所見都一樣，這是景內之意。但景外之意則受觀者文化、品德、修養、經驗、閱歷、性格、心態、智力、悟力、處境、身分等諸般因素影響，每人所感就未必相同了，甲的感覺不過就是一山川而已，最多生起一絲「江山如此多嬌」的感覺；乙或有「只在此山中，雲深不知處」之歎，深感複雜社會就如江湖，江湖水太深，心態現迷茫；丙則是「白雲生處有人家」，或有從煩囂的社會抽身而退，不如歸隱之心，正是《文心雕龍・神思》裡所講的「登山則情滿於山，觀海則意溢於海」。這裡既有象內之意，又有象外之意，因此，象之意就有所蘊，意有所蘊，就存可會空間。

如何會意？方法是「尋象以觀意」（《周易略例・明象》）。就拿我們都非常熟悉的王維的「大漠孤煙直，長河落日圓」這句詩為例。塞外沙漠，浩瀚無邊，意境開闊、雄渾；將烽火臺燃起的濃煙以一

「孤」字，來映襯出大漠景色的寂寥，而一個「直」字，卻又似有勁拔、不甘的況味；橫貫茫茫大漠之河，非用一個「長」字不能表達；落日，本易有感傷之意，但巧用一「圓」字，卻又給人蒼茫之中略帶暖意的感覺。詩人把自己孤遠寂寥的情緒巧妙地融化在開闊、蒼茫、雄渾的自然景象中，正是好詩應有畫面感。《紅樓夢》第四十八回裡，香菱笑道：「我看〈塞上〉一首，內一聯云：『大漠孤煙直，長河落日圓。』想來煙如何直？日自然是圓的。這『直』字似無理，『圓』字似太俗。合上書一想，倒像是見了這景的。要說再找兩個字換這兩個，竟再找不出兩個字來。」她的心得是「詩的好處，有口裡說不出來的意思，想去卻是逼真的；又似乎無理的，想去竟是有理有情的」。這就是從形象、徵象到意象的轉化了。

王維另一首〈終南別業〉中有「行到水窮處，坐看雲起時」之句。面對這同樣的文字，每個人想想看，會有什麼感覺，每人所感或有不同，但恐怕最多的是一種尋味不盡，難以盡解的感覺吧？

淺白地說，意象的關鍵在一「感」字，即《易緯・乾鑿度》所謂的「象感在人」。「感而遂通」是一個對自然之象或仿效之象的個人主客相融、心領神會的過程。這種思維的結果，往往產生出某種抽象的、與事物性質關聯性較強的、既具理性色調亦含感性色彩的認識。譬如乾卦☰，三個陽爻，純陽之體，本義為天，天至高至廣。因此，可會意為一國之君主、一家之父親、一身之頭部、一眾中之君子……，天、君主、父親、頭部、君子在一定語境中均有同象之妙。其「象」的指向性還是較分明的，同象就是關聯性推導的邏輯前提，同象同類相推得多，這種經驗在沉澱和積累後就漸呈結構化，而形成了類似於概念的「象徵」，這就是「意象」的理性色調。中國哲學史家、思維學家劉文英指出：「意象之『象』只是從感覺知覺之『象』中攝取那些共同的和典型的成分，這不就是一種抽象嗎？這種抽象的結果不就具有一定的概括性嗎？」[1]☰，不以本義「天」來命卦名，而以「乾」來命名，是預留下在不同情況或環境中主觀與客觀契合而會意的餘地。由於每人的具體背景不同，因此，會意亦往往因時、因地、因人而有所異，這就是感性色彩。

《易》之為道，常中有變。因此，古代自然科學雖重視客觀，卻並不完全排斥主觀，因為其面對的研究對象往往是活動的整體，若以不變的思維來研究動變的客體，其不合理性顯而易見。中醫因時、因地、因人制宜，並非一視同仁的治療，看似主觀，實則留有針對具體情況加以具體分析的變通空間，而更符合客觀實際。

還是那句話，符號及體系性擬象所創之目的就是為了盡意，以便更進一步的法象效意。文字、書畫、音樂等擬象也是為了盡意。

中國文化的最基本單元——文字，從象形到會意，走的大抵是取象寓意造境的路子。中國畫中的工筆畫是象形之作，但中國畫的主旋律卻是寫意畫，小寫意還嫌不能盡意，非大寫意方能盡神。方士庶在《天慵庵筆記》卷五中的「山川草木，造化自然，此實境也。因心造境，以手運心，此虛境也。虛而為實，是在筆墨有無間，衡是非，定工拙矣」道出了仿象的真諦，因心而造，當然就可以心而會了。

書法亦有意，元代王僧虔在《筆意贊》中道：「書之妙道，神采為上，形質次之，兼之者方可紹於古人。」王羲之的飄逸、顏真卿的厚重、柳公權的骨氣、懷素的狂放，就是各自書法中的神采與真意，參圖2。如果僅僅是字體漂亮，不顯風格，未見風骨，不過是寫字匠而已。因此，欣賞書法所關注的重心應是其中的氣韻神采而不是形。更不用說郝經在《陵川集・論書》所言的「心手相忘，縱意所如，不知書之為我，為我之書，悠然而化然。從技入於道。凡有所書，神妙不測，盡為自然造化，不復有筆墨，神在意存而已」，更是得意而忘象。

---

1 劉文英，《漫長的歷史源頭——原始思維與原始文化初探》，北京：中國社會科學出版社，一九九六年，頁一四三。

音樂更需會意，「彈雖在指聲在意，聽不以耳而以心。心意既得形骸忘，不覺天地白日愁雲陰」（歐陽修《贈無為軍李道士》）。

是以意象是「意」與「象」的統一，兩者的關係為：象是意的形式，象負載意；意是象的內容，意蘊象中。王弼在《周易略例・明象》中言簡意賅道：「盡意莫若象。」

因此，古代象思維的本質不是某些書所說的什麼形象思維，而應是意象思維。意象思維比形象思維具有更大的外延空間與拓展層次，關鍵在於觀象者如何因應具體情況而發揮自己的會悟能力。上述乾卦在不同情況下代表的天、君主、父親、頭部、君子……不局限在形象之「天」，而是「智者察同」（《素問・陰陽應象大論》）而繫之，就是意象思維的運用的範例。

當然，符號、體系性擬象與文字、書畫、音樂等擬象相較，還是有別的。由於帶有工具性質，因此，它不僅僅滿足於被「盡意」。其被「盡意」之後還有進一步的功用——作為行事時效法的對象。

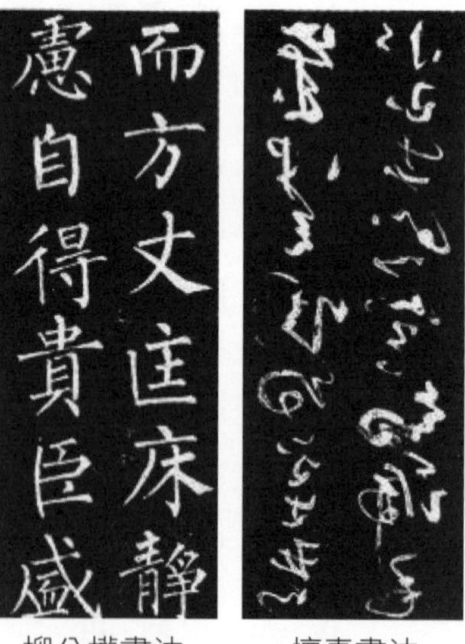

王羲之書法　顏真卿書法　柳公權書法　懷素書法

圖2　書法的氣韻神采

（三）法象而行事

法者，效法也。「法象」即據象而用，據象而行事。所法之「象」，可以是自然之象，可以是符號、體系性擬象，更可以是意象。

「人法地，地法天，天法道，道法自然」（《道德經・第二十五章》）就是效法天地變化的規律——法天地之大象而行事之意。《道德經・第八章》言「上善若水」，就是因為水性因機而動，因動而活，應物自然，隨所注之地形而賦己形，遇圓則法圓，逢方則法方，隨圓就方，故曰「水無常形」，且愈深邃則愈寧靜平和，深合自然之道，故曰「上善」。

《周易》乾之象曰：「天行健，君子以自強不息。」說的就是乾卦像天體一樣永恆地運行不休，所以君子當效法乾道，自我堅強、堅定、堅毅，永不停歇去努力，不斷地求進取。

以上法天而行，法水而動就是法象。

天，作為自然中最大的「象」，一直是古人效法的終極目標。《道德經・第三十五章》明言：「執大象，天下往。」所以天人合一，學科之理須與天道相合，就是中國古代自然科學各學科所追求的最高境界。中醫學自不例外，其以天道推人事，即是以天地變化之大象所蘊含的「道」來推及人身諸象中所含的理。天人一理，象類而已。

中醫如何法象天地，我們可由李時珍當歸之論以小觀大。《本草綱目・草之三》謂：「凡物之根，身半已上，氣脈上行，法乎天；身半已下，氣脈下行，法乎地。人身法象天地，則治上當用頭，治中當用身，治下當用尾，通治則全用。」這實際上是乾文言「本乎天者親上，本乎地者親下，則各從其類也」的意仿。

立象是為了盡意，盡意是為了用意或效意。

以象表意的認知方式，加上逐漸成熟的擬象系統，就成為古人認知活動的主要指南。如農夫觀氣象、物象變化，則知季節遷移、節令來臨、農時確定。兵法講究天時、地利，四時寒暑、風雨雷電、日月明晦、晝夜星辰之察，即天時之「天候」；山巒起伏、河流走勢、大漠平川、城高壁厚之觀，則是地利之「地形」。其他文學、藝術、政治、人事、術數……無不盈溢著「象之世界」。清代王夫之慨歎曰：「盈天下而皆象矣。《詩》之比興，《書》之政事，《春秋》之名分，《禮》之儀，《樂》之律，莫非象也，而《易》統會其理。」（《周易外傳》卷六）

象思維的具體實施就是以象為據，尋象觀意，以意為法，以簡馭繁，從而把握天地自然的規律性，萬事萬物的整體性、豐富性、聯繫性以及無窮變易性。

第二節 明象

行文至此，象思維的原理已呼之欲出。既然欲出，那就出來吧！比物立象，以類相從，象本在氣就是其內在邏輯及思維機制。

（一）觸類可為象

從上文乾卦☰之例，我們可以看出象類則意近，因此就有了「故觸類可為其象，合義可為其徵」（《周易略例・明象》）之說，而具體的用象方法，就是據此原則進行比物立象、取象比類或援物比類。這裡，類為類別，反映屬性；比為比附、比喻、類比、模擬；取象、立象為取所觀察之物的形象或徵象，甚至意象；比類則是將「象」作比較而歸類。

取象的目的是什麼呢？是為了比類！而比類的目的又是為了什麼呢？是為了推斷同象、類象、似象事物之間的內在聯繫，並說明其作用原理，甚至進一步印證所取象的應用合理性！

用象的步驟其實並不複雜，其第一步是比物立象，即提取事物的形象、徵象、意象。第二步則是取象比類或援物比類。《周易》同人卦之象曰：「君子以類族辨物。」《周易・繫辭上》更明確指出「方以類聚，物以群分」。

乾文言則言明了取象比類的原理：「同聲相應，同氣相求。水流濕，火就燥，雲從龍，風從虎，聖人作而萬物睹。本乎天者親上，本乎地者親下，則各從其類也。」濕從水生，濕與水同類，故水流濕；燥乃火化，燥與火同類，故火就燥；龍騰則雲湧，故雲從龍；虎嘯則風生，故風從虎；天位於上，天與上同位，故本乎天者親上；地位於下，地與下同位，故本乎地者親下。這裡，濕與水、燥與火、雲與龍、風與虎、天與上、地與下就是事物聯繫、相互作用的同類。而「同聲相應，同氣相求」則從原理上揭示出意象思維貫通天地萬象的普遍法則，就是「各從其類」。

意象思維即把形象、徵象、意象相同、相通、相似或相感者歸為同類。其「類」的劃分是建立在對大量觀察「象」所得的經驗予以篩選，對事物內涵加以分析，對事物現象乃至本質進行邏輯類推、概括、歸納，從而確定它們的抽象屬性，找出它們的共性的基礎上，再借助一定的形式加以標識。其本質是「智者察同」。

因此「以類相從」就是該思維的內在邏輯及模式化處理方式，目的是達到以象表意，甚至表達概念、範疇。馮契先生說：「《易傳》所謂『君子以類族辨物』，就是要求比較各類事物的同異，把握所考察事物的類的矛盾運動與相互轉化。這樣運用類範疇進行比類的方法，就是辯證邏輯的比較法。這種方法，在古代運用於天文、曆法、音律、醫學這些領域，取得了很大的成績。」[1]可以說《易》形成了中國古代最具特色的以內涵分析為主、具邏輯意義的推理方法。

我們看看以下幾味中藥是如何「觸類為象」的？

桑寄生：《本草崇原》卷上謂：「寄生感桑氣而寄生枝節間，生長無時，不假土力，奪天地造化之神功，故能資養血脈於空虛之地，而取效倍於他藥也。主治腰痛者，腰乃腎之外候，男子以藏精，女子以繫胞。寄生得桑精之氣，虛繫而生，故治腰痛……小兒背強癰腫，亦能治之。充肌膚，精氣外達也；堅髮齒，精氣內足也。精氣外達而充肌膚，則鬚眉亦長；精氣內足而堅髮齒，則胎亦安。蓋肌膚者，皮肉之餘；齒者，骨之餘；髮與鬚眉者，血之餘；胎者，身之餘。以餘氣寄生之物，而治餘氣之病，同類相感如此。」這是物之餘氣與身之餘氣相類。

白花蛇：《本草綱目‧鱗之二》謂：「風善行數變，蛇亦善行數蛻，而花蛇又食石南，所以能透骨搜風，截驚定搐，為風痹驚搐、癩癬惡瘡要藥。取其內走臟腑，外徹皮膚，無處不到也。」這是風性善行數變與蛇善行數蛻相類。

桂枝、肉桂：基於桂枝長於上，肉桂生於下，《珍珠囊補遺藥性賦》卷二謂：「氣之薄者，桂枝也；氣之厚者，肉桂也。氣薄則發洩，桂枝上行而發表；氣厚則發熱，肉桂下行而補腎。此天地親上親下之道也。」這裡的「天地親上親下」之說，正是以乾文言之語為據的觸類旁通、引思聯想。

以上藥物，其象所取所類是否合理？使用過而又有心者自可會意。

這種方式還可更進一步嗎？可以！就是循「大道至簡」觀念，借助符號與圖式建立類比、推演模型。《周易‧繫辭上》云：「制而用之謂之法。」這裡的「法」是模範、模型、模式之意。孔穎達疏：「正義曰：『制而用之謂之法』者，言聖人裁制其物而施用之，垂為模範，故云『謂之法』。」

《周易‧繫辭》論述八卦的操作與功能為「引而伸之，觸類而長之，天下之能事畢矣」，造卦的目的則是「以通神明之德，以類萬物之情」。即象思維常通過借助諸如卦爻、太極圖、八卦圖、河圖、洛書、天干地支等直觀、形象、簡略的符號、圖式、數字等擬象工具，來與氣—陰陽—五行—八卦原理貫通，通過類比、模擬、象徵、推演等手段，把複雜流變的自然圖景展現為一種可觀之象，以把握宇宙的本質規律和認知自然萬物的具體知識、基本原理，構建起包容性、普適性很大的簡約化和規範化思維模型來解釋世界。

現代人習慣了複雜與精細，總有一種感覺，就是嫌符號、圖式模型過於簡約，常有疑問，若碰到複

1 馮契，〈論中國古代的科學方法〉，《哲學研究》，一九八四年第二期，頁五八～六六。

雜問題怎麼辦？其實這類模型所具有的包容性、普適性不僅是指其可悟道明理，亦指其可因變而變——八卦可進一步錯雜成六十四卦、三百八十六爻，陰陽本互藏且具無限多層次的可分性，五行亦可互藏，陰陽、八卦、五行還可交互融通，如此則具有自身的細化與修正功能，亦顯出這類模型唯變所適的優點。可惜的是，現代人學這類模型大多是略知皮毛而未識權變，卻反以皮毛之識來論所學，低看了這類模型。

可見，與現代科學見到現象多須借助器物找出其內部的物質基礎或機制的方法不同，意象思維多以自然觀察方法，在現象層面本身以「以類相從」方式確認內在聯繫或推演所蘊含的理，而達到「比類求理」的目的。其過程包括了類比、歸納、演繹等多種推理方法。

以木行類象為例，類比前須先確定木象特點。《尚書·洪範》所說的「木曰曲直」給木之象定下了基調。所謂「曲直」，是指樹木的幹枝不斷地或曲或直地向上、向外伸長舒展的姿態。比類時，則「引而伸之，觸類而長之」，引申為凡具有生長、升發、條達、舒暢等作用或特性的事物及現象，均可歸屬於「木」類。春天萬物生長有生發之意，故春天屬木；五化中的「生」也據此屬木；草木本植物顏色多青，故青色屬木；植物的葉、根其味多酸澀，故酸味屬木；日出東方，有升發之意，故東方屬木；春天多風，東方沿海地區也多風，故風屬木；五臟之中肝性喜條達舒展而主升，故肝屬木。這是據木象而定類，把形象、徵象、意象相同、相通、相似或相感者歸為同類，這就有了歸納，但其歸納卻是以木之意象去會意並推演方位（東）、時間（春）、顏色（青）、味道（酸）、臟（肝）等而得，之中實含演繹法。事物屬性的五行歸類參表1。

表1 事物屬性的五行歸類表

類別	木	火	土	金	水
五性	曲直	炎上	稼穡	從革	潤下
五音	角	徵	宮	商	羽
五味	酸	苦	甘	辛	鹹
五色	青	赤	黃	白	黑
五化	生	長	化	收	藏
五氣	風	暑	濕	燥	寒
五方	東	南	中	西	北
五季	春	夏	長夏	秋	冬
五臟	肝	心	脾	肺	腎
五腑	膽	小腸	胃	大腸	膀胱
五體	筋	脈	肉	皮毛	骨
五官	目	舌	口	鼻	耳
五志	怒	喜	思	悲（憂）	恐（驚）
五液	淚	汗	涎	涕	唾
五聲	呼	笑	歌	哭	呻
五變	握	憂	噦	欬（咳）	慄

因此，符號、圖式以及陰陽、五行體系等是身兼數職，本身既是類比的參照物，也是將萬事萬物「以類相從」的歸納模型；又以此模型去比擬萬事萬物的性狀與功能，在同構的基礎上類推、演繹其變化之「理」，同時也成為演繹工具。

歸納起來，意象思維成熟模型的推導建立是先觀察世界，然後將萬事萬物的具體的形象、徵象歸納為抽象的符號、圖式，形成觀察—解釋—模仿系統。而使用過程則對觀察對象以「象」為中介，按「以類相從」的原則進行標誌、歸類，並藉符號、圖式系統以達類比、會意、領悟、認識客體，更進一步法象而行的目的。此模型的推演運用在〈道之篇〉不乏例證。

（二）象本質為氣

任何問題的討論，最終都會走到本質上。這裡，我們可以進一步發問：象的本質是什麼？

「元氣論」主張宇宙萬物「本於一氣」，張載認為：「太虛不能無氣，氣不能不聚而為萬物，萬物不能不散而為太虛。循是出入，是皆不得已而然也。」（《正蒙・太和》）即萬事萬物均由氣組成，聚則成形，散則為氣。

李覯說：「夫物以陰陽二氣之會而後有象，象而後有形。」（《刪定易圖序論・論一》）張載云：「凡可狀，皆有也。凡有，皆象也。凡象，皆氣也。」（《正蒙・乾稱》）從而揭示了潛藏於現象世界背後的本質——「氣」。據此，自然之象中形狀、顏色、質地、性質、構成等以形而顯者實為不同方式的氣聚，而聲音、氣味、味道、感應、習性等無形但可感者則是不同方式的氣布。一切有形、無形的存在，凡可感者皆為象。

《淮南子・要略》曰：「物之可以喻意象形者，乃以穿通窘滯，決瀆壅塞，引人之意，繫之無極，乃以明物類之感，同氣之應，陰陽之合，形埒之朕，所以令人遠觀博見者也。」其意約略為物以氣類示象，以氣類感人，人則以心意印見之。因此，「象」的本質就是「氣」，各種象的構成與變化無非就是氣在流動聚散中的氣化氣、氣化形、形化氣、形化形過程的呈現。然後，此象則由人意所感而得。反過來說，要想認識氣的運動規律及各種氣化狀態，就可通過對「象」的觀察而得。是以大而化之，「氣化」兩字就可概括自然界的種種變化現象及其內在機理。

在氣化過程中，氣同則象同，氣異則象異，氣變則象變。氣化決定著事物的象變及相互關係。據此邏輯，則「觸類可為其象」中的形象、徵象、意象相同、相通、相似或相感，實質上就是同氣的相求、相感、相通。因此，「取象比類」、「以類相從」的本質實為氣類相推。憑氣的同類或異類推尋，可使混於不同氣的事物得以別類，並通過氣的顯象，呈現相應意義，而最終得以把握，達到了推類取義的目的。

氣是構成萬物的本源，其功分陰陽，是為陰陽氣；其用見五行，則為五行氣。陰陽別象，是陰陽之氣別顯；五行各象，是五行之氣各現。

在〈道之篇〉我們明白了「道以氣為本」，而陰陽、五行則是氣變規律——道的外徵。道可統理，理通於道。因此，道與理均通於氣。「氣」與「象」從來就是古文化載「道」的雙軌，闡道之體時以「氣」，釋道之用時以「象」。因此，尋象不但可以觀意，亦可知氣、明理、窺道。

關於理與氣的關係，王夫之所言「氣，有質者也」（《思問錄・外篇》）、「氣者，理之依也」（《思問錄・內篇》）說得最明白。在這裡，氣為實有，故有其質，理依賴於氣。他又說：「理在氣中，氣無非理，氣在空中，空無非氣，通一而無二者也。」（《張子正蒙注・太和》）肯定了理在氣中，理氣不離，並進一步說：「蓋言心言性，言天言理，俱必在氣上說，若無氣處則俱無也。」（《讀四書大全說・孟子・盡心上》）強調「氣」是萬物變化的實體，理則是變化過程所呈現出的變化原理及規律性。理是氣之理，理外沒有虛托孤立的理。

因此，象之本在氣，理通於氣，氣是內涵，象是外顯，故而「象」可以「氣」為中介而通道、通理。天地之道以天地運行的大象而彰，人之道或理則以生理象、心理象、病理象而顯。

我們可復習〈道之篇〉關於「氣」的一段文字：

若以本態顯，在自然界為風雲，在人體為元氣、衛氣、宗氣、營氣、臟腑之氣、經絡之氣。若以聚態呈，在自然界為有形萬物，在人體為臟腑組織、精血津液。

在人體，氣的一個重要特徵是顯示為各種功能態。

氣本態之病：其行遲為滯，上行太過為逆，上行不及或下行太過為陷，散則為脫，不達於外為閉。

氣聚態（有形物質）之病：津液內停，據不同形質可分水、濕、痰、飲；津液少則為虧。血少為虛，血滯為瘀……

可見，不同的具體情況相應的就是不同的氣化組合，表現為不同的病象，再以不同的中醫名稱表述。

由是可知，「氣」既是萬象的來源，又是萬理的根本，內容與形式高度統一。

現代氣象學研究的是氣候變化，古代的「氣」象學則是研究天地萬物的變化，前者是狹義的氣象學，後者才真正可稱為氣象學。

還象的本質於氣，正是自然象、擬象、意象與我們熟悉的氣—陰陽—五行自然貫通的邏輯展開與提升，方便我們對象思維的理解與把握得以到位。

學會觀物取象、觸類而通、觀象明理、得象悟道，是學習中華文化與中醫的基本功。

第三節 悟象

悟象的意思是對意象思維的理解、體察與會悟。

毋庸諱言，在我們所受的教育背景下，人們通常的感覺是抽象思維高於意象思維。因為抽象思維是用純粹的抽象概念去揭示對象世界的本質，其解釋和把握對象事物間的聯繫，依憑的是嚴格的形式邏輯規則，結論客觀，可信度較大。而意象思維則是一種通過具感性色彩的直觀形象或符號、圖式去把握對象世界抽象意義的方式。說其感性，又混融了對客觀世界的理性把握；說其形象，卻又通過符號、圖式上升到一定的抽象意義。一般而言，其「以類相從」的邏輯嚴密度在形式上遜色於抽象邏輯。

這種感性與理性、形象與抽象、主觀與客觀的有機統一、相互補充，往往給人一種難以言說的複雜感覺，由於混雜了感性與主觀色彩，其客觀程度似乎不如抽象思維。這就是現代中醫人的心障。中醫這幾十年之所以一哄而上熱中於這個化、那個化，實質是實驗化的研究，目的之一似乎就是為了解除這種心障。

以上比較有道理嗎？既有理也無理！說其有理，是從純粹形式邏輯、純粹客觀角度看；說其無理，是評價思維方式的高低優劣時，最不該被忽略的研究對象卻被忽略了。

世界觀決定研究對象，研究對象決定研究方式，我們對比一下東西方古代的世界觀或宇宙觀就能明白，何以產生出各自不同的主流思維方法。

東西思維差異便是元氣論VS原子論，古中國與古希臘都強調宇宙的整體性，但兩者對宇宙的看法有著本質的差別。按照西方古代原子論的觀點，整體世界是由形形色色的實體物質組合而成，不同的實體物質相互間界線分明，各種實體物質由原子組成，而實體與實體之間則是虛空，換言之，原子構成物質，各種物質合共構成宇宙整體，即局部構成整體，微觀構成宏觀，因而主張以實體構成來看整體，其整體是一個合整體。這就決定了其自然科學研究的是有形實體，由於觀念上認為局部構成整體，小決定大，微觀才是本質，而實體與實體之間又是無關聯的虛空，因此，其方法就是致力於局部的、靜態的、微觀的分割研究，還原分析。由於實體結構的邊界是清晰的，因此，研究結果一般也清晰，容易形成抽象概念，產生形式邏輯較為嚴密的抽象思維。還有一點也是值得關注的，由於面對的是觀念上的實體，西方科學在認識上採取的是主客二元對立的立場，實際操作則是主體研究客體，用的基本方法是實驗方法。其中不攙雜、不預設主體觀念，主客體絕不混融，故謂之客觀。但分割的、靜態的、對於聯繫缺少關注的方法，於客觀上導致的忽略整體、忽略動態、忽略關係的缺陷也顯而易見。

中國文化所理解的對象世界，不是機械的，而是一個整體有機、天人合一、天人一體的氣世界，所謂「通天下一氣耳」（《莊子・知北遊》）。萬事萬物都是由氣組成，聚則成形，散則為氣。且氣本無形，氣細無內，大無外，亦無間隙，故無所不通。《管子・心術上》說：「無形則無所位趀，無所位趀，故遍流萬物而不變。」因而氣可以交流潛通於有形無形之間。萬事萬物由不同的氣聚散而成，又可因氣而建立聯繫，形與形、形與氣、氣與氣間沒有任何隔閡，一切事物都處在氣化流衍之中，形成一個真正融會貫通的宇宙元整體。

元整體之所以用「元」字，是因其具有不可分割性。整體若作分解，失去聯繫的各部分均不具完整性，整體亦失去混元之性。分解，就難以避免出現以偏概全的一孔之見。

以天人一體、「通天下一氣耳」的觀念看世界，則古往今來、四方上下，天地萬物與人皆為融融一氣。人若要與天地相通，自然就應放開懷抱，展現胸襟，自覺地去與天地萬物相融。因此，東方文化乃至科學採取主客相融的立場看世界就不足為奇了。何謂主客相融？且看辛棄疾的「我見青山多嫵媚，料青山見我應如是」、李白的「相看兩不厭，只有敬亭山」，這種物我混融、物我同一的境界，不單是審美的境界，也是體道的境界。

中國古代對自然科學的研究既有主體對客體的研究，亦不乏主客相融的方式。如中藥寒涼溫熱的確定，既可以通過觀察病人服藥後的反應得知，若能減輕或消除熱證的，反推是寒涼藥；反之，若能減輕或消除寒證的，則是溫熱藥，這是醫生觀察病人，主體研究客體所得。也可醫生自己嘗試，若服後自身產生溫熱感覺、症狀或體徵的，當屬溫熱藥；服後產生寒涼感覺、症狀或體徵的，則屬寒涼藥。醫生本身是研究者，也是被研究者，這就是主客相融的方式。更明顯的主客相融方式，則是藏象與經絡理論構建過程中的內修者的自身氣感內證法。可以說主客相融的思想與天人一體的氣宇觀完全契合，亦可說主客相融的實踐更容易形成整體性思維。莊子云：「天地與我並生，而萬物與我為一。」（《莊子・齊物論》）正是這種「與物無對」、「無所位趌」的認知方式，使中醫「直參造化」而有不少現代人稱之為「天才」的發現。

天人合一的觀念，主客相融的觀察或體會方式，在中國文化的表現便是注重人與自然、人與人、宏觀與微觀、微觀與微觀之間的和諧統一。

譬如以體感為憑來增減衣服與以溫度計讀數為據來增減衣服，前者帶有主觀性質，後者卻是完全客觀。但哪一個更實在、更合理？您是看溫度計讀數來增減衣服的嗎？再往細裡說，假設春天與秋天的某一天，同樣是氣溫攝氏二十度，若從客觀而論，應該穿同樣多的衣服。但從中醫角度看，春天陽氣發泄，腠理處於開張狀態，秋天則陽氣內收，腠理是關閉的，則同樣氣溫下，春天比秋天更容易感風寒，因此，春天所穿應該略多。這是主觀還是客觀？還是表面主觀，實際更客觀？中醫人所理解的世界從來就不是一個分割的世界，而是混元一氣的整體世界。

西方推崇的有形實體能夠完全表現這種整體的、不可分割的、不定格的、變化的、關聯的、有形無形相通的、主客體相融的統一體嗎？顯然不能！

那麼，誰能擔負這個角色呢？「象」！當然是「象」！

元整體的本質是什麼呢？是「氣」。前節已提及：「象之本在氣，理通於氣，氣是內涵，象是外顯」、「自然之象中形狀、顏色、質地、性質、構成等以形而顯者實為不同方式的氣聚，而聲音、氣味、味道、感應、習性等無形但可感者則是不同方式的氣布」、「各種象的構成與變化無非就是氣在流動聚散中的氣化氣、氣化形、形化氣、形化形過程的呈現」、「氣化決定著事物的象變及相互關係」，則元整體與「象」的共同本質均是「氣」。

更因「象」可為天地之大象，亦可為萬事萬物的具象，「象」與「象」可疊、可通、可感、可應，能夠完美地詮釋天人一體的元整體世界，因此，古代賢哲選擇了「象」為研究對象。

那麼，下一個問題就出來了，面對內涵如此豐富的「象世界」，以實體的、局部的、靜態的、微觀的分割研究，還原分析的方法具有清晰呈現其全景的可能嗎？純邏輯、純抽象的方式能客觀呈現它的本貌嗎？或者我們換一種說法，實體研究、還原分析、純邏輯、純抽象的方式是把握「象世界」的最佳方式嗎？

或有發問：我們為什麼非得以「象」為研究對象，實實在在地研究實體不好嗎？對不起！這裡討論的大前提是中醫研究，已成型的實實在在的中醫是一個以元整體為基本觀念的「象世界」，而不是一個純粹的「實體世界」。純粹的「實體世界」是西醫，因此西醫用抽象思維、實體研究、還原分析，是對象與方法的高度契合。但同樣的方法用於明顯不同的對象，其契合度還能無疑嗎？

而面對習慣上認為抽象思維高於意象思維的心障，有幾點是應該說清楚的。

首先，意象思維本身也因應對象而有分別：一種是不與概念相聯繫，目的是發揮人的自由靈性與想像空間，這於文學藝術常見；另一種則是與概念相結合，目的在於闡道說理，這在古代自然科學中常用，如中醫最原級的陰陽、五行本身就是一個類概念；而往下分級如陰虛、陽虛、陰盛、陽盛等已屬概念範疇；再下一級的心陰虛、心陽虛、心火亢盛（陽盛）等就屬更精細的概念了。抽象思維的本質不妨說就是概念思維，而中醫所用的意象思維相當大比例就帶有概念思維的特徵。

由此，中醫從形象、徵象↓擬象↓意象↓高級意象（與概念相結合）↓法象，感性認識逐步上升到理性，學術漸以概念、判斷、推理等理性思維形式進行。中醫的各種推理均是基於本身的概念及原理，雖然其抽象概括性方面不一定比得上純粹抽象思維，但若以「象世界」為研究對象，其合適程度、思維水平和所得成果顯然高於純粹抽象思維。

其次，使用概念思維的自然科學有相當多領域，為了把概念和它們之間的各種關係表現得更為簡明、扼要、清晰，往往是使用符號或符號的連綴加以標示，各類公式的意義就在於此。因此，符號本質上是概念思維中的一種簡明概念。據此，卦爻、太極圖、八卦圖、河圖、洛書、干支等符號與圖式就可視為中醫學的簡明概念或說理公式。我們從〈道之篇〉中太極圖的應用可以體會，面對相同的資訊內容，省去很多文字表述，資訊卻處理得簡明、便捷，且可使人理解得更為透徹，意會空間更大，可謂剔透與空靈兼具。

再者，我們常說中醫是辯證思維，這不是攀附時髦的觀念，而是一種事實。辯證思維，就是運用對立統一的觀念、方法來認識處於普遍聯繫、變化發展中的對象整體的思維方式。它的思維帶有整體性、全面性、聯繫性、發展性與對立統一性。中醫思維與這幾點對照，有哪一點不符？可見，辯證思維這種力求把握對象的所有方面和所有關係的方式，與中醫意象思維的交融度是相當高的。

我們不是崇尚客觀嗎？面對一個「象世界」，我們不可回避，必須以客觀的心態找到一種最合適的研究方法，在有更好的方法出現之前，我們應該承認：與辯證思維結合的意象思維是目前針對「象世界」的最佳研究方法或思維方式，只有這種感性與理性、形象與抽象、主觀與客觀有機統一、相互補充並帶有一定靈活性的思維方式，才能充分把握這種整體的、不可分割的、不定格的、變化的、關聯的、主客相融的、有形無形相通的「象」。

多麼奇妙！原為心障，一旦勘破，乾坤一轉，卻是優勢，學過辯證法的我們不應感到驚訝吧？

一句話，研究對象與研究方式的關係，就像腳與鞋的關係，時髦的、漂亮的不一定是最好的，材質恰當的、合腳的才是最佳的！

合適，是科學研究的最起碼出發點！捨此來談科學，難說不是沙上建塔，或空中樓閣！

精彩醫象

「意象」是中國幾千年文化的神韻所在，中醫、書畫、武術、京劇這四大國粹無不「意與象俱」，「行與境諧」。在實用方面，意象思維也一直被醫、農、兵、藝這古代四大實用學科廣泛運用，其中的中醫學尤有代表性，其理論體系的構建及臨床實踐無不呈現出以「象」為元神的特徵。《素問・五運行大論》說得明白：「天地陰陽者，不以數推，以象之謂也。」

《淮南子・詮言訓》有言：「神制則形從。」「象」這一中醫之「神」的作用，在氣、陰陽、五行、藏象、病因、病機、診斷、方藥、針灸、治法等各領域的「形」之上，無不或顯或隱地表現出來。

方法學上有氣象、陰陽象、五行象、卦爻象、圖式象、干支象等。

具體內容則有：藏象之諸象合參，經絡象之虛實相襯，病因之六淫、痰瘀類象，診之症象、證象、病象交疊，藥之氣象、味象、色象、形象、質象、習性象、地象、時象相參，方之以陣象為法等。

象象相連、相接、相扣、相疊、相映、相襯，形成中醫妙理紛呈、厚重實用、博大精深又意趣盎然的「象世界」。

在這個「象世界」中，觀物取象、觸類而通是其精神內核，推演絡繹是其方式，觀象明理、得象悟道、以意為法、法象而行是其目的。

方法學上的陰陽象、五行象、卦爻象等內容在〈易之篇〉、〈道之篇〉已較多討論，本篇不再獨立闡述。但作為方法之象，則會在藏象、病因象、診象、藥象、方象等內容的探究中自然呈現。

接下來，就讓我們一起到中醫的「象世界」中尋幽探勝吧！

第一節 藏象——一臟一系一天地

中醫藏象系統組成參圖3。

（一）藏象真容涵萬象

1. 藏象內涵

「藏象」一詞出自《黃帝內經》，《素問・六節藏象論》云：「帝曰：藏象何如？」

「藏」，作動詞解是藏匿之意；作名詞解則通「臟」，故「藏」亦為內臟的統稱。《周禮・天官》曰：「參之以九藏之動。」賈公彥疏：「正藏五者，謂五藏：肺、心、肝、脾、腎，並氣之所藏，故得正藏之稱。」

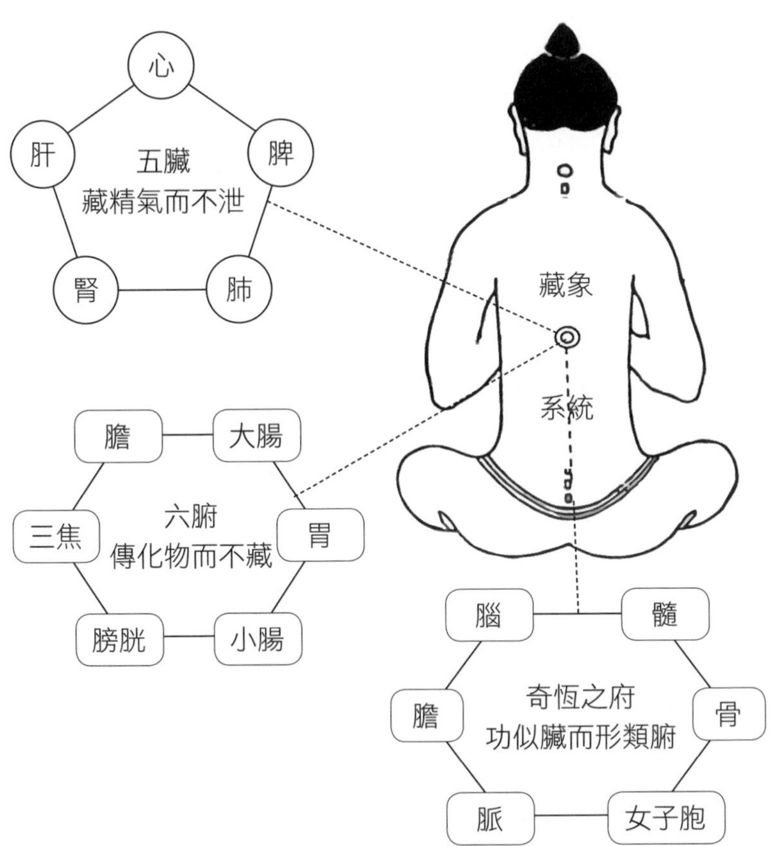

圖3　中醫藏象系統構成簡圖

可知「藏」指藏於人體內的內臟。

「象」，唐代王冰注：「象，謂所見於外可閱者也。」可知「象」初指藏於人體內的內臟呈現於外的外部徵象。

「藏象」合而解之，明代馬蒔注：「夫藏在內而形之於外者可閱，斯之謂藏象也。」（《黃帝內經素問註證發微》卷一）明代張景岳注：「象，形象也，藏居於內，形見於外，故曰藏象。」（《類經・藏象類》）意與馬蒔近，均認為是居於內的內臟本質與見於外的功能現象的統一體。清代張志聰的《黃帝內經素問集注》卷二謂：「象者像也。論藏府之形像，以應天地之陰陽也。」一個「像」字，頗堪玩味，實是仿象、意象之指，並言明是臟腑形象或內在本質與天地陰陽意象相應的有機統一，意較馬蒔、張景岳之注深廣，此解已近「藏象」本質。

中醫「藏象」的重心，不在「藏」而在「象」。何以知之？《素問・經脈別論》已有「太陽藏何象」、「少陽藏何象」、「陽明藏何象」之問。《素問・五藏生成》則云：「五藏之象，可以類推。」一語揭祕，「藏」的內涵實可以「象」類相推而得。

怎麼個推法？王冰在注《素問・五藏生成》中解道：「象，謂氣象也。言五藏雖隱而不見，然其氣象性用，猶可以物類推之。何者？肝象木而曲直，心象火而炎上，脾象土而安靜，肺象金而剛決，腎象水而潤下。夫如是皆大舉宗兆，其中隨事變化，象法傍通者，可以同類而推之爾。」注意到沒有？這裡，「象」是「氣」之象。上文賈公彥疏：「肺、心、肝、脾、腎，並氣之所藏。」突顯的也不是臟形而是臟氣。《素問・藏氣法時論》強調的也是臟「氣」法時，而不是臟「形」法時。《素問・六節藏象論》更直說：「各以氣命其藏。」這不就是「象本在氣」嗎？氣類則象類，氣變則象變是意象思維的內在邏輯於此再證。

然則「氣象」是如何推演的？我們再回到《素問・六節藏象論》原文：

帝曰：藏象何如？岐伯曰：心者，生之本，神之變也，其華在面，其充在血脈，為陽中之太陽，通於夏氣；肺者，氣之本，魄之處也，其華在毛，其充在皮，為陽中之太陰①，通於秋氣；腎者，主蟄，封藏之本，精之處也，其華在髮，其充在骨，為陰中之少陰②，通於冬氣；肝者，罷極之本，魂之居也，其華在爪，其充在筋，以生血氣，其味酸，其色蒼，此為陽中之少陽③，通於春氣；脾、胃、大腸、小腸、三焦、膀胱者，倉廩之本，營之居也，名曰器，能化糟粕，轉味而入出者也，其華在脣四白，其充在肌，其味甘，其色黃，此至陰之類，通於土氣。凡十一藏取決於膽也。（注：文中①②③，《新校正》按全元起本並《鍼灸甲乙經》、《太素》以肺作陽中之少陰，腎作陰中之太陰，肝作陰中之少陽。以此說為準。）

這一段中所言的「本」，是臟功能的特徵或所本；「神、魂、魄」是臟神的稱謂。「本」與「臟神」是五臟內部之神機特徵與變化。

「其華、其充」是臟氣顯於外的徵象；「其味、其色」是五行應象；「陽中之太陽」、「陽中之太陰」、「陰中之少陰」、「陰中之少陽」、「陰中之至陰」是五臟的陰陽特性及其外顯象；通於春、夏、秋、冬及土氣，是外應自然界的陰陽、五行氣象。以上均屬應象。如此，藏於體內內臟的神機變化與外象相應即為藏象。

再參《素問・陰陽應象大論》的「東方生風，風生木，木生酸，酸生肝，肝生筋，筋生心，肝主目。其在天為玄，在人為道，在地為化。化生五味，道生智，玄生神，神在天為風，在地為木，在體為筋，在藏為肝。在色為蒼，在音為角，在聲為呼，在變動為握，在竅為目，在味為酸，在志為怒……」，則五臟之肝、五方之東、五化之風、五味之酸、五竅之目、五色之蒼、五音之角、五變之握均屬一個類象系統——肝系統，與〈六節藏象論〉內容互為補充。

至此，五臟系統的框架已顯，這是一個以天人合一為基本觀念，以臨床實證為依據，以五臟為中心，以氣－陰陽－五行為基本架構，以臟形、臟氣、臟神、藏象相融、相通、相感、相應為邏輯前提，發展性強、充實性大、容涵性廣的體系。

元代滑壽《讀素問鈔》取《素問》經文擇其樞要，分為十二類。首次將「藏象」作為類目名，並附文曰：「五藏以位，六府以配，五行攸屬，職司攸分，具藏象鈔。」藏象的體系性鮮明呈現。其中的五行框架尤為大家所熟悉，五行框架藏象系統見圖4。

中醫學正是以這樣的「藏象」體系為核心來構建人體的

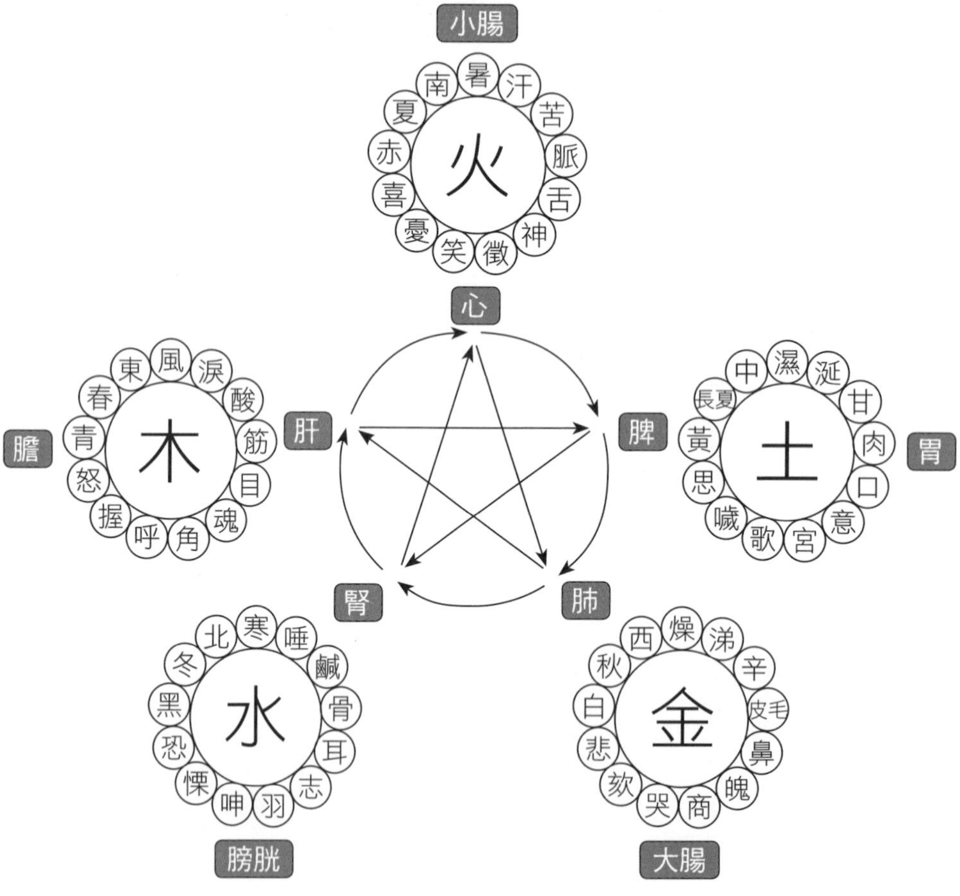

圖4　五行框架藏象系統

生命模型。該體系的本質是「氣類相推」，或稱「象類相推」，而體系的再豐富充實仍然是循「氣類相推」、「象類相推」之法門。

2. 藏象之「象」

既然「藏象」是以「象類相推」，我們就有必要弄清楚「藏象」常見之「象」有哪些？

（1）形象

準確點說就是解剖之象，很多人以為中醫的「象」均顯於外，其實中醫的「象」內外均有，虛實俱備。

「解剖」一詞，最早見於《靈樞・經水》：「若夫八尺之士，皮肉在此，外可度量切循而得之，其死可解剖而視之，其藏之堅脆，府之大小，穀之多少，脈之長短，血之清濁，氣之多少……皆有大數。」藏象學中中醫與西醫的臟器同名而功用大體一致者，大抵與解剖有關。如心臟像一個泵，則「心主血脈」。肺體清虛，多為空泡，可合閉，則「肺司呼吸」；諸脈匯肺，則「肺朝百脈」。腎有輸尿管與膀胱相連，則「腎主水」等。六腑與奇恆之腑（腦、髓、骨、脈、膽、女子胞）同解剖的關聯度就更大了。如《黃帝內經》記載食道長為一尺六寸，小腸長三丈三尺，回腸長二丈一尺，廣腸長二尺八寸，腸道合為五丈六尺八寸。食道與腸道的比例為一比三十六。而現代解剖學研究表明，食道與腸道的比例為一比三十七，古今相比，已近似精確。可以說《黃帝內經》的解剖知識與西方醫學之父所著的《希波克拉底文集》（*Hippocratic Corpus*）比起來，毫不遜色。中醫涉及的解剖內容，尚可參《難經》、宋慈《洗冤錄》、張景岳《類經・藏象類》、王清任《醫林改錯》等書。據此，古代解剖學對藏象學說的形成起到了一定的作用，是不容置疑的客觀事實。

這裡可能會產生一個疑團：在中國古代，至少有一個時段，解剖學較為發達，如果在此基礎上發展起一套醫學體系，應該也合情合理。但為何中醫沒有走上這麼一條看上去容易走的路呢？這個疑團很大，須花些篇幅來解釋。

其實，所謂的容易走，是現代人在現代時空下，參照現代醫學的發展之路所產生的一種錯覺，純屬事後諸葛亮。

醫學理論體系都是在醫學經驗基礎上應時應需而產生的，我們看看以下一段文字節選，也許有助於我們理解中醫為什麼走上現在這條路。

什麼是中國？中國是唯一從未中斷過的古文明。誕生於兩河流域的古巴比倫立國於公元前三〇〇〇年，為人類帶來漢謨拉比法典、楔形文字和世界七大奇跡之一空中花園，文明史延續兩千多年。誕生於尼羅河畔的古埃及立國於公元前三十二世紀，歷經三十一個王朝，文明史全長二千五百多年，領土涵蓋埃及、蘇丹、阿爾及利亞、以色列、耶路撒冷、土耳其、約旦和沙特，為人類帶來象形文字、金字塔、幾何學和曆法。沒有古埃及文明，就不會有後來的古希臘羅馬文明。誕生於恆河流域的古印度立國於公元前三五〇〇年，疆土包括印度、巴基斯坦、孟加拉、不丹、尼泊爾和阿富汗。阿拉伯數字即源於古印度，只是通過阿拉伯傳播到西方。文明史全長一千五百年。因此，古印度並非印度，古埃及也並非埃及。至於古巴比倫，今已不存。所有的古文明都已滅絕……它們滅絕至今均已超過二千年，所以在史書上它們前面都要加一個「古」字。中國文明公元前二八〇〇年發源於黃河岸邊。碩果僅存。所以，史書上並無「古中國文明」。它從來都叫「中國文明」。[1]

很明顯，文明的滅絕或斷續必然帶來當時以西方為代表的相關醫學經驗與理論的斷層，而文明的延續必然帶來中國醫學經驗的豐富。因此中國醫學要構成成熟體系的願望與需求，在當時肯定大於文明斷續的西方。而當時的解剖水平只能解釋部分最基礎的醫學現象，遠不能解釋所有的醫學經驗與事實，冀望以解剖方法來構建成熟的醫學體系在當時應是一種奢望。而走結構決定功能、形態解剖之路的西方醫學在顯微鏡發明之前一直舉步維艱，可為旁證。中國古醫家並不知道一兩千年後會有顯微鏡的發明，就算是未卜先知，也等不起、耗不起這一兩千年的時間吧？

同時「推天道以明人事」（《四庫全書總目提要・易類一》）、「形而上者謂之道，形而下者謂之器」（《周易・繫辭上》）的文化價值取向，也使得以「元氣論」為本的中國醫學主觀上對實體的追求欲望沒有以「原子論」為基的西方醫學那麼強烈。

而儒家「身體髮膚，受之父母，不敢毀傷」之見也不能不說是往這條路發展的一個觀念桎梏。

多因交雜，於是解剖之外，另闢蹊徑就成為必然。可能先賢們也沒想到，這蹊徑竟是越走越寬、越走越暢，終走出一個異彩紛呈的「象世界」，而成為中醫的大道。

（2）「形見於外」的外象

外象，或曰生理病理現象。此象源於我們所熟知的「司外揣內」法，即借助對外在生理病理現象的觀察分析，來揣測判斷內在臟腑的功能與狀態。

由於古代解剖知識的局限，不能完全擔當構建醫學體系的重任，使古醫家將大部分注意力投放到對人體生理病理現象的觀察，並與解剖內臟相聯繫，再經分析、歸納、整理，在臨床實踐印證後，使之相對規範並逐漸固化下來，從而使藏象的內涵日趨豐滿。例如，日常生活中常可見到身體虛弱的人易於受到外邪的侵襲，出現畏風怕冷、出汗等症狀，認識到這是因為人體之氣不足，不能防禦外邪所致；從皮

1 馮八飛，〈我的中國性格〉，《南方周末》，二〇〇九年五月二十七日。

膚受涼而感冒，出現鼻塞、流涕、咳嗽等症狀，認識到皮毛、鼻和肺之間存在著密切的關係。這種象的實質，是生命活動中生理、病理訊息再經理性疏理後的整合。

（3）反證之象

首先，生理病理之象的分析、歸納、整理是否正確，尚需臨床實踐印證。其次，治療效應除有印證之功外，亦具反證之效。如脾胃虛弱的病人，消化功能減弱，表現為食減納呆，脘腹脹滿，日久則見肢倦乏力，形體消瘦，肌肉不實等。予補益脾胃方藥治療後，除消化症狀改善外，伴隨諸證亦減輕或消除。由此推論出脾主運化、主四肢、主肌肉等生理功能。許多眼疾，從肝著手治療而愈，或從肝治療療效優於從他臟治療，因此推導出「肝開竅於目」。通過補腎藥物應用，可促進骨折的愈合，由此反證出「腎主骨」等。

（4）天人應象

古醫家對生命現象進行觀察的同時，更長於觀察自然。別忘了中國是一個農業大國。「仰則觀象於天，俯則觀法於地，觀鳥獸之文，與地之宜，近取諸身，遠取諸物」正是本分與本能。因此，天體運行、氣候寒暑、地域方位對人體內臟的對應影響也一直在歸納總結中，這就有了天人應象。法此「象」而行，「以道統器」的觀念就終能落到實處。

能把天與人聯繫在一起的，且形成框架性結構，在理論上最好用的就是氣、陰陽、五行、八卦學說。氣是萬物本原，其象主要通過陰陽、五行、八卦來體現，因此陰陽象、五行象、八卦象的出現就順理成章了。

（5）五行象

藏象的骨架正是五行，這是我們最熟悉的一種「象」，如肝主疏泄、主升，為木之象；腎主水、主藏精，為水之象；脾主運化，為土之象；肺主肅降，為金之象；心為陽臟，為火之象。但千萬別忘了還有一個人體內五行與自然界外五行的天人應象。

這裡還有一段插曲，先秦五行—五臟配屬主要有古文經學、今文經學兩派，見表2，這實際上是以形體配五行還是以象配五行之爭。

表2　古文經學與今文經學五行配五臟對照表

經學	木	火	土	金	水
古文	脾	肺	心	肝	腎
今文	肝	心	脾	肺	腎

《呂氏春秋》和《禮記・月令》用的是古文經學的五行配五臟，不難看出，此配所據的是五臟在人體內的實際解剖部位，即肺居上故屬火，腎居下故屬水，脾居左方屬木，肝居右方屬金，心居中央屬土，由於心居中央，故習稱中心。這表明了五臟的解剖部位及形態學意義。

《黃帝內經》用的是今文經學的五行配五臟，此配晚於《呂氏春秋》，它是源於古人的醫療實踐，以五臟的功能特性與五行特性相類比，根據「類同則比」的原則推演而來，表明的是五臟的氣化功能學意義。

中醫為何對據解剖形態學意義的古文經學配法棄而不用，而取今文經學配法？我們可參漢代班固

《白虎通義》一書。他將《呂氏春秋》、《禮記・月令》的五行配五臟法歸入〈五祀〉篇中，將《黃帝內經》的五行配五臟法歸入〈五行〉篇中。由此可得結論：前者用以祭祀，是死物實體，當以解剖為準；後者用於醫學，是生機功能，當以象類為正。

東漢鄭玄在《禮記注疏・月令》中指出：「今醫疾之法，以肝為木，心為火，脾為土，肺為金，腎為水，則有瘳也；若反其術，不死為劇。」表明了醫學的五行配五臟法是以醫療實踐為據。

中醫清楚解剖之臟於此再證，棄解剖之徑而走功能之路，正是因應醫學構建之需及解剖方法當時難以突破的審時度勢結果。

所以，結構的放下，正是為了「象域」的提起，然後反身而行，致力於自然與生命另一領域或境界的開拓與超拔。

至此，中醫走上了以功能、象、實用為取向之路，並一路高歌猛進，闖出了一片究天人之象、通醫學之變的新天地。

（6）陰陽象

每一臟均有其陰陽特性，「心為陽中之太陽」、「肺為陽中之太陰」、「腎為陰中之太陰」、「肝為陰中之少陽」、「脾為陰中之至陰」等是也。四象加至陰與五臟相配的內容我們在〈易之篇〉已討論過，這裡不再複述。王冰對《素問・至真要大論》「治其王氣」注曰：「物體有寒熱，氣性有陰陽，觸王之氣，則強其用也。夫肝氣溫和，心氣暑熱，肺氣清涼，腎氣寒冽，脾氣兼并之故也。」可視作對各臟陰陽太少、臟氣特徵的注腳。

（7）易象

易象與中醫相關者，主要是卦爻象以及太極圖、先天八卦圖、後天八卦圖、河圖、洛書等。上文提到的四象其實也屬易象，只是我們更習慣把它當作一般的陰陽象，故從俗而寫。藏象一與卦象相連，總會有人大驚失色，感覺是玷汙了藏象，似有讓藏象倒退的感覺。這真是一種古怪的感覺，陰陽可以接受，陰陽分太少的四象可以接受，獨獨就是接受不了比四象更細化、說理更充分的八卦與六十四卦。從邏輯上來說，這是淺的可以接受，深的不能接受，豈非咄咄怪事？怪只怪八卦的名聲不好，長期被抹黑得太成功了。一聽聞八卦就嗤之以鼻者，多是連八卦都不知有何功用，僅憑感性就想顯示自己為具理性者。通過〈易之篇〉，我們知道，卦爻只是說理工具，看用在什麼地方，以之說理實比教科書的淺陋陰陽學說到家得多。我們所熟知的心腎相交又稱「水火既濟」、心腎不交又稱「火水未濟」，「既濟」、「未濟」，豈非卦象？見圖5、圖6。以卦象釋藏象在宋以後並不乏見，以至於到了清代，若言藏象而不涉卦義，其文字基本就不好意思見人了。卦象、圖象用於藏

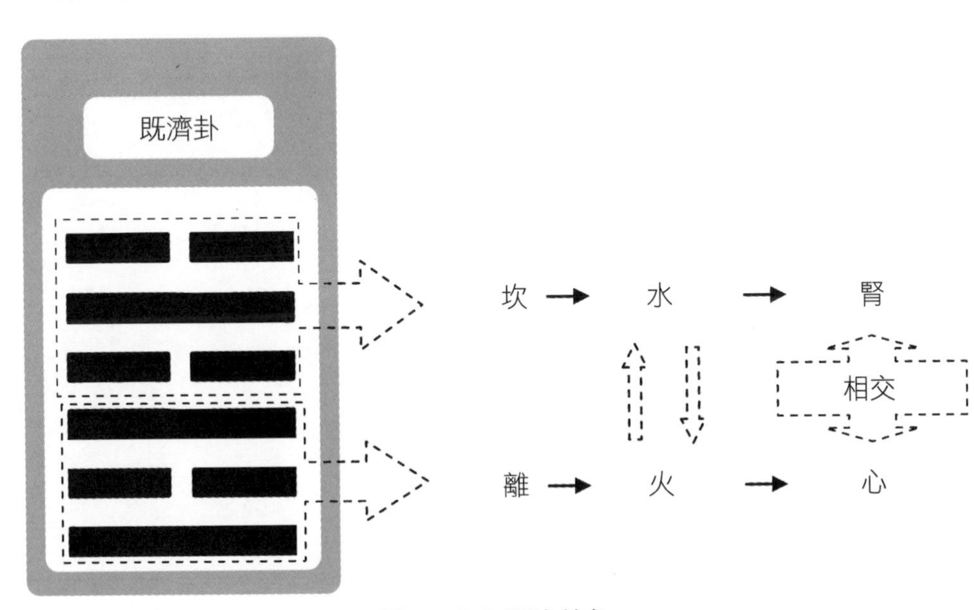

圖5　水火既濟卦象

象的解析不是一種倒退，而是一種進步。

要不，豈不是張景岳、孫一奎、何夢瑤等閒著無事，專事用卦象、圖象來抹黑藏象？多辯不如體驗，我們可從以下各臟腑具體功能之解中細加體會。

（8）政官象

官象？對，是官象。《素問・靈蘭祕典論》中的「心者，君主之官也，神明出焉……」就是，見圖7。這是以君主、相傅、將軍、中正、臣使、倉廩、傳導、受盛、作強、決瀆、州都等官職相互配合關係，分別類比各臟腑的功能特徵與相互關係。中國人別的不一定熟，官本位一定很熟，寫《黃帝內經》的是讀書人，讀書人除了「修身、齊家」外，不是還有些「治國、平天下」的心結嗎？官，不是人人都有機會做的，所以借醫學仿官場，一了「治國、平天下」的心結不是很自然的事嗎？況且，官之象確能使人一下抓住了某一臟腑的功能神髓，而達到執簡馭繁的目的。

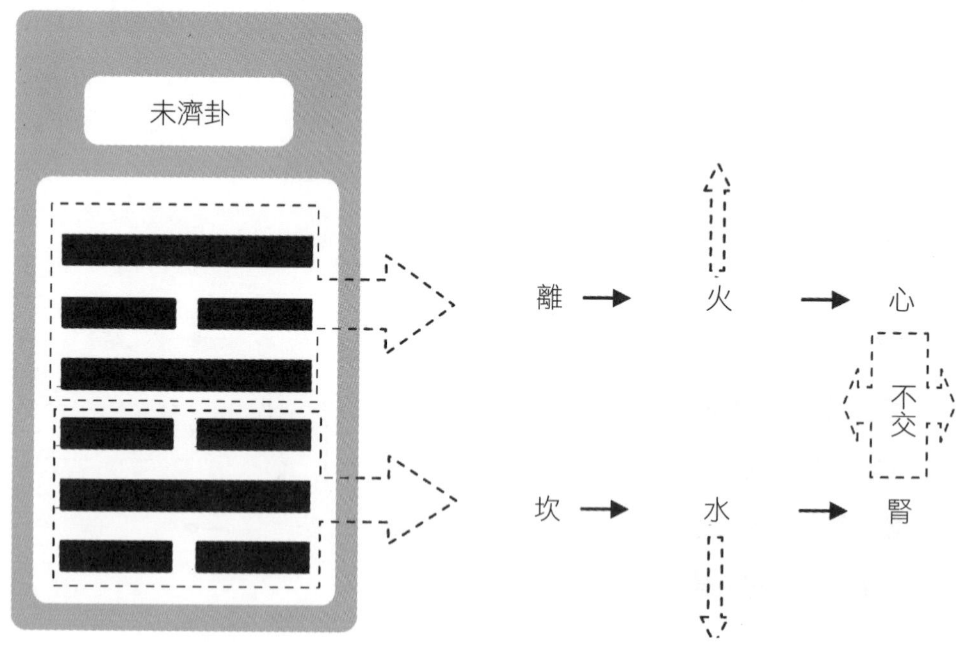

圖6　火水未濟卦象

（9）內證之象

劉力紅博士在《思考中醫》一書中提出了「內證」一詞，可謂一石激起千重浪。一時間，激賞者有之，嘲諷者有之，失色者亦有之。劉博士所言的內證大抵指的是內視。

內視現象，古代從來不乏記載，其中以《史記·扁鵲倉公列傳》言扁鵲「視見垣一方人。以此視病，盡見五藏癥結」最有影響。嚴格來說此述不是內視功能，而是透視功能。因為內視是看自身，透視是看別人，若真能透視，當比內視更高端。另一例子是李時珍所著的《奇經八脈考·陰蹻脈》中提到：「內景隧道，惟返觀者能照察之。」一個客觀的事實是，雖然經絡不能在解剖學上找到完全對等的結構，但幾乎所有從古老的、實踐的到時行的研究都顯示，無形可見的經絡是人體內的客觀生命現象。如果立足於這一事實前提，則在活體身上，實體結構研究的方法有著很大的局限，它不能完全反映人體的真實存在就是一個合乎邏輯的推論。因此，內證作為體察人體的方法之一，就存在極大的可能。只是我們需要把內證的內涵還原得更加符合它的本來面貌。

個人認為，內證遠不止內視。若僅以內視言，現代人大多無法體會，如果有人自稱具內視之能，由於不是透視他

靈蘭祕典論・十二官官象

心者，君主之官，神明出焉。

肺者，相傅之官，治節出焉。

肝者，將軍之官，謀慮出焉。

脾胃者，倉廩之官，五味出焉。

腎者，作強之官，伎巧出焉。

膻中者，臣使之官，喜樂出焉。

小腸者，受盛之官，化物出焉。

大腸者，傳導之官，變化出焉。

膽者，中正之官，決斷出焉。

膀胱者，州都之官，津液藏焉，氣化則能出矣。

三焦者，決瀆之官，水道出焉。

圖7　《素問・靈蘭祕典論》中的十二官官象

人，亦難驗證，以我們一向所接受的簡單到近乎粗暴的黑白分明、有無清晰、填鴨式的教育視野來看，大概沒幾個人會相信。因此，不一定要以此為內證的主流。內證主流應該是醫家兼養生家們在主客相融的修煉過程中的各種體感，如類似於針灸得氣的氣感、內氣薰蒸的各種內觸、自服藥物後的感覺體會或療效總結等，因為醫者具醫學常識，在同樣感覺下，懂醫與不懂醫，歸納所得是不一樣的，前者可得理論或觀念，再拿去實踐印證，後者僅能得到一些感覺或練功體會。

當代著名的哲學家、思想家和理論心理學家威爾伯（Ken Wilber）對未來科學有著以下期許：「研究深度神祕體驗，可以像研究地質學一樣行得通；研究道德理想，可以像研究生物學一樣有成效；研究詮釋學，也可以像研究物理學一般可資信賴。這些領域，不再需要化約在其他領域裡，委曲求全地遷就某些『新典範』，或為了『適應』某些整合宏圖，讓自己面目全非。每個領域將如實呈現，獲得自身應有的尊嚴、自身的邏輯、自身的建構風格、自身的形態、結構與內涵，同時，藉由直接的體驗與明證——深層的經驗論，每個領域亦得以互通聲息、相互契入，於是，所有的知識皆以體驗為根據（注：體驗不只有感官方面的，還有心智體驗、靈性體驗），任何主張無不以可檢證性為基礎。」[1]或可作參考。

天人合一觀念的產生、印證，或源於日常生活的觀察、感悟與歸納，但觀念的進一步提升，實賴主體在「恬惔虛無」狀態，完全放開懷抱，自覺地浸融於天地萬物氣氣相感之中，以體會《莊子・齊物論》所說的「天地與我並生，而萬物與我為一」的物我相融、物我同一境界，進而「直參造化」。

因此，內證並不神祕，不值得大驚小怪，本質不過是醫者本身是研究者，也是被研究者的主客相融方法，在古代，當屬普遍現象。

還有其他「象」嗎？當然還有，藝術象、兵法象、武術象、內修象、生活象……萬象均可為參。自然，現代醫學的微觀象也可作為諸象之一而供中醫參考，甚或成為有機構成，但喧賓奪主，獨尊一

「象」的事最好別來。象文化是有氣度的，只要有啟發，皆可海納百川、兼容並蓄。

《周易・繫辭下》云：「變通者，趣時者也。」任何學科，只有與時俱進，因適而變，方能歷久彌新。下面以氣—陰陽—五行—八卦模型與教材中的藏象內容互為經緯，援象以為說。主要從「象」的角度，相參諸象，分論臟腑，總以闡「象」之啟發為要。由於不是教科書，內容自有取捨，原則是：「象」蘊深，有話題者則發揮；「象」蘊淺，易習陳者則略。

且看傳統理論能否更得弘揚，演繹出新的義理？看能否在中規中矩之說外，多幾分充實，受幾分啟發，得幾分新趣，添幾分氣象？

在藏象的氣—陰陽—五行模型中，氣隱而陰陽、五行顯。其中五行最顯，是為骨架。《白虎通德・五行》說：「人有五藏六府，何法？法五行六合也。」因為太極五行的時空方法一統於五行特性明顯的後天八卦，因此，古代醫家論藏象多以之為則，而以陰陽為要的先天八卦則較少論及。個人認為，臟既有陰陽特性，則先天八卦的排布也可作參，是以先列先天、後天八卦兩圖以作敘述參考，見圖8、圖9。

既以後天八卦為則，則以《周易・說卦》「帝出乎震，齊乎巽，相見乎離，致役乎坤，說言乎兌，戰乎乾，勞乎坎，成言乎艮」之排列流轉為據，從「帝出乎震，齊乎巽」開始，以相應的肝、心、脾、肺、腎之序論之。震屬木，代表肝系統，見圖10。

---

1 威爾伯（Ken Wilber）著／龔卓軍譯，《靈性復興——科學與宗教的整合道路》（*The Marriage of Sense and Soul: Integrating Science and Religion*），臺灣：張老師文化出版社，一九九八年，頁二七五。

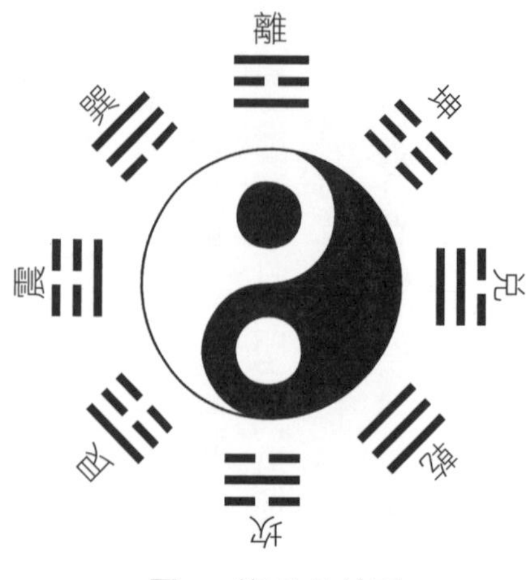

圖9　後天八卦圖

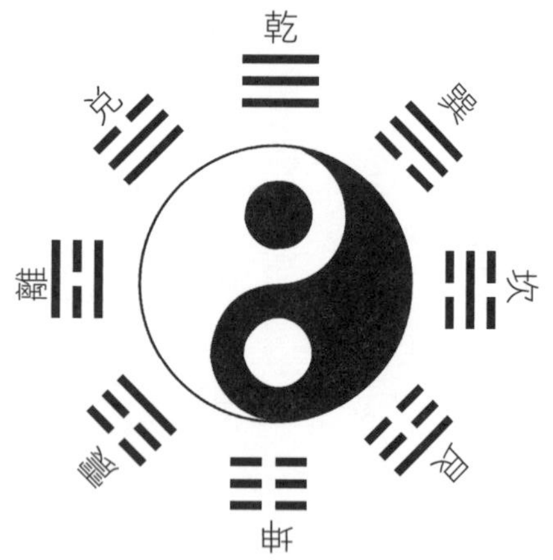

圖8　先天八卦圖

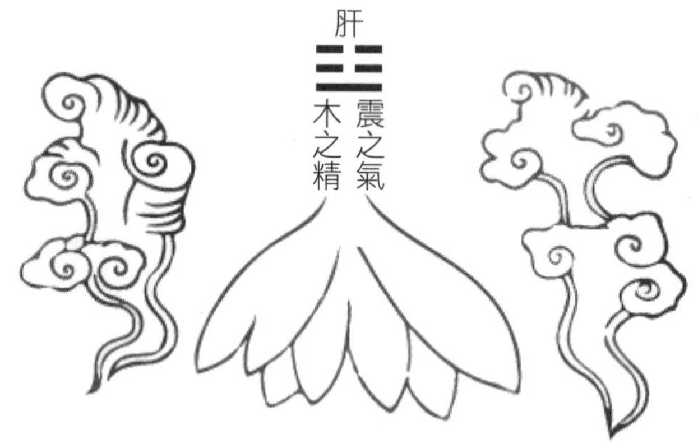

圖10　黃庭內景・肝

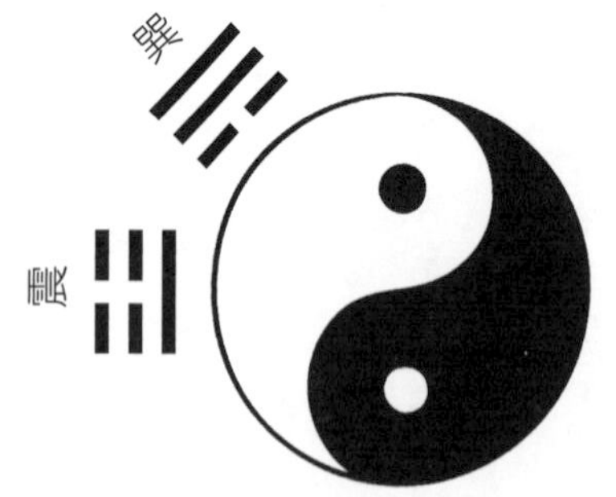

圖12　肝配八卦圖

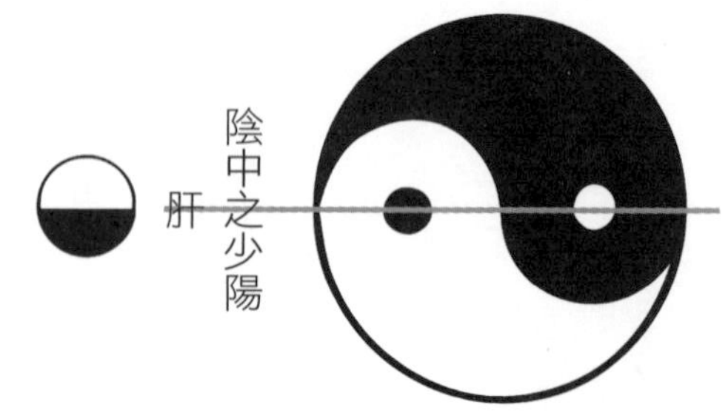

圖11　肝為陰中之少陽動態圖

（二）震木少陽肝系象

我們先給肝之象定個基調，肝五行屬木，於時配早晨，為陰中之少陽，參圖11。後天八卦配震卦☳為主、參巽卦☴。震之本義為雷，巽之本義為風，五行均屬木。震之方位在東，巽之方位在東南，一般以東為木之正方，參圖12。

此外，先天八卦的東方為離卦☲，離之本義為火，可作其陰陽特性的背景參考。

圖11是以天地為參的動態太極圖，以順時針旋轉為正，圖中間的橫線代表地平線，則少陽猶如旭日東升，初出地平，陽雖未多，但正蘊積力量，態勢是向上、向外。圖左方陽上陰下的黑白球，象徵陽出地面，正應少陽⚎陽爻在上、陰爻在下之象。

圖12是從圖9後天八卦圖裁下的肝配卦部分，其內的太極圖中陰陽代表肝系統的陰陽量。

兩圖一動一靜，可互補互參。

1. 肝的主要生理功能

（1）肝主疏泄

疏泄，即疏通發泄、通達條暢之意。疏泄的對象主要是氣，即指肝對人體之氣具有疏通、暢達的作用。

「疏泄」一詞，最早見於《素問・五常政大論》：「發生之紀，是謂啟陳，土疏泄，蒼氣達，陽和布化，陰氣迺隨，生氣淳化，萬物以榮。」張景岳注：「木氣動，生氣達，故土體疏泄而通也。蒼氣，木氣也。」（《類經・運氣類》）可見，這裡的「土疏泄」是指木氣條達，土得木氣之疏通，與《素問・寶命全形論》的「土得木而達」同義。

明確提出「肝主疏泄」的為元代的朱丹溪：「主閉藏者，腎也；司疏泄者，肝也。」（《格致餘論・陽有餘陰不足論》）肝主疏泄之功應與「司外揣內」的生理病理觀察有一定關聯，先賢或察肝經布兩脅，肝氣順達則脅舒，氣滯肝經則脅脹，氣滯又可致血瘀、水停、犯脾、犯胃等，由是而推，氣的運行於人體相當重要，且與肝有著莫大干係。而氣之疏通又與木氣條達、舒暢象類，且《素問・五常政大論》云：「木曰敷和。」故丹溪借「疏泄」兩字以形容此功。基於五行—四象—八卦一體的框架，在「疏泄」五行之象確立後，與之相應的四象—八卦等內容又漸融於內而使其內涵日漸豐滿。可見藏象的內蘊形成並非一蹴而就，而是《黃帝內經》建立框架，後世不斷豐富發展，至今仍餘充實與解釋空間。

因此，肝主疏泄應是一個以「司外揣內」之象為基，更與木之象、少陽象、震象、巽象相通，意象十足的功能。

（甲）木之象：木性條達、舒暢。「木氣動，生氣達，故土體疏泄而通也」，則肝疏泄之功象類於木。更因木性主升發，故而疏泄的方向以升為主。

（乙）少陽象：肝為少陽之臟，少陽⚎者，太陽於東方初出地平時所呈的半輪紅日之象，參見圖11左邊的上白下黑之圓，故其象半陽（陽爻）顯於上，半陰（陰爻）隱於下。雖半陽半陰，但初升少陽，將向日中太陽發展，故屬陽的基調已定。少陽又類春，其性暖、其象升，所疏之氣也屬陽，暖而升正是氣的本來屬性，故肝主疏泄正是順少陽暖升之性而為。《素問・五常政大論》云：「木曰敷和。」肝敷布的正是少陽陽和之氣，以和煦協調諸臟。

（丙）卦象：震☳位東方，對應春天，為肝所應之主卦。震之為卦，一陽爻位於二陰之下，象徵一陽發動於下，向上衝開二陰，猶春天陽氣出土，爆發為「雷」，故震為「雷」。《周易・說卦》云：「雷以動之。」雷象主升、主動，疏泄亦以升、動為特徵。

巽☴位東南，二陽爻居一陰爻之上，有陽氣升發流布之象。卦下一陰爻象「地」，上二陽爻象流行的「風氣」，風行地上，故巽為「風」。肝疏泄的是氣，自然界氣體流動就是「風」，《周易・說卦》云：「風以散之。」風流行就是氣流行，風行地上就是氣流體內，且風氣通於肝，風性趨上，更合疏泄意。《素問・藏氣法時論》所言的「肝欲散，急食辛以散之」亦說明肝喜散，類巽象。

關於肝與震、巽兩卦的關係，清代何夢瑤道：「故冬至而一陽生，驚蟄而雷出於地。腎水得命門之火所蒸，化氣以上，肝受之而升騰，故肝於時為春，於象為木，於卦為震雷、巽風。」（《醫碥・五藏配五行八卦說》）雷起而風生，乃天道之常，雷與風總是相須相與的，蓋氣息交感也。

基於上述諸象，調暢氣機，使之順暢，就是肝疏泄功能的題內之意。此功能失常主要有兩方面的病理變化：一是肝的疏泄不及，致氣機鬱滯，則現胸脅、少腹、兩乳等局部的脹痛之病象，如自然界之風不流行、不升揚而使人覺氣悶，此為「肝氣鬱結」；二是肝的疏泄太過，則陽氣升騰太過，稱肝氣上逆，每見頭目脹痛、面紅目赤，甚至頭搖等病象，此如自然界的雷動九天。

調暢氣機的功能又有以下幾個延伸作用：

①**調暢情志**：俗話說：「心平則氣和。」反之亦然，「氣和則心平。」肝疏泄，調情志之理就在於此。試想，陽春三月，東南沿海，旭日初升，三五知己，踏青而行，惠風徐來，當何心境？——一派愉悅恬然！這就是肝疏泄暢達的心理象。

若處病態，「氣不和則心不平」，肝氣鬱則情志亦鬱，可見心情抑鬱，悶悶不樂，善太息。在自然界，就如身處氣不流通的窄偃之地，心境自然憋悶。若疏泄太過，氣之升動過劇，則情志亦亢，易見煩躁易怒，此如自然界之風雷大作。反之，心不平也可致氣不和，則情志鬱抑可致肝氣鬱，情志怒當然也可致肝氣逆。習稱的「氣不順」三字，對肝失疏泄的病理本質形容的確頗為傳神，可見民間不缺智慧。黃承昊《折肱漫錄》卷四謂：「人身如天地，和煦則春，慘鬱則秋。春氣融融，故能生物，秋氣肅肅，故能殺物。明乎生殺之機者，可與論養生。」說的就是心境之春秋與人體生殺之氣的互應關係。故欲得生氣，當常心含和煦春意。

②**促進血液與津液的運行輸布：**血液與津液均屬陰凝物質，陰主靜，其性不能自行，須賴無形而流動性強的氣推動之，猶風起則浪湧。《血證論・臟腑病機論》云：「肝屬木，木氣沖和條達，不致遏鬱，則血脈得暢。」此即「氣行則血行」，同理則為「氣行則津行」。若肝氣鬱結，影響血液的運行，則成氣滯血瘀，可見胸脅刺痛，或成癥積；若影響津液的輸布，則可聚而為痰，形成「梅核氣」、「乳癖」、「瘻瘤」、「痰核」等，或停而為水，而成水臌。若肝氣上逆，氣升太過，則血隨氣逆，如龍捲風之攜水而上，可見血從上溢的吐血、嘔血，甚至可致血厥而猝然昏倒，不省人事，名為中風。中風者，風中於肝木，猶風吹則樹動，風狂則樹折，雷擊則樹倒，正是「雷風相薄」於人體之現。

③**促進脾胃的運化：**脾為濕土，其氣升，為「地氣上為雲」之升，其升一賴陽蒸，為火生土；二賴木氣疏而鬆之，土鬆則氣升，此「土得木而達」之意。肝屬少陽，合震☳升之象，猶春天陽氣出土，合木而含陽，得此氣，脾氣焉能不升？

又脾居太極之中，肝位太極圖之左，肝從左升，力矩較長，易於帶動力矩短的脾升，見圖13。

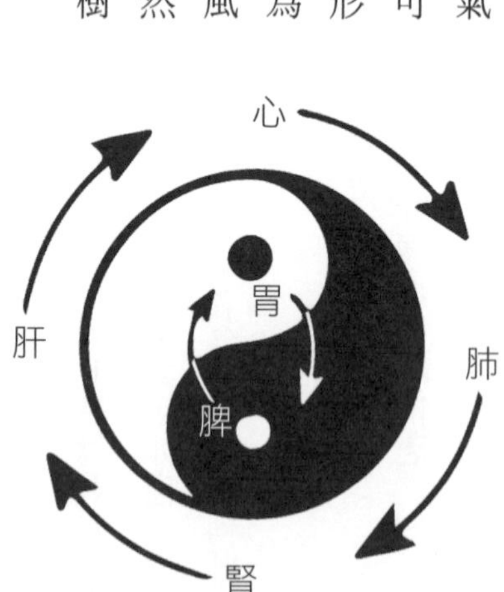

圖13　臟腑氣機升降圖

脾胃為升降之樞紐，脾升則樞軸轉，胃因之而降，故肝之疏泄，不僅協脾升，亦可調胃降。

若肝失疏泄，肝氣鬱結，則為木氣、少陽之氣不暢兼不升。《醫碥・鬱》有云：「一有怫鬱，當升不升，當降不降，當化不化。」氣不暢而鬱蓄，須找宣洩之徑，氣本當升，若其不升則此徑只餘橫逆。肝氣橫向而去，首當其衝自是中焦之脾胃。故橫逆之氣，一是犯脾，影響脾的運化升清，若清氣不達於上可見眩暈；滯於中可見納呆，腹脹；泄於下則見飧泄。二可犯胃，影響胃之降濁，在上可見惡心嘔吐，呃逆，噯氣；在中可見脘腹脹滿疼痛；在下則可見便祕等。以上兩種病理變化，可統稱為「木旺乘土」或「木不疏土」。《血證論・臟腑病機論》曰：「木之性主於疏泄，食氣入胃，全賴肝木之氣以疏泄之，而水穀乃化。設肝之清陽不升，則不能疏泄水穀，滲瀉中滿之證，在所不免。」除以疏肝健脾或疏肝和胃之方對治外，白芍是應對這種病機的不錯選擇，《神農本草經百種錄・中品》謂：「芍藥花大而榮，得春氣為盛，而居百花之殿，故能收拾肝氣，使歸根反本，不至以有餘肆暴，犯肺傷脾，乃養肝之聖藥也。」

④促進膽汁的分泌排泄：膽寄於肝，亦屬木，為少陽經所屬之腑；膽汁乃肝之餘氣所化，葉霖《難經正義・三十五難》按語曰：「不知膽汁色青而屬陽，本得肝陰所生之氣化，有是氣乃有是汁耳。」肝氣行，即木氣行、少陽之氣行。膽汁亦液，氣行則膽汁分泌排泄，水到渠成。但須注意，肝氣升，膽氣同樣也蘊生、升之性，然具體到疏泄膽汁的膽氣卻可分流而降，皆因膽屬腑，六腑以降為順。此猶樹之幹枝升，而樹根卻降。肝氣升與膽氣降，則臟腑間形成一個升降圓轉的小太極，一升一降，圓轉如環，氣更易於伸展。

疏膽汁之膽氣降，有助於胃氣降，膽汁更降泄於小腸，主要幫助脂類食物的消化吸收。故肝氣鬱可致膽氣鬱，每見脅下脹滿疼痛。若膽汁分泌排泄不暢，則影響脾胃小腸的納、運、化功能，可見食慾減退，厭食油膩，腹脹，便溏；若膽氣不降，膽汁上逆，則見口苦，嘔吐黃綠苦水；膽汁外溢，則可出現黃疸。

⑤**促進男子排精、女子排卵及月經來潮：**因精液、經血均屬液態，則該功能與「氣行則血行」、「氣行則津行」之理相類。朱丹溪云：「主閉藏者，腎也；司疏泄者，肝也。」肝與腎，一泄一藏，一動一靜，相互協調。肝氣疏泄正常，木氣條達舒暢，則男之精、女子之經卵得以正常施泄；腎的封藏作用正常，則精血充盈，施泄有節，泄而有度。若肝失疏泄，肝氣鬱結，常見婦女月經過少，經色暗，夾血塊，或痛經，或經閉，或排卵錯亂；男子則見精少，或不排精等症，就如風停則水止。若肝的疏泄太過，腎之封藏不及，女子多見月經量多，先期，甚至崩漏；男子則見遺精、滑精，此若風急而浪奔。

（2）肝藏血

肝藏血是指肝具有貯藏血液、調節血量、防止出血以及涵養肝氣等功能。

肝藏血功能的原始來源，十有八九得諸解剖之識。

結構之肝的血流量極為豐富，故其正常外觀呈紅褐色。肝的血流量約占心輸出量的四分之一。每分鐘進入肝臟的血流量為一〇〇〇毫升以上。它是由門靜脈和肝動脈雙重供血，其中四分之三來自門靜脈，而靜脈是容量血管；其餘四分之一則來自肝動脈。正常時肝內靜脈竇可以貯存一定量的血液，在機體失血時，從肝內靜脈竇排出較多的血液，以補償周圍循環血量的不足，因此肝為血液的貯藏庫之一，並可調節血容量。

此外肝臟是人體內多種凝血因子的主要製造場所，肝病時可引起凝血因子缺乏，造成凝血時間延長及發生出血傾向。在胚胎時期的肝臟尚有造血功能，雖然正常成人的肝一般已不參與造血，但仍具有這種潛在能力，在某些病理狀態下，肝可以恢復一定的造血功能。

古人的大體解剖肯定沒有現代醫學那麼詳盡，但血流豐富、貯血量足、調節血量以及防止出血這些功用，大致上應能觀察及歸納出來。因此《素問・調經論》曰：「肝藏血。」清末民初的中醫學家惲鐵樵在《生理新語》中就有「惟其含血管最富，故取生物之肝剖之。幾乎全肝皆血……故肝為藏血之臟器」之說。

肝藏血功能的確定在年代上早於肝主疏泄功能，再次說明了中醫藏象學說的構成，是以解剖之象為最初基礎這一事實。

或有拘泥於張景岳所說的「象，形象也，藏居於內，形見於外，故曰藏象」，而不認可解剖也算象。其實「形見於外」不獨是生理、病理。當把人或動物剖開，內臟的結構就成了「形見於外」了，「見乃謂之象」當可含此。不少人常將中醫比附成「黑箱理論」，其實不然，更合適的表達應是「灰箱理論」，因為這是一個以解剖為基，再行「司外揣內」之法，半剖半揣的理論，光線沒那麼「黑」，還是有一定的能見度。

那麼，肝藏血與木之象、少陽象等又有否相符之處呢？有！

首先，對於木之象，歷來都存在一定程度的曲解，表現為不少教材多將木的特性歸結為生長、生發、條達、舒暢，而忘了木的特性是從「木曰曲直」這四個字而來。

何謂「曲直」？「曲」者，屈也、縮也；「直」者，伸也、舒也。「曲直」，是指樹木幹枝具有生發，柔韌，曲而直、直而曲，屈而後伸，不斷向上向外的特性。誠然，生長、生發、條達、舒暢是木的主要特性，但卻不是全部，只計「直」而不論「曲」的歸納不能體現木性之全。

如果說肝主疏泄主要體現出肝之「直」性，則肝藏血主要體現的就是木之「曲」，或曲而能伸之性。曲而能回，則肝內貯藏一定的血量，故為「血之府庫」；曲而能伸則藏而能泄，泄而回藏，從而起到調節血量的功用。血液循環本身就是一個婉轉迴環、曲直互見的系統，正與肝曲直為用之性相投。

然肝是如何因應人體之需來調節血量的呢？《素問・五藏生成》云：「故人臥血歸於肝。」王冰注釋為：「肝藏血，心行之，人動則血運於諸經，人靜則血歸於肝藏。何者？肝主血海故也。」即貯存血液是調節血量的基礎，調節血量為貯藏血液的目的，兩者相互為用。具體實施為：當機體活動劇烈、情緒激動時，肝將所貯存的血液向周身輸布，增加有效血循環量，以供機體活動之需，動者屬陽，故木氣行血，伸也、舒也；當人體處於安靜狀態時，血液需要量相應減少，則相對多餘的血液即歸肝所藏，靜者屬陰，則木氣曲而回，血亦隨之。這就是《血證論・臟腑病機論》所言的「故肝主藏血焉。至其所以能藏之故，則以肝屬木，木氣沖和條達，不致遏鬱，則血脈得暢」。注意「沖和」二字，不是純粹的外展，肝握氣血調節之樞，實含曲直為用之意。

現代人活動多，休息少，是有點罔顧肝血須藏的特性了，肝病患者為什麼要注意休息？因為休息可增加肝臟的血流量，尤其是靜臥時肝臟可增加二五%的血流量，能保證肝細胞再生修復時所需要的營養物質，有利於病損肝組織的修復。

肝具曲性，則除肝內應貯藏一定的血量外，能防止出血亦就理所當然了。因此，肝不藏血的出血，往往是因疏泄太過，肝火迫血而致，此能伸不能屈也。病機為此者，除清肝涼血止血為治外，養血斂陰之白芍是不錯的選擇。《本草求真》卷二下云：「白芍（耑入肝）。有白有赤，白者味酸微寒無毒，功耑入肝經血分斂氣。緣氣屬陽，血屬陰，陽亢則陰衰，陰凝則陽伏，血盛於氣則血凝而不行，氣盛於血則血燥而益枯。血之盛者，必賴辛為之散，故川芎號為補肝之氣；氣之盛者，必賴酸為之收，故白芍號為斂肝之液，收肝之氣，而令氣不妄行也。」

肝藏血除調節血量外，還有濡養本臟及所屬形、竅的作用。因此，肝血不足，除一般的血不濡養或血不上榮而致的面色蒼白，頭暈眼花，舌淡，脈細等症外，尚可見血不養目而致的兩目乾澀，視物昏花模糊，夜盲；血不濡筋而致的筋肉拘急，肢體麻木；血海空虛，女子可出現月經量少、閉經等。

由於肝具風雷之性，容易升動太過，因此肝貯藏一定的血量，尚能制約肝氣的升騰，勿使過亢，從而維護肝的疏泄功能，使之沖和條達而不致剛暴太過。《臨證指南醫案‧肝風》云：「故肝為風木之臟，因有相火內寄，體陰用陽，其性剛，主動主升，全賴腎水以涵之，血液以濡之……則剛勁之質得為柔和之體，遂其條達暢茂之性，何病之有。」《筆花醫鏡》卷二亦云：「肝與膽相附，東方木也，其性剛，賴血以養。」此理少陽☱之象象之，其象下陰爻為根基，為藏血；上陽爻為用，為疏泄，肝氣得陰血之柔養，則陽涵於陰，剛制於柔，升而不騰，動而不亢，沖和條達，曲直為用。此即《醫學衷中參西錄‧醫論‧論肝病治法》所言的「肝惡燥喜潤。燥則肝體板硬，而肝火肝氣即妄動；潤則肝體柔和，而肝火肝氣長寧靜」也。

肝主疏泄與肝藏血兩者關係密切，一藏一泄，一曲一直，直而能曲，屈而後伸方成就其柔韌、生長、升發、條達、敷和與體陰用陽之性用。

（3）肝藏魂

說到肝藏魂，想起幾年前的一宗軼事。《廣州日報》在周末一般會有一個版面登載醫療資訊，其中開闢了一塊醫讀問答之類的專欄，某日，有一讀者問道：常在將醒狀態時，意識漸清，但卻支配不了身體，想動動不了，幾經掙扎才能動，請問是什麼病？其中一位中醫師這樣回答：「這個病臨床很少見，書本沒記載，建議住院檢查。」少見？這不是夢魘嗎？現代稱為「睡眠癱瘓症」，有過這種經歷的人恐怕還很難說是少數。另一位主任中醫師的回答更是令人發噓，答：「這是大腦皮層過於興奮。」僅此一句，再沒下文。答了等於沒答，更何況這是中醫的說法嗎？一個沒有學過醫的人也可以這樣回答啊！面對病人這樣忽悠已經不對了，居然敢白紙黑字地在報上回答，不以無知為恥。除了以周星馳的經典臺詞「I服了YOU」來表達感受，竟再難找到更合適的詞語了。

夢魘是哪裡出了問題呢？這就是肝所藏的「魂」出了問題。中醫教材有一怪現象，「魂魄意志」這幾個字不算少見，但解釋卻常語焉不詳，學習者多不得要領，就像以上兩位醫生，碰到了「魂」的病變卻不知道，只不過一個尚老實，曉得「不知為不知」；一個卻拒絕承認「不知」而強解。能將夢魘與「魂」相連的識見者，在現今中醫界，恐未過半。問題是，這在業界內本該屬淺識、常識。但古之淺識卻成今之高見，真令人啼笑皆非，現今中醫學術之失神離魂，於此可見一斑。

關於「魂」，《靈樞・本神》的「隨神往來者謂之魂」定下了基調。首先，魂是受神支配的，生理上，神動則魂應，魂動則神知；反之，凡神動而魂不應，或魂動而神不知，均屬異常。《類經・藏象類》的「精對神而言，則神為陽而精為陰；魄對魂而言，則魂為陽而魄為陰。故魂則隨神而往來，魄則並精而出入」說明了神與魂的關係，並進一步發揮為「蓋神之為德，如光明爽朗、聰慧靈通之類皆是也。魂之為言，如夢寐恍惚、變幻遊行之境皆是也。神藏於心，故心靜則神清；魂隨乎神，故神昏則魂蕩」。

魂的病變我們常用「魂不守舍」來形容，其表現可以用「夢寐恍惚、變幻遊行」來概括。這裡的「夢寐」指的不是一般的做夢，而是夢中驚駭、噩夢、夢遊、夢囈、夢魘等非良性夢境。何以如此？我們以「隨神往來者謂之魂」為據來作分析：夢魘是神動而魂不應，故欲動而不能動；夢遊是人在夢中遊行而神不知，夢囈則是說夢話而神不知，均屬魂動而神不知。如此魂不能隨神往來，不能與神相互呼應，是「魂」的第一種病態，俗稱夢魂顛倒。

「恍惚」是「魂」的第二種病態，症狀包括思維不能集中，謀慮功減，甚至思維散亂，謀慮不能。細心的讀者可能會發現：「謀慮」？這不是「肝者，將軍之官，謀慮出焉」的「謀慮」嗎？恭喜您，答對了！「謀慮」確實是「魂」的作用。當一個人心煩意亂，六神無主，坐立不安，謀慮不能時，我們最常用的形容詞就是「魂不守舍」、「失魂落魄」，更白的說法則是「魂都丟了」，這類說法實際直指中醫「魂」之本義。

「變幻」則是「魂」的第三種病態，指的是產生各種幻覺，如幻視、幻聞、幻聽等。幻覺以及思維散亂，謀慮不能等，是精神疾患的常見症。夏子益《奇疾方》云：「凡人自覺本形作兩人，並行並臥，不辨真假者，離魂病也。」由是觀之，「魂」的病變不純粹是現代心理學問題，也包括某些精神問題。

然則為何「肝藏魂」？還是由《黃帝內經》作答。《靈樞・本神》曰：「肝藏血，血舍魂。」言下之意有二：其一，血是魂活動的物質基礎；其二，血是魂之舍。何為「舍」？「舍」（見圖14）者，居室也。「魂」就像一個居客，以血為舍，以血為涵，以血為養。在〈本神〉篇中，五神（神、魂、魄、志、意）所在，全用一個「舍」字，堪值玩味。

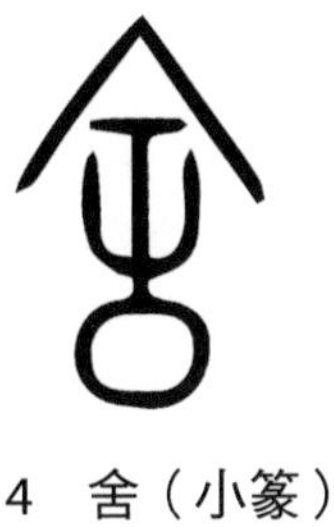

圖14　舍（小篆）

以陰血為涵者，其性多屬陽，魂也不例外。《說文解字・鬼部》解：「魂，陽氣也。」《人身通考・神》說：「神者，陰陽合德之靈也。二氣合而生人，則血氣、營衛、五臟以次相成，神明從而見矣。惟是神之為義有二，分言之，則陽神曰魂，陰神曰魄，以及意智思慮之類皆神也。」以上夢中驚駭、噩夢、夢遊、夢囈、夢魘、恍惚、變幻遊行等病理表現，也顯示出「魂」有興奮性、主動性的陽性特點。

夢遊習稱「離魂症」，一個「離」字就是對魂失居所的形容。「離魂症」不乏見於古醫著。李時珍的《本草綱目・草之一》中有記述：「有人臥則覺身外有身，一樣無別，但不語。蓋人臥則魂歸於肝，此由肝虛邪襲，魂不歸舍，病名離魂。用人參、龍齒、赤茯苓各一錢，水一盞，煎半盞，調飛過朱砂末一錢，睡時服，一夜一服，三夜後，真者氣爽，假者即化矣。」現代大抵作為幻覺病症而診治。清代陳士鐸的《辨證錄》就專設〈離魂門〉，所記多為他臟他腑之病影響及肝而見離魂之症，以及相應的治法。

血與魂之間，就是《素問・陰陽應象大論》所說的「陰在內，陽之守也；陽在外，陰之使也」的關係。「肝藏血，血舍魂」與震卦☳之象頗類，「魂」像在下之一陽爻，血似在上之兩陰爻。當肝血充足，則魂有所舍、所涵、所鎮而不妄行游離。況且「人靜則血歸於肝藏」，在睡眠時，血歸於肝，則魂得血養而不妄動。《莊子・齊物論》說：「其寐也魂交，其覺也形開。」因此病理上肝之陰血不足，魂失所涵、所鎮，則魂不守舍，自浮自動，不受神的支配，不能隨神往來而見諸般夢幻病象，就不足為奇了。

又因魂屬陽，魂動之病，除了肝陰血虛外，亦可因肝火、肝陽之熱擾而使之動，此「同氣相求」故也，故《血證論・臟腑病機論》云：「肝之清陽，即魂氣也，故又主藏魂。血不養肝，火擾其魂，則夢遺不寐。」若虛衰或重病之人見之，亦有陽虛陽浮之虞。

魂之病，從治療角度看，多心肝、神魂並治；若為他臟他腑所及，則兼治他臟他腑之疾。治其本多滋陰補血，清火潛陽，或導龍入海。治其標則安神定魂。藥物則因魂易浮越而多選具鎮斂作用如琥珀、龍骨、朱砂等物。

這裡可從前人對琥珀、龍骨、朱砂之述，領略一下藥物之象如何與「魂」之性相合。

琥珀：《本草問答》卷上說：「琥珀乃松脂入地所化，松為陽木，其脂乃陽汁也。性能黏合，久則化為凝吸之性。蓋其汁外凝，其陽內斂。擦之使熱，則陽氣外發而其體黏。停擦使冷，則陽氣內返而其性收吸。故遇芥則能黏吸也。人身之魂陽也，而藏於肝血陰分之中，與琥珀之陽氣斂藏於陰魄之中，更無以異，是以琥珀有安魂定魄之功。」

龍骨：《本草求真》卷二下載：「龍骨（耑入肝、腎、大腸，兼入心，陰中之陽，鱗蟲之長）。甘濇微寒。功能入肝斂魂，不令浮越之氣遊散於外，故書載能鎮驚辟邪，止汗定喘。」

丹砂：《醫學衷中參西錄・藥物》云：「丹砂，則取其質與氣與色為用者也。質之剛是陽，內含汞則陰；氣之寒是陰，色純赤則陽，故其義為陽抱陰，陰承陽，禀自先天，不假作為。人之有生以前，兩精相搏即有神，神依於精乃有氣，有氣而後有生，有生而後知識具以成其魂，鑒別昭以成其魄，故凡精氣失其所養，則魂魄遂不安，欲養之安之，則舍陰陽緊相抱持，密相承接之丹砂又奚取乎？」

魂魄之說，是否帶有某種迷信成分，或仍餘巫韻，這是很受關注的問題，這裡暫不評述，留待肺藏魄內容一併討論。

2. 肝的生理特性

（1）肝體陰而用陽

「體」是指實體或實質；「用」則是指作用和機能。肝之本體內藏陰血，故肝體為陰，但肝主疏泄，內寄相火，主升主動，故其用為陽。肝「體陰而用陽」揭示出肝臟本體與功能之間的關係是以藏血為本，疏泄為用。

肝為少陽之臟，少陽⚎之象正是體陰而用陽，其象下陰爻、上陽爻，以《易》之爻位從下向上的推演方式，下為基礎、為體；上為發展方向、為用。則⚎上陽爻出於下陰爻，為從陰出陽，從體生用，即肝主疏泄的功能以肝所藏之血為物質基礎。肝藏血，血養肝，肝氣得陰血之柔養，則升而不騰，動而不亢，沖和條達，得施陽用；而肝氣敷和，能曲能直，曲則血歸於肝，肝體得養，直則疏血外達，充筋、養目，滋養臟腑以盡陰柔之性。《素問・陰陽應象大論》的「陰在內，陽之守也；陽在外，陰之使也」正是肝體陰與用陽互根互用的最佳寫照。

從五行角度看，肝屬木，在太極圖中居下水上火之間，其下為水，應少陽⚎在下之陰爻，其上為火，應在上之陽爻。四象與五行相互發明，於此再證。見圖15。

與「體陰而用陽」經常同時出現的一句「肝為剛臟」，指的是肝氣主升主動，具剛強勇猛之性。既蘊肝主升、主動，陽剛之生理特性，更含風木之臟，內寄相火，剛猛躁急，易化火生風、亢陽難制的病理特質。

為何肝之性易顯於剛？我們先看看少陽的發展趨向，少陽像旭日東升，太陽則是日在中天，從少陽到太陽，有著較大的上升空間。當旭日一離地平線，瞬間的視象是一彈而上，人們往往用「噴薄而出」來形容，一個「噴」字，真得其要，少陽升動之性因此而傳神。

我們再看自然界的風、雨、雷、電，肝系統占了幾樣？八卦巽為風，震為雷，離為火又為電，肝四占其三。可能有讀者會感覺到奇怪：不是只有巽、震兩卦嗎？何來的離卦？別忘了，在肝系統一開始的介紹有這麼一句：「先天八卦的東方為離卦☲，離之本義為火，可作其陰陽特性的背景參考。」離卦潛伏了這麼久，終於派上用場了。

想想看，一個臟，具風、火、雷、電之性會有什麼樣的表現？自然易雷起風發，雷迅風驟，電閃雷鳴，風助火勢，火添風威，表現出相應的病象則為面紅目赤，眩暈頭脹，煩躁易怒，震顫，抽搐，甚至卒倒昏厥等。故有「肝氣肝陽常有餘」之肝用太過的病理概括。

陽用是以陰體為物質基礎的，陽用太過，陰體必耗。

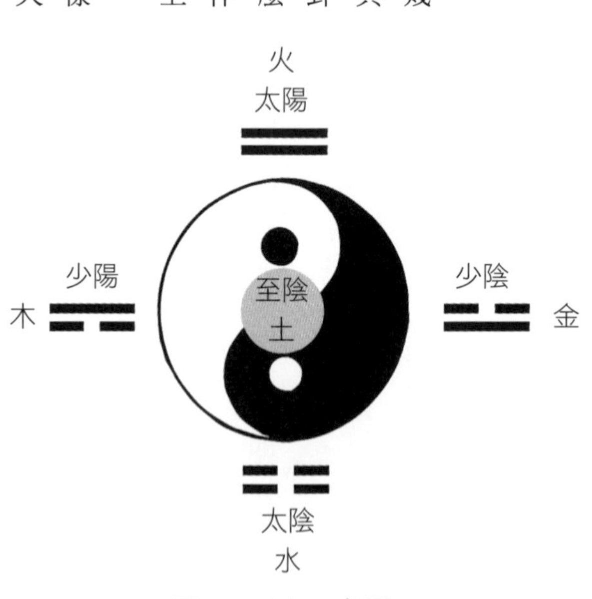

圖15　五行四象圖

因此，就有了對應的一句，「肝陰肝血常不足」。自然界的風、雨、雷、電中，肝獨缺雨，亦算有驗。同時，肝氣肝陽既常有餘，則肝氣肝陽之虛自然就較為少見了。

治之之法，以柔制剛。葉天士在《臨證指南醫案・中風》指出：「肝為剛臟，非柔潤不能調和也。」於用藥經驗，則言：「肝為剛臟，參入白芍烏梅，以柔之也。」（《臨證指南醫案・木乘土》）

肝性剛猛暴烈還有另一表現，就是容易侵犯其他臟腑，如肝氣犯脾、肝氣犯胃、肝火犯肺、肝火引動心火、肝火下劫腎陰等，故有肝為「五藏之賊」（《四聖心源・六氣解》）之說。《知醫必辨・論肝氣》亦言：「人之五臟，惟肝易動而難靜。其他臟有病，不過自病，亦或延及別臟，乃病久而生克失常所致。惟肝一病，即延及他臟……五臟之病，肝氣居多，而婦人尤甚。治病能治肝氣，則思過半矣。」

究其實，「肝為剛臟」的特性是七分顯在病理，三分現於生理，病理特徵多於生理特性，模糊說是肝的特性或可，清晰地說是生理特性則未必全妥。

既說「體陰而用陽」，則其生理特性為柔中顯剛方能與之相配。肝之性，《內經博議》卷二云：「以木為德，故其體本柔和而升，以象春，以條達為性，而不可鬱。」肝正應於震卦，震屬陽木，兼應於巽卦，巽為陰木，則肝當柔中顯剛，剛柔並濟方為正理。據此，就「疏泄」與《黃帝內經》「敷和」兩詞相較，個人較欣賞「敷和」。「疏泄」者，疏通發泄氣機，其使氣行之意象較直、較硬、較剛、較具衝擊性。「敷」者，廣度、均勻、柔性布散，「和」者，陽和之氣。「敷和」，則氣行之意象直中蘊曲、較柔、較和、較具滲透性，當如和風徐來，身心微醺之感。

與「肝為剛臟」常同時出現，並每被拿來相互證明的一句話，是《素問・靈蘭祕典論》的「肝者，將軍之官」。以將軍之勇悍來形容肝性之剛猛，乍看似無不妥，但認真推敲原文整句為：「肝者，將軍之官，謀慮出焉。」顯見這種互證有誤解成分。此句強調的是「謀慮」之將，而不是勇猛之將。《三國志》中曹操曾告誡夏侯淵道：「將當以勇為本，行之以智計；但知任勇，一匹夫敵耳。」誠然，衝鋒陷陣，「於百萬軍中取上將之首，如探囊取物」是將軍之勇，但衝鋒陷陣僅是將軍的小用，將軍真正的大用是運籌帷幄，決勝千里之外，韓信手無縛雞之力，也可拜大將軍，就歸因於此。將軍應是三軍的靈魂，因此，「將軍之官」一句實是對肝藏魂，魂主謀慮功能的概括。當然，有勇有謀，剛柔並濟，文能安邦，武能定國，如岳武穆者，方是為將之楷模。同樣，有勇有謀，剛柔並濟才是肝家之真性情，這亦是另一意義的「體陰而用陽」。過往「將軍」之解，有過於簡慢肝的「謀慮」或柔濟之功的傾向。

（2）肝性生升

木氣主升發，少陽為旭日東升，震中一陽亦升，巽風之象上揚。升之象在肝的功能體現就是肝氣疏泄以升為主要方向。肝氣升，木氣沖和條達，則心情隨之而暢，血津隨之而布，諸氣隨之而升。《類證治裁・肝氣肝火肝風論治》云：「凡上升之氣，自肝而出。」但肝之性升，也決定了「肝氣肝陽常有餘」，其氣易於升動太過的病理趨向。

不可忽略的是，肝不但主「升」，而且主「生」，其氣生升互用。少陽即朝陽，朝陽生升不但象徵上升，也象徵新的開始，其氣以蓬勃見謂；木氣即春氣，春天樹木條達舒暢，不但上揚、外展，而且充滿生機，其氣以出新為徵。《素問・四氣調神大論》謂：「春三月，此謂發陳。天地俱生，萬物以榮。」《張氏醫通》卷十二云：「肝藏生發之氣，生氣旺則五臟環周，生氣阻則五臟留著。」五臟之氣，皆賴此氣生升，心脈得此氣而暢，心神得此氣而振，脾運得此氣而升，腎元得此氣而熏，肺肅得此氣而轉。肝臟是全身唯一一個切除部分後可以再生的器官，且供者越年輕，肝臟的生長就越快，是否結構之肝也是中醫所言的「生」氣？是巧合，還是自然而然之事？不也值得思量嗎？

張錫純在《醫學衷中參西錄・醫論・厥陰病烏梅丸證》謂：「蓋肝主疏泄，原為風木之臟，於時應春，實為發生之始。肝膈之下垂者，又與氣海相連，故能宣通先天之元氣，以敷布於周身，而周身之氣化，遂無處不流通也。」則肝氣「敷和」不但為各臟之氣生升之由，同時亦能啟迪諸臟之氣化，而使生機勃勃。周學海在《讀醫隨筆》卷四謂：「凡藏府十二經之氣化，皆必藉肝膽之氣化以鼓舞之，始能調暢而不病。」「敷和」與「疏泄」在此可再作比較，「敷和」二字蘊含生機，「疏泄」則無此意，「敷和」意勝「疏泄」，於此再證。

肝之生升，生理上應如太極之左圓升，曲直互用，方有生意，若為直升，則近病理。就如肝脈為弦，但弦有程度之別，平人脈弦謂「輕虛而滑，端直以長」（《素問・玉機真藏論》），直中仍顯柔性，意含「敷和」。病理之脈，隨病情輕重其弦硬程度就有所不同，「端直以長」是其基調，病輕者「如按琴弦」，病重者「如張弓弦」。若病至無胃氣的真臟脈顯，則是「如循刀刃」的堅勁而有割手指之感。因此，剛中見柔，是生理，剛多柔少趨病理，純剛無柔，則為病重。

與疏肝有關的名方中，柴胡是現身最多的一味藥，以效力論，柴胡行氣之力並不較他藥強，其勝在於與肝生升之性相投。《本草經疏》卷六曰：「柴胡稟仲春之氣以生，兼得地之辛味。春氣生而升，故味苦平，微寒而無毒，為少陽經表藥。」《本草經解要》卷二云：「春氣一至，萬物俱新，柴胡得天地春升之性，入少陽以生血氣，故主推陳致新也。」《本草思辨錄》卷一謂：「人身生發之氣，全賴少陽，少陽屬春，其時草木句萌以至鬯茂，不少停駐……柴胡乃從陰出陽之藥，香氣徹霄，輕清疏達。」

而柴胡配白芍，既疏肝又柔肝，深合肝「體陰而用陽」之性。《本草新編》卷二曰：「而滋肝平木之藥，舍芍藥之酸收又何濟乎？」逍遙散、四逆散、柴胡疏肝散均以柴胡配白芍：柴胡疏肝、升肝，順肝條達之性以體肝之用陽，為君；白芍滋肝陰、養肝血，柔肝以現肝之體陰，為臣。正是《易》爻位柔承剛之意顯。

（3）喜條達而惡抑鬱

《素問・藏氣法時論》云：「肝欲散，急食辛以散之。」肝配巽卦，巽為風。《周易・說卦》云「風以散之」，則肝性喜散不喜鬱無疑。但須注意，好風應是和風而不是剛風，和風的特徵是柔和、勻散，如太極圖中S形而行。

木之本性為條達，大凡植物之屬，其生長之勢喜舒展、順暢而不喜阻抑。雖云「木曰曲直」，但此「曲」並非抑鬱，而是回轉，柔順。木性總以上揚、外展為主要方向，曲而後直，是其過程，亦喻義直中也柔、也韌、也和，於條達舒暢中蘊含生機。於肝亦如是，「疏泄」也好，「敷和」也好，「伸」是肝氣的自然之性，「曲」則是此氣的理想狀態，是沖和、柔暢而行。因此，生理情況下，肝氣應是升發、柔和、舒暢，沖和條達，既不抑鬱，也不過亢。《內經博議》卷一論之曰：「夫肝為少陽木，其性疏以達而不能屈抑。」

若肝失條達之性，則成肝氣鬱結之證，肝氣一鬱，或橫逆脾胃，或化熱、聚痰、生濕、成瘀，諸症由生。因此《醫碥・鬱》說：「鬱而不舒，則皆肝木之病矣。」對治之法，則有《肝膽源流論》之論：「所以善治鬱者必善調肝，肝氣一和則氣樞得暢，諸鬱未有不解之理。」因此，疏肝就成了肝病治療的最常法。再進一步，從肝入手理氣調血，成為不少疾病的重要治療輔助。正如《醫碥・鬱》所言：「百病皆生於鬱。人若氣血流通，病安從作？」

雖說疏肝是治肝病之常法，但在臨床過程中，當用未用，出現思維疏漏者亦不少見。如肝腎陰虛，肝陽上亢一證，以淺理視之，滋陰潛陽已標本兼治，足矣！若如是操作，實是顧此失彼，已忘「肝喜條達而惡抑鬱」之性。如何處方方得真意？可參張錫純的鎮肝熄風湯（《醫學衷中參西錄・藥方》）。

方中重用牛膝，牛膝根直而長，下行入土甚深，能引上逆之血、上逆之火下行，並能益肝腎以補下虛；代赭石色紅入血，質重能降，平肝潛陽，降其上行之血，與牛膝並為君藥；龍骨、牡蠣、龜板潛陽降逆，柔肝熄風；玄參、天冬、白芍滋養肝腎，柔潤熄風，共同協助君藥行太極以柔克剛，制約陽亢意，均為臣藥。

然方中茵陳、生麥芽究為何用，問之醫生或學生，十之七八回答是「清濕熱、消食滯」。然肝陽上亢，何來濕熱與食滯？這不過是據藥物的常用功能而答，實未真悟「肝喜條達而惡抑鬱」之意。

看看茵陳與麥芽之象吧！《本草崇原》卷上說：「經云：『春三月，此為（謂）發陳。』茵蔯因舊苗而春生，蓋因冬令水寒之氣，而具陽春生發之機。」《醫學衷中參西錄・藥物》謂：「大麥芽……實善舒肝氣。蓋肝於時為春，於五行為木，原為人身氣化之萌芽，麥芽與肝為同氣相求，故善舒之。夫肝主疏泄為腎行氣，為其力能舒肝，善助肝木疏泄以行腎氣。」綿茵陳是春生之物；生麥芽是芽，芽具生發之性，蘊生、升之機。因此兩藥在此方中的作用不是「清濕熱、消食滯」，而是在鎮潛之中不會讓肝氣鬱遏太過，委屈太過，以致生氣被戕，從而遂「肝喜條達而惡抑鬱」之性。這就是說，把肝當作了有靈性、有感受的擬人化臟器。就像是人面對善意、技巧的批評，往往能心悅誠服地對批評者說一聲：「謝謝！」什麼是人性化的治療？這才是上境界的人性化的治療，不但考慮到人的感受，也考慮到臟器的感受，學中醫能學到自覺應用這種思維，才算真正入門。可能有人會問，既云鎮肝中舒肝，為何不用柴胡？皆因柴胡升力較大，易助亢陽，而茵陳、麥芽之舒肝僅是意思意思，以適度為宜，點到即止。

方中的川楝子也具疏暢肝氣之用，兼能清泄肝陽之有餘，三藥同為佐藥。甘草調和諸藥，與生麥芽合尚能和胃安中，以防金石、甲介類藥物礙胃，為使藥。全方重用潛鎮，伍以滋陰、舒肝之品，共成標本兼治名方。

又，方中茵陳，張錫純謂：「茵陳為青蒿之嫩者。」為此，亦有醫家改用青蒿。我們也可分析一下青蒿，《本草綱目・草之四》言：「青蒿得春木少陽之氣最早，故所主之證，皆少陽、厥陰血分之病也。」《本草乘雅半偈》卷六曰：「蒿青而高，纖柔整密，望春便發，少陽膽藥，發陳致新之宣劑也。」其意象與茵陳近，亦具舒肝生發之用。

3. 肝的聯屬功能

（1）在體合筋，其華在爪

筋即筋膜，類似於現今所說的肌腱韌帶一類的組織。《素問・五藏生成》說：「諸筋者，皆屬於節。」筋的功能主要是連接和約束骨節，協調運動。

《素問・宣明五氣》曰：「五藏所主：心主脈，肺主皮，肝主筋，脾主肉，腎主骨，是謂五主。」肝之所以主筋，從功能言，是肝的陰血對筋具濡養之功。肝所藏之陰血充盈，人動則氣疏血調，血運於筋，筋得其養，舒縮得宜，關節才能靈活有力。

從生理象言，筋是典型的木象，「木曰曲直」，筋之收縮與舒展，即曲直為用，木之性韌，筋性更韌。

從病理象言，動作失靈，抖動震顫，抽搐拘攣，頸項強直，角弓反張，牙關緊閉等牽涉到關節舒縮問題者，皆屬筋病。這些不自主動作的產生，猶如風吹樹動而不自主，中醫均用一個字來形容——「風」。「諸暴強直，皆屬於風」（《素問・至真要大論》）、「風性主動」，此之謂也。肝陽化風是「雷風相薄」，震巽相搏之風雷動；熱極生風則是巽離互助之風火相煽；而陰虛風動、血虛生風，當算樹缺滋養而枝枯自顫了。

從藥象言，藤類植物幾乎都有舒筋活絡之功，為什麼呢？我們看看藤的外形特點：彎曲伸直，再彎曲伸直，其質柔韌，曲直為用，這不就是木之象嗎？曲直之病以曲直之藥治之，不是很自然的事嗎？有人肯定會想：這是偶然或巧合的吧？但藤類植物幾乎都具此效，概率如此之高，若用偶然、巧合之類的詞來解釋，不嫌輕飄嗎？避實就虛也難說是一種認真的科學態度吧？

筋，其實不獨附於關節。不少人治陽痿時，往往忘了這個熱門病與筋相關。《素問・厥論》說：「前陰者，宗筋之所聚，太陰陽明之所合也。」宗者總也，可以說它是筋之宗，不排除亦有傳宗之「宗」意。陰莖海綿體韌而曲直為用，於中醫為筋之屬。《靈樞・經脈》有「肝者，筋之合也；筋者，聚於陰氣（器）」之說。故陽痿在《素問・痿論》中稱為「宗筋弛縱」和「筋痿」。陽痿的病因病機大抵以陽虛居多，宗筋失其激發鼓動，或邪阻陽氣不達宗筋而致，因此，補陽或通經是其常法。但別忘了，筋之用在肝，陰莖萎軟不舉，終與宗筋弛縱，曲直不能為用有關。且《類經・陰陽類》說：「陰痿者，陽不舉也。」不舉者，陽不升也，陽之升，其源在腎，其徑在肝。臨床一般也以患者是否有晨勃來判斷陽痿之輕重，晨勃正是少陽初升之象，其應在肝。因此，一味地補腎壯陽，而不舒筋活絡與疏肝升陽，效未必佳。筆者治陽痿，多在辨證論治的常法外先潛其陽，待陽足再加柴胡、雞血藤兩味。前者疏肝升陽，以敷布陽和之氣；後者補血活血，舒筋活絡，亦可引藥到「筋」。加與不加，效果判若雲泥。至於為何要先潛其陽，這裡先賣個關子，待我們講到「龍火」時再議。

爪，即爪甲，其質韌而略呈弧形，仍具「曲直」之徵，乃筋之延續，長於肢端，猶樹之枝末，故稱「爪為筋之餘」。肝血的盛衰及敷布，可影響爪甲的榮枯。《素問・五藏生成》說：「肝之合筋也，其榮爪也。」肝血充足而布，則爪甲堅韌明亮，紅潤光澤。若肝血不足，或血不達末，則爪甲軟薄，枯而色夭，甚至變形脆裂；若血瘀不行，則爪甲色暗。爪之病，辨證之餘，若加桂枝、桑枝等枝以引，其效可增。

（2）在志為怒

一些人對五志的發生之處時存誤解，以為五志發於五臟。其實不然，五志均發於心，應於五臟而已。《類經・疾病類》云：「故憂動於心則肺應，思動於心則脾應，怒動於心則肝應，恐動於心則腎應，此所以五志惟心所使也。」《素問・陰陽應象大論》曰：「在藏為肝……在志為怒。」即言怒從心發出，對肝系統的生理、病理影響較大。

五志影響五臟有個特點，該臟怕什麼，就來什麼。肝為剛臟，病理特點是「肝氣肝陽常有餘」，易升泄太過。怒傷人的特點，《素問・舉痛論》概括為：「怒則氣上。」成語更有「怒髮衝冠」之形容。即大怒、多怒易使本易升泄之肝氣一下升動太過，致肝氣上逆，此即「怒傷肝」。反過來，若肝氣升發太過，又易致急躁易怒。究其因，肝易升、易動，怒則氣升，同氣相求，同象相應而已。

以卦象言，怒屬震卦。震為雷，為霹靂，為怒，雷霆震怒是常見的比喻。易怒的火爆性格常被形容為霹靂火或霹雷火，肝火又稱作雷火，即源於震卦。

時有學生問：生氣發怒，常被稱為發脾氣，為什麼不叫發肝氣呢？同樣，火爆性格常被形容為脾氣大，為何不稱肝氣大？現以清代吳趼人《俏皮話》中一則「肝脾涉訟」作答：

> 心為君主之官，凡五臟六腑，均歸其掌管。一日，脾來告狀曰：「脾土所以司元氣，不期近日肝木恃其勢力，橫來侵擾，亦不敢與之計較。惟有內加培養，外加防衛而已。詎肝又發洩於外，成為怒氣，此明明為肝氣也，而世人偏指為脾氣。凡肝氣發作時，人莫不指稱之曰：『某也脾氣不好。』蒙此不白之冤，復敗壞名譽，伏望伸雪！」云云。心乃傳肝來質訊，肝曰：「我用盡氣力，發為怒氣，彼乃盜襲虛聲，坐享名譽，我不與之計較，彼乃反告我耶？」

民間之語，習陳相因，只為表意，不須嚴謹，不與醫協，不足為怪。

怒之治以柔肝平肝為主。柔肝者，肝之陰血充足，肝氣得涵，則平和而不逆，即遇引怒之境，亦能表現為怒而不過，有所節制。平肝者，直接制約是也。

又，「肝喜條達而惡抑鬱」，肝鬱之證，若適度發怒，可使鬱氣升泄而解。唯「適度」二字，知易行難。治療此疾，常在「疏」與「柔」二字上做文章。

（3）開竅於目

肝開竅於目，一與肝的經脈連接目系（見圖16），肝藏血，目賴肝血濡養才能發揮視覺功能有關，《素問・五藏生成》說：「肝受血而能視。」二與木氣條達，升泄陽和之氣於目有關，故《靈樞・脈度》說：「肝氣通於目，肝和則目能辨五色矣。」在病理情況下，肝病往往反映於目，如肝之陰血不足，不能濡養於目，則兩目乾澀，視物不清；肝經風熱，則目赤癢痛；肝火上炎，則目赤腫痛；肝陽上亢，則頭暈目眩；肝風內動，則兩目斜視等。

但須注意，並非所有的目病皆源於肝。《靈樞・大惑論》云：「五藏六府之精氣，皆上注於目而為之精。精之窠為眼，骨之精為瞳子，筋之精為黑眼，血之精為絡，其窠氣之精為白眼，肌肉之精為約束，裹擷筋骨血氣之精而與脈並為系，上屬於腦，後出於項中。」這是在目為肝之竅的前提下，發展起來的五輪學說與五行互藏的雛形，亦意味著全目之病，其責在肝，但目內更精細的局部問題，則應找相應的五臟。

那麼問題就來了，從邏輯上既然「五藏六府之精氣，皆上注於目而為之精」，則因「肝的經脈連接目系」而說「肝開竅於目」，在特異性上就顯得說服力不太足。是以筆者思疑「肝開竅於目」之說很可能是源於《黃帝內經》之前的治療反證，即目有病，從心、肝、脾、肺、腎均治療過，最後總結出從肝治療，療效最好，或治好的概率最高，由此將肝與目作初步聯繫。而五輪之分，則是在此基礎上的進一步細化。將治療效果與臟器互相聯結而形成關係，這就是前述的反證之象，也似乎可說是現代循證醫學的雛形了。

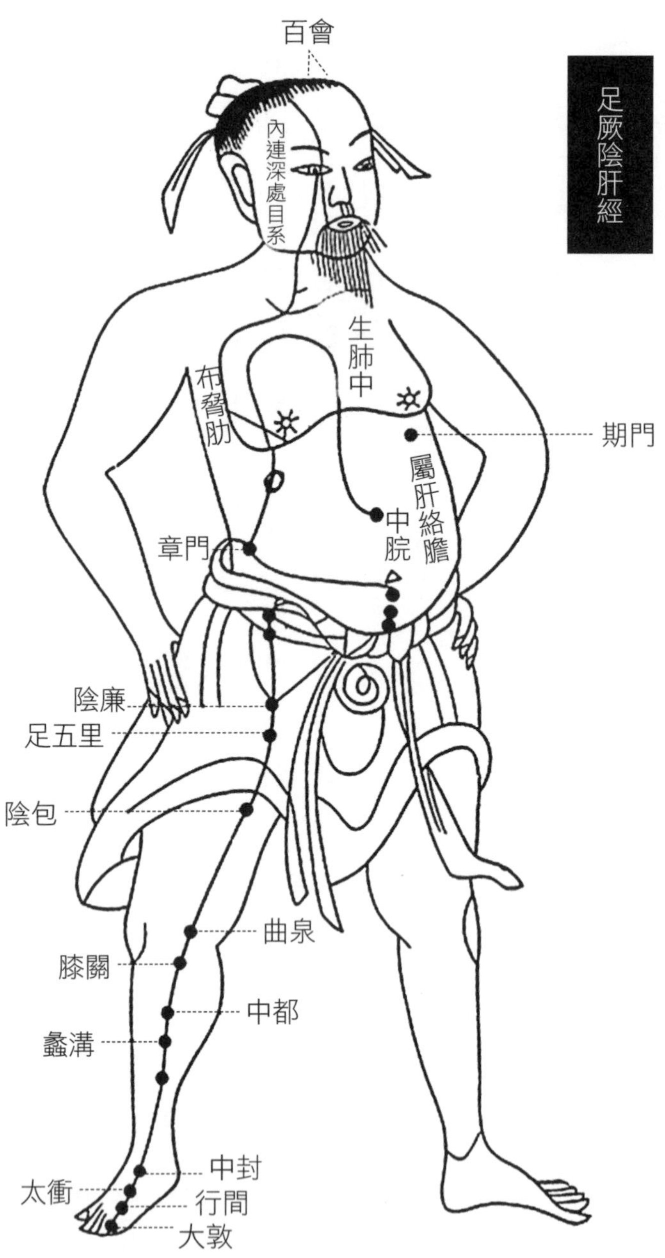

圖16　足厥陰肝經循行圖

目，還是肝所藏的「魂」狀態正常與否的觀測之窗。這是肝與目之間一種易被忽略的聯繫。《叔苴子‧內篇》卷二云：「人之魂，宅於心而遊於目，故覺境皆所造也。」這裡雖言魂由心所藏，有別於醫學的肝所藏，但非醫之著作對精神意識分類不及醫學之細是可以理解的，而其說魂遊於目，是視覺對外界事物作出的反應，對醫學則有提示。這其實不難觀察，當一個人魂定神清時，必定目光清澈，神采奕奕，顧盼自如。反之，當「六神無主」、「失魂落魄」、思維散亂、謀慮不能時，他的眼睛通常是以下幾種狀態：眼球固定、目光發飄、視而不見，甚至目光散亂。因此，「眼睛是靈魂的窗戶」這句俗話，並非不具醫學意義。

（4）在液為淚

肝在液為淚，是說肝開竅於目，淚自目出，以淚為徵，可測目態而已。這裡沒有比教材更多的發揮處，略而不論。

（5）肝與膽相表裡

膽的貯藏、排泄膽汁功能源於結構之膽。相關內容在肝主疏泄中已述，此不贅言。筆者比較感興趣的是為何「膽主決斷」？為何「凡十一藏取決於膽也」？這是兩個很好的話題。

①**中正與決斷**：膽主決斷，亦包括主勇怯。決斷，即決定判斷，主要表現為在精神意識方面具有不偏不倚地判斷事物，作出決斷的能力。膽氣足，功能正常，則人之決斷力強；膽氣虛，則言行準確失度，處事優柔，決斷不能。

《素問‧靈蘭祕典論》曰：「膽者，中正之官，決斷出焉。」然則膽為何「中」且「正」？常見解釋為：膽為「中精之府」、「清淨之府」而有清正廉明之象故。其實「中精」也好，「清淨」也罷，僅能喻義其「清廉」或「賢」，未能說明其不偏不倚的「中正」之性。因此，「中正」兩字當另有淵源。

還記得我們在〈易之篇〉中講到的「得正」與「得中」的觀念嗎？

得正：爻分陰陽，位亦分陰陽，當陽爻居陽位（初、三、五爻位）、陰爻居陰位（二、四、上爻位）為當位、得位、在位、正位，即為「得正」。「得正」與否的實質就是不同背景的個人與其所處的地位或崗位是否相符。當位之爻，象徵人盡其才，事物循正道發展，符合規律。故爻位「得正」，多吉辭。

得中：「中」為中位，指六爻卦中的二、五爻的爻位。卦分上下，各具三個爻，其中第二爻為下卦之「中」位，第五爻為上卦之「中」位。中位又是易卦天人地位中的人位，既然中位就是人位，而人處天地之「中」，因此，「中」既指人與天道相合而持恆不偏，亦說明事物行至此處無太過無不及的恰好狀態。換言之，「中和」就是一種最佳狀態及理想境界。故《易》尚中和，二五為中，相應為和。因此，「中」在決斷吉凶中有著較大的權重，《周易・繫辭下》就有「二多譽」、「五多功」之說。當然，若卦之九五（陽爻居五位）、六二（陰爻居二位），則是既得「中」又得「正」，如乾卦之九五：「飛龍在天，利見大人。」明夷卦之六二：「六二之吉，順以則也。」稱為「中正」。這樣，守中、持正、合道，三位一體，在《易》中就尤得美譽了。「中正」之卦位見圖17。

基於「得正」，尤其是「得中」在決斷吉凶中的作用，「決斷」一詞由之而生。

然則膽是如何既「得中」又「得正」的呢？首先，膽是六腑之一，屬腑之一系；其次，由於形態中空象腑，內藏「精汁」，又具藏精氣之臟性，功類於臟，游走於臟與腑之間，故又屬奇恆之腑。五臟六腑中既屬腑，又屬奇恆之腑的臟器，僅此一家。更由於膽藏「精汁」，具臟之藏性，則與臟的相親性較高。六腑撇開「有名無形」的「三焦」不論，膽之外的其餘四腑，功能均源於解剖結構，均與水穀接觸。而膽不與水穀直接接觸，身分較乾淨，又在貯藏、排泄膽汁這個源於結構的功能外，多了一個主決斷與勇怯的意象功能，這與臟的構象方法一致，因此，其與臟實是暗通款曲。

中正之官名，當自秦末始。《史記・陳涉世家》謂：「陳王以朱房為中正，胡武為司過，主司群臣。」可見，「中正」和「司過」是分工合作的關係。若作比喻，「中正之官」功近臟腑體系內的法官，處事必須中正不偏，因此身分須各方認可，方具權威與公信力。人體臟器僅臟、腑、奇恆之腑三方，膽本屬腑與奇恆之腑，又與臟暗通，實具三方認可的身分優勢。具此條件者，在所有臟腑中僅膽一家。因此，身分認同就是膽的「得位」，得位即「得正」；諸方認可，也說明其立場居中，處事當能不偏不倚，無太過或不及，中而和之。由它而出的「決斷」各方均可信服，這就是「得中」。如此，守中、持正合一，既體現出儒家「執中行、守中道、達中和」的觀念，亦是執法者必具的素質。

決斷屬思維、精神、氣質範疇，與心神關係密切。而驚恐、不能獨處、失眠、多夢等精神情志症狀，臨床診斷雖以膽氣虛命名，治療上實是心膽並治，這說明膽與主神明的「君主之官」關係密切。有這樣一個既得「君主」信任，又得諸方認可，「得中」、「得正」更兼形

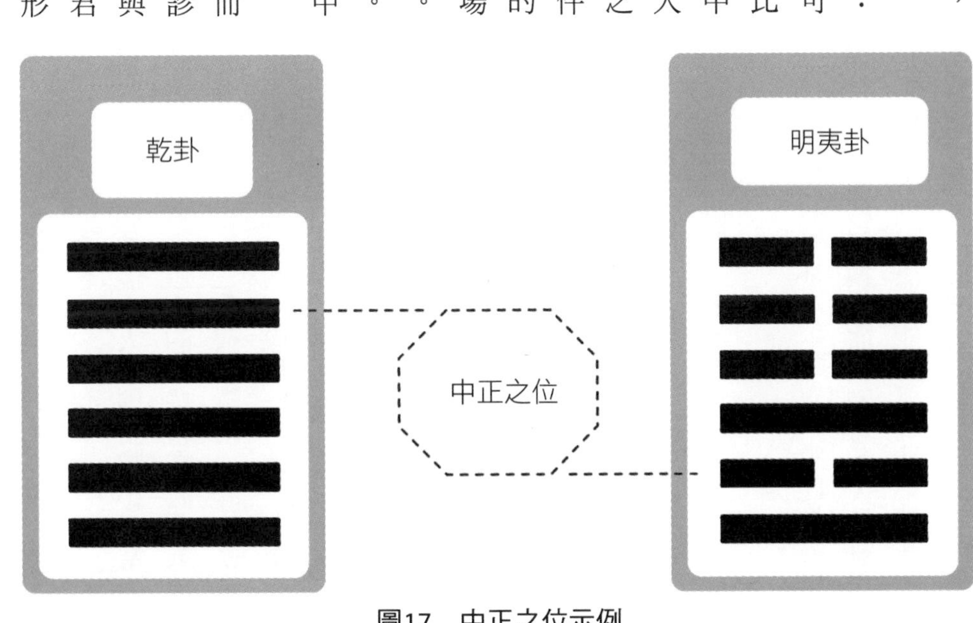

圖17　中正之位示例

象清廉的臟器，用現代的話說就是德才兼備，他不做大法官，誰能做？則「中正之官」，捨「膽」其誰？

至於膽主勇怯的觀念，則來源複雜。對於勇敢之人，習稱膽大，對於怯懦之人，則謂膽小。當一個人下決斷時，常說膽子一橫。傳統醫學之所以「傳統」，有時表現在與自古以來的一些習俗有著某種脈動的關聯。而《靈樞・論勇》中描述勇士與懦夫之別，在目光神氣、心位、三焦紋理縱橫、肝的堅緩、氣的盛衰之外，「膽滿」和「膽橫」與否也是判斷依據之一。這裡「膽滿」與「膽橫」之述，似不能完全看作解剖之膽，更多的應是順從習俗的推導，仍是習俗意義大於結構意義。就如人們常說「膽大包天」、「膽小如鼠」，這一大一小似乎可以用「天」與「鼠」作形態或尺寸參考，但任何人用這兩個詞都知道這是以「天」來形容膽之大，膽氣之壯；以「鼠膽」來形容膽之小，膽氣之弱，意會而已。

膽之決斷功能的確定，更影響到對人之勇怯的判斷。決斷果敢、準確，常謂有膽識、有膽量，其人故曰勇。以「決斷」所組的詞最常用的是「殺伐決斷」，決斷與殺伐有關，這需要多大的勇氣啊！反之，若謀而不決、猶豫、遲疑，是為無膽識、無膽量，其人故曰怯。在醫學上，膽氣豪強之人，對不良精神因素刺激的抵禦力較強，恢復也快；膽氣怯弱的人，在不良精神因素刺激下，往往易形成疾病。可見，膽主決斷與勇怯，對於防禦和消除某些不良精神因素影響，維持氣血的正常運行，確保臟器功能正常以及互相協調，有著重要意義。《醫述》卷一引《醫參》謂：「氣以膽壯，邪不能干，故曰十一藏皆取決於膽。」

綜上所得，膽主決斷與勇怯，應是一個以膽的形態與功能特徵作為關係定位參考，由此推演出其「得中」、「得正」身分，並與習俗之「膽」作某種程度的糅合，逐漸移形換位而成的意象大於實體的功能。此功能的正常與否不以膽腑論，而以膽氣言。膽氣的足否或鬱否則以決斷能力與勇怯來判斷。

膽氣為病的常見證可分膽鬱痰擾與膽氣虛，兩者均具優柔寡斷，驚悸不寐，心虛膽怯見症。前者還有心情抑鬱，脅脹，苔膩等表現；後者多見神疲，乏力，脈弱。

膽鬱痰擾者治以溫膽湯或黃連溫膽湯加減，膽氣虛者多以溫膽湯加補心氣如人參、桂枝加炙甘草之類。證名雖云膽，治多心膽並療。《濟生方・驚悸怔忡健忘門》曰：「夫驚悸者，心虛膽怯之所致也。且心者，君主之官，神明出焉；膽者，中正之官，決斷出焉。心氣安逸，膽氣不怯，決斷思慮得其所矣。或因事有所大驚，或聞虛響，或見異相，登高陟險，驚忤心神，氣與涎鬱，遂使驚悸。」這裡，將心與膽在精神情志方面的配合說得非常清楚。心虛膽怯之治，重鎮安神藥必不可少，此「十劑」中「重可去怯」之意。

最常用於療膽疾的是一味感覺中功力不甚強的藥物——竹茹。《本草思辨錄》卷四云：「竹青而中空，與膽為清淨之府、無出無入相似。竹茹甘而微寒，又與膽喜溫和相宜。故黃芩為清少陽經熱之藥，竹茹為清少陽府熱之藥。古方療膽熱多用竹茹，而後人無知其為膽藥者。噦逆之因不一，胃虛而膽熱乘之，亦作噦逆。橘皮竹茹湯，以參棗甘草補胃養陰，橘皮生薑和胃散逆，竹茹除膽火則為清噦之源。」可見，用藥之道，功力有時未必比得上合「意」。

因此，肝與膽相表裡，除肝膽疏泄互用外，還有一個肝為將軍之官，主謀慮；膽為中正之官，主決斷，慮決相成的關係。《素問・奇病論》說：「夫肝者，中之將也，取決於膽，咽為之使。」肝與膽的關係，若以木分陰陽喻之，不乏趣味。肝為臟，屬陰，故當配陰木；膽為腑，屬陽，當配陽木，納音五行的陰木代表是楊柳木，楊柳木枝條柔韌，能隨風搖擺而不折，可適應環境變化，意象為有智。《靈樞・陰陽二十五人》對木形之人的描述有「勞心少力多憂」之語，勞心者，主謀慮也。陽木的代表是松柏木，松柏木剛強硬朗，有氣節，寧折不彎，折者斷也，有決斷氣象。合起來看則陰木主謀，陽木主斷，再將句意縮略則為陰謀陽斷。從來只有「陰謀」論，您見過「陽謀」之說嗎？筆者不能說肝謀膽斷是取象於木之分陰陽，但作為一種聯想鍛煉，則不違肝膽原意，亦不違意象之思。

肝與膽的慮決功能相輔相成，膽之決斷以肝之謀慮為前提，則能決而無誤；肝之謀慮又賴膽之決斷，則謀而有決。如此方能知行合一，行而有果。若肝強膽弱，則表現為多謀而寡斷。《素問・奇病論》說：「此人者，數謀慮不決，故膽虛氣上溢，而口為之苦。」反之，若膽強肝弱，則不謀而斷，謂之武斷。但病機雖有此論，臨床卻少見這類人來看病，皆因這是個人氣質問題，人一般多少有點自戀，都感覺自己挺可愛的，他們本身並不感覺到痛苦，痛苦的是他們身邊的人。

②十一臟取決於膽：「凡十一藏取決於膽也」出自《素問・六節藏象論》，自古至今，對其注釋可謂眾說紛紜，見仁見智。

所爭之處，一在於為何「取決」？二在於「取決」兩字，可能不同於「決斷」，因此存有想像空間，並在此空間作出自己的發揮。

本來決斷與取決兩個詞詞義相近，是很容易讓人產生相關聯想的，但一些注家認為兩者差異較大，取決者權力更大，有主宰之意，幾達動搖「君主之官」的地位，而成君臣相忤。

筆者思忖，認為「取決」不同於「決斷」者，可能忽略了《素問・奇病論》中「夫肝者，中之將也，取決於膽」一語。這裡用的就是「取決」二字，而其潛臺詞就是「肝者，將軍之官，謀慮出焉」、「膽者，中正之官，決斷出焉」。肝之謀慮，有賴膽的決斷，在這裡，「取決」二字，等同於「決斷」。以此推之，〈六節藏象論〉中的「取決」二字，不會過於遠離「決斷」之意。

然則何為「取決」？它的權力到底有多大？仍參「夫肝者，中之將也，取決於膽」一句，則其意為肝之謀慮，有賴於膽的決斷。無非就是臟腑之間的功能協調，多一重步驟，多一個把關而已。因此，實無必要把「取決」二字放大到決定生死存亡的程度，或懷疑膽對心有搶班奪權之欲。

立法為治國之本，國泰民安，取決於法紀的中正嚴明，使有法可依，依法而治，亦賴國有中正之官，方可正法綱以束上下。在參照古代政官架構的臟腑體系中，心為君主，雄才大略，統治國家；肺是宰相，協助心君，治理調節；肝是將軍，運籌帷幄，出謀畫策；膽是法官，依律監職，依法治國……各司其職而已。「五藏六府之大主」是心，膽只是眾官之一，不可能凌駕於心之上而作出總的「取決」，它與其他臟腑的關係就和它與肝的關係相類，功能協調而已。只是膽的職位是司法、監督，地位有點超然，對其他臟腑的功能是監控、把關，甚至核定或審批工作。核定與審批可以是通過，也可以不通過，這就是「決斷」，換一種表達就是「取決」。王冰注《素問・六節藏象論》曰：「上從心藏，下至於膽，為十一也。然膽者，中正剛斷無私偏，故十一藏取決於膽也。」這是「中正之官」的本職工作而已。

至於監控什麼，如何監控，筆者認為監控的是「神」與「氣」。《素問・舉痛論》說：「余知百病生於氣也。怒則氣上，喜則氣緩，悲則氣消，恐則氣下，寒則氣收，炅則氣泄，驚則氣亂，勞則氣耗，思則氣結。」可見喜、怒、思、悲、恐是通過氣緩、氣上、氣結、氣消、氣下等氣的不同病理態來分別損傷對應的心、肝、脾、肺、腎的。而「百病生於氣」後，還可有進一步影響及血與津液等後續。

由於神能御氣，氣可御臟。膽主決斷與勇怯，是通過監控作用以助「君主之官」調控「神」與「氣」，從而防禦和消除不良精神因素影響，防止由氣病開始的病理蔓延，以達到維持氣、血、津液的正常運行，確保臟器功能處於不偏不倚的「中和」狀態而起到「取決」作用。膽氣豪強者，即使遇不良精神因素刺激，其抵禦力也強，情志難起大波瀾，情志定則氣和，氣和則五臟六腑皆和；膽氣怯弱者，遇不良精神因素刺激，其抵禦力也弱，情志大起波瀾，情志起伏則氣難和，氣不和則五臟六腑皆搖。故《素問・經脈別論》云：「勇者氣行則已，怯者則著而為病也。」

以人喻之，若能監控文武大臣的「情緒」與「氣」，通過「取而決之」，不使太過，不使蔓延，不是一種保證心君統治下政官體系高效運作的有效手段嗎？

除王冰所言「然膽者，中正剛斷無私偏，故十一藏取決於膽也」外，明代馬蒔在《黃帝內經素問註證發微》卷一亦道：「〈靈蘭祕典論〉云：『膽者中正之官，決斷出焉。』故凡十一藏皆取決於膽耳。蓋肝之志為怒，心之志為喜，脾之志為思，肺之志為憂，腎之志為恐。其餘六藏，孰非由膽以決斷之者乎？」清代高士宗《黃帝內經素問直解》卷二云：「膽為中正之官，決斷所出，膽氣升，則藏府之氣皆升，故凡十一藏取決於膽也。」均持膽為中正之官取決論。

〈六節藏象論〉的作者似乎很有點前瞻意識，如果認真考究，「由膽以決斷之」的十一臟，不但有各級大臣，也包括君主。這種監控、把關，很有點司法獨立的味道呢。有道是：「心動則五藏六府皆搖。」（《靈樞・口問》）如果有膽的提點，君主則神而明之，神閒則氣定，而達「主明則下安」之境。這可能是當時作者心目中的理想化政官架構吧？但這個「膽」一定得像包拯一樣，有膽氣，夠「中正」才行。

《雜病源流犀燭・膽病源流》對「凡十一藏取決於膽也」的注解是「十一經皆藉膽氣以為和」，這個「和」字，筆者認為可以兩解互補。

其一，據「決斷」與「取決」的互用關係，理解為：膽可「監控，進而調控神與氣，防禦和消除不良精神因素影響，防止氣病及其蔓延，以達到維持氣、血、津液的正常運行，確保臟器功能處於不偏不倚的中和狀態」。此解的意義在於，膽正則神安，神安則魂魄定，意志堅，從而氣和臟調。若病，則治以壯膽、定膽為法。

其二，以膽具生、升之氣為「和」。此解的意義在於，治膽當以助其生、升之氣為法。這個觀念的展開，有偏甲子論，有偏春氣解，當然亦有合而釋之者。

（甲）以甲子論論「取決」：《素問・六節藏象論》開篇即見：「黃帝問曰：余聞天以六六之節，以成一歲，人以九九制會，計人亦有三百六十五節，以為天地久矣，不知其所謂也……岐伯曰：天以六六為節，地以九九制會，天有十日，日六竟而周甲；甲六復而終歲，三百六十日法也。」這是「凡十一藏取決於膽也」之句出處的天人背景。天地以節論，則其計量單位就是干支。臟腑與干支對應見表3和圖18。

表3　臟腑五行天干對應表

類別	膽	肝	小腸	心	胃	脾	大腸	肺	膀胱	腎
五行	木	木	火	火	土	土	金	金	水	水
天干	甲	乙	丙	丁	戊	己	庚	辛	壬	癸

十天干中甲乙屬木，其中甲為陽木，配陽腑——膽，乙為陰木，配陰臟——肝。張志聰的《黃帝內經素問集注》卷二說：「五藏六府，共為十一藏。膽主甲子，為五運六氣之首。膽氣升，則十一藏府之氣皆升，故取決於膽也。所謂求其至也。皆歸始春。」即言臟腑中膽配天干甲，經絡中則膽經配十二地支之子時，甲是十天干之首，子是十二地支之始，膽由是而蘊藏升氣，是以「膽氣升，則十一藏府之氣皆升」。筆者補充，甲子為天干地支之首，首為起始，為生發，則豈止蘊藏升氣，更應蘊藏生氣，若將「膽氣升，則十一藏府之氣皆升」易之為

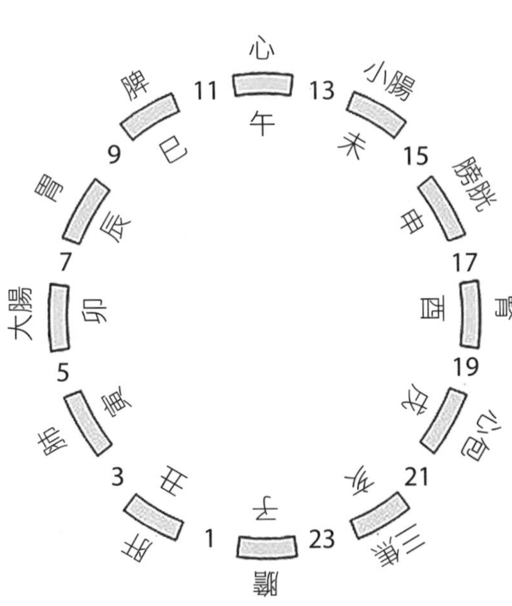

圖18　經絡流注配地支時辰圖

「膽氣生，則十一藏府之氣皆生」，或許更妙。此即前述的木氣啟迪諸臟之氣化，而使生機勃勃之意。此膽氣生、升即為「和」。

又，凡事皆當有序，甲子既為天干地支之首，則決定著萬事萬物發展之序，使不失序，有序即為「和」。再者，甲為天干，屬陽；子為地支，屬陰，甲子相合，又具陰陽貫通而和之意了。

若將甲子與卦相配，就更有意思了，其中甲屬木，位東方，在後天八卦中配震卦☳；子在十二消息卦中配復卦䷗，見圖19。如果認真觀察，我們會發現，☳與䷗其實是同象，均是一陽爻在下，諸陰爻在上，只不過震卦☳是三爻卦，

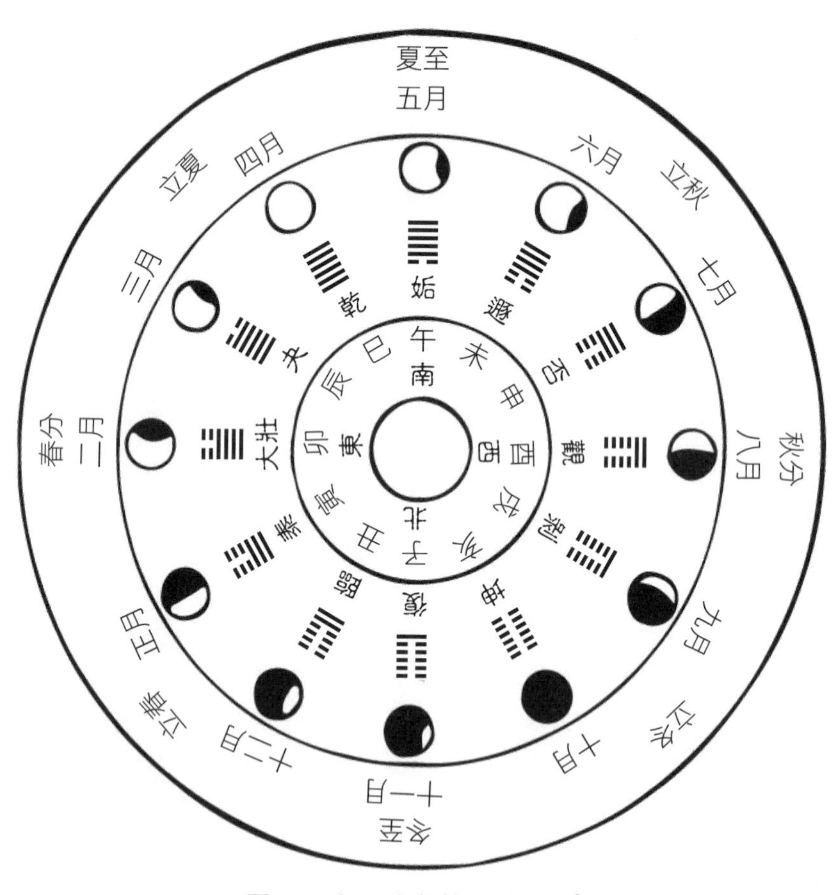

圖19　十二消息卦配時空圖[1]

復卦䷗是六爻卦而已，復卦可看作是放大了的震卦。

震卦☳與復卦䷗的共同意義均是一陽初生，而其上的陰爻形象中空，形成了一個上升通道，一陽就是少陽，蘊無窮生機。

分而言之，震卦：《周易・說卦》曰：「帝出乎震。」震位東方，東方是旭日初升之位，充滿勃勃生氣，宇宙據此生氣而演化萬物。同時，震為雷，東方作時空轉換於時則應春，驚蟄雷響，「雷以動之」，春氣盎然，萬物復蘇，對人體生命活動有著鼓動激發作用。

復卦：人們常說的「一陽來復，萬象更新」、「冬至一陽生」、「子時一陽生」（參圖19）即源於復卦的卦象及所處之時位，因此震、復兩卦均有生而升之象，且生之意蘊尤為明顯。

（乙）以春生之氣論「取決」：李東垣在《脾胃論・脾胃虛實傳變論》言：「膽者，少陽春生之氣，春氣升則萬化安，故膽氣春升，則餘臟從之；膽氣不升，則飧泄腸澼，不一而起矣。」李中梓在《內經知要》卷上亦云：「五臟六腑，其為十一臟，何為皆取決於膽乎？膽為奇恆之府，通全體之陰陽，況膽為春升之令，萬物之生長化收藏，皆於此托初稟命也。」即言有春氣之生，方有「萬物之生長化收藏」。由於〈六節藏象論〉論臟腑而及季節的天人背景，因此，以春生之氣論「取決」，其意實與甲子之論相近。

該觀念的臨床實施，或可從李東垣《內外傷辨惑論・辨內傷飲食用藥所宜所禁》對荷葉之論而體會：「當是之時，未悟用荷葉燒飯為丸之理，老年味之始得，可謂神奇矣。荷葉之一物，中央空虛，象震卦之體。震者，動也，人感之生足少陽甲膽也，甲膽者風也，生化萬物之根蒂也。《左傳》云『履端於始』，序則不愆。人之飲食入胃，營氣上行，即少陽甲膽之氣也；其手少陽三焦經，人之元氣也，手

1 歐陽紅，《易圖新辯》，長沙：湖南文藝出版社，二〇〇六年，頁一三〇。

足經同法，便是少陽元氣生發也。胃氣、穀氣、元氣、甲膽上升之氣，一也，異名雖多，止是胃氣上升者也。荷葉之體，生於水土之下，出於穢汙之中，而不為穢汙所染，挺然獨立。其色青，形乃空清而象風木者也，食藥感此氣之化，胃氣何由不上升乎？其主意用此一味為引用，可謂遠識深慮，合於道者也。」此段大妙！荷葉的取象比類、少陽甲膽、震卦、風氣、生化、上升、道等諸多觀念和意象合而論之，「易」、「道」、「象」內蘊均具，本書目前所寫的三篇是否有意義？李東垣這段論述不就是活的廣告嗎？在此特別鳴謝東垣先生！

李東垣據「春氣升則萬化安」觀念，發展出升清陽的理念，並在實踐中不斷開拓運用領域，不但以肝膽行春生之令使脾能升清，升清則陽能得助，更用於升陽散火、升陽祛濕、升陽解鬱、升陽舉陷、引藥上行等方面。

早於李東垣的張元素在《醫學啟源‧用藥備旨》以四時之氣與升降浮沉理論結合，讓人們用藥時遵循「四時之變，五行化生，各順其道」的原則，將藥分為風升生、熱浮長、濕化成、燥降收、寒沉藏等類。其中「風升生」意謂風為春之主氣，主升發，風藥氣得春之溫，其性上行，有如春氣之升，有利於人體諸氣升發，並詳論了防風、升麻、柴胡、葛根、白芷、川芎、羌活、獨活等風藥，這些藥物均為味之薄者，為陰中之陽，因「味薄則通」，故易升。李東垣在《脾胃論‧脾胃勝衰論》指出：「瀉陰火以諸風藥，升發陽氣以滋肝膽之用，是令陽氣生，上出於陰分，末用辛甘溫藥接其升藥，使大發散於陽分而令走九竅。」其用藥可說得張元素啟發良多。

以上就「和」字兩解的互補意義在於：心理之膽偏「神」之「取決」，膽正則神安，神安則魂魄定，意志堅，氣和臟調，如病則治以壯、定並舉；生機之膽偏「氣」之「取決」，「春氣升則萬化安」，於人體就是膽氣生則萬化安。若病則治以生、升為調。

「神」與「氣」，本就是氣能生神，神能御氣的關係，兩者相互為用，相互影響，密不可分，兩種見解，自可並行不悖，互為補充，彼此奧援。臨床當視具體情境，擇宜而調，或綜合而治。醫家們在「取決」兩個字上還有其他發揮，在此不一一詳論，竊以為理論有時就是在爭論中逐漸豐滿，互為補充，不斷發展的。中醫是一門實用科學，不論是正解、別解，只要對臨床有啟發，就有探究意義。

肝與膽相表裡的關係，主要體現在經脈相互絡屬及疏泄相關、慮決相成的功能配合上。

4. 肝之外應

肝與春氣、晨氣、少陽之氣、生氣、風氣、青色、酸味、東方相通應。

木有生、升之意。日出東方，有升發之意，故屬木；朝陽為一日之少陽，春天則為一年之少陽；少陽生、升，也類木；春天萬物生長、生發，故春天屬木，五化中的「生」也屬木；春天多風，東方沿海地區也多風，和風煦物，生機勃勃，故風屬木；草木本植物顏色多青，青色生意盎然，故青色屬木，而植物的葉、根其味多酸澀，故酸味屬木。

據此，五臟之肝、五季之春、一天之晨、四象之少陽、五化之生、五氣之風、五色之青、五味之酸、五方之東，或以四象為憑，或以五行為據，四象與五行又相通，在太極圖均居於左（東）而屬同格局、象類的內容。象類則比，因此可以互相通應，本質是「同氣相求」。李東垣荷葉之論，象象互通，象象相應，出神入化，可為楷模。

前述內容，或借春天、朝陽、東方喻事，或以風氣、生氣、升氣說理。象同則理同，象近則理近。譬如春季為一年之始，陽氣始生，氣候溫暖多風，自然界生機勃發，萬物以榮。天人相應，則與人體肝疏泄、性生升、喜條達而惡抑鬱、陰中之少陽屬性相通應。《素問・診要經終論》曰：「正月二月，天氣始方，地氣始發，人氣在肝。」因此春季養生，在精神、飲食、運動、起居等方面，均須順應春氣與肝氣相和應的生發、暢達之性。夜臥早起，保持心情舒暢，力戒鬱怒，廣步閒庭，鬆緩衣帶，舒展形體，以助陽氣的生發與布達。

春天肝氣暢達，肝鬱者易緩，但亦見部分肝鬱較重者，肝氣欲振而乏力，欲升不得升，其鬱反增；春氣助肝氣升發，則肝火偏旺、肝陽偏亢者在春季易於發病，而見眩暈頭脹，煩躁易怒，中風昏厥；春天肝氣旺，木盛易乘土，則脾胃本弱者易病，因此食味宜辛甘，因辛可疏肝，甘可助脾。

以上春天與肝的關係推論，置於一天之晨也同樣成立。這就是醫之有道的好處了，道同則理同，「五藏之象，可以類推」。萬物之象，當然更可類推了。

後天八卦順序中「帝出乎震，齊乎巽」論說完畢，該輪到「相見乎離」了。離屬火，代表心系統，見圖20。

（三）離火太陽心系象

心象基調：心五行屬火，於時配夏天與正午，為陽中之太陽，參圖21；後天八卦配離卦☲，離之本義為火，方位應南，見圖22。

先天八卦的南方為乾卦☰，乾之本義為天，可作其陰陽特性

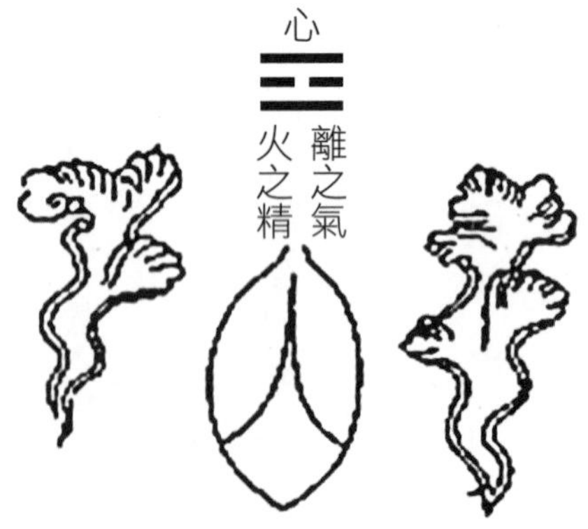

圖20　黃庭內景・心

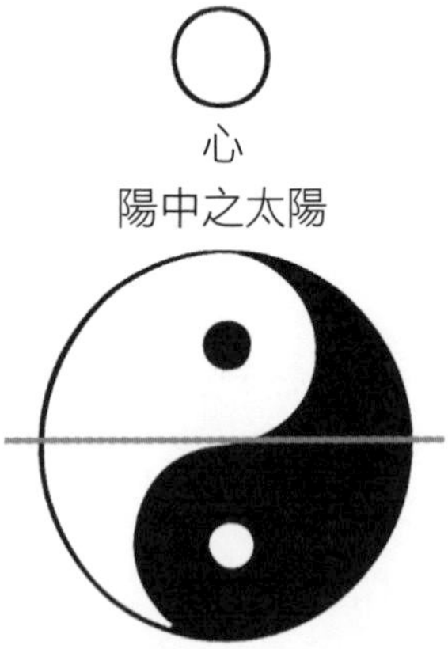

心
陽中之太陽

圖21　心為陽中之太陽動態圖

的背景參考。

圖21是以天地為參的動態太極圖，以順時針旋轉為正，圖中間的橫線代表地平線，則太陽為日到中天，故懸於頂上，純白無黑，代表陽氣最旺，正應太陽⚌兩爻均陽的純陽之象。

圖22是從圖9後天八卦圖裁下的心配卦部分，其內的太極圖中陰陽代表心系統的陰陽量。

兩圖一動一靜，互補互參。

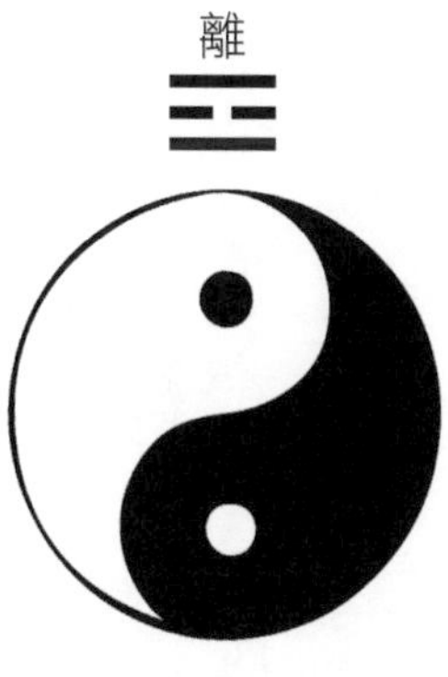

離

圖22　心配八卦圖

1. 心的主要生理功能

（1）心主血脈

心主血脈是指心氣推動血液在脈中運行，流注全身，發揮營養和滋潤作用。心和脈直接相連，互相溝通，血液在心和脈中不停地流動，周而復始，循環往復。心、血、脈三者相互聯屬貫通，構成一個相對密閉的系統。正如《素問・五藏生成》所說：「心之合脈也……諸血者皆屬於心。」

心主血脈的功能源於解剖觀察應無疑義。其形態和位置，古代醫家早有描述。《難經・四十二難》說：「心重十二兩，中有七孔三毛，盛精汁三合，主藏神。」《類經圖翼・經絡》云：「心居肺管之下，隔膜之上，附著脊之第五椎……心象尖圓，形如蓮蕊……心外有赤黃裹脂，是為心包絡。」

在心、血、脈三者中，心占主導地位，因心臟的搏動是血液運行的根本動力，起決定作用。《醫學入門・臟腑》曰：「人心動則血行於諸經，靜則血藏於肝臟，故肝為血海，心乃內運行之，是心主血也。」

然心之所以五行屬火，即意味著結構之象與五行象、陰陽象，甚至卦象，有一定的相通性。

五臟中唯心之形態像泵而中空，火燃燒時外明而內暗，有中空之象；離卦☲卦象中空，取象歌括為「離中虛」，其形像心；如果將離卦卦形拉長再旋轉九十度，成 ☲ ，則像血行脈中，血屬陰，離中陰爻似流動之血，周邊兩個陽爻像脈管，限制著血液在脈中運行，不就像《靈樞・決氣》「壅遏營氣，令無所避，是謂脈」及《素問・脈要精微論》「脈者血之府也」的形象顯示嗎？

心臟泵血而搏動，有節奏地收縮舒張，就像火燃燒時的一鼓一翕，離卦中空，正有鼓翕空間，此鼓翕不獨指心臟，也指血脈，因為脈管亦隨心搏而產生有規律的搏動。同時，一鼓一翕亦即一陽一陰，此離外之心陽與離中之心陰協調共濟，則脈管舒縮有度，血流順暢，既不過速而妄行，又不過遲而瘀滯。

雖然心陰的作用不可忽略，但從主血脈功能看，心終究以陽氣為用占優勢，心搏以陽氣為動力，血在脈中運行，亦主要靠陽氣推動，心為陽中之太陽，屬火，正是陽氣來源的保障。

可見，中醫某臟的五行、陰陽歸屬確實有據，所據者，老生常談了：「象類則比。」

血液在脈中正常運行，必須具備三個條件，即：心的陽氣充沛、血液充盈和脈道彈性通利。其中，心的陽氣充沛，才能維持心臟搏動正常的心力、心率和心律，推動血液在脈內正常運行，營養全身。這裡，心之火性、太陽之性的主導作用亦因此而突顯。太陽之性不獨見於四象，別忘了，南方心位在先天八卦是乾卦☰，先天八卦主論陰陽，這是心的先天陰陽背景，乾卦三個爻皆陽，陽氣極盛，這不僅是應四象的太陽，而是應八卦的太陽了。且乾為天，其象「天行健，君子以自強不息」喻天體是運行不息的，君子當效法這種精神。想想看，心不真的像君子，像勞工模範嗎？人體諸臟器中除了心，應該都有歇息之機。但看看心，若以每分鐘平均心率七十五次算，一小時是六十分鐘，一天是二十四小時，一年是三百六十五天，一輩子以平均八十歲算，則人之一生一刻不停的心跳次數就是上述數字的乘積，這是一個天文數字，當真是「天行健」與「自強不息」啊！

當然，血液的正常運行，亦有賴於血液本身的充盈和脈道的滑利通暢，則離中陰血不可缺，離外之陽須通達。

若上述三個條件滿足，則呈心主血脈功能正常的生理象，可見面色紅潤，舌色淡紅，脈象和緩有力而節律整齊。

若三個條件有缺，則呈病理象，所缺不同，則病象不一。

心氣不足：可見面色淡白，乏力少氣，心悸，心慌，胸悶，脈弱無力等。

心血虧少：可見面色蒼白，頭暈眼花，舌淡，心悸，脈細等。

心血瘀阻：可見面色青紫晦暗，心悸，心前區刺痛，舌暗，脈濇或結、代等。

心陽虧虛：因氣屬陽，但陽更強調溫煦之功，則心陽虧虛在心氣不足的基礎上又可見形寒肢冷，脈遲，更由於陽氣不足，運血無力，寒性凝滯，血行易阻，又易見心血瘀阻之徵。

上述病象還可疊加，如心氣不足＋心血虧少見證則為心氣血兩虛；心氣不足＋心血瘀阻見證則為心氣虛兼心血瘀阻。

大家不妨想一想，當我們想知道是否心的陽氣充沛、血液充盈、脈道彈性通利時，難道一定要將人體剖開來看？從生理象完全可證這三個條件已滿足，而從不同的病理象則可確認是哪一項條件，或哪幾項條件缺失異常，這就是以外在的生理病理現象反推內臟功能狀態與結構情況的「司外揣內」法。張景岳說得好：「象，形象也，藏居於內，形見於外，故曰藏象。」

心主血脈尚有一說，即「心生血」，此觀點源於《素問・陰陽應象大論》，通常的解釋是心陽對血的化赤作用。這應與古人從解剖初步觀察到當血液上輸到肺，在肺經吸清呼濁、吐故納新後，貫注心脈變化而赤的現象有關，即所謂的「奉心化赤」。再聯想到心五行屬火，火色赤，則此赤色與心火（陽）相關。《血證論・陰陽水火氣血論》說得到位：「何以言火即為血哉？血色，赤火之色也。火者心之所主，化生血液，以濡周身。火為陽，而生血之陰。即賴陰血以養火，故火不上炎。」好一個唐容川，不但把「心生血」之理說清楚了，連帶著把離卦中的陰爻的意義——「即賴陰血以養火，故火不上炎」也講明白了。這又是一個結構與五行、陰陽象有機結合的功能。這個觀念的臨床應用是：當心血虛時，在通常補血的基礎上，加上補心氣或心陽的藥物，如人參、桂枝加炙甘草等。炙甘草湯可視作這一觀點的代表方。後因「脾胃為氣血生化之源」、「精血互生」的觀念影響日深，致使「心生血」的觀念影響日淡，以致知者漸少。

又由於《素問・陰陽應象大論》原文在「心生血」後緊跟一句「血生脾」，因此，又衍生出心協助脾生血的觀點。其理是火能生土，心之陽氣溫煦，助脾運化，生血化赤。周學海「前賢謂氣能生血……人身有一種氣，其性情功力能鼓動人身之血，由一絲一縷化至十百千萬，氣之力止而後血之數止焉。常見人之少氣者，及因病傷氣者，面色絡色必淡，未嘗有失血之症也，以其氣力已怯，不能鼓化血汁耳。此一種氣，即榮氣也，發源於心，取資於脾胃，故曰心生血，脾統血，非心脾之體能生血統血也，以其藏氣之化力能如此也」（《讀醫隨筆・氣能生血血能藏氣》）之論是這一觀點的代表。治療上多心脾並補，代表方為歸脾湯。

此外，在心主血脈、行血的功能基礎上，再將「心生血」與之聯繫，就有了「瘀血不去，新血不生」之論。唐容川在《血證論・吐血》中謂：「顧舊血不去，則新血斷然不生，而新血不生，則舊血亦不能自去也。」祛瘀血以生新血至今仍然是很有生命力的治法。常見的方有生化湯、大黃蟲丸等。

（2）心藏神

神是中國傳統文化的一個大概念。外可指天地宇宙之規律，如「陰陽不測之謂神」（《周易・繫辭上》）、「神也者，妙萬物而為言者也」（《周易・說卦》）。在內則其義有三：一是指人體內一切生命活動的主宰；二是指精神意識、思維活動；三為人體生命活動的外在表現。

心藏神即是指心具有主宰人體五臟六腑及精神意識、思維活動的作用。故《靈樞・邪客》說：「心者，五藏六府之大主也，精神之所舍也。」而其功能正常與否，則通過生命活動的外在表現諸如目光、語言、表情、動作、形態、神色等來顯示。心藏神又可稱心主神明。

欲弄明白「心藏神」的內涵，則「心、腦孰主神明」及「心如何主神明」這兩個問題是要說清楚的。

①心、腦孰主神明？中醫為何以心藏神，而不是以腦藏神為主流之說？這是個近現代的論爭熱門話題，至今爭議仍未平息，而要弄清這個問題，就有必要追溯到心藏神的理論起源。

任何觀念的形成都有一個文化歷史沿革，心藏神是從中國古代「心靈」觀念脫胎而來。靈或靈性是無形的，當心與靈相合並稱時，若謂完全指代解剖之心是不太說得通的。用「心」來代表人的精神意識、思維活動泛見於古代哲學、文學、藝術、文字以及習俗等方面。老子曰：「不見可欲，使民心不亂。」（《道德經・第三章》）孔子曰：「七十而從心所欲，不踰矩。」（《論語・為政》）莊子曰：「至人之用心若鏡，不將不迎，應而不藏，故能勝物而不傷。」（《莊子・應帝王》）清代畫家方士庶言：「山川草木，造化自然，此實境也。因心造境，以手運心，此虛境也。虛而為實，是在筆墨有無間，衡是非，定工拙矣。」（《天慵庵筆記》卷五）

再來看看我們的文字，凡與精神、思維、情感有關的字，大多有個豎心旁或心字底。在漢語中以心來表達精神、思維、情感的話語也一直習慣沿用，如「心有靈犀」、「獨具匠心」、「心馳神往」、「驚心動魄」、「心情舒暢」、「眼不見，心不煩」等。因此，作為思考所出處的命名，循古例而用「心」就成了一種慣性，但血肉之心也是自古知之，亦循古例。

所以，「心」這個符號在中華文化中一直就是雙肩挑的，既可為心臟，又可是無形的人體主宰及思維發生處的代稱。由於一直扮演著雙重角色，日久就如莊周夢蝶般，不知我之為蝶，還是蝶之為我，產生了角色混融。

而「司外揣內」的研究方法又為這種角色混融提供了便利。首先，血肉之心主血脈，其所運營的血，為神明之心的功能活動提供物質基礎。故《靈樞・營衛生會》曰：「血者，神氣也。」其次，神志、精神的一些改變，在外象上是心腦共見。如精神一緊張，心跳加快（血肉之心），脈率加快（心，在體合脈），面色改變（心，其華在面），出汗（心，在液為汗），中風心神不清可見舌謇語澀（心，開竅於舌）。「象類則比」，因此，將神明之心與血肉之心作一定的聯繫就很自然了。《靈樞・本神》就說：「心藏脈，脈舍神。」由於這種相連，因此，一般言及心（神明與血肉）之位置，往往大而化之，多以血肉之心所處為參。

在這裡，五行之象先來湊上一分熱鬧。前述血肉之心及血脈均具火象，神明之心亦如是。神是無形的，五行中只有火最不具形質，近似無形；神思是最活躍的，易動難靜，停下幾秒都難度很大，而火性又熱烈飛揚。《血證論・臟腑病機論》就有「心者，君主之官，神明出焉。蓋心為火臟，燭照事物，故司神明。神有名而無物，即心中之火氣也」之說。以五行為架構的藏象體系，所有的功能都得歸屬五行，在這種前提下，神除了歸火這一行外，還能歸到哪一行？這下好玩了，名字一樣，五行歸屬也一樣，關係太曖昧了，這時「心」的符號面貌就更模糊了。

卦象也不甘寂寞，有熱鬧大家一起來湊。《醫碥・五藏配五行八卦說》云：「陽氣上升至心而盛，陽盛則為火，故心屬火。於卦為離。離，南方之卦也。聖人向明而治，心居肺下，乾卦之九五也，實為君主，神明出焉。」這裡所謂的「聖人嚮（向）明而治」，是因離卦☲居南方，南方屬火，火性明亮，心主神明，為君主之官，君主要心明眼亮，英明神武，方能謂之明君。「嚮明而治」就是「面南而治」，所以自古以來帝王聽政時都是坐北朝南，以喻義自己是明君，能明察秋毫，對天下變化瞭若指掌，一切都在把握之中。「心居肺下，乾卦之九五也」是以乾卦☰之六爻說事。肺在五臟中位置最高，對應的是乾卦的上九爻，心居肺下（這裡，神明之心寄位於血肉之心），則對應其下的第五爻，五爻是陽爻，陽爻以「九」代稱，則乾卦的第五爻全稱為「九五」，中國人都知道，「九五之尊」這個詞只有君主可以用。而離卦，通過另一個角度再次代表「君主之官」——神明之心了。鄭欽安《醫理真傳》卷一亦云：「離為火，屬陽，氣也，而真陰寄焉……一點真陰，藏於二陽之中，居於正南之位，有人君之象，為十二官之尊，萬神之宰，人身之主也。故曰：『心藏神。』」其實要證明心是君主，在卦上還有一個更簡單直接的方法，別忘了還有一個先天八卦，先天八卦的南方為乾卦☰，為心的先天陰陽背景，乾之本義為天，天演化萬物，統御萬物，人君御群臣而統萬民，其象與天同，故乾又可代表君主。連卦象也投了贊成票，至此，兩「心」的心心相印已近水到渠成。

按小說情節，通常好事將近，總會有人跳出來棒打鴛鴦。中醫發展不是小說，但情節竟然相近。血肉之心與神明之心的關係畢竟只是聯邦或邦聯，還不是真正的合二為一，故其內部關係還是要釐清一下為好。

明代李梴是第一個將兩者關係清晰化的，其在《醫學入門・臟腑》中說：「心者，一身之主，君主之官。有血肉之心，形如未開蓮花，居肺下肝上是也。有神明之心，神者，氣血所化，生之本也。萬物由之盛長，不著色象，謂有何有？謂無復存，主宰萬事萬物，虛靈不昧者是也。」這裡，他所說的「血肉之心」是指解剖學上的心臟，「神明之心」是指主宰人體五臟六腑及精神意識、思維活動之君主，不著色象，為（精）氣血所化。

神既無形，為精氣血所化所養，而血肉之心主血脈，營運氣血，則《黃帝內經》「心藏脈，脈舍神」之意即為心與脈為神之居，其中氣血為神提供生化及功能活動的物質基礎就得以順理而解。且神以脈為舍，脈通行全身，氣血隨之內而臟腑，外而四肢百骸無處不達，則神亦無處不應、無處不統，而為一身之主宰就順理成章了。故《靈樞・平人絕穀》說：「故氣得上下，五藏安定，血脈和利，精神乃居。」反過來，神既有主宰人體五臟六腑的功能，當然也包括主宰調控「血肉之心」的功能，這就是心主血脈與心藏神的關係所在。

但能不能據此認為，在李梴之前古人一直不知主神明之「心」並非「血肉之心」，或將腦功能糊裡糊塗地當作血肉之心的功能呢？不能！就好像筆者現在對大家說，我們平時所說的「用心想，用心思考」的那個「心」不是「血肉之心」，而是腦的代稱。聽者肯定覺得這是廢話，誰不知此「心」非彼「心」，習稱而已，還用你來多嘴。在古代，形式邏輯並不發達，很多事情，心中明白，但形式上並不一定非要把它疏理得一清二楚。李梴可能是中醫界第一個覺悟到「名正才能言順」，有些事情還是說清楚為好的人。

這又帶出另一個問題，古人是否不知道結構之腦的功能？應該說，大體是知道的，但沒有現在透徹。

這裡不以《素問・脈要精微論》中「頭者，精明之府，頭傾視深，精神將奪矣」為鐵證，因為對這句話的解釋存有歧見：有人認為「精明」指的是精氣神明，且後帶「精神」兩字，則腦主神明，古已知之，但也有人認為「精明」指的是眼睛，則此句的意思就變為「頭是眼睛所居之處」而已。因此，此句僅可為軟證，未能算硬證。

如果暫時撇開有爭議的「頭者，精明之府」不論，東漢張仲景《金匱玉函經・證治總例》（注：此書為《傷寒雜病論》的古傳本，同體而異名）云：「頭者，身之元首，人神之所注。氣血精明，三百六十五絡，皆歸於頭。頭者，諸陽之會也。」隋代楊上善《太素・厥頭痛》曰：「頭是心神所居。」均以「頭」作腦的代稱，並將腦與神聯繫在一起，故腦與神的關係問題古醫家大致清楚，應可確定。而「頭為心神所聚」一句尤有意義，因為它從邏輯上明確了「心神」之「心」不是「血肉之心」。明代李時珍在《本草綱目》中提出的「腦為元神之府」，是醫家第一個將與神相連者不以「頭」稱，而以「腦」謂者。「頭」與「腦」同義詞互換而已。因此，絕不能說李時珍是中醫學中第一個明確腦與神的關係者。

況且醫家之外，尚有百家。西漢《春秋緯元命苞》中有「腦之為言在也，人精在腦」及「頭者，神所居」之說，明確將「神」與「腦」聯繫在一起。東漢許慎的《說文解字》對「思」字之解為：「容也。從心囟聲。凡思之屬皆從思。」見圖23。段玉裁做了部分修正：「睿也。從心從囟。（各本作囟聲，今依《韻會》訂。《韻會》曰：自囟至心，如絲相貫不絕也。然則會意非形聲……）凡思之屬皆從思。」（《說文解字注》）這裡的「囟」應指腦吧？「心囟」並稱，豈非心腦相通而成思？道家在魏晉時期就有了「泥丸」、「泥丸宮」的概念。「泥丸」時指腦神、時指腦，「泥丸宮」則指腦。泥丸或泥丸宮的功能是主神、藏神。《黃庭內景玉經‧至道章》說：「泥丸百節皆有神……腦神精根字泥丸。」宋代張君房的《雲笈七籤‧元氣論》說得直接：「腦實則神全，神全則氣全，氣全則形全，形全則百節調於內，八邪消於外。」道家著作中提到泥丸—腦—神關係的不在少數，不僅認識到腦是神匯聚之處，且氣血、經絡皆上奉於腦；腦中之神能通過七竅的感受來認知事物，並可進一步進行思考、分析。

百家之見，醫家不可能不知，尤其是醫與道相通之處甚多，李時珍的「元神」一說即源於道家。據此可知，醫家其實清楚腦與神的關係。但中醫為何仍以「心」這個符號代腦呢？筆者認為，一是緣於文化習慣，既然大家都心中有數，「用心想，用心思考」的「心」是神明之心而非血肉之心，習慣沿用並沒有出現理解上的偏差，就像現代專門研究精神意識、思維活動的學科，稱之為「心理學」，沒叫「腦理學」也不會造成理解上的偏差一樣。二是基於生理病理之象，神變之象多與心系有關，而「以象測臟」始終是中醫藏象構象的主要方法。三是心、肝、脾、肺、腎五臟或五個符號已占據了五行，成為五

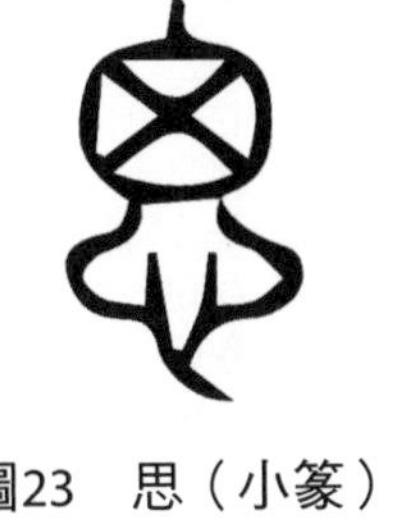
圖23　思（小篆）

行的代言人，若再有一個比五臟更重要的腦，卻沒有第六行可容，藏象架構必亂，既然五行火象可以溝通神明之心與血肉之心，何不借殼上市，心腦同用一個符號？就像藏象構建遇到五臟系統與五行相配時，放棄了重結構的古文經學之配不用，而用重功能、重象的今文經學之配一樣，更說明了中醫藏象的取向，著重以功能、以象為憑。

簡而言之，中醫藏象學說將腦的功能與「心」之符號相繫，並分屬於五臟，故其作為獨立的奇恆之腑就未作過多的探究了。

如今中醫若據解剖還神於腦，則未見其利，先見其弊。首先是五行架構全亂，五之外，多一個腦系統，是為六，則生克乘侮、母子相及等通通不用談；而天人合一，五臟與自然應象也無法提，「腦與哪個時空相應？」這個問題就能難死華佗、扁鵲、張仲景。原來與各臟相配且經臨床驗證行之有效的形、竅、志、液、華等大部分都得還之於腦，臨床經驗須重新摸索印證，這要花多少人力物力與時間？這還不是最麻煩的，更麻煩的是觀念問題，此例一開，紛相效仿，中醫所有不以解剖為主要依據的內容通通要改為以解剖為憑，則五臟重整、三焦去掉、經絡取消……就勢成必然。既然還神於腦，照此思路，則現代醫學的神經系統是要加上去的，要不，如何體現解剖之腦的完整功能呢？說到完整，則內分泌系統恐怕也是必不可少的，而免疫系統、血液循環系統等也應提到議事日程上吧？這樣，以象為據的中醫框架不轟然倒塌就是怪事了。然後會很「科學」地重整出一個什麼樣的「新」中醫呢？這回不用腦也可以想得出來，以人體為材料，以結構為模型，永遠只能得出一個結果，就是整出一個跟在西醫後面亦步亦趨，卻永遠達不到當時西醫水平的山寨西醫。這是我們要的「新」中醫嗎？

既然研究精神意識、思維活動的學科稱為「心理學」，不叫「腦理學」；由心理原因導致的軀體和精神症狀稱為心因性疾病，不叫腦因性疾病，都無人提出質疑，沒有在其是否科學上大做文章，更沒有因此而引起臨床操作的困難與混亂，為什麼獨對同樣道理的「心主神明」之說大加撻伐呢？這不是雙重判斷標準嗎？臨床上中醫也不會碰到一個精神心理有問題的病人，卻把主攻方向放在血肉之心而置腦（神明之心）不理吧？術科更不會病在腦，而開刀在心吧？心中明白，臨床自然可以不亂。

況且「心、腦孰主神明？」之爭的焦點，是建立在中醫一直都以「血肉之心」來主神明這個邏輯前提上的，但中醫一直是以「血肉之心」來主神明的嗎？前已論證，「神明之心」的主流表達有二：其一，精氣血所化，精氣血所養，無形的靈明之神，或稱靈明神氣；其二，腦，即以符號之「心」代腦。這兩種內涵不管是哪一種，都不應理解為「血肉之心」。當然，中醫發展史那麼漫長，不能完全排除有些醫家在形式邏輯不發達的古代，在行文時並不在乎兩心是否有區別，或真把彼「心」當此「心」，而將兩心混融了，但終難說是主流之見。

以非主流觀點當作爭論的焦點，是否屬偽命題？

「心理學」可以不換成「腦理學」，同理「心主神明」當然也可以不改作「腦主神明」。除非能提出充分的證據，證明此一改換利大於弊。當然還須以先解決好上面提出的各種問題而不產生副作用為前提。

清代注重解剖的醫家王清任在《醫林改錯・腦髓說》就感慨道：「靈機記性，不在心在腦一段，本不當說，縱然能說，必不能行。」可謂深明此理。「象」始終是中醫的主流，捨此則特色全無，只能淪為山寨。某版《中醫基礎理論》將「藏象」章名改為「臟腑」，即受到醫界口誅筆伐，原因就在於此。

②**心如何主神明？**自李時珍「腦為元神之府」之說始，醫家常借道家元神與識神觀念對人體之神進行分類解釋，大有簡約之功。

（甲）元神之功：元神為先天之神，與生俱來，是生命活動自存的內在機制及規律，不以人的意志為轉移，是主宰人體生命活動之神，是神的高級層次。《玉清金笥青華祕文金寶內煉丹訣・神為主論》中指出：「元神者，乃先天以來一點靈光也。」

心主宰五臟系統乃至全身的功能活動，實際上就是元神的作用。人體的五臟六腑，四肢百骸，五官九竅，各具不同功能，但它們都在元神的主宰和調節下，分工合作，彼此協調，共同完成整體生命活動，《素問・靈蘭祕典論》所言的「心者，君主之官也，神明出焉」實可看作後世元神之謂。

關於心（元神）是如何主宰五臟六腑乃至全身的功能活動，包括教材在內的大多數中醫書籍多語焉不詳，給人的感覺是只有結論，沒有原理，但中醫是講理的，以下試釋之。

張錫純將元神的調節特點概括為：「無思無慮，自然虛靈。」（《醫學衷中參西錄・醫論・人身神明詮》）元神之性類水，水性清淨，它是在「無思無慮，自然虛靈」狀態下主宰和調節人體生命活動。譬如體內、體外影響體溫與血壓的因素均至少有幾十種，但我們不需要對任何部位或系統有意識地發出調節體溫與血壓的指令，正常人體就會自然而然地協調這多種因素，使我們的體溫與血壓保持在相當穩定的正常狀態，這就是元神的自然而然調節作用。

往細裡說，元神的具體功用可分為三大類。

其一，主宰和調節生理活動：元神主宰人體生命活動之理要從精、氣、神學說談起。元之本義為元始、本原。《靈樞・本神》說：「生之來謂之精，兩精相搏謂之神。」即言從父母媾精的那一刻起，人的「元始」之「神」就出現了，即神由精氣所生，元精化元氣、元氣化元神。清代石芾南《醫原・內傷大要論》云：「且夫精也，氣也，人身之一陰一陽也；神者，又貫乎陰陽之中，相為交紐者也。」這裡對精、氣、神的關係作了進一步的說明，即精與氣，一陰一陽，兩者互根互用，有形與無形相互化生，神植根於精氣，故而精充則氣足，氣足則神旺。而這生命的本原之神又可反過來調控精氣，尤其是調控散則為氣、聚則成形，可交流潛通於有形無形間的氣，更以氣為中介，進而協調一身之生理與心理機能，主宰人一生的生命活動。由是人的生、長、壯、老及生命活動在元神「無思無慮，自然虛靈」的本源狀態下通過統御精氣，而起到主宰協調五臟六腑、四肢百骸、皮毛孔竅的一切生理活動作用，幾如固有的生物程序運作。

具體而言，元神下統五臟之精氣，進而調控五臟功能，就有了五臟的自主運動：元神下統心之精氣，心才能有自主節律而不受後天人為的意志支配；元神下統肺之精氣，肺才能有自主呼吸，進而主一身之氣，宣發肅降，通調水道；元神下統肝之精氣，肝才能自主疏泄，調暢氣機，調暢情志；元神下統脾之精氣，脾才能自主運化，升清，統血；元神下統腎之精氣，腎才能自主納氣、藏精及主體內津液的輸布與排泄。在五臟系統各行其職的基礎上，更使彼此協調配合，而使生命活動正常有序。

其二，主宰調控五臟神：元神，是與生俱來的神，因此，元神之「元」亦可理解為「源」，元神即人身諸神之源，有此神才有五臟所藏之神。《春秋繁露・重政》曰：「故元者為萬物之本。」五臟所藏之神是在元神形成之後，於人體的孕養、生長、發育過程中受元神支派下逐漸產生和成熟的。元神調控精氣並合於五臟，五臟自主運動的功能正常，才能「心藏脈，脈舍神」、「肺藏氣，氣舍魄」、「肝藏血，血舍魂」、「脾藏營，營舍意」、「腎藏精，精舍志」（《靈樞・本神》），五臟神由此而有所「舍」，而五臟神產生後皆在元神統領下各司其職。

在元神「無思無慮，自然虛靈」的統領調控下，心識神因之而能「任物」、「處物」，主精神意識、思維活動；肝之「魂」因之而能守舍謀慮，疏泄、藏血得以建功；肺之「魄」因之而能主氣，知痛癢冷熱，並行宣發、肅降、通調水道、治理調節之權；脾之「意」因之而能思慮，意動神行，運化得之以轉，脾氣得之以升，遊溢精氣，內則灑陳於五臟六腑，外則潤養於四肢百骸；腎之「志」因之而有記存，真元則得志而統，腎能封藏而出伎巧，有作強之功。張景岳在《類經・疾病類》中說：「可見心為五藏六府之大主，而總統魂魄，兼該志意。」而《類經・藏象類》則進一步肯定了君主之官即元神，並闡述了其作用機制：「心者，君主之官，神明出焉。此即吾身之元神也。外如魂魄、志意、五神、五志之類，孰匪元神所化而統乎一心？是以心正則萬神俱正，心邪則萬神俱邪，迨其變態，莫可名狀。」

其三，感通天地：元神源自先天，包含著人類在進化過程中所獲得的某些重要基本屬性，如與宇宙規律的一致性、與自然環境的協調性等。元神統御人體精氣，是氣變化的調控本源，通過元神，人體之氣可與化育天地萬物之氣相感相通，使機體適應內外環境的不斷變化，從而具有適應環境、自我調和的能力。

因此，元神旺盛，精氣得馭，則五臟六腑安和，所轄臟神及形體官竅功能就正常，此即「主明則下安」（《素問・靈蘭祕典論》），亦《雲笈七籤・元氣論》所言的「腦實則神全，神全則氣全，氣全則形全，形全則百節調於內，八邪消於外」之境。

若元神失常，精氣失馭，則臟神失控、臟腑失調、功能失序。試以癲癇病為例觀之：癇病大發作時可見突然昏倒，不省人事，此痰迷神竅，元神被蒙，主宰失職，可進一步致他臟見證：其中牙關緊閉，四肢抽搐為肝系功能失常，因肝主筋，司運動，此運動失靈之徵；口中如作豬羊叫為肺系功能失常，因肺主聲音，此發音異常不能自控；口吐涎沫為脾系功能失常，因脾在液為涎，此涎沫失控；二便失禁，此腎系功能失常，因腎司二便。正是「心動則五藏六府皆搖」（《靈樞・口問》）、「主不明則十二官危」（《素問・靈蘭祕典論》）的典型表現。

（乙）識神之用：識神之「識」是認識、識見、知識之謂。與後天所受教育及社會經驗有關，其為後天之神。識神借助於元神之靈知以為用，有思有慮，為後天對客觀事物有所知、有所識，表現為由「任物」到「處物」的意識思維感應認知過程，是以自我意識為主體的思慮神，即教科書常說的主精神意識、思維活動之神。

張錫純將其特點概括為：「有思有慮，靈而不虛。」（《醫學衷中參西錄・醫論・人身神明詮》）其性類火，火性飛揚，故識神易動難靜、難收、難制。由於識神以自我意識為主體，七情六欲生於茲，故其用常以耗損體內物質為代價。

心藏神的功能，除表現在元神之功外，亦表現為識神的作用。而識神之用有二：

其一，主精神意識、思維活動。

或問：心是如何進行精神意識、思維活動的？在此將《靈樞・本神》之論逐句淺釋以明其過程，參圖24。

「所以任物者謂之心」：這句是對心識神整體作用的簡括，即心是通過感官接受外界資訊，從而作出思考、判斷、反應之處。

「心有所憶謂之意」：「意」是心神對「感乃謂之象」的意念反映，形成初步意象。此「一念之生，心有所嚮而未定者，曰意」（《類經・藏象類》）。一念之生或可保留下來形成可憶的印象，從而成為心思維活動過程的起步。

「意之所存謂之志」：心神把反覆接受的「象」資訊或由「意」所得

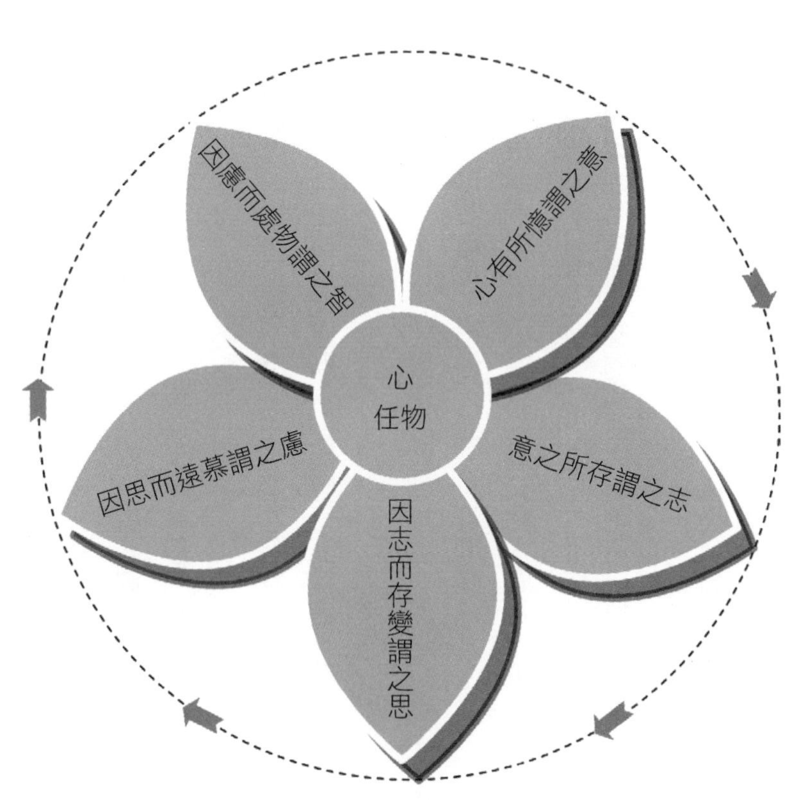

圖24　《靈樞》所述思維過程

的初成意象，通過實踐檢驗不斷修正，使接近客觀真實，並作出保留記貯。此「意已決而卓有所立者，曰志」（《類經・藏象類》），可為進一步的思考提供素材。

「因志而存變謂之思」：心神對貯存的材料進行反覆綜合處理，思維加工，形成概括性認知，或通過抽象概括，形成概念。此「意志雖定，而復有反覆計度者，曰思」（《類經・藏象類》）。

「因思而遠慕謂之慮」：心神利用已形成的概括性認知或概念，有目的地對客觀事物的發展態勢進行推理。此「深思遠慕，必生憂疑，故曰慮」（《類經・藏象類》）。這是在「思」基礎上作出的邏輯延伸判斷。

「因慮而處物謂之智」：經反覆思考、縝密思慮，確保行事不出偏差，謂之深思熟慮、智珠在握，以這樣的程序去理事處物，已超越聰明，而成為智慧了。此「疑慮既生，而處得其善者，曰智」（《類經・藏象類》）。

這是中醫對心理活動、思考過程的表述，這個過程，不應看作簡單的並列描述，而是按意→志→思→慮→智之序的符合思考邏輯的過程，則這段心理、思考描述，不但詳盡，而且準確。

其二，主人的情志活動。張景岳在《類經・疾病類》中說：「可見心為五藏六府之大主……故憂動於心則肺應，思動於心則脾應，怒動於心則肝應，恐動於心則腎應，此所以五志惟心所使也。」他指出了「五志惟心所使」的機制是志動於心而相應的內臟應之，而相應的病理之樞則為「情志之傷，雖五藏各有所屬，然求其所由，則無不從心而發」。

因此，心主識神的功能正常，則精神振奮，神識清晰，五志不過，反應迅捷，思維敏銳、有邏輯。反之，心主識神的功能異常，既可出現心煩失眠，多夢，甚至譫狂等神志興奮病象，也可出現神疲，嗜睡，反應遲鈍，恍惚，健忘，思維邏輯混亂，甚至昏睡、昏迷等神志抑制病象。而心神是興奮還是抑制，完全視病機而定。如心火旺、心陰虛，陽熱擾心，則表現為興奮；心陽虛、心氣虛，心神失去鼓動振奮，則表現為抑制；心血虛較為複雜，血屬陰，陰血不足，則易生內熱，熱擾心神，則晚間易表現為心煩失眠、多夢之興奮象，但白天人站立起來，由於血不上養於心（腦），則又易見恍惚、健忘、反應遲鈍等抑制象。

（丙）元神與識神的關係：元神與識神，雖功用各具，但都以「神」為名，則兩者的功能必有協調。至於兩者是如何協調的，得先從與心相配的離卦☲說起。既然元神屬水而識神屬火，則屬火的離卦☲是否只能說明識神，而不能說明元神？其實不然。卦由爻組成，爻本身就有其獨立性，卦可以整體看，也可以拆開來看。離卦整體屬火，確實代表識神更合適。但拆開看則有兩說，其外的陽爻代表火，為識神；其內的陰爻代表水，古稱離☲中之坎☵為元神。此即卦中含卦，因陰陽可互藏，則卦亦可互藏，《素問・陰陽應象大論》謂：「水火者，陰陽之徵兆也。」故卦之互藏、互見又以代表水火的坎離兩卦最為常見。

離卦☲本象是符合兩者關係的。元神「無思無慮，自然虛靈」，不顯山不露水地發揮自然調節人體生命活動的作用，並借其靈知給識神以為用，主要表現為神之「清」，為識神的內在根基，有內涵而低調，故深藏於內，為離中之陰。識神則「有思有慮，靈而不虛」，其精神意識、思維活動主要表現為神之「明」，且其易動難靜、難收、難制，七情六欲生於茲，故顯於外，為離外之陽。但別忘了，離卦☲的卦主是當中之陰爻，元神雖隱，因其主宰全身，故其用更重。《醫理真傳》卷一謂：「離為火，屬陽，氣也，而真陰寄焉。中二爻，即地也。地二生火，在人為心，一點真陰，藏於二陽之中，居於正南之位，有人君之象，為十二官之尊，萬神之宰，人身之主也。故曰：『心藏神。』」

元神內涵頗類西方心理學家榮格（C. G. Jung）所言的「集體無意識」（Kollektives Unbewusstes/Collective unconscious）。若以形象比喻，人的整個精神活動就像一座海島，意識僅是露出水面的一小部分。個人無意識則是隱藏於水下的絕大部分，然而個人無意識後面還有更深層的東西，即如「深海下的海床」的「集體無意識」。集體無意識的內容如元神般原始，包括本能和原型。大抵為人類在進化過程中代代相傳的無數經驗在其族類成員心靈深處的積澱，是人心理結構中最本質的部分。集體無意識與精神活動顯意識的關係，大抵就類似於東方的元神與識神的關係。

心為君主之官，中國人心目中理想的明君是雙重標準合一的。其一是作為儒家之君，這是「治國、平天下」的有為之君，其象應火；其二是作為「治大國如烹小鮮」，游刃有餘，無為而治的道家之君，其象應水。此即內聖外王之道。內聖即潛心於道德人格的自我修養，完善自己，達到內在聖人境界；外王則是將自我內在的人格美德與力量外化於社會價值創造的抱負之中。簡而言之就是內有聖人之德，外施王者之政，為人格理想及政治理想兩者的有機結合。內聖外王者，內陰外陽，離卦☲象之，君主效之。孫思邈在《備急千金要方・心藏脈論》云：「心主神。神者，五藏專精之本也。為帝王監領四方，夏王（旺）七十二日，位在南方，離宮火也。」

藥物以離卦或離中含坎為說者時亦有見，如朱砂，《本草綱目・石之三》謂：「丹砂生於炎方，稟離火之氣而成，體陽而性陰，故外顯丹色而內含真汞。其氣不熱而寒，離中有陰也。」《本草乘雅半偈》卷一云：「惟丹砂色味性情，靡不吻合。色赤，離也；氣寒，坎也……」《本草備要・金石水土部》說：「丹砂（重，鎮心，定驚，瀉熱）。體陽性陰（內含陰汞），味甘而涼，色赤屬火（性反涼者，離中虛，有陰也；味不苦而甘者，火中有土也）。」

值得注意的是，由於識神屬火，其性易動難靜，與元神屬水、本性清淨相反，因此，當識神過用就會干擾元神對生命活動的主宰和調節作用，而造成各種功能的失調。兩者的關係或如日月，識神火性，如日；元神水性，如月。自然界是日顯則月隱，月顯則日隱，元神、識神亦如是。知識分子身體好的不多，且聰明程度多與身體健康成反比，為什麼？識神過用，日顯則月隱！聰明反被聰明誤了！

如果留心，我們也許會注意到，一些小災小病，有時不用吃藥，睡一覺就好了。為什麼呢？因為睡覺除了讓身體得到休息外，這一時段基本是元神主事，其自我修復功能優於識神主事的白天。臨證者一般都有經驗，小兒的病如果辨證論治正確的話，痊愈快於成人。為什麼？《景岳全書・小兒則上・總論》謂：「臟氣清靈，隨撥隨應。」此解雖有理，但未及根本，臟氣為何清靈？其根本是神清則氣清，小兒所受教育不多，社會經驗亦不豐富，識神未全啟，仍以元神主事為常，一般而言，其自我調控復常能力較強。順此理而推就很容易明白，元神在養生學上具有重要意義，養神的重心不是養識神，而是養元神。

如何養？「恬惔虛無，真氣從之，精神內守，病安從來？」（《素問・上古天真論》）很熟悉的一段內文吧？恬惔虛無，精神內守的狀態，本質上就是元神主事狀態。傳統的養生方法到了較高階段，都以入靜、養神為主。老子有「致虛極，守靜篤」，莊子有「坐忘」，孔子有「心齋」，道家有「煉神還虛」、「煉虛合道」，佛家有「禪定」。這些雖不一定以元神為說，但實質上都是在調心與鬆靜中排除識神雜念的干擾，日隱則月顯，元神（真意）由是主事，從而發揮其對人體身心的自主調控作用。即使是動態的太極拳、八段錦也要求凝神定志。《太平經》養生歌訣云：「子欲養老，守一最壽，平氣徐臥，與一相守，氣若泉源，其身何咎，是謂真寶，老衰自去。」《攝生三要・存神》謂：「聚精在於養氣，養氣在於存神。」元神於養生之用，由是可觀。

或問：睡覺不是元神主事嗎？為何還要入靜？皆因睡覺還會做夢，還有識神的殘留，而入靜則可以以一念代萬念，甚至可以一念不起，此時元神完全主事，人處在最放鬆、最自然、最協調狀態，其自我調節能力就最佳。這種放之又放、鬆之又鬆、虛之又虛、靜之又靜、空之又空的狀態我們體會過嗎？如果沒有，何妨現在就放下書本，仿《莊子・在宥》所言一試，此篇借廣成子之言云：「至道之精，窈窈冥冥，至道之極，昏昏默默，無視無聽，抱神以靜，形將自正。必靜必清，無勞女（汝）形，無搖女（汝）精，乃可以長生，目無所見，耳無所聞，心無所知，女（汝）神將守形，形乃長生。」如嫌此段過深，可再看以下一段：「無受想行識，無色聲香味觸法，無眼界，乃至無意識界。」（《般若波羅密多心經》）這裡暫不論其佛學義蘊，僅藉以指導入靜，最易使人明白。

當您由「恬」到「惔」，再由「虛」到「無」時，就達體「道」的境界了。因為天地無為，當人也完全無為時，則與天地之道合一，此時不知有天地，不知有我，這是真正的「天人合一」。元神無為，卻在無為狀態中最顯自主調節的「無為而無所不為」之用而達「道」的至境。

所以，「心者，五藏六府之大主也」、「心者，君主之官也」本質皆主言元神。一些中醫書甚至教科書在論「心主神明」、「心藏神」時常以「心主神志」為代，此舉不妥，因「神志」有一志字，志屬識神，有複詞偏義之嫌，同時亦見重識神、輕元神的傾向。試問：識神不管五臟六腑，如何能為「五藏六府之大主」而成「君主之官」？莫把馮京當馬涼，錯捧識神作主角。

元神是人最本底的存在，含人類祖祖輩輩為適應自然、適應社會、調適自身的進化而遺下的精神印記，深廣若海。那麼，中醫最本底、最內蘊、最原味的東西現今在學醫者、為醫者心中還存多少？大家可捫心自問。在現行的中醫教育中又能反映幾成？亦不妨一問。把中醫當作一個純粹的知識系統來學習、操作，而輕忽其易、道、象、數、時、和等內涵，就如同得其形而失其神，或知其形而忘其神，能得中醫之真嗎？

宋代袁文《甕牖閒評》卷五曰：「作畫形易而神難，形者其形體也，神者其神采也。凡人之形體，學畫者往往皆能，至於神采，自非胸中過人，有不能為者。」此段或可應景改為：「為醫形易而神難，形者其知識也，神者其內蘊也。凡醫之知識，學醫者往往皆能，至於內蘊，自非胸中過人，有不能為者。」《淮南子・原道訓》又曰：「故以神為主者，形從而利；以形為制者，神從而害。」本書《尋回中醫失落的元神》之名即緣於此感。

2. 心的生理特性

（1）心為陽臟

心五行屬火，為陽中之太陽，太陽者，日正中天之謂也，配後天八卦離火，又具先天八卦之乾天背景。火熱特重，故稱陽臟，又稱「火臟」。陽臟、火臟之喻均強調心以陽氣為用。高士宗《醫學真傳・頭痛》稱：「蓋人與天地相合，天有日，人亦有日，君火之陽，日也。」火性鼓動，心之陽氣可推動心臟搏動，溫通血脈；火性光明，心陽可使神明志醒；麗日高懸，光照萬物，更可暖水煦土，以使生機旺盛。

凡事一分為二，優點講完了，就輪到了缺點：心既為火臟，就有陽易偏盛之弊，故其病理特性為「惡熱」，就如人之體質，熱底之人特別怕熱，且易招熱，此「同氣相求」、「同類相招」故也。火臟，即具熱質之臟，當然特別怕熱而易招熱了，故《素問・宣明五氣》云：「五藏所惡：心惡熱，肺惡寒，肝惡風，脾惡濕，腎惡燥，是謂五惡。」看看外感六淫中的火、暑兩邪的致病特性：「火熱易擾心神。」「暑氣通心。」而內生之火，不管是實火、虛火，肝火、肺熱、胃火、大腸火、腎火，均易擾心。心神被擾，輕者心煩，失眠，多夢，重者狂躁不安，或神昏譫語。故《素問・至真要大論》曰：「諸熱瞀瘛，皆屬於火……諸禁鼓慄，如喪神守，皆屬於火……諸躁狂越，皆屬於火。」心火旺還常以瘡瘍為徵，所以還有一條「諸痛痒瘡，皆屬於心」。

心既易熱而惡熱，則清心火是治之常法。古人常用的清心之品饒有趣味，即「以心清心」，憑「象類」為用。吳鞠通《溫病條辨・上焦篇》的清宮湯可為代表。

吳鞠通自解謂：「此鹹寒甘苦法，清膻中之方也。謂之清宮者，以膻中為心之宮城也。俱用心者，凡心有生生不已之意，心能入心，即以清穢濁之品，便補心中生生不已之生氣，救性命於微芒也。火能令人昏，水能令人清，神昏讝語，水不足而火有餘，又有穢濁也。且離以坎為體，玄參味苦屬水，補離中之虛；犀角靈異味鹹，辟穢解毒，所謂靈犀一點通，善通心氣，色黑補水，亦能補離中之虛，故以二物為君。蓮心甘苦鹹，倒生根，由心走腎，能使心火下通於腎，又回環上升，能使腎水上潮於心，故以為使。連翹象心，心能退心熱，竹葉心銳而中空，能通竅清心，故以為佐。麥冬之所以用心者……一本橫生，根顆連絡，有十二枚者，有十四五枚者……此物性合人身自然之妙也……惟聖人能體物象，察物情，用麥冬以通續絡脈……其妙處全在一心之用……此方獨取其心，以散心中穢濁之結氣，故以之為臣。」句中「離以坎為體」即離卦以其中的陰爻為內藏之小坎卦為體，亦含離卦體陰用陽之意；「補離中之虛」，即補心陰。

（2）其性通明

其性通明，是指心脈以通暢為本，心神以清明為要。如果說肝陽以生、升為主，則心陽以釋放為用，此陽氣春生夏長之理。

這仍是離卦☲之象，心脈暢通，首需心陽釋放的溫煦、推動，心陰為之協。離火鼓翕，則心臟有節奏地舒縮搏動，脈管因之而律動。一舒一縮亦即一陽一陰，此離外心陽與離中心陰協調共濟之果。

心陽釋放，如日光明，則人精神振奮，神采奕奕，思維敏捷，主要表現為神之「明」；心陰之協，在於寧神，主要維持神之「清」。粵語常用「心水很清」來形容人的頭腦清醒，大合此意。心陽、心陰作用協調，心神則既「清」也「明」，儒道之君合而為一，內聖外王見也。

（3）欲耎宜降

《素問・藏氣法時論》云：「心欲耎（軟），急食鹹以耎之，用鹹補之，甘寫（瀉）之。」張景岳注之曰：「心火太過則為躁越，故急宜食鹹以耎（軟）之，蓋鹹從水化，能相濟也。心欲耎，故以鹹耎為補。心苦緩，故以甘緩為寫（瀉）。」（《類經・疾病類》）張元素為之選藥，鹹以軟之為芒硝，鹹軟為補則用澤瀉。筆者認為，芒硝鹹軟之力固強，但畢竟不屬常用。玄參、牡蠣或更合心性，兩藥均鹹而能軟，玄參色黑屬水可入腎、入陰、入血，功補腎水為主，吳鞠通還謂其可「補離中之虛」，則心陰亦補，味兼苦，可清血中之火，因心主血脈，若火盛，則血熱多見。故此藥不但「鹹以耎之」，逢「心火太過則為躁越」亦可清之。牡蠣鹹軟之外，尚有他功，心火易升，牡蠣降之；心火易散，牡蠣斂之；心神躁越，牡蠣安之，均與心之性投。

心為陽臟、火臟，以神易躁為其徵。現代社會，競爭環境，心神不安幾成常態。養生上如何耎之？如何平衡？很簡單，「恬惔虛無」，以清和之神入溫溫之氣，以柔克剛，可得中和。

宜降者，不是言其本性降。火行炎上，是其本性，但心為火臟，火本易盛，若再炎上，則為心火亢盛之病態，因此才言其陽宜降。據陰陽交感原理，五臟位在上者，其性宜降，位在下者，其性宜升，如此才能陰陽相交，互濟為用。麗日雖高懸，陽光下照即為降，降則脾土得暖，生機方蘊；腎水得溫，既濟可成。

離火若降，則自身不病，此喜降也。然所喜者往往不易得，性本升之心陽又如何能降？這要到心腎相交、水火既濟之處才易解說分明。正是：「欲知後事，且聽下回分解。」

3. 心的聯屬功能

（1）在體合脈，其華在面

心在體合脈，是指全身的血脈統屬於心，心與血脈系統源於大體解剖，自不待言。心與脈均中空，亦與離☲中虛之象吻合。

中醫可以脈之象測心之態：如心氣虛則脈弱，心血虛則脈細，心血瘀阻則脈濇等。又由於心為「五藏六府之大主」，則五臟六腑之變，心之體—脈亦當有所反映，這是寸口脈三部九候可候一身的緣由之一。心藏神，則脈亦有神，其神以應指柔和有力、節律整齊為主要特點，正常人當見，若病中見此，為病情輕淺，預後良好。

其華在面，是指心系氣血盛衰，神之狀態，均可從面部的色澤表現出來。面居人體上部，後天八卦離居於上，先天八卦乾居於上，均合之。

「色澤」二字中，「色」指血色，心主血脈，面部的血脈極為豐富，全身血氣皆上注於面，正所謂：「色者神之華，有諸中必形諸外。」（《景岳全書・雜證謨・面病》）故心的氣血盛衰可以顯現為面部之色的變化。《靈樞・邪氣藏府病形》說：「十二經脈，三百六十五絡，其血氣皆上於面而走空竅。」心之氣血旺盛，血脈充盈，面部則見黃紅隱隱、明潤含蓄；心氣不足，則見面色淡白；心血虧虛，則見面色無華；心脈痹阻，則見面色青紫；心火亢盛，則見面色紅赤等。故《素問・五藏生成》說：「心之合脈也，其榮色也。」

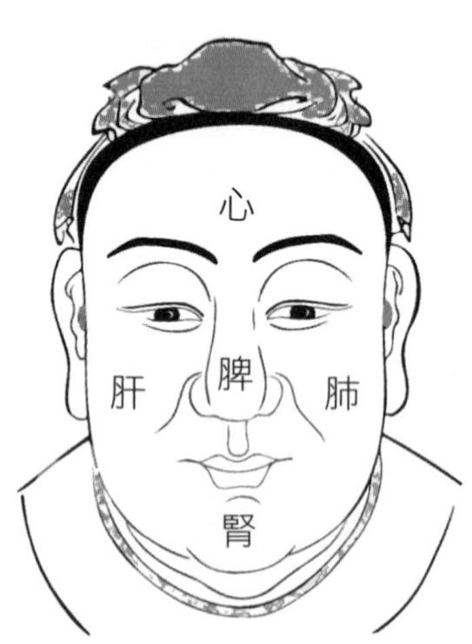

圖 25　望面之候

「澤」指潤澤，面色潤澤者謂之「得氣」或「得神」，這是神氣狀態的反映。心主神明，「澤」可反映神氣狀態。

「氣」與「色」相較，則氣重於色。不論何色，只要光明潤澤，則預後良好；反之，晦暗枯槁，則預後不良。望面之華，亦反映出中醫「形而上者謂之道，形而下者謂之器」，重神輕形的價值取向。

面為心之華只是整體而言，再細分，則左頰候肝、右頰候肺、額上候心、頷下候腎、鼻準候脾，見圖25。這在〈道之篇〉五行互藏內容中已有討論。

（2）在志為喜

喜為心志，是指心的狀態與喜志有關。喜，一般來說屬於心神對外界資訊的良性反應。「人逢喜事精神爽」，本就是心氣舒緩和達，神情愉快的表現，故《素問・舉痛論》曰：「喜則氣緩。」神愉則血暢，可助心主血脈的功能，故〈舉痛論〉再曰：「喜則氣和志達，營衛通利，故氣緩矣。」但凡事過猶不及，狂喜暴樂，則心氣弛緩而渙散，導致精神浮蕩，神不守舍，語無倫次，舉止失常。此即「喜則氣緩」的病理解，故又有「喜傷心」之說。《醫碥・氣》對其生理病理括之曰：「喜則氣緩，志氣通暢和緩本無病。然過於喜則心神散蕩而不藏，為笑不休，為氣不收，甚則為狂。」

喜之色為紅，喜之為事，紅火熱鬧，均屬火象，又一意也。

（3）在竅為舌

心在竅為舌，是指觀察舌的形態與功能變化可了解心主血脈及藏神功能，進而通過「君主之官」的狀態，了解群臣的工作品質。

舌為心之竅，其據如下：

①**舌猶如外露的心臟**。心主血脈，舌體血管豐富，外無表皮覆蓋，故舌色能靈敏地反映心的氣血狀態。

②**舌與言語、聲音有關**。舌體運動及語言表達功能均賴心神統領。

③**舌為心之感官，具有感受味覺的功能**。心與舌體通過經脈相聯繫，《靈樞・經脈》說：「手少陰之別名曰通里……循經入於心中，繫舌本，屬目系。」心之氣血通過經脈上榮於舌，使之發揮鑒別五味的作用。故《靈樞・脈度》云：「心氣通於舌，心和則舌能知五味矣。」

然舌為心之竅一直存有爭議，對此，古注家或現今醫書多持下見：舌為口中的實體感覺器官，與耳、目、鼻、口等孔竅性器官不同，因此，不是真正的「孔竅」。由於心無實竅，故《素問・金匱真言論》曾言：「南方赤色，入通於心，開竅於耳，藏精於心。」王冰在解釋這一問題時說：「舌為心之官，當言於舌。舌用非竅，故云耳也。」《素問・解精微論》亦云：「夫心者，五藏之專精也。目者，其竅也；華色者，其榮也。」換言之，耳與目都曾是心之竅的備選者，原因出在心無實竅。

筆者認為，此解未必正確，皆因其「竅」之解過分執著於「形竅」之見，而忽略了「神竅」之識。我們看看《靈樞・脈度》五竅功能及其機理之說：「肺氣通於鼻，肺和則鼻能知臭香矣；心氣通於舌，心和則舌能知五味矣；肝氣通於目，肝和則目能辨五色矣；脾氣通於口，脾和則口能知五穀矣；腎氣通於耳，腎和則耳能聞五音矣。」五竅的功能分別是「知臭香」、「知五味」、「辨五色」、「知五穀」、「聞五音」，則「竅」是機體感應外界資訊的感官，與外界相通的窗口之本質明矣。孔是竅之形，感官、窗口才是竅之神。心的作用是「任物」，需要的是感官，而不一定是「孔」。舌是感官，以竅之神來判斷，屬竅無疑。

但是，為什麼是舌而不是其他感官成為心之竅呢？我們可逐一排除：鼻經息道與肺通，口經食道與脾連，此為結構之通，無可爭議，故從未進入心之竅的候選名單。其他舌、耳、目都曾是一時之選，皆因三者與內臟均不直接相連。心的作用是「任物」，耳、目兩者是感應外界資訊的主要感官，心借之為竅，免得君主耳目不明，也說得通。既存競爭，就須細辨，從感官角度，視覺客觀，不用費心，故「夫心者，五藏之專精也。目者，其竅也」之說影響不大。但聽覺是需要用「心」聽、用「心」辨的，正所謂：「彈雖在指聲在意，聽不以耳而以心。」（歐陽修〈贈無為軍李道士〉）因此，「心寄竅於耳」之說有一定的影響。但最需用「心」去辨的是味覺，當代對感官分辨力要求最高的職業是品酒師，就很好地說明了這一點。有此意蘊，才有了「品味」之說，味是需要用「心」去慢品、細品才能分辨細微的，故此「品味」就成了一個人高素質、具丰神的注腳。據此，舌就成了心之竅的最有力競爭者。

但中醫畢竟是實踐醫學，所有的猜想或臆度都須以臨床診療之證實為準，肝開竅於目、腎開竅於耳，筆者認為主要是從臨床反證而得。心開竅於舌雖不是全來自於臨床反證，但反證的權重也應頗高，其證如下：

竅又稱苗竅，故有「舌為心之苗」之稱。「苗」者，苗頭，徵兆也。徵兆者，象也，可以之為診，據診而治則可為驗。

心所主的神，本含生命現象外在表現之神。舌之診，也以神為統。凡舌質紅活、鮮明、潤澤，舌體運動靈敏自如，稱榮舌，為舌有神，表明氣血充盈，津液充足，神能馭舌，則正氣未傷，雖病卻輕，病屬善候；凡舌質暗滯、枯澀，運動失靈，缺乏血色生氣，稱為枯舌，是舌失神，表明氣血大虧，津液匱乏，精神衰敗，病情危重，病屬惡候。舌神所候正是生命的本質性表現。

狹義的心神失常可見舌強、語謇，甚或失語等症。開神竅之治可獲效。

心主血脈，主要表現在舌的色、形、態、質之變，心血不足，則舌淡瘦薄；心火上炎，則舌紅生瘡；心血瘀阻，則舌質紫暗，或有瘀斑。據機而治可見功。

心為「五藏六府之大主」，五臟六腑之變，心之竅當有所反映，因此，五行互藏現象在心之竅再度出現：舌之體，舌尖候心肺，舌邊候肝膽，舌根候腎，舌中候脾胃。見圖26。所據是人體軀幹在上為心肺，在邊為肝膽，在下為腎，在中為脾胃。雖非全然太極圖之印，但仍與之近。這也是中醫學重視舌診的依據之一。

雖然竅可稱苗竅，但歷來只有「舌為心之苗」之說，而沒有「目為肝之苗」、「口為脾之苗」、「鼻為肺之苗」以及「耳及二陰為腎之苗」之稱，為什麼呢？就是因為木、火、土、金、水五行中只有火可與「苗」合稱，謂之火苗。舌可稱苗，則舌蘊火象，其意甚明。且看火色紅，舌色淡紅，其色類；火性動，舌性也動，合縱連橫，教化天下，挑撥是非，鼓噪起哄，滔滔不絕，口沫橫飛，全是舌頭在搬弄，此官太忙了，目的只有一個，傳心之令，傳令者，定是心腹之屬。如此，它不屬火，誰屬？它不歸心，誰歸？

以上述理由為據，意象為參，診療為驗，心之竅還能不是舌嗎？至此，舌競選成功。

此外，不知讀者是否注意到，有兩個現象在心系統特別常見，一是五行互藏之診，計有面、舌、脈等部位，多於任何一個臟系。這符合「五藏六府之大主」的地位，診斷利用的就是見其君處境，則知其臣狀態的人

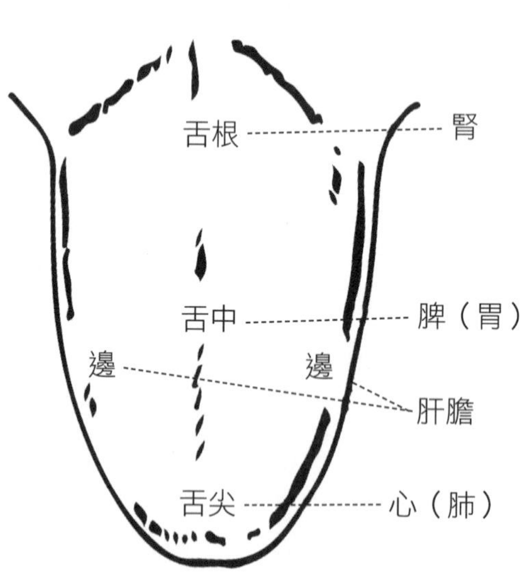

圖26　舌的分部與臟腑對應

世基本判斷法。二是生命活動外在表現的神之診，仍是面之有神、舌之有神、脈之有神。道理不言而喻，心主神明，主宰生命活動，最能反映整體狀態。

（4）在液為汗

汗液，是體內津液通過陽氣的蒸騰氣化，從皮膚汗孔（玄府）排出的液體。心之液為汗，一是由於汗為津液所化生，而津液與血液同出一源，故有「血汗同源」的說法；二是《素問・陰陽別論》說：「陽加於陰謂之汗。」心為陽臟、火臟，能「加於陰」之陽正旺，離卦☲之象，正是外陽加於內陰，蒸之為汗；三是心主神明，精神情志之變亦可致汗，《素問・經脈別論》所說的「驚而奪精，汗出於心」即指人在緊張或受驚時出汗。

心在液為汗並不以各種汗出異常（如自汗、盜汗、大汗等）與心的關聯性為主，皆因汗出異常可由心致，他臟亦可致，並非心所獨致。當以汗出過多，易耗心之氣血，每見心悸怔忡等心系病象而定。《醫宗必讀・汗》云：「心之所藏，在內者為血，在外者為汗。汗者，心之液也。」

筆者曾治一個大一學生。此君勇猛，欲知行合一，自患感冒，按圖索驥，查得麻杏石甘湯與已證合，自開自服，辨證果對，服藥一天，感冒痊愈，單以治感冒成效而言，已強於不少醫師。可惜初學乍練，急於求成，只知其一，不知其二，其服麻杏石甘湯是一天之內連進三劑，感冒雖愈但心悸不已。症除心悸外，脈略虛而數，餘無不適。思之，此麻黃過汗之弊，汗為心之液，過汗則心之陰陽氣血均可耗傷，予桂甘龍牡湯合生脈飲。方中桂枝、炙甘草辛甘化陽，可益心氣，通心陽。《本經疏證》卷四云：「桂枝色赤，條理縱橫，宛如經脈系絡，色赤屬心，縱橫通脈絡，故能利關節，溫經通脈。」黨參、麥冬、五味子補心之氣陰。《本草新編》卷三云：「夫人參非止汗之藥，何以能救麻黃之過汗？蓋汗生於血，而血生於氣也，汗出於外，而血消於內，非用人參以急固其氣，則內無津液之以養心，少則煩躁，重則發狂矣。此時而欲用補血之藥，則血不易生；此時而欲用止汗之藥，則汗又難止。惟有用人參補氣，生氣於無何有之鄉，庶幾氣生血而血生汗，可以救性命於垂絕，否則汗出不已，陽亡而陰亦亡矣。」考慮學生經濟不寬裕，且其體不甚虛，故以黨參代人參。《溫病條辨・上焦篇》云：「麥冬之所以用心者……一本橫生，根顆連絡，有十二枚者，有十四五枚者……此物性合人身自然之妙也……惟聖人能體物象，察物情，用麥冬以通續絡脈。」生脈散之方名，寓意或與此有關。龍骨、牡蠣定悸安神，合五味子斂汗和營。方開兩劑，但翌日即見該生到筆者班上聽課，問之，答曰：以一劑，翻渣再服，已無不適。

（5）心與小腸相表裡

《素問・靈蘭祕典論》說：「小腸者，受盛之官，化物出焉。」其受盛、化物、泌別清濁及「小腸主液」之功源於解剖觀察顯而易見，這些功能無特別於他書處，故不贅述。

稍須提醒處有三：其一，中醫理論習慣將其功能納入脾胃升清降濁作用之內，其中受盛和別濁為胃的受納和通降的延續，化物和泌清則是脾的運化升清的組成部分。因此這些功能失常，多歸入脾胃治療，臨床少見以小腸定位命名的相關證名。

其二，小腸在吸收水穀精微的同時，也吸收了大量的水液，故又稱「小腸主液」。其與泌別清濁功能結合之用，主要體現在臨床「利小便以實大便」治法上，該法源自《傷寒雜病論》，後世多用於濕泄。《景岳全書・雜證謨・泄瀉》釋之曰：「泄瀉之病，多見小水不利，水穀分則瀉自止。」五苓散、六一散，以及《石室祕錄》由車前子、白朮兩味組成的分水丹，為常用方。

其三，臨床以小腸定位命名的證名是小腸實熱，因心與小腸相表裡（見圖27），心有實火，可下移於小腸，影響「小腸主液」及泌別清濁功能，引起尿少，尿赤，尿道灼痛等症；反之，小腸有熱，亦可

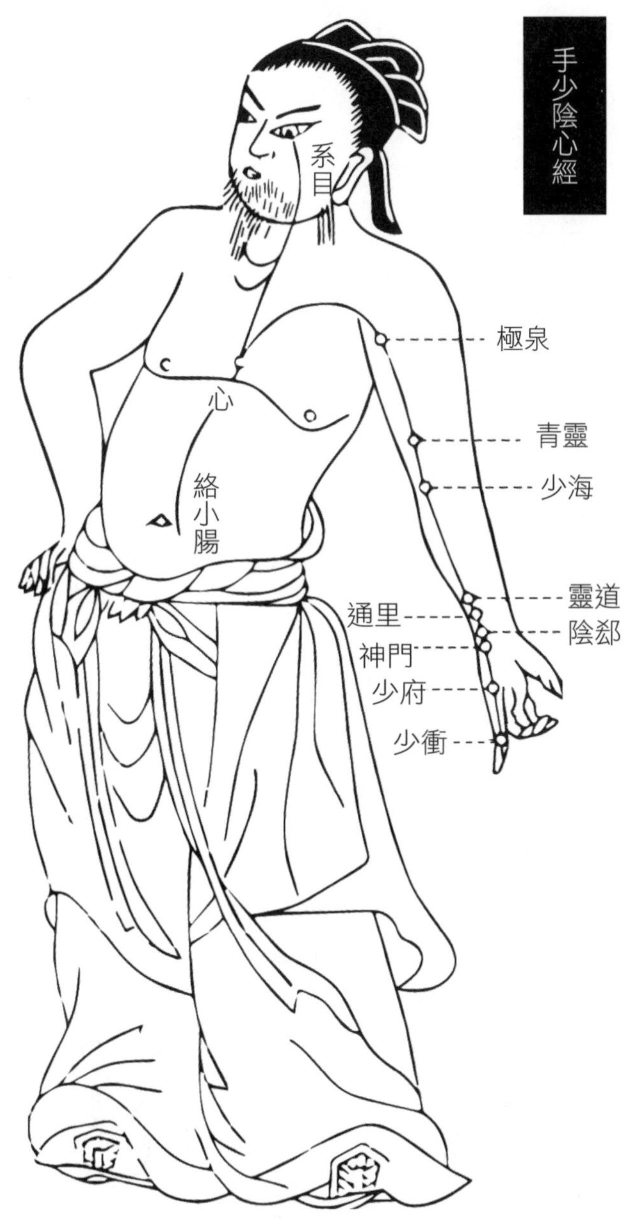

圖27 手少陰心經絡小腸

循經上炎於心，可見心煩，舌赤，甚至口舌生瘡等症。治以導赤散加減。赤者，心之色，小腸之色，火之色。導赤，即導心與小腸之火，此以色象命方名。亦蘊臟有邪自腑導出，使邪有出路之意。

心與小腸相表裡的關係主要體現在經脈相互絡屬及心氣循經下及小腸，與小腸之氣相合，則小腸能履行其受盛、化物和泌別清濁功能；小腸吸收的水穀精微，以滋血液化生之源，有助心血化生，從而使心有所主、神有所歸的功能相互協調上。

4. 心之外應

心與夏氣、午氣、太陽之氣、長氣、火氣、赤色、苦味、南方相通應。

太陽即正午之陽，夏暑之陽；夏盛萬物俱榮，故曰長；南方炎熱，通於火氣；火之色赤；火味本難嘗，但火燃物則焦，焦味苦，故為火之味。

據此，五臟之心、五季之夏、一天之午、四象之太陽、五化之長、五氣之暑、五色之赤、五味之苦、五方之南，在太極圖均居於上（南）而屬同格局、象類的內容，象象可應。

前述心之功，多以太陽、火氣、赤色喻理。象同則理同，象近則理近。

譬如夏暑陽盛，則人體陽氣亦隆。心為陽中之太陽，為火臟，

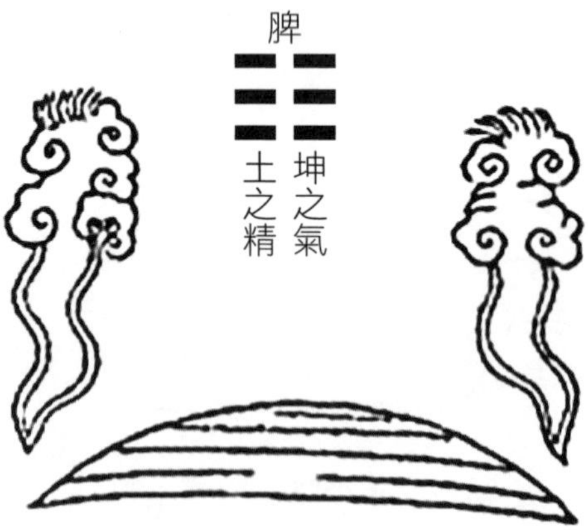

脾
坤之氣
土之精

圖28　黃庭內景・脾

故心之陽氣在夏季最旺盛。一般人在夏天也常易有煩躁之感，此暑熱之氣通心；心之陰虛或火旺者，逢夏多證加，此《素問・陰陽應象大論》所說的「陽勝則身熱……能冬不能夏」。心陽虛衰患者，得夏陽之助，病情往往緩解。

夏季調養，當以自然為法：「夏三月，此謂蕃秀。天地氣交，萬物華實，夜臥早起，無厭於日，使志無怒，使華英成秀，使氣得泄，若所愛在外，此夏氣之應，養長之道也。」（《素問・四氣調神大論》）

以上夏天與心的關係推論，置於一天之午、五方之南也同樣成立，這是同格局之應。

後天八卦順序中「相見乎離」之後，是「致役乎坤」。坤為地，屬土，代表脾系統，見圖28。

（四）坤土至陰脾系象

脾象基調：脾五行屬土，土之時有兩種配法，一配長夏，二配辰、未、戌、丑月與時辰。脾為陰中之至陰，參圖29。後天八卦脾配坤卦（陰土），方位在西南；胃配艮卦（陽土），方位在東北；坤之本義為地，艮之本義為山，五行均屬土，參圖30。此外，土之方位更多的是配中央（後天八卦圖的中央方位有一約定俗成的坤卦

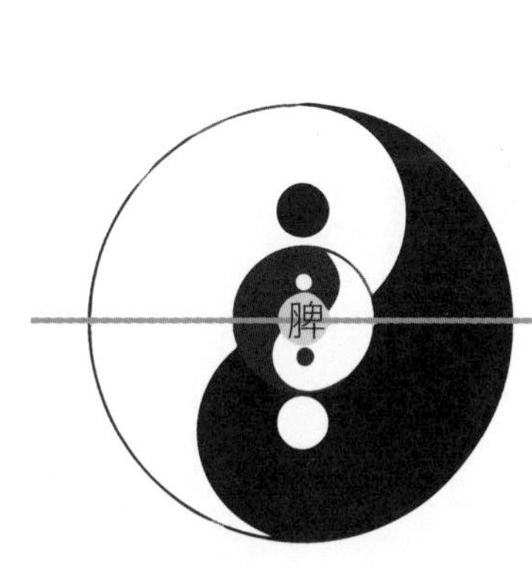

圖29　脾為陰中之至陰樞轉圖

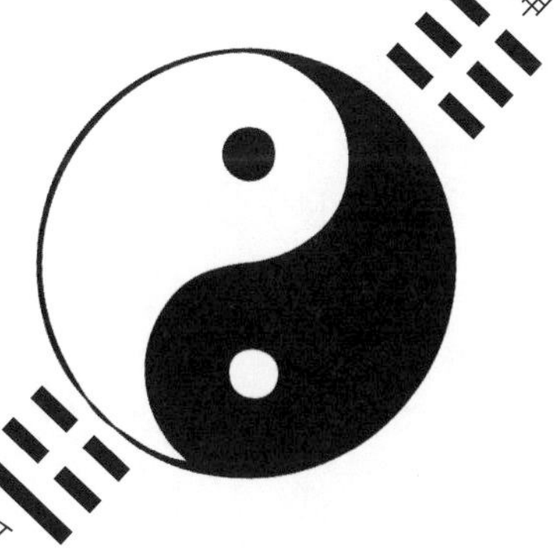

圖30　脾胃配八卦圖

隱而未顯）。

先天八卦的西南為巽卦☴，巽之本義為風；東北為震卦☳，震之本義為雷。巽、震五行均屬木，其中巽為陰木，震為陽木，可作其陰陽五行特性的背景參考。

圖29是以天地為參的太極圖，圖中央位置不足，僅能標一脾字示陰中之至陰位置。設大太極圖不動，則中央的小太極圖正以順時針旋轉，示至陰位於中，以旋為用，至者，到也。至陰者，從陽到陰，復可從陰出陽，以行陰陽樞轉之功。

圖30是從圖9後天八卦圖裁下的脾胃配卦部分，坤居西南，為從陽入陰位；艮居東北，是從陰出陽位，正與中央至陰之意相呼應。

兩圖可依四象—八卦動靜互補互參而看。

中醫功能之脾位於中焦，腹腔上部，膈之下。解剖之脾則位於腹腔，膈膜下面，左季脅的深部。

中醫文獻對脾的形態描述有二，其一是「脾重二斤三兩，扁廣三寸，長五寸」（《難經・四十二難》）、「扁似馬蹄」（《醫學入門・臟腑》），當指結構之脾。其二是「其色如馬肝赤紫，其形如刀鐮」（《醫貫・內經十二官論》）、「形如犬舌，狀如雞冠」（《醫綱總樞》卷一），當指胰臟而言。

從文獻對脾的位置及形態描述看，藏象學說中的「脾」的解剖基礎是現代解剖學中的脾和胰。但其生理病理內容之廣泛又遠非解剖之脾和胰所能涵蓋，其意象性較他臟更為濃郁。

1. 脾的主要生理功能

（1）脾主運化

運，即轉運、輸送；化，即變化、消化吸收、化生氣血之意。脾主運化是指脾具有把水穀化為精微並轉輸至全身的生理功能，包括運化水穀和運化水液兩個方面。

這裡須注意，「運化」是兩個動詞一「運」一「化」之並。可惜不少人學完了脾，最後的印象不是脾主運化，而成了脾主消化，硬生生地丟了一個「運」字，「運化」的中醫內涵完全被「活剝」成西醫的「消化」名詞。

「運化」的功能從何而來？先看「化」字，此「化」又含兩「化」，一「化」是飲食水穀的消化吸收，二「化」是吸收而化生精、氣、血、津液。

脾主「化」，尤其是消化吸收功能應有解剖之胰的功能印記。中醫所言的飲食水穀是必須經分解後才能為人所吸收利用。胰是人體的第二大消化腺，胰液中含有多種消化酶，如胰蛋白酶、澱粉酶、脂肪酶、核糖核酸酶等，是分解食物中的蛋白質、脂肪、核糖核酸及碳水化合物等必不可少的酶。而胰腺分泌的胰島素、胰高血糖素等是人體利用水穀所不可或缺者。但這並不等於中醫的脾主「化」的功能均源於胰。因為中醫脾系的「化」實際也含小腸受盛化物、泌別清濁功能，幾乎包括了飲食物消化吸收的全部過程，而胰腺僅參與了消化吸收的部分過程。

更重要的是，此「化」具五行土之受納、承載、生化義蘊。萬物歸土，土生萬物，是以農業立國的中國先民烙印最深的意象。《說文解字‧肉部》對脾的注解是：「脾，土藏也。從肉卑聲。」見圖31。再看坤卦之意。坤☷為地，為土，象曰：「至哉坤元，萬物資生，乃順承天。坤厚載物，德合無疆。含弘光大，品物咸亨。」「坤厚載物」是為受納、承載，「萬物資生」是為生化。因此，土臟的代表——脾系統必能納物、載物、化物是顯而易見的。

其中受納由胃承擔，承載受盛主要由實際已被脾涵蓋了其功能的小腸承擔，腐熟化物表面上是胃與小腸的具體功能，但從中醫角度看，胃與小腸的

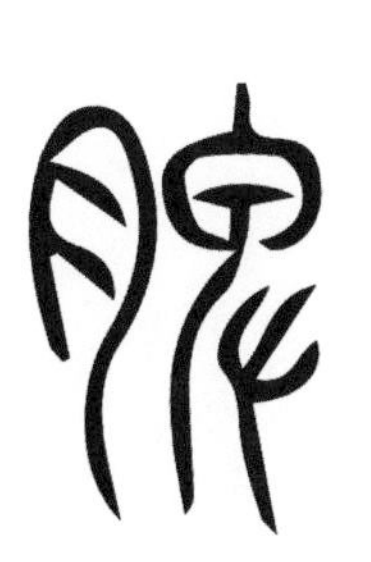

圖31　脾（小篆）

功能都是在脾（土）氣的激發或催化作用下完成的，即脾作為土象符號，在消化過程中起著一個能量巨大的背景作用。源於解剖之胃與小腸的實際功能，只是土象的某種表達，幾乎被土的意象完全消融。因此「化」是一個意象比重大於結構比重的功能。

而「運」則完全與解剖之脾、胰無關，是一個地地道道源於土的意象功能。或問：土象靜謐，何以能運？究其實，土象靜謐僅是外象，其真性是靜顯而動隱，其動如下：

①**土載四行**：中國是農業大國，土地是人們賴以生息之所，所謂皇天后土。萬物生於斯又歸於斯，五行也不例外。《素問・天元紀大論》曰：「夫變化之為用也，在天為玄，在人為道，在地為化，化生五味，道生智，玄生神。神在天為風，在地為木，在天為熱，在地為火，在天為濕，在地為土，在天為燥，在地為金，在天為寒，在地為水。故在天為氣，在地成形，形氣相感而化生萬物矣。」即在天為六氣，在地成形為五行。故地之五行均含土性，土性遍滲五行，行於五行。其最明顯的形式顯示是時間配屬。

土與時間相配有兩種配法，一配長夏，二配辰、未、戌、丑月與時辰。見圖32。辰、未、戌、丑月分別是春、夏、秋、冬季的最後一個月，即農曆三、六、九、十二月，

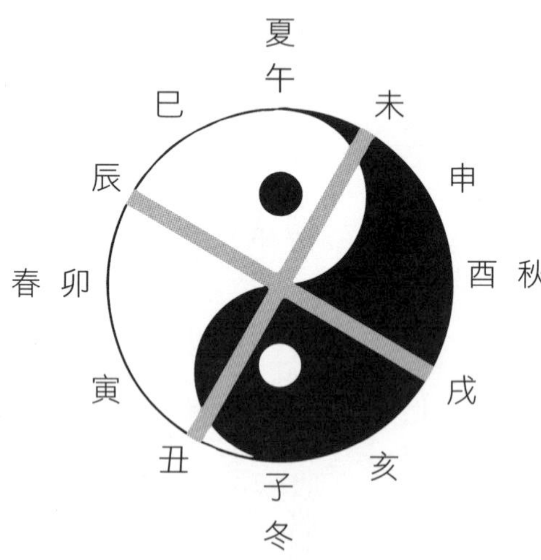

圖32　土配四時圖

稱為季月，屬土。季月之配，還有一變，因辰、未、戌、丑月屬土，則一年中有四個土月，其餘四行每行才兩個月，易生五行不平衡的感覺。因此，又有以季月最後十八天屬土之配，則四季中共七十二天屬土，與其他四臟相同，每臟各主七十二日，以合一年三百六十日。《素問・太陰陽明論》的「脾者，土也，治中央，常以四時長四藏，各以十八日寄治」即為此配。時辰之配按季月而推，辰、未、戌、丑時屬土。

然辰、未、戌、丑月本分屬春（木）、夏（火）、秋（金）、冬（水），今又歸土，則四行含土、土滲四行、土載四行之象現，五行以土為大之意亦由此而彰。土滲四行、土載四行即土氣可運達四行，「運」之意由是派生。坤卦☷之象曰：「地勢坤，君子以厚德載物。」載，是土德之一，承載雖為其要意，卻又不限於靜態的承而載，載字部首從「車」，見圖33，其意自明。因此《素問・玉機真藏論》謂：「脾為孤藏，中央土以灌四傍。」

古人論藥，亦重此意。《本草乘雅半偈》卷一謂甘草：「先人云：甘具生成，路通能所，草從柔花，和協眾情。又云：和具四義，一合，二純，三分明，四接續，甘草四德備焉。又云：青苗紫花，白毛槐葉，咸出於黃中通理之荄，土具四行，不言而喻矣。又云：土貫四旁，通身該治，是以土生萬物，而為萬物所歸。」

②**為陰陽五行升降之樞紐**：陰陽五行的升降是以土為中心運轉的。以位置言，可參照五行在太極圖中之位，土（地平）居中。木生地面，高於土，視覺位置雖與土平，但木主升，實高於土；木生火，火性炎上，故火又高於木；木火均居土之上，故木、火性陽。金埋土中，金從土出，低於土，視覺位置雖與土平，但金主降，實低於土；水滲地中，其深無盡，故水位最低；金、水均居土之下，故金、水性陰。陰陽升降出入以土為樞，五行升降亦以

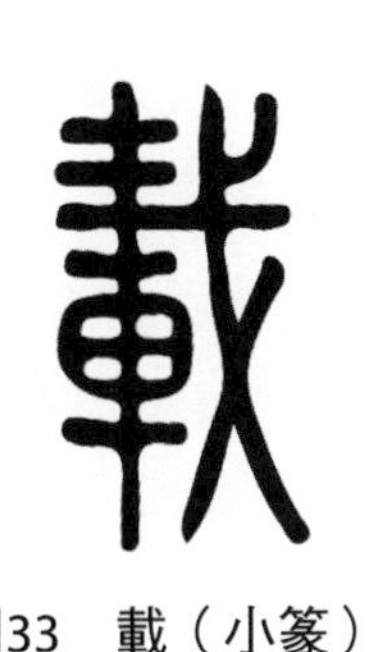

圖33　載（小篆）

土為樞。樞紐者，轉動之軸也。見圖34。

我們再參詳一下圖13及圖32，太極如輪，脾胃屬土居中央，一升一降，為升降之樞紐；辰、未、戌、丑四時土像輪輻，中軸一轉，帶動輪輻，整個太極因而運轉。

而「脾為陰中之至陰」更進一步強調了脾土這種陰陽升降出入之樞的特性。此句第一個「陰」字，是據心肺在上屬陽，肝脾腎在下屬陰而定。至者，非「最」之意，而是作「到」解。有些人容易誤讀「至」字，以為是陰之最，其實，陰之最是太陰而不是至陰。至陰者，從陽到陰處，有時也可引申為從陰出陽處。講白了，就是陰陽交接之位。原因何在？仍從土說，土（地平）居中，木火均居土之上，故分別為木少陽、火太陽；金、水均居土之下，故分別為金少陰、水太陰。土居中則為陰陽升降出入之樞，此「至」也。或問：土既居中，立場應該中立，陰陽之性應該不分明才對，然為何要在「至」之後將之定性為陰？皆因萬事萬物都須分陰陽，木火金水之陰陽以土為參照，容易分，唯五行中處中立位的土要分陰陽就須另尋參照物。土即地，地的參照物自然是天，而「清陽為天，濁陰為地」早有定論，因此土之屬陰，是以天地陰陽為參，而不是以五行本身而定。

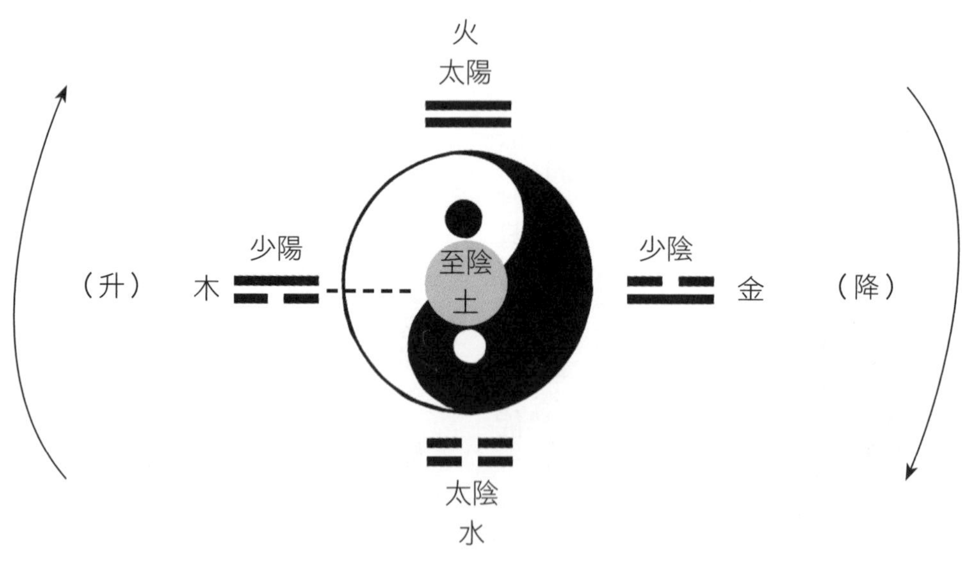

圖34　五行四象太極圖

再看圖30中坤卦☷位西南，正是太極圖從陽入陰之處；艮卦☶位東北，正是太極圖從陰出陽處。從陽入陰，從陰出陽，與中央至陰之意再度呼應，且其出入是從周邊起作用，旋轉之功更著。

③**天地交感顯氣運：**在天地交感運動中，《素問・陰陽應象大論》的「地氣上為雲，天氣下為雨」是最基本的模式，萬事萬物都是在天地氣交中生、長、壯、老、已。地氣上升，即言土氣，尤其是陰土之氣當升，而天地之氣運轉的動力之一是土氣之升。

④**坤卦之象：**坤卦☷之形象，當中全空，意為疏鬆之土，土疏鬆則水易滲、氣易流而無礙升降，農耕要犁地鬆土就是這個道理。坤文言曰：「坤，至柔而動也剛，至靜而德方……坤道其順乎，承天而時行。」亦顯示出坤具承天而行、柔中有動之性。同時，坤居太極之中，《丹溪心法・鼓脹》云：「是脾具坤靜之德，而有乾健之運，故能使心肺之陽降，腎肝之陰升，而成天地交之泰。」則顯坤卦升降之能。

對於脾土之「運」性，何夢瑤歸納為：「脾藏居中，為上下升降之樞紐。飲食入胃，脾為行運其氣於上下內外，猶土之布化於四時，故屬土，於卦為坤、為艮。」（《醫碥・五藏配五行八卦說》）因此，脾主運化的功能是既化且運，化而運、運而化，運化相協。首先，飲食水穀經脾之化而成精微，化而運的途徑則有二：其一，脾自散精，運達全身。此土滲四行，土載四行，為陰陽五行升降之樞紐意，樞紐旋轉則精氣四散，而應《素問・玉機真藏論》的「脾為孤藏，中央土以灌四傍」。其二，脾氣散精，上輸至心肺，經心脈運載，尤其是肺之宣發、肅降，布達全身上下內外，營養滋潤人體臟腑經絡組織器官，此「地（脾）氣上為雲」後再「天（肺）氣下為雨」。肺位最高，為五臟之天，天的作用是興雲布雨，精微經肺則如甘霖遍灑，通體可受益。《醫權初編・治病當以脾胃為先》云：「飲食先入於胃，俟脾胃運化，其精微上輸於肺，肺氣傳布各所當入之臟，濁氣下入大小腸，是脾胃為分金爐也。」

可見，機體將攝入的飲食化為營養物質，須依脾「化」之功才能完成，同時，又賴脾「運」之輸以布散全身。一化一運，配合無間。

水穀精微是氣血生成的主要物質基礎。就氣的生化來源看，《素問・痹論》說：「榮者水穀之精氣也。」「衛者水穀之悍氣也。」表明營衛之氣均直接源於水穀精氣；宗氣是水穀精氣與自然界的清氣相合而成，與脾胃功能也密切相關；元氣雖主要由先天精氣化生，但亦需後天水穀精氣的充養。因此，營、衛、宗、元四氣化生，無不與脾胃相關。血之組成，主要是營氣與津液，此兩者均源於水穀精氣。故云「脾胃為氣血生化之源」，是以補氣血必補脾胃，幾成臨床守則。

脾的運化功能強健，稱為「脾氣健運」。脾氣健運，則機體氣血生化有源，機體得到充足營養，則功能正常，表現為食慾正常，全身營養狀況良好，面色潤澤，形體健壯。若脾失健運，可能出現納呆、食後腹脹、便溏等飲食消化吸收運轉障礙的症狀，日久，則全身氣血不足，可見面色無華，形體消瘦，神疲倦怠，氣短乏力，營養障礙等。

人體出生後生長、發育和維持生命活動所必需的營養物質，其主要來源是脾胃運化的水穀精微。李中梓在《醫宗必讀・腎為先天本脾為後天本論》中說：「後天之本在脾，脾為中宮之土，土為萬物之母。」所以「脾胃為後天之本」之論在養生、防病、治病等方面，均具重要意義。

人每天離不開飲食，現代脾胃病多半是吃出來的：一是食量無節。過饑則氣血生化無源；過飽則如坤☷土壅塞，土鬆不再，樞軸不轉，升降無由。二是食時無節。土合四時，樞軸運轉因時有節，若時早時遲，時快時慢，什麼樣的樞軸可以承受？三是飲食偏嗜。嗜熱積熱，嗜寒傷陽。四是減肥傷脾。當今不少減肥方法，急功近利，多以傷脾為能事。節食太過者，不單氣血生化無源，更有脾胃空轉，自磨而損。服泄下藥者，氣液定虧，「吐下之餘，定無完氣」（《金匱要略心典・痰飲說》），此之謂也。坤厚才能載物，內榮方顯外華，此美容正道。泄則土薄，土薄安能生物？求瘦為美多成羸，久之，水土流失，地將不毛，化育之功亦喪。更諷刺的是，土虛不運，水泛為痰，則成「肥人多痰」，世事無常，求瘦反胖，能怪誰呢？

故李東垣在《脾胃論・脾胃勝衰論》有「百病皆由脾胃衰而生」之論，如要保持身體健康，卻病延年，就須時時顧護脾胃，注意飲食營養及飲食有節，以使「後天之本」健旺。臨床治病用藥時，也須處處顧及脾胃，免傷中氣。

飲食水穀包括水液，因此，脾運化水液不過是對水穀中的水液部分如何被脾吸收、輸布的強調，其「化」與「運」的機理除「大腸主津，小腸主液」（《脾胃論・大腸小腸五臟皆屬於胃胃虛則俱病論》）的功能配合外，與運化水穀並無大異。脾與肺、腎、三焦、膀胱等臟腑的配合則屬整個水液代謝過程，不僅是脾的作用。《素問・經脈別論》括之曰：「飲入於胃，遊溢精氣，上輸於脾。脾氣散精，上歸於肺，通調水道，下輸膀胱，水精四布，五經並行。」津液由此輸布到全身各組織器官，而起滋潤和濡養作用。

脾運化水液更是純粹的土象，與解剖之脾、胰無關。

水之為用離不開土：土既需水、滲水、吸水、散水，更可制水；地有高低則水流，土成方圓則水就。壘土為壩成庫，可蓄水、放水、調水；築土為堤成渠，可運水、引水、分水、疏水。水之生物，雖可甘霖普降，但更多的是以土為媒，潤物無聲。《血證論・臟腑病機論》云：「脾為水之堤防，堤防利，則水道利。」土能治水，天經地義。

脾氣健運則津液輸布正常，此水得土治。若脾失健運，就會導致水液在體內發生不正常停滯，形成水、濕、痰、飲等病理產物，此水失土治。故《素問・至真要大論》說：「諸濕腫滿，皆屬於脾。」這是「脾虛生濕」、「脾為生痰之源」和「脾虛水腫」的發生機制。治之大要，調土制水；更細之法，運之、分之、利之、引之、疏之、填之、限之、燥之、溫之、滲之、化之，因宜而用。苓桂朮甘湯、五苓散、胃苓湯、參苓白朮散、陳夏六君湯、分水丹等可供選擇。

運化水穀與水液是同時進行的，是同一過程的兩方面體現，既相互聯繫，也相互影響。

（2）脾統血

統，有統攝、控制之意。所謂脾統血，是指脾有統攝血液在脈中運行而不致溢出脈外的功能。《難經・四十二難》所說的「脾……主裹血」即指這一功能。

解剖之脾雖有一定的藏血作用，但其對出血的控制似恰與中醫之脾相反，脾功能亢進病人有出血傾向，而脾切除術後須防止的卻是凝血傾向，則結構之脾不具中醫所言的統血作用。由是而推，脾統血功能與解剖之脾的關係應較為疏淡。

離開結構，回到功能，脾主統血的實質是脾氣對血液的固攝作用，此功實淵源於脾的運化功能。機制為脾主運化，為氣血生化之源，在生理情況下，脾氣健運，則氣充力足，氣之與血，實互融而行，血中含氣，氣足則氣密而聚，氣聚則凝吸之性強，故能固攝血液循行於血脈之內而不致外溢。何夢瑤云：「脾統血者，則血隨脾氣流行之義也。」（《醫碥・血》）若脾氣虛衰，化氣無源，氣虛則氣疏而散，氣散則何能凝吸？故氣不攝血，血液就會溢出脈外而出現各種出血，如便血、尿血、崩漏等。

從象言，血為液體，脾統血仍是土制水之意，此築土為堤成渠則可運血、引血、分血，尤其是限其在通道內運行而不外溢。再者，攝血之氣為土氣，土氣本有攝納意，氣之攝血，猶土之納物。有些教材引古代一家之言，謂肝氣不攝，亦致出血，實難苟同，皆因肝氣是木氣，木氣主散，肝氣不足，即木氣不散，木氣不散，血亦當不散，如何引起出血？只有肝氣太過，木氣過散，才易動血出血。肝氣過散者，肝火炎、肝陽亢也，因此，肝不藏血，多為血熱出血；脾不統血，則為氣不攝血。此木氣、土氣，氣性不同也。

因脾氣主升，若氣虛不升而反下陷，血每隨之而下，故脾不統血常見下部出血，如便血、尿血、崩漏等。又由於脾主肌肉，故肌衄亦以氣虛不能攝血之機多見。

脾氣虛不攝血的代表方是歸脾湯。歸脾湯治本尚可，治標則未足，還須加些止血藥。

脾陽虛不攝血的代表方是黃土湯。此方源自《金匱要略・驚悸吐衄下血胸滿瘀血病脈證治》：「下血，先便後血，此遠血也，黃土湯主之。」其組成是甘草、乾地黃、白朮、附子（炮）、阿膠、黃芩、灶心黃土。

方中用得精彩的是灶心黃土。《本經疏證》卷十云：「夫以土為血本者，如興雲致雨，必由於地；以土而制治血者，如江河之行，必循於地。苟地蔽其氣，則生長無源，若失其防，則潰決四出，下則為崩為洩，上則為欬為吐，則竈中黃土之用，乃脾不能制治夫血也。」脾統血類土制水之象於此可證。

但黃土湯卻是經方中一個筆者不能完全理解的方，在此就教於同道。

我們先看該方的現代之解。功用：溫陽健脾，養血止血。主治：陽虛便血。大便下血，先便後血，或吐血、衄血，及婦人崩漏，血色暗淡，四肢不溫，面色萎黃，舌淡苔白，脈沉細無力者。

方解如下。君：灶心土，辛溫而澀，溫中、收斂、止血。臣：附子、白朮，溫陽健脾，以復脾胃統攝之權。佐：生地、阿膠，滋陰養血止血，既可補益陰血之不足，又可制朮、附之溫燥傷血；生地、阿膠得朮、附可避滋膩呆滯礙脾之弊。黃芩，止血，又佐制溫熱以免動血之弊。使：甘草，和藥並益氣調中。諸藥合用，寒溫並用，標本兼治，剛柔相濟，使溫陽不傷陰，滋陰不礙陽。

筆者不解之處在於佐藥中的生地與黃芩之用。眾所周知，生地與黃芩均能止血，然其止血之理是涼血止血，黃土湯所治是陽虛出血，其血本太寒，還要涼血，不正與病機相反？此其一。生地與黃芩之寒也是眾所周知的，尤其是黃芩，其寒在清熱藥中是排得上字號的，苦寒最傷陽。反佐之藥，性如此寒，幾乎可以抵消灶心土、附子、白朮之熱，則灶心土、附子、白朮的溫熱之性又如何發揮？寒證用如此寒的藥就沒有雪上加霜之嫌？此其二。何況，「附子無乾薑不熱」（《本草綱目・草之六》引戴原禮之語），此方無乾薑，則性熱有限。反佐不是不可以，然性太過則如爻位柔乘剛之逆比，易成反制而不是反佐了。

如果見白虎湯四大證，在白虎湯中加一個附子作反佐可不可以？大家可能都會感覺到荒謬，就像格鬥一樣，你右拳打出去，左手卻去拉右拳，那如何能打得著對手？但如果這是一個先賢的方，那又當如何看？恐怕各種加附子合理的解釋一樣會出來，諸如防寒涼傷陽；附子味辛可幫助散熱於外；壯火食氣，附子是補將損或已損之氣等，唯獨不會質疑反佐為何用得如此之熱，幾乎可以抵消石膏、知母之寒了。

一個對藥性熟悉的醫生，在用黃土湯的時候，往往會對生地、黃芩之用有點心中忐忑，既有忐忑，就說明心中並非沒有疑慮。只是中醫界有一通病，即使對某一問題起疑，都會因其先賢、名人身分而打消懷疑。在理、法、方、藥上先假定古人是不會出錯，甚至沒有紕漏的前提下，盡量將之解釋得完滿、圓通。為賢者諱、為先人諱，先賢可能的疏漏，幫他擦得一乾二淨。如此，泥古不化，陳陳相因，無有終時。中醫的發展速度客觀來說並不算快，或與此積習有關。

回到方的討論上，每個方都有一個基調。黃土湯的基調是溫陽健脾，養血止血，則在土、附、朮基礎上，阿膠可滋陰養血止血，既可補益陰血之不足，又可制朮、附之溫燥傷血，用之為佐足矣。生地與黃芩一投下，則溫陽健脾之基調大變。既云怕土、附、朮過溫，為何不減土、附、朮之量？或云：土、附、朮之量一減，則功效立降。然則生地、黃芩之用，制約了土、附、朮之溫，其功就不減了？

筆者也喜用經方，無意詆毀先賢，本著學術探討的誠意，反是對先賢的致敬。筆者認為，張仲景用黃芩、生地之意不一定是以寒制熱的反佐，而是看中這兩味藥的止血功效，在當時止血藥種類遠沒現在豐富的情況下，這實是無奈的選擇。換一種說法或會令人更易接受：如果仲景現在再組黃土湯，還是如此組法嗎？如果存在「不是」的可能，我們為什麼不能揣其意而充實之呢？我們不是要懷疑一切，但學會懷疑才會有進步，科學不就是這樣發展過來的嗎？先賢難道不願意看到後人對他們的超越？如果看低先賢胸懷，那才真正是對先賢的不敬。「執死方不能治活病」不也是先人的教誨嗎？勤於思考，以古為鑒，自出機杼，以達圓機活法之境，不是為醫者所追求的嗎？

筆者在不同場合，因應不同需要，教過不少課程，方劑是其中一門。筆者教方劑時，從來不先灌輸教材的解法，而是先要學生自解，歸納出方意，然後討論古方有沒有疏漏之處？如果有，如何補救？如果某藥或某一藥對不一定是最佳選擇時，那麼你認為的最佳選擇是什麼？然後再給出筆者的看法作參考，接著回看教材之解為佐。筆者認為，這不但能調動學生的學習主動性與積極性，學會一種更容易進步的學習方法，而且在潛移默化下，體會到科學的精神是不斷求索，而不是簡單的搬字入腦，被動接受。

（3）脾藏意

《素問・宣明五氣》：「五藏所藏：心藏神，肺藏魄，肝藏魂，脾藏意，腎藏志，是謂五藏所藏。」脾為何會藏意？《靈樞・本神》曰：「脾藏營，營舍意。」張景岳在《類經・藏象類》注：「營出中焦，受氣取汁，變化而赤是謂血，故曰脾藏營。營舍意，即脾藏意也。」故「意」與脾相關，在於脾為「意」的功能活動提供物質基礎——營血，以營養「意」，即為脾藏意，而不能將之理解為「意」從脾出。

「意」既然不從脾出，則從何來？《靈樞・本神》曰「心有所憶謂之意」，即意出於心而宅於脾。「意」是心神對「感乃謂之象」的意念反映，形成初步意象。此「一念之生，心有所嚮而未定者，曰意」（《類經・藏象類》），即一念之生或可保留下來形成可憶的印象，從而成為心思維活動過程的起步。

「意」僅是「一念之生」的初步意象，過程短暫，因而在醫學中較少獨立討論。由於脾「在志為思」，因此，意的生理學及病理學意義多在「心有所憶謂之意」、「意之所存謂之志」、「因志而存變謂之思」的過程中作為其中一環而顯現。

歸納起來，脾與「意」的關係有二：一是為「意」的功能活動提供物質基礎。脾氣健運，化源充足，營血充盈，心神得養，即表現為思路清晰，意念豐富。二是脾以其志「思」在功能上將「意」連綴在一起。《三因極一病證方論．健忘證治》謂：「脾主意與思，意者，記所往事，思則兼心之所為也。」《類經．運氣類》的描述更詳盡：「脾為諫議之官，知周出焉。（脾藏意，神志未定，意能通之，故為諫議之官。慮周萬事，皆由乎意，故智周出焉。若意有所著，思有所傷，勞倦過度，則脾神散失矣。）」脾之所以稱為諫議之官，就在於脾藏意，意可慮周萬事而後諫議。

據此可推，臨床上「思有所傷」也包含「意有所著」這個前提。這一點不難體會，想想看，我們平時難道不是「意有所著」太過，然後才會「思慮過度」或「所思不遂」嗎？因此，防止思傷脾的最佳方法就是不執著，不鑽牛角尖。其次，勞倦過度，則脾之神──「意」亦會散失。這也屬日常體會，當一個人神疲乏力時，還能集中精神來「意有所著」嗎？據此，當「意難有所著」，注意力不集中，甚至健忘時，應當補益心脾，生升清陽以提神奮意。

至於醫家常說的「醫者，意也」之「意」，應有更深內蘊。這是心神感象的意念觸動了既往深厚醫學累積素材而產生的靈光一閃、靈機一動、靈犀一照，所謂「幾處覓不得，有時還自來」、「無意之中是真意」。是否善於捕捉此意，再按志→思→慮→智之序展開臨床邏輯思考，是衡量一個中醫師臨證思維水平高低的標誌之一。

2. 脾的生理特性

（1）脾氣主升

升，即上升、升舉。脾性主升，是指脾的氣機運動形式以升為要。脾升則脾氣健旺，生理功能正常，故曰：「脾宜升則健。」（《臨證指南醫案・脾胃》）脾升之意，源於天地交感氣象模式中的「地氣上為雲」。脾屬土，應坤地，地氣上升，於人體則應脾氣當升。脾氣升，則生化、承載之功顯。

脾之升主要體現在兩個方面：

①**升清**：清，指水穀精微。脾主升清是指脾主運化，將水穀精微與津液向上輸送至心肺、頭目，並通過心肺的作用化生氣血，經心脈運載，尤其是肺之宣肅、布達全身上下內外。此為脾與肺協調，在「地氣上為雲」之後，再接著「天氣下為雨」，形成一個水穀精微與津液「若霧露之溉」於全身而起營養滋潤作用的過程。升清，實是對脾「運」方向的概括。

生理上，脾健則升，運化水穀與水液功能就能發揮正常，水精四布，自無臟腑失養及水濕痰飲停聚，故脾以升而彰其健。若脾氣虛衰或氣被濕遏，則升動轉輸失常，上不得精氣之養，可見頭目眩暈，精神疲憊；中有濁氣停滯，可見腹脹滿悶；下有精氣或水氣下流，可見便溏、泄瀉、下利清穀，甚至人體精微隨小便而出等。

②**升舉內臟**：脾氣之升，還具有維繫人體臟器位置的相對恆定，防止內臟下垂的作用。

或有疑，肝氣亦升，為何沒有升舉內臟之功？此木、土之氣性不同也，木氣生而散，則肝升在生散；土氣生而承，則土升在生承。升舉內臟無非就是土氣「承」的另一種顯現方式。土氣能承，有賴土氣充足，方能升托有力，此亦坤土「厚德載物」之意。土厚能載則人體臟器位置相對恆定；土薄力衰，承載不力，則可致內臟下垂，如胃下垂、腎下垂、子宮脫垂、脫肛等。

然脾氣升亦需助力，其助有三：其一，陽氣暖土，地氣自升。其陽源於心腎，腎陽為一身陽氣之根，其位在下，猶如地心之熱，自下而溫，占地利之優，為暖土主力；心陽也不可忽略，麗日下照，一樣可以蒸土氣而升。脾氣不升以補中益氣湯為常用，但若升而未果，加附子溫心腎以暖脾土，每易見功。其二，肝升助脾升。木可疏土，土鬆則其氣易升，自不待言。後天八卦的土位是西南、東北及正中，而先天八卦的西南為巽卦☴，東北為震卦☳，先天八卦是後天八卦的背景，巽、震兩者均屬木，則土對木之疏的依賴可以想像。補中益氣湯中柴胡、黃芪、升麻之用即木土之升相協的範例。其三，脾燥則升。脾為陰土，其性濕，濕性重濁而黏滯，濕遏則氣難升，故脾氣升運的條件之一就是脾燥而不被水濕痰飲所困，清代吳達《醫學求是・治霍亂贅言》謂之為「脾燥則升」，此言又帶出了脾的另一個生理特點：喜燥惡濕。

（2）喜燥惡濕

臟屬陰，腑屬陽，脾為太陰濕土之臟，胃為陽明燥土之腑。陰土者，潮濕低窪之地，土太濕就不是生萬物而是淹萬物了。是以有「太陰濕土，得陽始運；陽明陽土，得陰自安。以脾喜剛燥，胃喜柔潤也」（《臨證指南醫案・脾胃》）之說產生。

脾能運化水濕，以調節體內水液代謝的平衡。脾虛不運則最易生濕，但土氣本濕，濕喜歸脾，是因同氣相求之故，再兼陰土低窪，又易聚濕。所以，脾惡濕是指其對水濕類邪氣有著特殊的易感性。

因脾氣虛弱，健運無權而水濕停聚者，稱為「脾虛生濕」，可見乏力肢倦，納呆，脘腹脹滿，痰飲，泄瀉，水腫等症。因濕邪傷脾，脾失健運而水濕為患者，稱為「濕困脾土」，可見頭重如裹，脘腹脹悶，口黏不渴，排泄物黏滯等症。

惡濕者自然喜燥，於是，燥濕就成了治脾的常法。燥濕之藥以蒼、白兩朮最為常用，但兩朮所擅不一。

白朮：生長環境以地勢乾燥稍有傾斜的坡地、土層深厚、疏鬆肥沃、排水良好的砂質壤土最宜。其宜土（脾）之性初顯。脾臟之喜，正是白朮之喜，這是真正的同喜！同喜！《本經逢原．山草部》曰：「入健脾藥，土炒。」此言白朮之炮製。然白朮之製何以要用土炒？竊土氣以補土也！至於其用，《本草求真》卷一云：「白朮（耑入脾）。緣何專補脾氣，蓋以脾苦濕，急食苦以燥之，脾欲緩，急食甘以緩之（《內經》）。白朮味苦而甘，既能燥濕實脾，復能緩脾生津（濕燥則脾實，脾緩則津生）。且其性最溫，服則能以健食消穀，為脾臟補氣第一要藥也（五臟各有陰陽，白朮耑補脾陽，故曰補氣）。」

蒼朮：生長環境以忌積水、土層深厚、疏鬆肥沃、富含腐殖質、排水良好的砂質壤土最宜。其理類白朮，又再見同喜！蒼朮亦有以灶心土炒製者，此不但竊土氣，同時也竊火氣了。至於其用，《本經逢原．山草部》謂：「蒼朮辛烈，性溫而燥，可升可降，能徑入諸經。疏泄陽明之濕而安太陰，辟時行惡氣。」

兩朮之同，均味苦性溫，苦則燥，溫則化，故善燥化水濕。其所異者，白朮味兼甘，故善補，脾虛生濕者適用，參苓白朮散、補中益氣湯、四君子湯等用之；蒼朮味兼辛，故善散，濕困脾土者宜，平胃散中現。《本草崇原》卷上曰：「凡欲補脾，則用白朮，凡欲運脾，則用蒼朮，欲補運相兼，則相兼而用。如補多運少，則白朮多而蒼朮少；運多補少，則蒼朮多而白朮少。」完帶湯即兩朮同用，此雙喜臨門，更與脾之喜相合，可謂三喜共聚。

土鬆則水滲，水滲去則土燥，故滲利水濕是治脾的另一法。常用的是茯苓。《雷公炮製藥性解》卷五謂：「白茯苓……主補脾氣，利小便，止煩渴，定驚悸……夫脾最惡濕，而小便利則濕自除，所以補脾既能滲泄燥脾……」《本草綱目．木之四》曰：「茯苓氣味淡而滲，其性上行，生津液開腠理，滋水之源而下降，利小便。故張潔古謂其屬陽，浮而升，言其性也；東垣謂其為陽中之陰，降而下，言其功也。《素問》云：飲食入胃，遊溢精氣，上輸於肺，通調水道，下輸膀胱。觀此，則知淡滲之藥，俱皆上行而後下降，非直下行也。」

臨床上，對脾生濕、濕困脾的病證，一般是健脾與祛濕同治，所謂「治濕不治脾，非其治也」，這句話若倒過來說，「治脾不治濕，非其治也」似乎更能體現理脾之法。

又，「太陰濕土，得陽始運」，土暖則濕去，仍需心腎之陽溫；土鬆則水滲，又賴肝木以疏。

但須注意，脾雖喜燥，但不是越燥越好，土太燥亦不能生物，此為常識。《本草崇原》卷上曰：「太陰主濕土而屬脾，為陰中之至陰，喜燥惡濕，喜溫惡寒。然土有濕氣，始能灌溉四旁，如地得雨露，始能發生萬物。若過於炎燥，則止而不行……此先聖教人之苦心，學者所當體會也。」

然則何種土最能生物？曰：溫潤。

3. 脾的聯屬功能

（1）在體合肌肉，主四肢

脾主四肢，合肌肉，是指人體肌肉的豐滿健壯和四肢的正常活動，皆與脾的運化功能密切相關。脾氣散精，將水穀精微輸送至人體四肢，四肢才能發達、健壯，運動靈活有力。所以說：「四肢為脾之外候也。」（《體仁彙編・脾臟藥性》）。

以象言，肌肉軟而類土，四肢相對軀幹而言，是人體之末，故又稱「四末」，與圖32之辰、未、戌、丑四時伸展之象似。與《周易》坤文言所說的「君子黃中通理，正位居體，美在其中，而暢於四支，發於事業，美之至也」亦類。

若脾失健運，四肢肌肉則因缺乏水穀精微的營養而致軟弱無力，甚或痿廢不用。故《素問・太陰陽明論》說：「帝曰：『脾病而四支不用何也？』岐伯曰：『……今脾病不能為胃行其津液，四支不得稟水穀氣，氣日以衰，脈道不利，筋骨肌肉，皆無氣以生，故不用焉。』」說明了四肢、肌肉功能正常與否，與脾胃運化功能有密切關係，故有「治痿者獨取陽明」（《素問・痿論》）的理論。

（2）在志為思

思，為思慮、思考，思具土象，沉定寧謐。

思之義有二：一是人們認識事物，進而考慮問題的一種思維活動。《靈樞・本神》曰：「因志而存變謂之思。」屬於心識神主導下思維過程的一部分；二是情緒五志之一，與喜、怒、憂、恐並舉。

思維活動之思，與「脾藏意」相連。《靈樞・本神》的「心有所憶謂之意」、「意之所存謂之志」、「因志而存變謂之思」顯示由意而志而思是一個連續過程，並表明「意」出於心而宅於脾。而《三因極一病證方論・健忘證治》亦言：「脾主意與思，意者，記所往事，思則兼心之所為也。」同樣表明「思」由心脾共運，揭示出神之「意」、「思」的發生皆以脾化生氣血為基。

若脾虛氣血虧乏不能養神明，其藏意主思的功能就難以正常發揮。《濟生方・驚悸怔忡健忘》云：「夫健忘者，常常喜忘是也。蓋脾主意與思，心亦主思，思慮過度，意舍不精，神宮不職，使人健忘。治之之法，當理心脾，使神志清寧，思則得之矣。」表明意與思相連，主要與思維過程的記憶、思考有密切關係。臨床治療健忘、注意力不集中、思維遲鈍，常用歸脾湯健脾益氣，養血安神，或以補中益氣湯以健脾升清。

情緒五志之思，既是獨立的一種情志，又是其餘四志發生的基礎，當神對外界資訊有所感，須經過「意」與「思」的轉念才會產生喜、怒、憂、恐。這與脾為土臟，居中央，灌四旁的身分是相符的，五臟中皆有脾氣，故其餘四志皆以思為基。

作為與脾對應的情志，「思慮過度」、「所思不遂」是發於心，傷於脾。其理是脾主運化，以運為健，而「思則氣結」，氣結聚於脾，則脾欲動不能動，欲運不能運，因此其最常見的表現就是茶不思，飯不想，腹脹。治以健脾行氣為主。

從思為其餘四志發生的基礎考量，則喜、怒、憂、恐引起的情志病治療除調理相應臟的功能外，不妨以調脾胃為輔助治療。《金匱要略》的甘麥大棗湯，其機制之一就是甘味入脾，以補脾氣，以緩情急。既然情志致病均是引起氣病而影響相應之臟，所謂「怒則氣上，喜則氣緩，悲則氣消，恐則氣下……思則氣結」（《素問・舉痛論》），則作為「氣機之樞」的脾在情志活動中當有調衡作用。

（3）開竅於口，其華在唇

口為消化道的開口，為脾之竅，此乃結構關聯。唇口相依，以唇之色澤窺脾化生氣血的狀態，以飲食口味探脾的功能，均為自然之事，故不贅述。

又，眼瞼於五輪學說中為肉輪，屬脾，見圖35。主要源於脾主肌肉功能，但究其形，亦似唇。臨床昏睡露睛，屬瞼收無力，多從脾虛論治；重症肌無力之瞼廢更須重補脾胃。

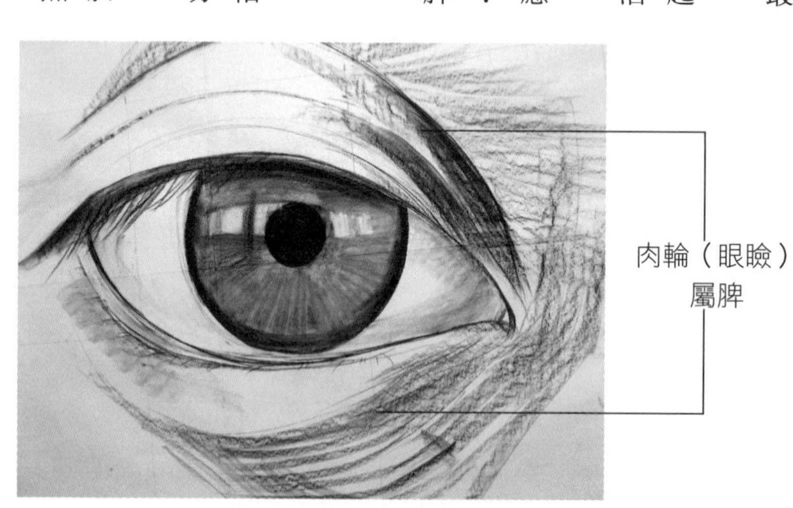

圖35　肉輪分布圖

（4）在液為涎

涎為口津，從屬於脾之竅，功能潤澤口腔，保護口腔黏膜，並將咀嚼之食物潤軟，便於吞嚥和消化。病理情況下，若脾胃不和，則導致涎液化生異常增多，涎自口角流出的現象。但須注意，涎清稀才是脾虛，治以補脾攝涎，如益智仁、蓮子、芡實、山藥等；若涎較黏而帶臭味，則是胃熱所迫。

（5）脾與胃相表裡

胃的主要生理功能是受納腐熟水穀、主通降，以降為和。大抵為解剖功用，不難理解。

脾與胃的關係一是通過經脈相互絡屬，二是功能相互聯繫、相互配合。其功能配合主要體現在三個方面：

①**納運相協：**脾主運化，胃司受納。胃對飲食水穀的受納和腐熟，是脾「化」而「運」的前提；脾主運化，消化水穀，轉輸精微，又為胃繼續納食騰出位置，並提供動力。兩者密切合作，才能完成消化飲食、輸布精微，以供養全身的作用。所以說：「脾者臟也，胃者腑也，脾胃二氣，相為表裡。胃受穀而脾磨之，二氣平調，則穀化而能食。」（《諸病源候論・脾胃病諸候》）胃與脾，納而運，運而納，相互配合，充分體現出土的生化、承載、受納特性。

②**燥濕相濟：**脾胃屬土，臟屬陰，腑屬陽，故脾為太陰濕土之臟，胃為陽明燥土之腑。濕土之臟，自然喜燥而惡濕；燥土之腑，當然喜潤而惡燥。《臨證指南醫案・脾胃》云：「太陰濕土，得陽始運；陽明陽土，得陰自安。以脾喜剛燥，胃喜柔潤也。」

太陰濕土前論較多，陽明燥土在此補述一二：胃配艮卦☶，艮之本義為山，其象如山之隆起，屬陽土。陽土者，向陽、高坡、乾燥之土。☶之卦主為最上之陽爻，亦顯此意。此外，運氣學說認為：風寒熱火濕燥六氣分主三陰三陽，則燥主陽明。《素問・天元紀大論》說：「陽明之上，燥氣主之。」土太燥則難以生物，故胃之性喜柔潤而惡燥烈。

所謂「惡燥」，惡其太過之謂，亦含胃腑胃經之病易於燥化傷陰之意。所以，胃病之治尤重保護胃陰，即使須用苦寒瀉下之品，也應中病即止，不可過施以免燥化傷陰。

胃病既易燥化傷陰，則喜水之潤，故曰：「胃喜柔潤。」「陽明陽土，得陰自安。」且胃主降，而陰性降，故胃中津液充足，方能消化水穀，使其通降下行之性更易維持。

然柔潤燥土之水從何而來？答曰：脾！此《素問・厥論》所言「脾主為胃行其津液者也」。陽明燥土必賴太陰濕土以潤之，則胃性得喜，方能受納腐熟水穀而降濁。燥與濕也可視作水與火，則《傷寒論淺註補正》卷二說的「蓋天地只是水火二氣，化生萬物，水火相交，則蒸而為濕，濕與燥反，乃水火不交之氣也。火不蒸水，則雲雨不生，水不濟火，則露澤不降」可視作對脾胃燥濕相濟關係之注。

筆者曾治療一位六十五歲的男性患者，患膽汁返流性胃炎三年，近一個月來常見腹冷痛，以暖水袋敷之則舒，進食喜溫，微有燒心感，時噯氣，大便略乾，苔薄膩，脈稍弱。往醫處方多以四逆散加蒲公英、救必應、蒲黃、五靈脂等行氣活血、清熱解毒、止痛之品，證不能緩解，反漸加重。余辨之為：脾陽虛兼胃陰虛。思之能溫中補虛，和裡緩急又能兼顧胃陰者，當以小建中湯最為合適。原方藥味不增減：桂枝十克、白芍二十克、生薑十克、大棗十克、炙甘草六克、飴糖三十克（烊化），七劑。一周後患者複診，除腹冷痛稍減外，餘證變化不大。再細思量，辨證當無錯，然效未佳者，未完全考慮到脾胃兩者病機上的因果關係。此脾陽虛不能為胃行其津液，致胃陰虛也。方中飴糖滋膩，雖能緩急、養陰，卻也增濕，有礙脾運，致太陰之液不能潤陽明燥土故也。再擬方：上方去飴糖，加白朮三十克、茯苓三十克、石斛十五克，七劑。一周後再複診，諸證悉除，再以此方加減以善後。此方實為桂枝湯（重白芍）與苓桂朮甘湯合方之變。以桂枝湯（重白芍）保留小建中湯溫中補虛，和裡緩急，略顧胃陰之方意；苓桂朮甘湯溫運脾陽以祛濕，使「脾主為胃行其津液」，再加石斛清養胃陰而不滋膩，胃陰足而能降，則脾之濕自有去路。此效黃元御《長沙藥解》卷一中「太陰脾土，升自水分，因從水分而化濕，陽明胃土，降於火位，因從火位而化燥。太陰之濕濟陽明之燥，陽明之燥濟太陰之濕，燥濕調和，中氣輪旋，是以胃納脾消，吐利不作」之意也。

可見，脾無濕困，才能健運不息，從而保證胃的受納和腐熟功能正常運作；胃津充足，才能受納腐熟水穀，為脾之運化吸收水穀精微提供條件。兩者燥濕相濟，才能保證脾胃功能正常協調，飲食水穀方能消化吸收，則「土具沖和之德而為生物之本。沖和者，不燥不濕，不冷不熱，迺能化生萬物。是以濕土宜燥，燥土宜潤，使歸於平也」（《醫學讀書記・通一子雜論辨》）。

③**升降相因**：胃主受納腐熟，以降為和；脾主運化，以升為健。胃將受納的飲食物初步消化後，向下傳送到小腸，小腸進一步化物，分清別濁，濁者下行通過大腸使糟粕濁穢排出體外，從而保持腸胃虛實更替的生理狀態，所以說「胃氣主降」。清者賴脾的運化升清作用，主要是向上輸送到心肺，並借助心肺的輸布作用以供養全身，所以說「脾氣主升」。故脾胃健旺，升降相因，是胃主受納、脾主運化的正常生理狀態。《臨證指南醫案・脾胃》云：「納食主胃，運化主脾，脾宜升則健，胃宜降則和。」

脾胃升降又與各自燥濕得宜與否相關，脾陽旺能燥陰土，則脾氣上升而主運化；胃陰足能潤陽土，則胃氣下降而主受納。黃元御在《四聖心源・天人解》中說：「陰生於上，胃以純陽而含陰氣，有陰則降，濁陰下降，是以清虛而善容納。陽生於下，脾以純陰而含陽氣，有陽則升，清陽上升，是以溫暖而善消磨。」是以脾胃的燥濕相濟是其升降協調的保證，而升降協調又促進脾胃燥濕互用，使歸於平。李東垣善用辛甘溫之黃芪、人參、白朮、升麻、柴胡等，著重溫土、燥土以助脾氣之升；葉天士喜選甘涼之石斛、麥冬、玉竹、生地等，意在潤土以助胃氣之降，均是以燥濕之宜助脾胃升降的臨床應用典範。

至其病理，《臨證指南醫案・脾胃》謂：「總之脾胃之病，虛實寒熱，宜燥宜潤，固當詳辨。其於升降二字，尤為緊要。蓋脾氣下陷固病，即使不陷，而但不健運，已病矣；胃氣上逆固病，即不上逆，但不通降，亦病矣。」

脾胃升降失常之證，可表現為升降不及、升降反作兩種形式：升降不及是脾氣當升而升運無力，胃氣當降而和降未能；升降反作是脾氣當升不升而反下陷，胃氣當降不降而反上逆。升降不及與升降反作可以獨見於脾或胃，亦可脾胃共見。

脾升之異多責之脾氣虛弱，升運或升舉無力，治宜補益脾氣再加升托之品，補中益氣湯為其代表方；胃降之異則病機複雜，胃陰不足，胃氣虧虛，胃陽衰少，寒熱犯胃，氣滯胃脘，食積、痰飲、瘀血等壅阻胃腑，均可致胃氣不得下行通降，治宜隨機而變，再加旋覆花、代赭石、柿蒂、竹茹、法半夏等降胃氣之品。

脾胃同病者，清氣當升而不升，物停於中，則胃濁難降，易為之逆；濁氣當降而不降，脾無以運，則清氣難升，易為之陷。譬如外感風寒，內傷濕滯之藿香正氣散證，時見上吐下瀉，則為兩土共病之升降反作，故方中有藿香、白芷、紫蘇等風藥，一以疏風散寒祛濕，二合燥濕之白朮、陳皮以運脾升清，又有大腹皮、茯苓、半夏曲、厚朴等藥的除濕和胃降濁。

既然清升利於濁降，濁降有助清升，則脾胃升降就是一個局部的小太極，太極一轉，則清行清道，濁走濁路。老年氣虛便祕甚為常見，大便常數日一行，臨廁每掙努時久而乏力，便質或軟或硬，便後更見虛憊。此《靈樞・口問》所言的「中氣不足，溲便為之變」，清氣不升致濁氣不降也。便質軟者，筆者常治以補中益氣湯去當歸加枳殼；便質硬者則予補中益氣湯加肉蓯蓉、枳殼。方中補中益氣湯補脾升清，枳殼微降以助太極運轉，如此清升則濁降，大便自調。

我們再看治療太陽表證未解，熱陷陽明的葛根黃連黃芩湯證。方中葛根既能發表解肌，以解在表之邪，又能升清陽，止瀉利；因裡熱已熾，黃芩、黃連之寒，可清化其下陷之熱，芩、連之苦更可降、可瀉其濁；再以甘草協調諸藥。如此則濁降清升，熱清利止，表裡兩解。

脾胃升降相因尚有更大氣象。前已論證，天地陰陽五行的升降是以土為中心運轉的，坤卦☷居太極之中，形空則升降自如。五臟之中，心肺居上，肝腎居下，在上者宜降，在下者宜升，此陰陽交感之意，然交感須有陰陽運轉之樞。脾胃居中，正可通達上下為升降之樞紐。正如《丹溪心法・鼓脹》所說：「是脾具坤靜之德，而有乾健之運，故能使心肺之陽降，腎肝之陰升，而成天地交之泰。」彭子益的《圓運動的古中醫學・生命宇宙篇》則從五行角度論證：「中氣左旋則木火左升，中氣右轉則金水右降。轉者由上而下，旋者由下而上。中氣如軸，四維如輪。」即中土脾升胃降為一身太極的樞紐，在此樞紐的升降帶動下，肝木、肺金、心火、腎水四維均繞其周而旋轉，共同完成人體生命的氣化圓運動。可見，肝氣升發，肺氣肅降，心火下降，腎水上升，五臟六腑氣機之升降，皆由中央脾胃樞轉，故稱「脾胃為氣機升降之樞紐」。

樞紐不是空談，臨證可法。譬如心腎不交的失眠，在清心益腎的同時，亦可旋轉脾胃樞機，以促水火既濟。《太平惠民和劑局方》卷五妙香散的配伍即見此意，方用茯神、遠志交通心腎；辰砂鎮心降火；山藥固腎澀精；桔梗載藥上行；人參、黃芪、炙甘草、木香益氣運脾以升清；茯苓滲脾濕以降濁；更用麝香入脾，通經開竅以行藥勢。如此則中軸樞轉，水火陰陽能上下交通，故志意不定，驚悸恐怖，悲憂慘戚，虛煩少睡，喜怒無常，夜多盜汗，飲食無味，頭目昏眩，夢遺失精等症可愈。

〈道之篇〉中說過，筆者常以交泰丸加味（參圖36）治心火旺、腎陽虛之心腎不交失眠者，效果頗佳。方中黃連清心火，味苦能降，不僅降心火，亦可降胃濁；肉桂溫腎陽，引火歸源，腎陽暖則脾土得溫而自能升。又，白朮、茯苓一燥一滲，燥者溫化而升清，滲者利濕而降濁；黃連、肉桂、白朮、茯苓合而斡旋中州，運轉樞軸，使水升火降，交相既濟。再加龍骨、牡蠣鎮心安神，引浮陽下潛，則心腎益交。該方即取黃元御《四聖心源・勞傷解》「四維之病，悉因於中氣，中氣者，和濟水火之機，升降金木之軸」之意。

簡而言之，脾與胃陰陽相合，納運協調，升降相因，燥濕相濟，相輔相成，方能完成土系生化、承載、受納的完整過程。

在這裡，還有個「胃氣」問題值得一談。

中醫學是非常重視「胃氣」的，《素問・平人氣象論》說「人無胃氣曰逆，逆者死」，《脾胃論》強調「人以胃氣為本」，均明確了胃氣在人體的重要性。然「胃氣」一詞，較之腎氣、肺氣等不同，其內涵往往因應語境而變，故須明辨。

其一，指胃的受納腐熟、通降功能。此與腎氣、肺氣、肝氣、心氣、脾氣是指各臟功能一樣。胃氣旺，則胃的受納腐熟、通降作用強；胃氣虛，則胃的受納腐熟、通降功能減。

其二，指胃之氣機。臨床見嘔吐、噯氣、呃逆、惡心時，習慣稱為胃氣上逆。胃屬腑，其氣機以下降為順，逆則為病。此《臨證指南醫案・脾胃》所言的「胃宜降則和」。

其三，為脾、胃、小腸消化吸收功能的統稱。李東垣在《脾胃論・脾胃虛實傳變論》中說：「元氣之充足，皆由脾胃之氣無所傷，而後能滋養元氣。若胃氣之本弱，飲食自倍，則脾胃之氣既傷，而元氣亦不能充，而諸病之所由生

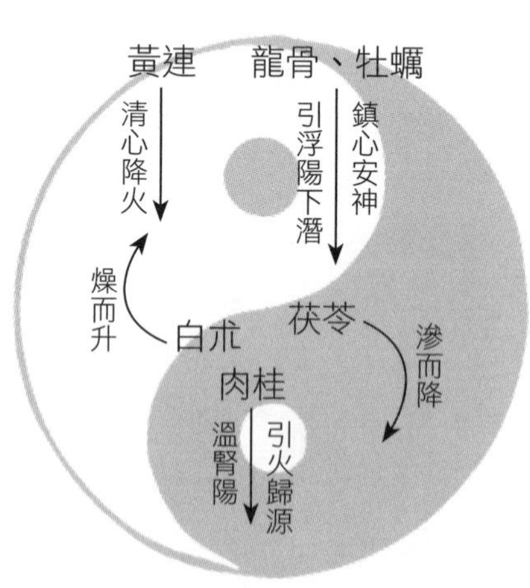

圖 36　交泰丸加味方意圖

也。」這裡的胃氣實包含了脾運化水穀，胃受納腐熟以及小腸化物、泌別清濁等功能。「人以胃氣為本」也是這個含義。胃氣強，即整個消化吸收功能強，氣血生化有源；胃氣弱，即整個消化吸收功能弱，氣血生化乏源。

其四，指人身各氣之別稱。包括元氣、營氣、衛氣、穀氣、清氣等。李東垣的《脾胃論・飲食勞倦所傷始為熱中論》曰：「悉言人以胃氣為本。蓋人受水穀之氣以生，所謂清氣、榮（營）氣、運氣、衛氣、春升之氣，皆胃氣之別稱也。」其在《脾胃論・脾胃虛則九竅不通論》再曰：「胃氣者，穀氣也，榮氣也，運氣也，生氣也，清氣也，衛氣也，陽氣也。」

其五，指脈象的特徵。即脈來從容和緩、不快不慢為有胃氣。張景岳《類經・脈色類》云：「胃氣之見於脈者，如〈玉機真藏論〉曰：脈弱以滑，是有胃氣。〈終始篇〉曰：邪氣來也緊而疾，穀氣來也徐而和。是皆胃氣之謂。大都脈代時宜無太過無不及，自有一種雍容和緩之狀者，便是胃氣之脈。」有胃氣之脈表示正氣足，雖病卻易治。至於無胃氣之脈，景岳云：「若四季相代，而但弦但鉤但毛但石，是但代無胃，見真藏也，故曰死。」《素問・平人氣象論》曰：「所謂無胃氣者，但得真藏脈，不得胃氣也。」皆言脈失從容和緩之象，真臟脈外現，是胃氣已盡，示病情較重，預後不良。脈之胃氣又可顯示人體正氣，故曰：「有胃則生，無胃則死。」（《景岳全書・雜證謨・脾胃》）

其六，為舌苔形成的主要因素。舌苔由胃氣薰蒸而成，正常人是薄白苔，由於病人的胃氣有強弱，機體有寒熱虛實，故可形成各種不同的病理舌苔。比如剝落苔，常與胃氣受損有關；有根苔多表明病人有胃氣，無根苔多表示胃氣已衰等。

其七，指人體正氣。《景岳全書・脈神章中・胃氣解》云：「蓋胃氣者，正氣也；病氣者，邪氣也。夫邪正不兩立，一勝則一負，凡邪氣勝則正氣敗，正氣至則邪氣退矣。若欲察病之進退吉凶者，但當以胃氣為主。察之之法，如今日尚和緩，明日更弦急，知邪氣之愈進，邪愈進則病愈甚矣；今日甚弦急，明日稍和緩，知胃氣之漸至，胃氣至則病漸輕矣。」即言胃氣乃正氣，然此正氣之候則視脈之變化，故脈象之胃氣與正氣之胃氣，實是互為表裡關係。

以上「胃氣」內涵雖然一個名詞，各自表達，但歧義並不大，僅是胃功能的逐漸外延而已：由胃功能而外展為脾、胃、小腸消化吸收功能的統稱；消化吸收功能可化生或充養元氣、營氣、衛氣、穀氣、清氣；各氣旺即正氣足；正氣盛衰可顯於脈象與舌象。

胃氣主要表現在食慾、脈象、舌苔和神色等方面。一般以食慾正常，脈象從容和緩、不快不慢，舌苔正常，面色榮潤，稱之為有胃氣。反之，則為胃氣傷或胃氣敗。臨床上，往往以胃氣之有無或強弱作為判斷預後吉凶的重要依據。葉天士在《臨證指南醫案・不食》中說：「有胃氣則生，無胃氣則死，此百病之大綱也。故諸病若能食者，勢雖重而尚可挽救；不能食者，勢雖輕而必致延劇。」

由於「脾胃為後天之本」、「脾胃為氣血生化之源」，因此「保養胃氣」實質上就是強調因應養生、防病、治病的不同目的，通過採取適當措施，保護脾胃的功能，避免敗胃藥食，以免如《本草經疏》卷一所言的「胃氣一敗，則百藥難施」，由此而達到提高正氣，防病袪邪，養生延年的目的。

觀張仲景六經用藥最能體現重胃氣的觀念。

（甲）太陽病：桂枝湯以生薑、大棗和營衛。營衛者源於胃氣，亦即以薑棗調和胃氣也。桂枝配甘草辛甘化陽，且生薑溫燥，與脾喜燥之性合；芍藥配甘草，酸甘化陰，且大棗柔潤，與胃喜潤之性投。如此，陰陽表裡，燥濕剛柔，靡不相合。再以土性之炙甘草為「中」調和諸藥，和協眾情，更合生薑、大棗調和胃氣。再啜粥以助汗之源，增藥力，滋胃氣也。

（乙）陽明病：白虎湯因石膏、知母之性大寒，恐傷胃氣，故用甘草、粳米以和胃氣。《傷寒來蘇集》卷三云：「甘草皮赤中黃，能土中瀉火，為中宮舟楫，寒藥得之緩其寒，用此為佐，沉降之性，亦得留連於脾胃之間矣。粳米稼穡作甘，氣味溫和，稟容平之德，為後天養命之資，得此為佐，陰寒之物，庶無傷損脾胃之慮也。煮湯入胃，輸脾歸肺，水精四布，大煩大渴可除矣。」

調胃承氣湯，方中藥僅三味，大黃、芒硝、炙甘草。其中炙甘草甘緩和中，益氣養胃，以緩硝、黃之苦泄，使藥力緩緩下行。由於該方能承順胃氣，使燥熱得解，氣機相接，胃氣自和，故名調胃承氣湯。

（丙）少陽病：小柴胡湯中的柴胡透解邪熱，疏達經氣；黃芩清泄邪熱；法半夏和胃降逆；人參、炙甘草補正氣而和中，以抗病邪；生薑、大棗調和營衛，和胃氣。諸藥相協可使邪氣得解，少陽得和，胃氣得養。其中薑、棗、參、草皆養胃氣之品。

（丁）太陰病：太陰病本就中焦之虛，小建中湯、理中湯之助中焦，強胃氣乃為正格。

小建中湯重用甘溫質潤之飴糖為君，溫補中焦，緩急止痛，又可潤燥土。臣以辛甘溫之桂枝條達肝氣，溫陽氣，祛寒邪；酸甘之白芍養營陰，緩肝急，止腹痛。佐以生薑燥脾濕而散寒，大棗補脾益胃。炙甘草益氣和中，調和諸藥，是為使藥。且飴糖配桂枝，辛甘化陽，溫中焦而補脾虛；芍藥配甘草，酸甘化陰，緩肝急而止腹痛。諸藥合用，溫中補虛，柔肝緩急，調和陰陽，用之可使中氣強健，陰陽氣血生化有源，故以「建中」為名。

理中湯以乾薑溫運中焦，祛散寒邪，恢復脾陽為君；輔以人參補氣健脾，協助乾薑以振奮脾陽為臣；佐以白朮健脾燥濕，以促脾陽健運；使以炙甘草調和諸藥，而兼補脾和中。若以蜜和丸，取其甘緩之氣調補脾胃。諸藥合用，使中焦重振，脾胃健運，清升濁降機能得以恢復，則吐瀉腹痛可愈。

（戊）少陰病：四逆湯、通脈四逆湯、四逆加人參湯均有乾薑、炙甘草。其中乾薑溫中散寒，助陽通脈，守而不走，可使氣力雄壯走而不守的附子藥力流轉於體內；炙甘草固護陰液，伍乾薑溫健脾陽，緩薑、附的燥烈之性，使藥力持久，並制附子毒性。薑、草皆溫中調中之劑。

（己）厥陰病：烏梅丸辛開苦降相伍，寒熱相配，則須和胃氣，調中焦以斡旋，此人參、乾薑之用也；蒸之以五斗米下，更見顧胃氣之意。

胃氣之義，《景岳全書・雜證謨・脾胃》括之曰：「是可知土氣為萬物之源，胃氣為養生之主；胃強則強，胃弱則衰；有胃則生，無胃則死。是以養生家必當以脾胃為先，而凡脾胃受傷之處，所不可不察也。」

4. 脾之外應

脾與長夏或季月，辰、未、戌、丑時，至陰之氣，化氣，濕氣，黃色，甘味，中央相通應。

長夏以時空換算，正居西南坤位，時稟濕熱之氣，氣候炎熱，雨水較多，天陽下迫，地濕上騰，醞釀生化，萬物華實，合於土生化萬物之象，故脾與長夏同氣相求而相通應；季月與辰、未、戌、丑四時屬土，主要應土載四行之意；人體的脾為至陰之土，居中央，主運化，化生精氣血津液，以奉生身，與「土爰稼穡」相類；土之色黃，故色黃之藥如炙甘草、人參、黃芪等入脾；土之味甘，故甘味之品如炙甘草、大棗、飴糖、蜂蜜等多能補脾。

據此，五臟之脾，時節之長夏或季月，辰、未、戌、丑四時，四象之至陰，五化之化，五氣之濕，五色之黃，五味之甘，五方之中，屬同格局、象類的內容。

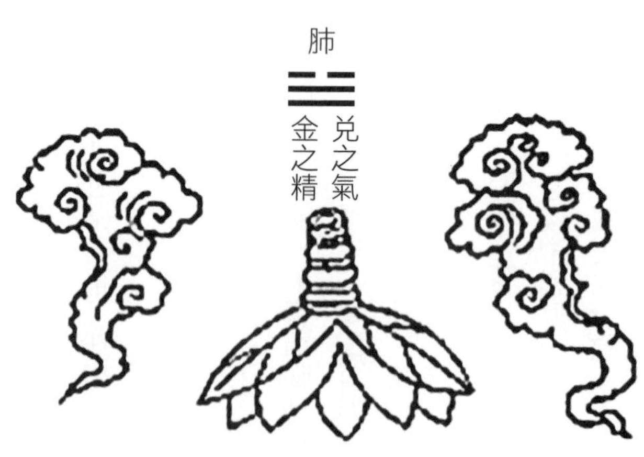

圖37　黃庭內景・肺

前述脾之功，多以陰土、中央、黃色喻理。象同則理同，象近則理近。

長夏之濕雖主生化，然脾為陰土，濕土，濕之太過，反困於脾，使脾運不展，可引起胸脘痞滿，食少體倦，大便溏薄，口甜多涎，舌苔滑膩等常見症。脾本虛者，逢此時易加重。又因時逢炎夏，濕與熱兼，更以濕熱交相為病多見。長夏調養，當避暑濕，多服薏苡仁、冬瓜、荷葉、扁豆或六一散等祛暑去濕健脾之品。處方遣藥，常加入芳香化濁、醒脾燥濕的藿香、佩蘭等藥。

後天八卦順序中「致役乎坤」之後，是「說言乎兌，戰乎乾」。兌為澤、乾為天，均屬金，代表肺系統，見圖37。

（五）兌金少陰肺系象

肺之象，五行屬金，時配秋天與黃昏，為陽中之少陰，參圖38。後天八卦正配兌卦☱，兼配乾卦☰。兌之本義為澤，乾之本義為天，五行均屬金。兌之方位在西，乾之方位在西北，一般以西為金之正方。見圖39。

先天八卦的西方為坎卦☵，坎之本義為水，可作其陰陽特性的背景參考。

圖38是以天地為參的動態太極圖，以順時針旋轉為正，圖中間

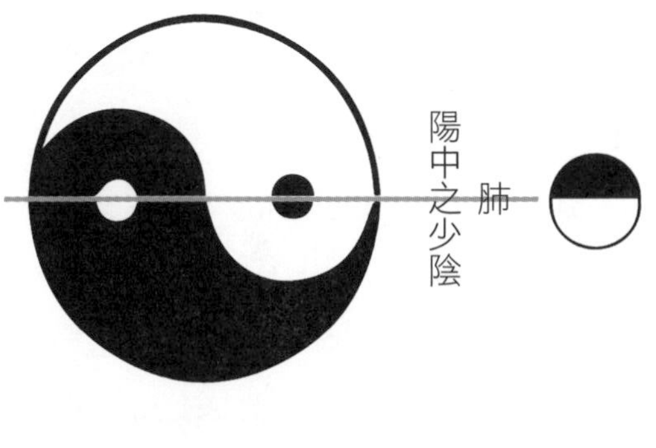

肺
陽中之少陰

圖38　肺為陽中之少陰動態圖

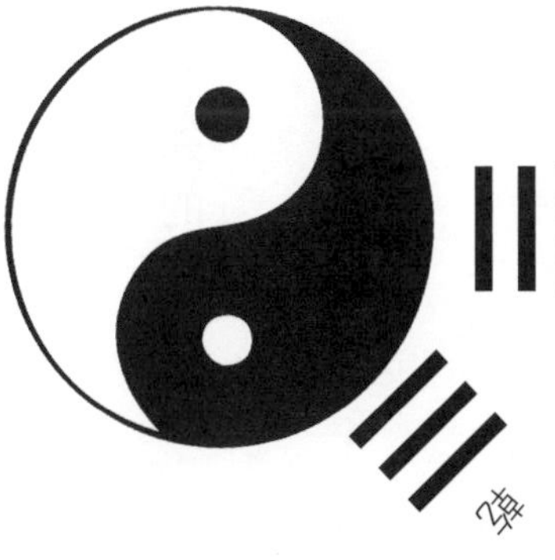

兌
乾

圖39　肺配八卦圖

的橫線代表地平線，則少陰猶如夕陽西下，沉入地平，故圖右側之陽魚頭已降入地平，圖右之黑白球亦陽在陰下，示意日已西沉，地面陰顯，以應少陰☳陰爻在上，陽爻在下之象。

圖39是從圖9後天八卦圖裁下的肺配卦部分，其內的太極圖中陰陽代表肺系統的陰陽量。兩圖一動一靜，互補互參。

1. 肺的主要生理功能

（1）肺主氣、司呼吸

所謂肺主氣，是指人身之氣均為肺所主持，《素問・五藏生成》謂：「諸氣者，皆屬於肺。」故後人稱「肺為氣之主」。肺主氣包括主呼吸之氣和主一身之氣兩個方面：

①**主呼吸之氣**：是指肺為人體主司呼吸運動的器官，主持機體的呼吸活動，為體內外之氣交換的場所。肺通過呼吸吸入自然界的清氣，排出體內的濁氣，實現體內外之氣的交換。

無可置疑，肺的呼吸功能源於解剖觀察。肺位於胸腔，左右各一，為白色分葉、質地疏鬆含氣的器官。在膈膜之上，上連氣道，喉為門戶。《醫貫・內經十二官論》謂：「喉下為肺，兩葉白瑩，謂之華蓋，以覆諸臟，虛如蜂窠，下無透竅，故吸之則滿，呼之則虛。」

由於肺下覆諸臟，為五臟之華蓋，上連氣管，開竅於鼻，與自然界之大氣直接相通，故《素問・陰陽應象大論》曰：「天氣通於肺。」這既是描述肺與自然界的清氣的客觀關係，同時也為肺與覆蓋萬物、大氣流行的乾☰天相配，從解剖之象向更深廣的意象過渡提供了依據。

正是由於肺不斷地呼濁吸清，吐故納新，從而促進人體氣的生成，調節著氣的升降出入運動。基於血隨氣行，津隨氣行，則人體內血液的運行、津液的輸布和排泄均有賴於肺呼吸運動的和調，人體的新陳代謝由是得以正常進行。

肺主呼吸的功能，實際上是肺氣宣發與肅降作用在氣體交換過程中的具體表現。肺氣宣發，濁氣得以呼出；肺氣肅降，清氣得以吸入。肺氣的宣發與肅降作用協調有序，則呼吸均勻暢達，表現為氣道通暢，呼吸調勻。

若肺的病變影響到肺的宣降作用，臨床就會出現呼吸異常表現，而見胸悶、咳嗽、喘促、呼吸不利等症狀。若進一步辨其虛實，則喘促、呼吸不利發作較急，胸滿聲高氣粗，出氣不爽，以呼出為快者，多為氣滿有餘，失於宣降之實證；而來勢較緩，時輕時重，氣怯聲低，吸少呼多，以吸入為快，氣不得續，動則喘甚者，多為氣不足之虛證。

肺之主司呼吸，除本身的功能活動外，還依賴於腎的作用。因腎主納氣，能吸引肺氣肅降下達以歸根，一出一入，一呼一納，才能保持呼吸深長，完成氣的升降出入運動。品質好的呼吸特點是細、慢、勻、長，此謂內氣悠長，呼吸有根。

②**主一身之氣**：是指肺有主司一身之氣的生成和運行的作用。故《素問•六節藏象論》說：「肺者，氣之本」。即肺通過呼吸作用參與氣的生成和調節全身氣機。這一功能既可看作肺司呼吸功能的外延，也可視為乾☰天意象。何夢瑤《醫碥•五藏配五行八卦說》云：「心肺位居膈上，而肺尤高，天之分也，故屬乾金。」乾天何為？「天行健」，「雲行雨施，品物流形」，其功均於大氣流行中體現。乾主通天下一氣，肺則主一身之氣。

肺主一身之氣主要體現在兩個方面：

一是氣的生成方面，特別是宗氣的生成與肺的關係最為密切。肺通過呼吸運動，將自然界的清氣吸入，清氣在肺中和經脾胃消化吸收而來的水穀精氣相結合，積聚於胸中的氣海（又稱膻中）而生成宗氣。宗者，「總」也。宗氣生成後，上出喉嚨能促進肺的呼吸運動，貫通心脈能促進氣血運行，以溫養各臟腑組織和維持它們的正常功能活動，還可沿三焦下行丹田以資元氣。這樣肺通過生成宗氣，並發揮其功用這一環節，起到了主一身之氣的部分作用。

二是對全身氣機的調節作用。氣機，是指氣的運動變化過程，升、降、出、入是其基本運動形式。肺對氣機的調節主要通過三種方式進行。

其一，肺有節律地一呼一吸本身就是氣升、降、出、入的最佳體現。呼為氣的上升與外出，吸是氣的進入與下降。這樣，肺一呼一吸的升降出入之氣就可成為全身氣升降出入的動力，由此帶動全身氣的升降出入運動，而起到調節全身氣機的作用。《辨證奇聞・痺證門》曰：「肺為相傅之官，治節出焉。統轄一身之氣，無經不達，無臟不轉，是氣乃肺之充而肺乃氣之主也。」

養生家刻意以不同的呼吸方式與節奏來調整體內之氣的生成與運行，古謂之吐納。而宗氣可沿三焦下行丹田以資元氣之說，也帶有明顯的吐納表述痕跡。吐納最常用的腹式呼吸，能夠增加膈肌的活動範圍，從而增加肺的通氣量，肺的通氣量增加即意味著肺活量的擴大與心肺功能的改善或增強。由於膈肌活動範圍增加，其揉按作用還可改善腹部臟器的功能，如利於舒肝利膽，促進膽汁分泌，增強脾胃功能等，並可通過降腹壓而降血壓。這些，實是氣機升、降、出、入良性調節效應的現代表達。同時，呼吸深長意味著宗氣的生成以及下資元氣的量更多，亦使其調節全身之氣升降出入的動力更足，效果更佳。

其二，肝從左升，肺從右降，升降相因，使人體之氣太極圓轉而氣機和調。《素問・陰陽應象大論》曰：「左右者，陰陽之道路也。」肝主疏泄，以木氣之升發、條達、舒暢、宜升為生理特性，應於方位之東，為少陽之處，故從於左；肺主肅降，以金氣之肅降、收斂為生理特性，應於方位之西，為少陰之處，故從於右。善調氣機的八段錦在養生文獻上首見於南宋曾慥著的《道樞・眾妙》，其文字就有：「左肝右肺如射雕焉。」參圖40。在這裡還是要再次強調，氣機升降並非垂直升降，而是太極圓轉的升降。圓，才能升極而降，降極而升，升降相因，相反相成，相互協調。故肺氣的肅降與肝氣的升發是圓運動的升降相因，相反相成，從而協調人體氣機升降於平衡狀態。

其三，敷布營衛之氣。肺之宣發可布散衛氣於全身，外達肌表，起護衛肌表，溫養肌腠皮毛，調節和控制腠理開合的作用。營行脈內，其作用是化生血液，而肺朝百脈，助心行血，即為輸營氣於全身，而起到營養五臟六腑、四肢百骸、肌腠皮毛的作用。若再結合前述肺化生宗氣，下資元氣的功用，則宗、元、營、衛諸氣的生成或功能的發揮無不與之相關。《素問・五藏生成》所說的「諸氣者，皆屬於肺」的確是名副其實，絕非虛言。

肺主呼吸之氣和主一身之氣是互相聯繫、不可分割的功能活動過程，其中呼吸功能又起著決定性作用，肺的呼吸調勻通暢是氣生成和氣機調暢的根本條件。只有肺主呼吸之氣正常，才能完成肺主一身之氣的功能，使全身各臟腑經絡之氣旺盛，氣的升降出入運動協調通暢，從而保證生命活動正常。如果肺的呼吸功能異常，勢必影響宗氣的生成、諸氣的敷布及氣的升降出入運動，肺主一身之氣的作用也就減弱了。

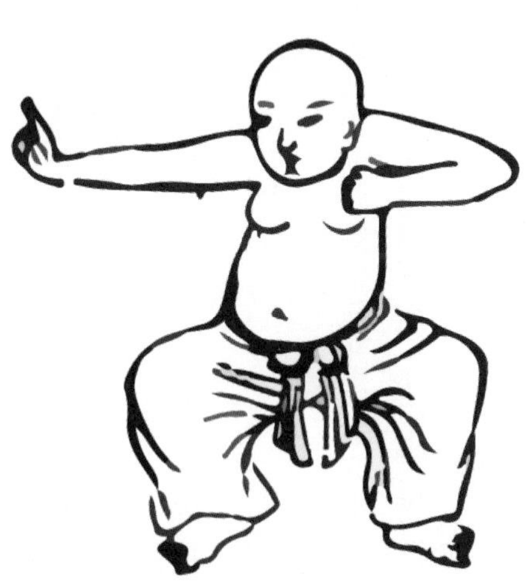

圖40　八段錦・左右彎弓似射雕

（2）肺主宣發肅降

我們先將肺主宣發、肅降功能對比於下，見表4，再來分析其內涵。

肺主宣發、肅降功能本質上是將肺氣的運動趨向與相關作用以呼吸為參，以呼氣的向上向外，吸氣的向下向內為構象基礎，再參考乾天、兌澤意象而作的一種人為分類。

表4　宣發、肅降比較表

功能	肺主宣發	肺主肅降
含義	宣布、發散之意，指肺氣向上、向外的宣升與發散	清肅、下降之意，指肺氣向下、向內的通降
具體作用	排出體內的濁氣	吸入自然界的清氣
	將脾轉輸而來的水穀精氣和津液向上、向外布散，起充養與濡潤作用	將脾轉輸而來的水穀精氣和津液向下、向內通降，起充養與濡潤作用，並將代謝後的水液降到腎，促進尿液的生成
	宣發衛氣，布散全身，外達肌表，起護衛肌表、溫養肌腠皮毛、調節和控制腠理開合的作用	清肅呼吸道異物

呼吸基礎反映在功能的第一點：宣發，肺可排出體內的濁氣；肅降，肺吸入自然界的清氣。

乾天、兌澤意象主要反映在功能的第二點：脾將水穀精氣和津液運化上輸於肺，此為「地氣上為雲」。肺接受脾運來的水穀精氣和津液後再兵分兩路，宣發將精氣和津液向上、向外布散，肅降將精氣和津液向下、向內通降，兩者分工合作，則人體所有的臟腑器官、四肢百骸、肌腠皮毛均能得到「若霧露之溉」的充養與濡潤。而代謝後的水液則降到腎，促進尿液的生成。整個過程主要體現「天氣下為雨」。

或有疑，此功能包括向上向外，並不僅僅是降，何獨言「天氣下為雨」？應該這樣看，由於肺位最高，肺為天，天的對應參照就是其下的地，五臟六腑均在其下，據陰陽交感原理，臟腑在上者，其功能趨向當以向下為主，即其降若甘露遍灑，萬物得滋。至於向上、向外的布散，一是基於肺之上部、外部尚有頭面與肌腠皮毛，二是因為天無邊無際也無頂，因此雲行雨施，精氣流布若霧露之溉的彌漫狀態就不可能只下不上。但不論上下，實可以「天氣下為雨」為統。

此外，肺還與兌卦☱配。兌為澤，澤即湖泊，湖泊即水，取象歌云：「兌上缺。」兌之象上口開，微有水氣宣升之意，但兌畢竟五行屬金，總以降為主，《醫碥・五藏配五行八卦說》云：「兌，乾上畫之變也。肺居心上，乾之上畫也，上畫變而為兌，於時為秋，於象為金，金性沉降，秋氣斂肅，陽氣升極而降，由肺而降，故肺又屬兌金。」故肺之氣既宣又降，但以清肅下降為主、為常。《醫門法律・肺癰肺痿門》曰：「人身之氣，稟命於肺，肺氣清肅則周身之氣莫不服從而順行。」

至於宣發衛氣，則是肺將精氣和津液向上、向外布散功能的某方面強調。《素問・痹論》云：「衛者水穀之悍氣也。」

而清肅呼吸道異物則是吸氣的向下功能延伸。肺為「清虛之臟，纖芥不容」（《理虛元鑒・勞嗽症論》），肺氣的肅降能及時清肅肺和呼吸道內的異物，從而保持其潔淨，使肺氣運動暢達無阻。

病理上，肺氣失於宣散，可出現呼吸不利，尤以呼氣不利為主。氣憋於胸則胸悶，咳嗽；肺氣不通於鼻則見鼻塞。而寒邪犯肺，腠理因收引而閉每致無汗，無汗則又反過來妨礙肺氣的宣發。上症之機多為實，其治以辛宣散之，麻黃、薄荷、生薑、辛夷花等為代表。

肺氣亦可因虛而失於宣散，常見為肺氣虛，不能宣發衛氣到體表，衛氣失其衛外、溫煦、控汗之功而見易感邪、惡風、自汗等症。方選玉屏風散加減，參圖41。

此方雖常用，但其常解卻未盡人意，常解為：方中黃芪益氣固表止汗為君；白朮補氣健脾，亦固表為臣；佐以防風走表而散風邪，合黃芪、白朮以益氣祛邪。且黃芪得防風，固表而不致留邪；防風得黃芪，祛邪而不傷正，則補中寓疏，散中寓補。

常解之疏主要是把防風當作純粹的祛邪之品。無疑，防風確有祛風之用，然此方不是用於感冒當下，而是未感邪時固表以防邪，其所用之時是未有邪，故防風之用主要是借風藥之辛散，宣衛氣於表以固衛，並防風邪之入侵，祛邪僅是順帶而已。且看《醫方考・自汗門》所言：「衛氣一虧，則不足以固津液，而自滲泄矣，此自汗之由也。白朮、黃芪所以益氣，然甘者性緩，不能速達於表，故佐之以防風。東垣有言，黃芪得防風而功愈大，乃相畏而相使者也。」《絳雪園古方選註》卷七謂：「黃耆畏防風，畏者，受彼之制也。然其氣皆柔，皆主乎表，故雖畏而仍可相使。不過黃耆性鈍，防風性利，鈍者受利者之制耳，惟其受制，乃能隨防風以周衛於身而固護表氣，故曰玉屏風。」兩段皆有防風能助黃芪、白朮散衛於表之意。再看《本草新編》卷三之論：「殊不知防風宜於無風之時，同黃芪用之，可以杜風邪之不入於皮毛，非風邪已入而可用之物也。古人名

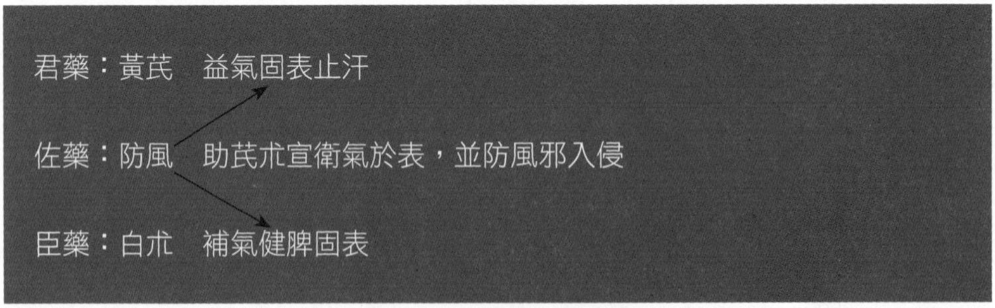

圖41　玉屏風散方意圖

一物，必有深意，顧名而可悟矣。」即防風合黃芪目的在杜風邪之入，而不是祛已入之風邪。

單觀防風，《本草崇原》卷上謂：「防風莖、葉、花、實，兼備五色，其味甘，其質黃，其臭香，稟土運之專精，治周身之風證。蓋土氣厚，則風可屏，故名防風。」此言防風之用不僅是祛邪，尚有厚土（脾）而防邪之功。《神農本草經讀》卷一云：「然溫屬春和之氣，入肝而治風，尤妙在甘以入脾，培土以和木風，其用獨神。此理證之易象，於剝復二卦，而可悟焉，兩土同崩則剝，故大病必顧脾胃，土木無忤則復，故病轉必和肝脾，防風驅風之中，大有回生之力。」（注：剝卦䷖上艮下坤，兩卦均屬土，剝者，剝落也，故謂「兩土同崩」；復卦䷗上坤下震，上土下木，其象疏朗，居於下之一陽升動無礙，木能疏土，故謂「土木無忤」。）此段言防風尚有疏肝健脾之功，痛瀉要方中防風之用即可為證。未識防風之能，則防風僅是衝鋒陷陣之偏將，但知防風之功，則防風可為攻守兼備的良才。

若肺氣失於肅降，則可見呼吸短促、上氣、喘、哮等肺氣上逆之候。其治多以苦降為主，辛行為佐。常用藥如杏仁、百前、前胡、紫菀、枇杷葉、蘇子等。

肺之宣發和肅降雖相反卻相成，兩者既相互制約，又相互配合，自成一個小太極。只有宣發和肅降正常協調，在肺本身的太極運轉中維持著升、降、出、入的相對平衡，才能使氣道通暢，呼吸調勻，保證人體內外氣體交換，使全身上下內外各臟腑組織得到氣、血、津液的營養灌溉，並固衛於外，保持清肅於內。換言之，肺的生理功能如肺司呼吸，主一身之氣，通調水道，朝百脈，主治節等，都是通過肺的宣降運動來完成的。

病理情況下，一方失常可因肺太極樞轉不利而影響另一方，而呈「肺失宣發」與「肺失肅降」同見之局，常合稱為「肺失宣肅」。臨床之治常宣肅並舉。麻黃與杏仁之配就是典型的宣肅互用，兩藥一宣一降、一燥一潤、一剛一柔，麻黃湯、大青龍湯、麻杏甘石湯、麻黃加朮湯、麻杏苡甘湯、厚朴麻黃湯、定喘湯、文蛤湯皆並用。然宣降之配亦須分清主次與因果。《本草思辨錄》卷三云：「傷寒發汗，以麻黃為主，杏仁為輔；治喘以杏仁為主，麻黃為輔。故二物並用，其效始捷。」

用。

（3）肺主行水

肺主行水又稱肺主通調水道，指肺的宣發和肅降對體內水液的輸布、運行和排泄起著疏通和調節作用。

然宣發和肅降何以能調節體內水液的輸布、運行和排泄？我們可重溫肺的宣發與肅降功能。

先看水液的輸布、運行：肺接受脾運來的津液後兵分兩路，其中宣發將津液向上、向外布散，肅降將津液向下、向內通降，兩者分工合作，則人體所有的臟腑器官、四肢百骸、肌膚皮毛均能得到雲行雨施之潤。

再看水液的排泄：

①肺氣的肅降，可使水液通過三焦不斷向下布散，供臟腑組織利用，利用後之水液輸送到腎和膀胱，再經腎和膀胱的氣化作用，將代謝後所產生的廢液變為尿液排出體外。

②肺宣發衛氣，外達肌表，將代謝後的水液化為汗液，經汗孔排出體外。人體每天排汗一般為五〇〇毫升左右，夏天或運動較多時還高於此數。

③排出體內的濁氣為宣發，吸入自然界的清氣屬肅降，人們每天呼吸以水汽形式帶出去的水分約為二五〇毫升。

④肺與大腸相表裡，肺肅降氣與水液於大腸，有助於大腸排便，其中也帶出少量水分。

故人體所有的水液排泄途徑均與肺直接或間接相關。

水液在人體中不斷布散滲透、循環運行、利用後排泄，這個過程以肺為重要周轉站，很大程度上依靠肺氣的疏通調節來完成。故《素問・經脈別論》說：「飲入於胃，遊溢精氣，上輸於脾，脾氣散精，上歸於肺，通調水道，下輸膀胱，水精四布，五經並行。」

由於肺參與調節體內水液代謝，且為華蓋，居位最高，所以《血證論・臟腑病機論》又云：「膀胱者，貯小便之器，經謂：『州都之官，津液藏焉，氣化則能出矣。』此指汗出，非指小便。小便雖出於膀胱，而實則肺為水之上源，上源清，則下源自清……腎又為水之主，腎氣行，則水行也。經所謂氣化則能出者，謂膀胱之氣，載津液上行外達，出而為汗，則有雲行雨施之象。」

表面看，「肺為水之上源」似乎是一個功能與臟腑位置相合的結論，但深層次背景還是乾天與兌澤意象。唐容川在《血證論・臟腑病機論》云：「肺為乾金，象天之體，又名華蓋。五臟六腑，受其覆冒……腎為水，肺為天，金水相生，天水循環。腎為生水之原，肺即為制氣之主也。」可見這是「天水循環」中，乾天「雲行雨施」、「天氣下為雨」的過程體現。

別忘了，肺還與兌卦☱相配，兌五行屬金，其本義為澤，澤者，湖泊也。兌之方位在西，以國為太極，西四十五度角區域含青藏高原的一部分。高原中的江河源區正是長江、黃河的發源處，而西水東流也正是中國主要河流的主流向。若云偶然，則張景岳《類經・經絡類》有「手太陰外合於河水，內屬於肺（手太陰經內屬於肺，常多氣少血。肺為藏府之蓋，其經最高而朝百脈，故外合於河水）」之說。句中河水者，黃河之水也。長江、黃河兩水均為大冰川水融而成，冰川本為水，但水凝成冰，質固則具金意，冰化為水，則應五行相生，金生麗水也。此處還揭示了一個現象，凡江河之源一定起於高原，如此才能水往低流，一瀉千里，以潤萬物。有趣的是，先天八卦的西方為坎卦☵，坎之本義即為水，亦可作背景參考。

故地球之水上源有二：一，天雨；二，高原水。「人法地」，地之水既有上源，人何能免之？肺位最高，非其莫屬。

假如不顧臨床實際，僅僅是為了迎合意象而強造功能，則毫無意義。但「肺為水之上源」不僅合於乾天與兌澤意象，也確具臨床指導意義。

若然肺失宣降，勢必影響其行水功能，就會產生水、濕、痰、飲等水液代謝障礙的病理產物。如失於宣散，則水液不能外達皮毛或腠理閉塞，可出現無汗，甚或皮膚水腫等症狀；失於肅降，則水液停滯於臟腑組織，產生濕、痰、飲，甚至不能下輸膀胱，致小便不利，水腫。

痰飲在肺之患，通過宣降肺氣而治是常法，大家都很熟悉。

濕之治從脾居多，但肺也不是毫無用武之地。《溫病條辨・中焦篇》云：「肺經通調水道，下達膀胱，肺痹開則膀胱亦開。」又云：「宣肺氣，由肺而達膀胱以利濕。」說明了宣降肺氣可促氣機流通，氣行則水行，三焦水道通利，使濕邪從小便而去。其三仁湯、杏仁滑石湯之用即蘊此意。

三仁湯，《溫病條辨・上焦篇》云：「惟以三仁湯輕開上焦肺氣，蓋肺主一身之氣，氣化則濕亦化也。」其方意見圖42。

杏仁滑石湯，《溫病條辨・中焦篇》云：「熱處濕中，濕蘊生熱，濕熱交混，非偏寒偏熱可治，故以杏仁、滑石、通草先宣肺氣，由肺而達膀胱以利濕；厚朴苦溫而瀉濕滿；芩、連清裡而止濕熱之利；鬱金芳香走竅而開閉結；橘、半

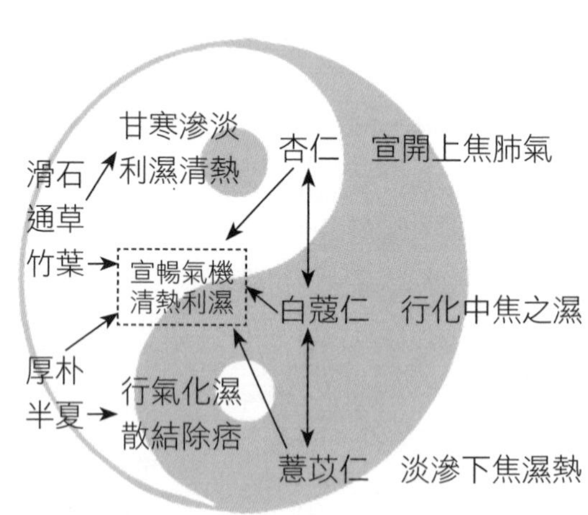

圖 42　三仁湯方意圖

強胃而宣濕化痰以止嘔惡，俾三焦混處之邪，各得分解矣。」

一些水腫病從肺論治更顯「肺為水之上源」的臨床意義。水腫臨床當首辨陽水與陰水，以明虛實。我們先看表5中陽水與陰水之鑒別。

表5　陽水、陰水鑒別

分類	陽水	陰水
性質	實	虛
辨證要點	多發病急，來勢猛，先見眼瞼頭面、上半身腫	多發病緩，來勢徐，水腫先從足部開始，腰以下腫甚
病位	多見於肺	脾、腎
常見病機	外邪犯肺，肺失宣降	脾、腎陽氣單獨虛或兩臟同虛，失於運化與氣化

由於陽水病機多屬外邪犯肺，肺失宣降，故治當從肺，可用「宣肺利水」和「降氣利水」之法。由於外邪侵襲致肺失宣發更多見，因此宣肺利水法更為常用，即《黃帝內經》所謂「開鬼門」之法。「鬼（通魄）門」指體表汗孔，即通過宣肺發汗，可使水從汗孔而出。若水僅從汗孔而出，則排水有限，仍未足以見其奇，此法奇就奇在雖不刻意利水，但小便也見增多。何解？蓋因汗孔通腠理，腠理通三焦，三焦的作用是通行諸氣，疏通水道，運行水液。汗孔又稱「氣門」，「氣門」者，體內外氣出入之門戶。一發汗，氣門開，體內外之氣自可交流潛通，則三焦之氣暢通流行，氣通則水行，自然就水道通

調，下輸膀胱，而小便自利。「無心插柳柳成蔭」，此之謂也。

張仲景在《金匱要略・水氣病脈證並治》就提到治水原則：「諸有水者，腰以下腫，當利小便；腰以上腫，當發汗乃愈。」此乃一稟《素問・陰陽應象大論》「其高者，因而越之」之旨，水邪在人體上部者，則用發汗法，使水邪從表而散；二宗「在下者，引而竭之」之意，水邪在人體下部者，當以利小便之法，使水邪從下而去。二者均為因勢利導之法，也可說是《孫子兵法》「善戰者，因其勢而利導之」的兵法活用。若以時髦語言表達，則是符合經濟學原則。

「開鬼門」之法，常被喻為「提壺揭蓋」，是生活現象對醫學的啟示。一般茶壺的壺蓋上有個小汽孔，如果小汽孔被塞住，盛滿水的茶壺就倒不出水；如欲水順利倒出，就必須把壺蓋揭開，或讓小汽孔開通，有了內外氣的對流，才能水流如注。故首倡者朱丹溪說：「譬如滴水之器，必上竅通而後下竅之水出焉。」（《丹溪心法・丹溪翁傳》）在人體內，肺的位置最高，「華蓋」之臟真的就像一個蓋子。外邪，尤其是寒邪襲表，寒性收引，汗孔關閉，氣門不通，就如同茶壺的蓋子塞緊了。此時內外上下氣機不通暢，水失動力，還如何能流動？於是就停留體內，形成水腫。一經發汗，如壺揭蓋，肺氣宣則太極轉，太極轉則氣肅降，三焦氣暢則水道通調。清代徐靈胎《醫學源流論》稱之為「開上源以利下流」。可見，中醫之悟並非天馬行空，忽發奇想，而是每合常理。

治陽水最常用的越婢加朮湯，《金匱要略方義》解：「本方乃越婢湯加白朮而成……白朮乃脾家正藥，健脾祛濕是其專長，與麻黃相伍，能外散內利，祛一身表裡之水。主治中所言之裡水，乃係脾氣素虛，濕從中生，復感外風，風水相搏，發為水腫之病……治宜表裡雙解，外則發越水氣，使表邪從皮毛汗出而散；內則健脾祛溼，使脾得運化，水濕從小便而利。方中以越婢湯發其表，加白朮治其裡，二者配合，尤有表氣可通，裡氣可和之妙用。」[1] 張錫純則喜用越婢湯，其云：「受風水腫之證，《金匱》治以越婢湯，其方以麻黃為主，取其能祛風兼能利小便也。愚平素臨證用其方服藥後果能得汗，其小便即頓能利下，而腫亦遂消。」（《醫學衷中參西錄・藥物》）其說可為臨床效證。而治膀胱蓄水證為主的五苓散方後注云：「多飲暖水，汗出愈。」實發人深省。

值得注意的是外邪犯肺，肺失宣降之陽水多見於現代醫學之急性腎炎。其前驅感染和間歇期前驅病常為鏈球菌所致的上呼吸道感染，如急性化膿性扁桃體炎、咽炎、淋巴結炎、猩紅熱等，類似於中醫的表證，亦可由皮膚感染，包括膿皰病、癤腫而致。水腫是最常見的症狀，初僅累及眼瞼及顏面，晨起重；重者波及全身，少數可伴胸、腹腔積液，與陽水的特徵基本相符。西醫的診斷無疑可作中醫臨證參考之用，但切忌被別人的診斷完全牽著鼻子走。此病西醫病位在腎，一些中醫根柢不深者也容易受「腎炎」兩字的誘惑而從中醫之腎治療卻不知有肺，所用則為真武湯之類的方。然真武湯治水腫是以溫腎利水治陰水為主，若用於陽水，則水易從上而下，致使陽水變陰水。眾所周知，中醫的病，病在陽分則病淺易治，病在陰分則病重難醫。一個判斷錯誤就可能使病情從輕到重，治療從易變難，更何況補益之品還有留邪之弊，則病延矣。因此，用西醫，就得按西醫規矩；用中醫，就得按中醫方圓，兩者互參的前提是不違背各自的原則。對皮膚感染所引起的急性腎炎，中醫常用方是麻黃連翹赤小豆湯，湯中除清熱解毒的連翹、梓白皮、赤小豆，和中調藥的大棗、甘草外，還有麻黃、杏仁、生薑等宣降肺氣之品，其意自明。

此啟上通下之法不獨用於水腫之治，淋證、癃閉、便祕，甚或需上下之邪同解等均可參之隨證而用。如《醫學衷中參西錄・藥物》言麻黃之用：「傷寒太陽經病，恆兼入太陽之腑（膀胱），致留連多日不解，麻黃治在經之邪，而在腑之邪亦兼能治之。蓋在經之邪由汗而解，而在腑之邪亦可由小便而解。」再如補中益氣湯治氣虛便祕，其理既可言「欲降先升」使氣機運轉，亦可言蘊「提壺揭蓋」之

1 段富津、李飛、康廣盛編著，《金匱要略方義》，哈爾濱：黑龍江科學技術出版社，一九八四年，頁二三二。

理，蓋因柴胡、升麻均屬解表風藥，有開宣肺氣之功，肺氣一通轉，氣液自然肅降於相表裡的大腸而便自通，此《素問・五常政大論》所言的「病在下，取之上」也。

人們在生活中時有這樣的感覺，小便時，當小便一出，身上毛孔往往一鬆而產生寒顫，俗稱為「尿顫」。俗云：「一竅通則百竅通。」這一竅者原指神竅，但轉注於人身諸竅亦無不可。更典型的例子是婦女生產，產門一開，諸竅皆開，然此開非同小可，於是毛孔疏鬆，易於受風的時日就久，坐月子為什麼須避風即緣於此。

啟上通下固可用，然可否反推，通下以啟上？據「一竅通則百竅通」之理是可以的。五苓散中的桂枝，通陽化氣而助白朮、茯苓、澤瀉、豬苓利水，然利水四藥何嘗不可因通下而啟上助桂枝發表？陳堯道注五苓散曰：「如經曰：『膀胱者，州都之官，津液藏焉，氣化則能出矣。』濁陰既出下竅，則清陽自出上竅，又熱隨溺而泄，則發熱口渴之證，不治自愈。」（《傷寒辯證》卷四）《醫學衷中參西錄・藥物》云：「凡利小便之藥，其中空者多兼能發汗，木通、萹蓄之類是也；發汗之藥，其中空者多兼能利小便，麻黃、柴胡之類是也。」廣東濕重，外感一夾濕，濕蒙於外，其性黏滯，一則汗難發，二則雖有汗而邪難盡透。因此透汗時常選香薷之類既能發表，也能利小便之品以上下宣通，使邪有出路。若效仍未佳，筆者常加滑石，既取其六一散解暑濕方意，亦取其所蘊的水利則汗出之效。證諸臨床，尿量一增，汗出亦透，濕去也速。《本草綱目・石之三》謂：「滑石利竅，不獨小便也。上能利毛腠之竅，下能利精溺之竅。蓋甘淡之味，先入於胃，滲走經絡，遊溢津氣，上輸於肺，下通膀胱。肺主皮毛，為水之上源。膀胱司津液，氣化則能出。故滑石上能發表，下利水道，為蕩熱燥濕之劑。發表是蕩上中之熱，利水道是蕩中下之熱；發表是燥上中之濕，利水道是燥中下之濕。」《素問・五常政大論》云：「病在上，取之下。」此之謂也。

這裡的要義是，人體的表裡上下內外是通達的，發汗可使表和而裡通，不利小便而小便自利；利小便可使裡通而表和，不發表而汗自出，深合兵法「明修棧道，暗度陳倉」之意。發汗、利小便二者可據具體情況，分清主次，參伍而用，則表裡上下內外之氣可致沖和。

中醫之道看似深奧，其實「道」常常就在生活中，就看您是否是一個生活的有心者，專業的有心者。果有心，每易觸類成象，如醍醐灌頂，一通百通。

（4）肺朝百脈

朝，有上奉、會聚之意。肺朝百脈，指百脈朝會於肺，也就是全身的血液都經由血脈上奉、會聚於肺，通過肺的呼吸運動，進行體內外清濁之氣交換後，將富含清氣的血液不斷輸送至全身的作用。

這個功能近似於解剖學中的肺循環。肺循環是心血管循環系統中，攜帶缺氧血離開心臟，進入肺部進行氣體交換後，將含氧血帶回心臟的部分。具體來說，從右心室射出的靜脈血入肺動脈，經過肺動脈在肺內的各級分支流至肺泡周圍的毛細血管網，在此進行氣體交換，使靜脈血變成含氧豐富的動脈血。經肺內各級肺靜脈屬支，再經肺靜脈注入左心房，而繼續進行體循環。其循環式是：右心室↓肺動脈↓肺部微血管↓肺靜脈↓左心房。其特點是路程短，只通過肺，主要功能是完成氣體交換。

因此，肺朝百脈功能源於解剖觀察應無疑問。《素問・經脈別論》曰：「食氣入胃，濁氣歸心，淫精於脈，脈氣流經，經氣歸於肺，肺朝百脈，輸精於皮毛。」馬蒔在《黃帝內經素問註證發微》卷三中說：「肺為五藏之華蓋，所謂藏真高於肺，以行營衛陰陽，故受百脈之朝會。」

肺朝百脈的要點是助心行血。助心行血的基礎有二：結構基礎是百脈朝會於肺，全身的血液通過血脈而流經、匯聚於肺；功能基礎是肺主氣、司呼吸，吐故納新，司清濁之轉化，從而維持血液富含清氣並進一步輸布全身。同時，肺吸入清氣所化生的宗氣可貫通心脈，推動和調節血液的循環運行。

血脈之主在心，心氣推動血液在脈中運行，則是血液運行的基本動力。既然血賴氣的推動，隨著氣的升降而運行於全身，則肺主一身之氣，調節全身的氣機，貫通百脈，自然就成了心臟主持血液循行的一大助力。故《難經・一難》說：「人一呼脈行三寸，一吸脈行三寸。」肺朝百脈而助心行血的作用，在生理、病理上反映了氣和血的密切關係。

肺的實質性功用就是以上幾個方面，現以肺氣虛證來體會肺功能失調的狀態及機制。

神疲乏力，面色淡白，舌淡嫩，脈虛——氣虛，全身功能減退的一般見證。

咳喘無力，或少氣不足以息——肺氣虛，呼吸、宣降功能減退；宗氣生成不足，功能減退。

聲低懶言——肺氣虛，主聲音功能減退，亦與宗氣虛相關。

自汗，畏風，易感冒——肺氣虛，難以宣發衛氣到體表，衛氣的衛外、控汗、溫煦功能減退。

痰液清稀，或水腫——肺氣虛，主行水功能減退。

胸悶，心悸，唇舌青紫——肺氣虛，助心行血功能減退，心脈瘀阻。

活動後諸證益增——「勞則氣耗」，則氣更虛。

上述各組症狀的機制常相互影響，所以各組症狀可搭配出現，甚至同時出現。

（5）肺主治節

「肺主治節」語出《素問・靈蘭祕典論》之「肺者，相傅之官，治節出焉」。這是一個話題性十足的問題，有常解，也有很多別解，仁者見仁，智者見智。但能否說常解就是正解，別解僅是補充或外延呢？似乎還不能下這樣的結論，關鍵要看哪些解更具理論說服力及臨床操作性。

我們先看常解：治節，即治理、調節，亦含節奏之意。肺主治節是指肺輔助心臟治理和調節全身氣、血、津液及各臟腑組織生理功能活動的作用，主要體現於以下幾個方面：

①**肺司呼吸：**肺的呼吸運動是有節律的一呼一吸，呼濁吸清，對完成機體內外氣體交換起著重要作

用。

②**調節氣機**：隨著肺有節律的一呼一吸運動，使全身氣的升降出入得到調節而協調通暢。

③**助心行血**：肺主氣，調節氣機，肺朝百脈，氣行則血行，所以肺能輔助心臟推動和調節全身血液的運行。

④**主行水**：通過肺氣的宣發和肅降，氣機升降出入，推動和調節水液的輸布、運行和排泄。

這實際上是對肺主要功能的高度概括。然而，這種解釋對嗎？這是一個複雜問題。此解表面的優點是簡捷、邏輯環節順暢，並含有節奏的意思。我們可將之簡化為：肺的呼吸是有節律的一呼一吸；隨著節律呼吸，調節全身氣機；隨著氣機調暢，氣行則血行，氣行則水行。

但它的缺點也是明顯的，它縮窄了甚至可能是誤讀了「相傅之官」的功能。此解與心直接發生關聯的僅是助心行血，間接發生關聯的是調節氣機。但請注意，《素問・靈蘭祕典論》中「肺者，相傅之官，治節出焉」是出現在「心者，君主之官也，神明出焉」句後的。換言之，它協助的是神明之心統御全身，而非著重協助血肉之心。如果強調的是助心行血，則前句當改為「心者，君主之官也，血脈出焉」。另外，不少文章提到，如果僅僅是肺功能的概括，則肺主治節幾乎是一句廢話。因為，按此邏輯，任何一臟均可用肝、心、脾、腎主治節來概括本臟的所有功能。再者，主治節功能太籠統，現行理論及實際操作上很少有一種治法是調整治節功能的。臨床調節總要落實到肺主氣、司呼吸，主宣發肅降，主行水，朝百脈等某一具體功能上。因此，我們不能說此解全錯，但它幾乎不具實際意義，僅僅是一個強調句或概括句。

筆者認為，要想抓住「肺主治節」的要旨，有三個問題必須要弄清：

其一，相傅之官是如何輔助君主之官（神明之心）的。

其二，既云輔助君主，則此「治」字，當為名詞性的治國平天下之「治」、天下大治之「治」為主，以最合時宜的話來說就是使天下和諧之「治」。此「治」義之用，《素問・四氣調神大論》有：「從陰陽則生，逆之則死，從之則治，逆之則亂。」《素問・生氣通天論》有：「陰平陽祕，精神乃治。」動詞性的「治理」不過是達到「大治」的手段而已。

其三，既云大治，就須有評價標準，國之標準是君臣同心，政通令行，一切皆合節度，而有國泰民安；人之標準則為功能協調，陰陽交濟，而見身心舒泰。

首先，我們要弄清楚「相傅」的身分。相即是宰相；傅者，太傅、師傅之意。故「相傅」不僅是宰相，還具帝王師的身分，就如姜子牙之於周文王，諸葛亮之於劉阿斗，醫學上的岐伯之於黃帝。如此，肺所居的位置才合法度，須知宰相只能居君（古人常以神明之心舍於血肉之心作為所居之參）側而不能居君上，否則就是犯上了。然肺不但居君側，更為「華蓋」而居於心上，其多了一個帝師的身分就順理成章了。如此一個「相傅」怎麼可能只去修理一下水庫，疏通一下河道？若僅如此，器局太小了，這些事交給工部去做就行了。

因此，「相傅」之為是輔助君主治天下，但如何君相共治呢？我們先復習一下「君」之用，神有「元神」與「識神」之分。《黃帝內經》雖無元神之說，但「心者，五藏六府之大主也」、「心者，君主之官也」所言之君實與後世引入的「元神」內涵相符，識神僅協調元神為用。

元神為先天之神，是主宰人體生命活動之神。人體的五臟六腑，四肢百骸，五官九竅，各有不同的功能，但它們都在元神的主宰和調節下，分工合作，彼此協調，共同完成整體生命活動。略早於《黃帝內經》的《淮南子・原道訓》即有「以神為主者，形從而利；以形為制者，神從而害」的神制形從論。

前述元神的具體功用可分為三大類：一是主宰和調節生理活動，二是主宰和調節五臟神，三是感通天地。不知讀者諸君注意到沒有？這元神的三個功用都是以「氣」為中介來實現的。

為了政通令行，因此，誰管「氣」就很重要了。肺主一身之氣，位又近君，更是帝師，正堪重任，故可助心統五臟，御六腑，而與其「相傅」之位配。

我們再看看肺是如何以其所主的「一身之氣」來協助心君，以行「治節」之用。神植根於精氣，但又反過來調控精氣，尤其是調控散則為氣、聚則成形，可交流潛通於有形無形間的一身之氣，更以氣為中介，進而協調一身之生理與心理機能，主宰人一生的生命活動，幾如固有的生物程序運作。通過元神，一身之氣可與化育天地萬物之氣相感相通，使機體適應內外界環境的不斷變化，從而具有適應環境、自我調和的功能。

既然神是通過御氣，以神—氣—形（臟腑組織），神（元神）—氣—神（五臟神），神—氣（人體之氣）—氣（自然之氣）的形式來統御全身乃至溝通自然，則「神」無「氣」而令不行，「神」得「氣」而政自通。《辨證奇聞・痹證門》曰：「肺為相傅之官，治節出焉。統轄一身之氣，無經不達，無臟不轉，是氣乃肺之充而肺乃氣之主也。」至此，「肺主治節」輔助心君之意顯。但帝師一般是隱於君主身後的，因此，氣助神御之功往往隱而不易為人所察。有才不自矜，功高不震主，帝師之為，如海淵深。

但剛才說了，「既云大治，就須有評價標準，國之標準是君臣同心，政通令行，一切皆合節度，而有國泰民安；人之標準則為功能協調，陰陽交濟，而見身心舒泰。」於人體，最容易評判的標準就是功能協調而有節度。而協調與節度，往往是通過節律、節奏來顯示的。因此，協調人體各種節律、節奏，使之有節度，就是「肺主治節」以「氣」協「神」而顯於外的具體工作。畢竟「相傅」除了總協君主，隱而不為人所知的功能外，作為文官之首還是得有些具體政績來體現，才能下御群臣。當然，這些可見的政績仍是在心君的英明領導下取得的。

我們看看，人體有多少節律、節奏？又有多少能被肺直接或間接影響？

①肺司呼吸，肺的呼吸運動是有節律的一呼一吸，呼濁吸清，完成機體內外氣體交換，這是其最基

本的功能。而呼吸肌——肋間肌和膈肌是隨意肌。因此，肺的呼吸深淺、快慢、節律在一定程度上是可控的。這個前提很重要，這為以呼吸節律直接或間接控制其他節律提供了功能基礎或可能。《中風論・論總》曰：「無形而至剛，故古之聖人有服氣卻穀之法。天氣至清，全憑呼吸為吐納。其呼吸之樞，則以肺為主，《內經》所謂天氣通於肺也。」

②心搏是有節律的，但心肌是不隨意肌，是不能被心意直接控制的。但心率與呼吸間有一個大約四比一的節律比。因此，通過控制呼吸節律而間接影響心率是可能的，更不用說，通過控制呼吸深淺還可對心臟產生不同的擠壓效應而影響心搏出量，這也是肺助心行血的原理之一。

③隨著肺有節律的一呼一吸運動，全身氣的升降出入得到調節而協調通暢。其中肺的肅降，既對肝氣的升發功能具有一定的制約作用，使肝氣升發適度，不致太過逆上，也因兩者的升降協調，而使太極的外圈旋轉，外圈轉則中央的脾胃也轉，內外均轉，則腎水升、心火降也成自然。此即《類經・藏象類》所云的「肺主氣，氣調則營衛藏府無所不治」也。

④宗氣由肺吸入的清氣生成，因此，其生成多少，以及有序地布達於肺心，發揮其有節奏地走息道以行呼吸和貫心脈以行氣血的作用，均直接受肺呼吸節奏與深淺的影響。

⑤經氣通六臟六腑，其循行有著明確節律，十二經與十二時辰有一個大體對應的旺衰時間。宰相是文官之首，政令通行要有途徑，而肺主氣，朝百脈，經氣運行的第一條經就是肺經，肺是經氣運行的主要動力，肺就是通過百脈朝會，其氣再貫百脈而通各臟，故其節奏肯定會影響經氣運行節奏，就如能相施政，百官從之，諸事合度，政通人和。

⑥食物或消化物在胃腸的虛實更替應有一個隱然節奏，大便排泄也應有度。從中醫理論看，肺與大腸相表裡，肺氣肅降有助於胃氣與大腸通降。而肺之肅降是肺呼吸功能的趨向之一，受呼吸調控自不待言。因此，胃腸的功能節奏在一定程度上受控於肺的調節也言之成理。從結構看，通過深呼吸，使膈肌

活動範圍增加，其揉按作用可改善腹部臟器的功能，比如舒肝利膽，促進膽汁分泌，增強脾胃功能，進而調控胃腸節奏。

⑦小便排泄也應有度。肺之肅降將脾轉輸而來的水穀精氣和津液向下、向內通降，供臟腑組織利用，並將代謝後的水液降到腎，促進尿液的生成，既然肺之肅降有一個受呼吸與氣機影響的隱性節奏，則尿液的生成與排泄就不能說完全不受此節奏的影響。

⑧月經盈泄之期雖然是一個月一次，其節律的時間跨度大，但血隨氣行，不可能不受氣機升降出入的影響，只是這種影響有時表現得沒那麼直接，容易被忽略。

⑨衛氣晝行於陽，夜入於陰，具有明顯節奏，其輸布是由肺的宣發功能完成的，由此反推，肺的宣肅功能也應存在晝夜節律。

⑩衛氣節律與睡醒節律相關，所謂出陽則寤，入陰則寐。而失眠的總病機是陽不入陰，嗜睡的總病機是陽不出表。衛氣節律受控於肺的宣降節律，能說睡眠節律與肺無關？

⑪關節也是一種節，劉力紅博士在《思考中醫》中提及四肢應四時，四肢大關節共有十二個，每一個關節由兩個關節面組成，合起來是二十四個面，應二十四節令，關節與節氣相關，關節反應和天氣變化有關，而關節這個感應器由肺來掌管。真是引人遐思的人副天數。

節氣者，自然之氣的節點，氣至節點，都是阻而後通；關節者，人體自然之節點，有過施針經驗者或能感覺，施針後氣至關節時，指下會有短暫的阻而後通感；經絡敏感的患者也能感覺到，氣感至關節，其運行會慢於無阻礙處，人體氣至關節樞轉不利就如同自然界的節氣受阻。筆者有一次對廣州市高級醫師培訓班講授「周易與中醫學術」課程時，本校的一位針灸教授來旁聽，在討論「肺主治節」時，他介紹了在「肺主治節」觀點指導下，常取肺經之穴治關節病獲良效，應是對肺與關節關係的一種臨床佐證吧？

⑫承接關節話題，《思考中醫》還提出了一個更大的節，節氣之節，認為「治節」指的是治這個節。文中既有肺處胸中，其外包以肋骨二十四根，正應二十四節氣這個人副天數類比，也指出了天人變化節奏同步的天人合一背景。這的確是一個值得更深入展開討論的話題。

首先，天確有節。《黃帝內經》很重視天地之節與臟腑的關係。《素問・六節藏象論》即以「天以六六之節」之「六節」為篇名，即示意臟腑應有「節」或應隨「節」，故稱「六節藏象」。開篇即云：「黃帝問曰：『余聞天以六六之節，以成一歲，人以九九制會，計人亦有三百六十五節，以為天地久矣，不知其所謂也？』岐伯對曰：『昭乎哉問也！請遂言之。夫六六之節，九九制會者，所以正天之度，氣之數也。天度者，所以制日月之行也；氣數者，所以紀化生之用也……』」其中的「天之度，氣之數」是本段的眼目，實際提出了天有度、氣有數的命題，而度、數就是天地的節奏。

然此度、數如何算？岐伯曰：「五日謂之候，三候謂之氣，六氣謂之時，四時謂之歲，而各從其主治焉。」

五日為一候，一候是天地之氣的小變；

三候為一氣，即十五天為一氣（節氣），此為天地之氣的中變；

六氣即一年輪轉中的風、寒、暑、濕、燥、火六種自然氣候變化。六氣中每一氣平均含四個節氣；四時即春夏秋冬四季，平均每季含六個節氣。六氣與四時都屬天地之氣的大變，只不過六氣較四時分得略細。見圖43。

岐伯繼續說：「不知年之所加，氣之盛衰，虛實之所起，不可以為工矣。」這句話放到現在，就真是得罪人了。即不知天地度數、運氣變化者，不可以做醫生。這下為醫者或須反躬自問了，自己懂得天地度數、運氣變化嗎？

我們再分析一下肺與天地之節的關係。《血證論・臟腑病機論》說：「肺為乾金，象天之體，又名華蓋。五臟六腑，受其覆冒……肺之令主行制節，以其居高，清肅下行，天道下際而光明，故五臟六腑，皆潤利而氣不亢，莫不受其制節也。」肺既為乾天，乾主「通天下一氣」，「肺主一身之氣」，則此內外之氣是相通的。

藉由什麼來相通呢？首先，「天食人以五氣……五氣入鼻，藏於心肺」（《素問・六節藏象論》），即肺通過鼻與天氣相通。然肺與天氣相通有一更大的途徑，即人體最大的器官——皮膚。人對自然界氣候變化最敏感者莫過於皮膚，外邪侵入，不是從口鼻而入，就是從皮毛而入，肺開竅於鼻，外合皮毛，皮膚包裹著人體，不就像天包著地嗎？肺為乾天，皮膚也像天，這兩者聯在一起不是很自然的事嗎？

更不要忘了，皮膚上的汗孔在中

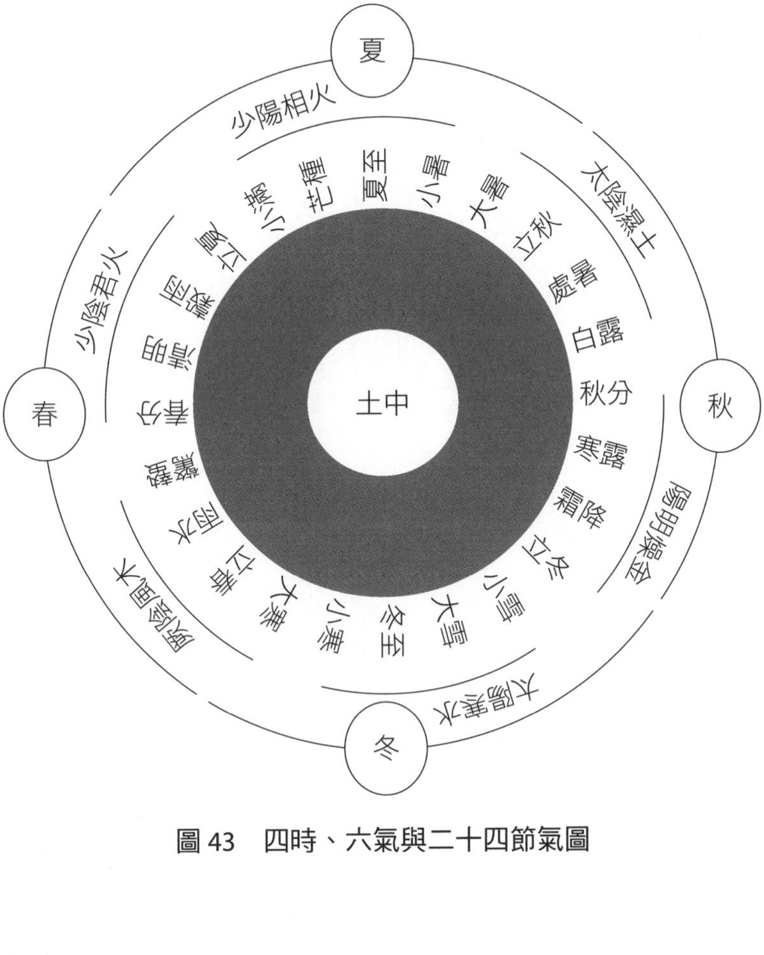

圖 43　四時、六氣與二十四節氣圖

醫學稱什麼？「氣門」！這兩個字不是很能令人遐想嗎？「氣門」是體內外之氣感應與交換的通道或窗口。這遍布全身的窗口保證了天人之氣的相感與相交。可惜的是現代人一不運動，二享空調，已經不太會出汗了，自動關閉了與自然溝通之門，多少病由此而生？

再往深一層看，元神源自先天，包含著人類在進化過程中所獲得的某些重要基本屬性，如與宇宙節律的一致性、與自然環境的協調性等。元神是一身之氣變化的調控本源，通過元神，人體之氣可與化育天地萬物之氣相感相通，使機體適應內外界環境的不斷變化，從而具有適應環境節奏、自我調和的功能。正如《朱子語類》卷三所說：「人之氣與天地之氣常相接，無間斷，人自不見。人心才動，必達於氣。」

既然人與自然內外之氣是相通的，則天人合一，精確來算，就應是天人之氣在度數、節奏上的合一。因此，肺主治節，含調整人體以適節氣之節，在立論上是站得住腳的，只是此節不限於氣候中變之二十四節氣，也應包含氣候小變之候，更包含氣候大變之六氣與四時。

或問：「肺主治節」內涵如此豐富，臨床上又該如何運用？這應是為醫者最關心的問題。

首先，生理常態下元神通過御氣，以神—氣—形（臟腑組織），神（元神）—氣—神（五臟神），神—氣（人體之氣）—氣（自然之氣）的形式來統御全身乃至溝通自然，這部分是不用人為刻意操作的，因為元神的調節特點是「無思無慮，自然虛靈」的無為而治。

其次，「相傅」的十二大政績中大部分是有現成的調治方法的，如肝升肺降配合之調，肺助胃腸通降之調，宣降肺氣對水液代謝之調，肺助心行血之調，以氣行血之調等。

還有沒有包容性更廣的調法？有！只是我們不要目光短淺得僅把中醫的治法局限在方藥針灸、推拿按摩上。那是什麼調法？曰：吐納！別忘了，肺的最基本功能是主呼吸。其大部分功能，包括主治節，實質上是肺主呼吸功能的外延。吐納就是刻意的調整呼吸，以達到調整能被呼吸深淺、快慢、節律影響的人體各種節奏與功能。心肌與內臟平滑肌是不隨意肌，本身不能自調，肺沒有肌肉，但它可通過諸如肋間肌和膈肌等呼吸肌（隨意肌），在一定程度上自我調控呼吸深淺、快慢、節律。古人很聰明，雖然他們未必知道什麼隨意肌、不隨意肌，但除肺之外的其他臟器難以自調的生理現象應該還是能觀察到的。因此，通過可調之肺來間接影響難調的他臟，以呼吸節律直接或間接控制其他節律的想法就不難萌發。於是知行合一，吐納法由是而生，見圖44。《莊子・刻意》就有：「吹呴呼吸，吐故納新，熊經鳥申，為壽而已矣。此道引之士，養形之人，彭祖壽考者之所好也。」同樣有著古文明的印度，在全世界流傳得比氣功更廣的瑜伽，也很講究呼吸法。而傳統的鍛煉方法如太極拳、八段錦也很注重呼吸與動作的配合無

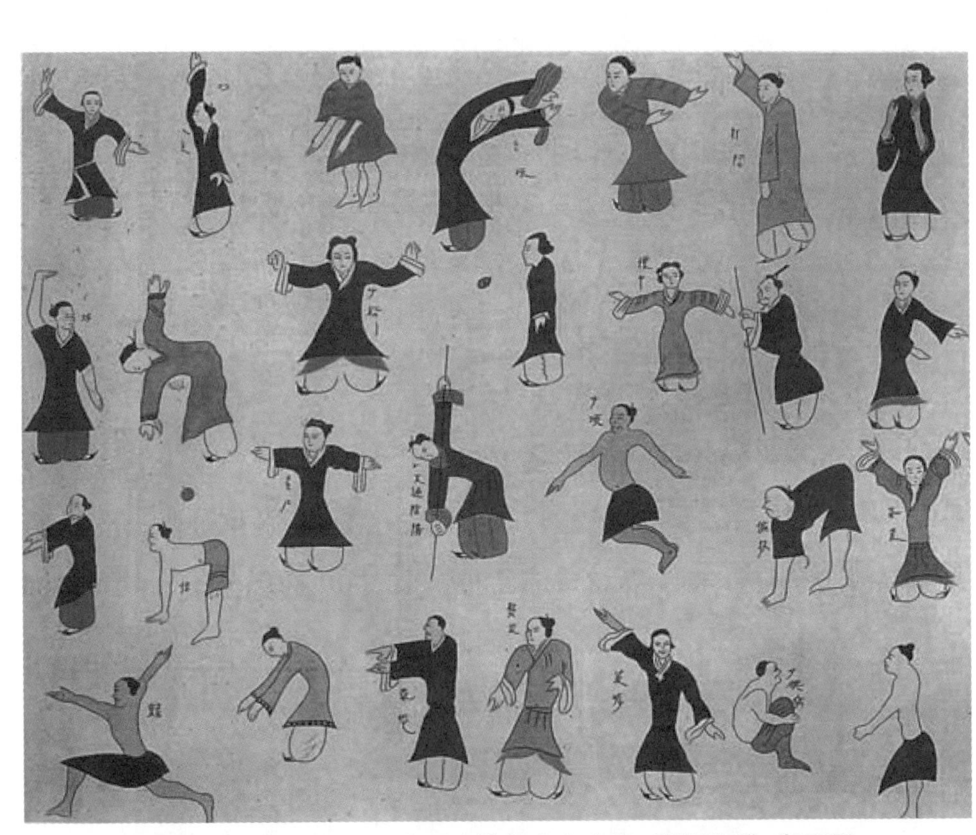

圖44　湖南長沙馬王堆三號漢墓出土帛畫《導引圖》復原圖

間。《醫暇卮言》卷下說得好：「故欲修長生者，必固其氣，氣固，則身中之元氣不隨呼而出，天地之正氣恆隨吸而入，久之胎息定，鄞鄂成，而長生有路矣，有志者毋忽。」

前述氣功是以古典哲學為思想指導，以調心、調息、調身共融為特徵，以開發人體潛能為目的的身心鍛煉技能。古代的吐納、調氣、服氣、胎息、禪定、導引、靜坐、坐忘、內丹、煉神、守一、存思等大致與之相符。

現在的中醫界有不少人一談論氣功就嗤之以鼻，就如同中醫業外的某些人談論中醫一樣，總感覺自己高人一頭，而且還隱含了對對方「不科學」的輕蔑。須知氣功界魚龍混雜，某些裝神弄鬼的所謂氣功師不代表氣功的本來面目，就如同街招上專治牛皮癬的老軍醫不代表中醫一樣。中醫笑氣功，筆者不知該說是「五十步笑百步」好，還是「百步笑五十步」好。《素問．上古天真論》就有「余聞上古有真人者，提挈天地，把握陰陽，呼吸精氣，獨立守神，肌肉若一，故能壽敝天地，無有終時，此其道生」之說。這裡的「呼吸精氣，獨立守神，肌肉若一」與氣功定義中的「調息、調神、調形」不正對應嗎？氣功起源之久遠亦可由此而知。

氣功理論與中醫理論幾乎如出一轍，恰當的氣功實踐不但能治病，更能延年益壽，這是人們可看到或體會到的難以辯駁的事實。若自身對氣功沒有過身體力行的實踐，卻想當然地認為不科學，這與不懂中醫卻妄評中醫者在思維上有什麼不一樣？自傲的現代人不但達不到古真人之境，退一步來說，就連《黃帝內經》提到的至人、賢人、聖人之境也達不到，甚至連平人之境能否達到也成疑問。為什麼？佛曰：所知障！

「所知障」的本義是指眾生由於根本無明惑，遂迷昧於所知之境界，使得法性被覆蔽而成中道種智之障礙，故稱智礙。這裡借以為喻。現代人面對古代知識的態度常常是自以為無所不知，一切都應以「我」的知識來作對錯的判斷，而妨礙了對不熟知事物或現象的了解，就如佛家所言的「所知障」。人們有時真的要捫心自問，我們真的那麼有知嗎？這本書的讀者應該大多數懂醫，這裡不妨問一句：醫學對人身心的了解，您認為已經很深了嗎？若不是，是否還存在各種探討、解釋與實踐空間？由於對人體研究切入的角度不同，方法學的不一，因此，當現代科學對中醫理論的解釋力不從心時，我們往往可以理解。但為什麼當現代科學不能完全解釋氣功現象時就獨獨難以理解呢？「本是同根生，相煎何太急？」為醫者不一定要喜歡氣功，但有一些氣功體驗應該不是什麼壞事，或許能加深對中醫的體會。撇開氣功不論，我們不妨再進一步以現代人的角色自問，自己對中醫的理解有沒有「所知障」呢？

時覺練得得法的氣功真有幾分神奇，無非就是凝神定志，配合呼吸，擺幾個動作，或盤腿而坐，不知不覺間睡眠就好轉了，胃口變好了，排便通暢了，月經自調了，關節不痛了，通體舒泰了。從淺的講這是呼吸吐納改善了人體的節奏與功能，「肺主治節」了。從深的講是元神與主一身之氣的肺君相共治的結果。氣功的「無思無慮，自然虛靈」狀態，正是元神主事狀態。元神是人最本底的存在，含人類祖輩輩為適應自然、適應社會、調適自身的進化而遺下的精神印記，是生命活動自存的內在機制及規律。既云規律，就含節度。元神主事，則神與氣合，在「恬惔虛無，真氣從之」狀態下，以氣為中介，將君主節度通過「相傳」而施行。再進一步，不但體內得「治節」，更在「致虛極，守靜篤」中，全身氣門打開，天人之氣交匯融融，人在氣中，氣在人中，而達真正的天人氣度、天人氣數合一的「治節」大境界。

（6）肺藏魄

魂魄之說始終還是帶有神祕性，我們先在醫學之外略為展開，以供參考。「魂魄」二字由來已久。《左傳・昭公七年》云：「人生始化曰魄，即生魄，陽曰魂；用物精多，則魂魄強，是以有精爽至於神明。」孔穎達注解說：「魂魄，神靈之名，本從形氣而有；形氣既殊，魂魄亦異。附形之靈為魄，附氣之神為魂也。附形之靈者，謂初生之時，耳目心識、手足運動、啼呼為聲，此則魄之靈也；附氣之神者，謂精神性識漸有所知，此則附氣之神也。」《左傳・昭公二十五年》又云：「心之精爽，是謂魂魄；魂魄去之，何以能久？」《人身通考・神》曰：「神者，陰陽合德之靈也。惟神之義有二，分言之，則陽神曰魂，陰神曰魄，以及意智思慮之類皆神也。」《朱子語類》卷三曰：「人死則魂魄升降，日漸散而不復聚矣。」

以上幾段的大意為：魂魄生來即有，陽神曰魂，陰神曰魄，為可附形與氣的不同精神形式，不能離開人之形氣而獨立存在，機體死亡了，魂魄也將隨機體的消亡而消解；並解釋了魂魄各自的功能。這些注解當接近遠古魂魄的原意，但似乎未見民間所言的人故後還能有所顯、有所為之意。

況醫學之魂魄，傾向於實用，只探在生象，不究身後景，更多關注的是以之為概念的相關心理、生理與病理現象，所以不要動輒就以迷信之名冠於中醫。

《靈樞・本神》曰：「並精而出入者謂之魄。」即父母生殖之精結合瞬間，就有了魄。中國傳統習慣以父母生殖之精結合瞬間為生命起始並計算年齡，成為人的標準是「神氣舍心，魂魄畢具，乃成為人」（《靈樞・天年》），所以中國人有虛歲之說。關於精與魄的關係，張志聰的《黃帝內經素問集注》卷四注：「魄乃陰精所生，肺為陰藏，故主藏魄。」（筆者再注：肺五行屬金，為陽中之少陰，故為陰臟。）《類經・藏象類》云：「精對神而言，則神為陽而精為陰；魄對魂而言，則魂為陽而魄為陰。故魂則隨神而往來，魄則並精而出入。」《靈樞・本神》又曰：「肺藏氣，氣舍魄。」結合前文，即魄為先天所獲得，以肺之氣為舍、為充、為養。《素問・六節藏象論》的「肺者，氣之本，魄之處也」亦持此見。可見，魄成於父母並精，而功能之用在氣。精足、氣足則魄盈而用，精神乃治。

關於魄的功用，《類經・藏象類》云：「精之與魄皆陰也，何謂魄並精而出入？蓋精之為物，重濁有質，形體因之而成也。魄之為用，能動能作，痛癢由之而覺也。精生於氣，故氣聚則精盈；魄並於精，故形強則魄壯。」《朱子語類》卷三曰：「人之能思慮計畫者，魂之為也。」卷八十七又曰：「陰主藏受，陽主運用。凡能記憶，皆魄之所藏受也，至於運用發出來是魂，這兩箇物事本不相離……魄盛，則耳目聰明，能記憶，所以老人多目昏耳聵，記事不得，便是魄衰而少也。」汪蘊穀在《雜症會心錄》卷上說：「人之形骸，魄也。形骸而能運動，亦魄也。夢寐變幻，魂也。聰慧靈通，神也。分而言之，氣足則生魂，魂為陽神；精足則生魄，魄為陰神。合而言之，精氣交，魂魄聚。」

綜上所述，魄的功用大致如下：魄屬於人體本能的感覺和動作，如耳的聽覺，目的視覺，舌的味覺，鼻的嗅覺，身體的觸覺如皮膚冷熱痛癢等感覺，以及新生兒不經訓練而自然就會的動作、吸乳和啼哭等。換成現代語言表述，大致是指精神神經活動中本能的司感覺和支配動作的功能，近似於無意識活動。此外，魄亦具記憶之功。

至於魄藏於肺而得氣養，氣足則行為果斷，充滿魄力之說，應是從氣、魄兩字間關係所作的某種衍生。

魂與魄的比較，由於魂附於氣，偏於無形，魄附於形，與形難分，因此，魂表現在精神方面如「夢寐恍惚，變幻遊行之境」較著；魄表現在形體方面如「能動能作，痛癢由之而覺」較顯。《太上老君內觀經》謂：「動而營身，謂之魂。靜而鎮形，謂之魄。」

就功能與物質關係言：「並精而出入者謂之魄。」精屬先天，因此，魄之功多顯現為一些先天本能性作用，至於記憶，或與腎藏精，通於腦有關。「肺藏氣，氣舍魄」，肺呼吸及一身之氣功能正常，才能氣達各臟腑組織、形體官竅，而發揮魄目視、耳聽、鼻嗅、舌辨、身觸、知饑渴、平衡、排泄、睡眠、記憶以及自然動作等功用。而以呼吸之氣為主生成的宗氣，功能上就與肢體寒溫和活動、視聽感覺、語言聲音等有關，與魄之用甚合。故精氣旺盛則體健魄全，魄全則感覺靈敏，動作協調，記憶深久。

若在外界資訊刺激下，以上本能的功能出現不相協調的反應，即魄之為病。如熟睡之人，熱蹬被子，冷自覆蓋，出自本能，是魄之為用；若睡時不知冷暖，蹬被懵然而感風受寒，則是魄之瀆職。餓則吃，飽則止，也是人的本能，若不知饑渴，仍是魄未盡責。而皮膚對冷熱痛癢感覺不明顯，聽覺、嗅覺、味覺減退，視覺模糊，或反過來皮膚冷熱痛癢感、嗅感、觸感等過於敏感均屬魄病。此外，動作失衡或失於協調，記憶明顯減退等也在此屬。

《靈樞・熱病》說：「偏枯，身偏不用而痛，言不變，志不亂，病在分腠之間……痱之為病也，身無痛者，四肢不收，智亂不甚，其言微知，可治，甚則不能言，不可治也。」辨偏枯與痱之別，主要有二，一者身痛、能言與否，關乎知覺；二者志亂與否，關乎神智。劉完素又將「痱」證之不能言者稱為「喑厥風痱」。《醫宗金鑒・雜病心法要訣》援其說而曰：「四肢不收無痛痱，偏枯身偏不用疼，其言不變志不亂，邪在分腠五物能，甚不能言為喑痱，奪厥入藏病多凶。」可見痱證不完全等同於類中風、真中風或痿證。其與現代醫學的急慢性感染性多發性神經炎、癔病性失語、癔病性癱瘓、老年動脈硬化、脊髓型頸椎病的某些階段相類似。痱之為病，以知覺問題為主，魄反應最敏感的部位是皮膚肌腠，且痱病時涉神智，故屬魄病。

《易》的錯卦、綜卦、交卦教會了我們看問題可從相反方向看，或從多角度看。各種感覺功能減退固屬魄之範疇，但過猶不及，於強調平衡的中醫來說，不及、太過均屬病態。以此推之，恐怕不少過敏性疾病也與魄脫不了干係。過敏者，感覺或機體反應過於敏感也。如過敏性鼻炎、過敏性哮喘、過敏性皮膚病、過敏性腸道病等多與嗅感、內外觸感或內在反應機制過於敏感有關，這些均屬中醫肺系（肺、鼻、皮膚、腸）疾患。雖不能說過敏性疾病都是肺系統的，但確以中醫的肺系統罹患為常見。此外，過敏性體質多與先天因素相關，別忘了「並精而出入者謂之魄」，精屬先天，因此，魄的部分病變也顯示出某些先天特質。是以，過敏性疾病的病機多一個「魄」因素的考慮，或可對臨床之治有一定的啟示。

《靈樞・本神》的「肺喜樂無極則傷魄」說明了情志過劇是魄病的原因之一，因為七情太過均可及氣，所謂「怒則氣上，喜則氣緩……」，而「氣舍魄」，氣亂當然魄傷。試看落魄之人，多遇人生起落，而人生之落必伴灰暗情緒，故見目暗無神，如喪神守，視而不見，聽而不聞，食之無味，饑渴不知，冷熱不辨，形銷骨立，如行屍走肉。此魄離職守矣，「落魄」兩字的形容可謂傳神。

若魂魄同病，則往往軀體感覺與精神症狀並肩：輕則寤寐異常，或整宿不寐，或寐而難醒，或夢寐恍惚，或憋氣，甚至呼吸暫停，此魂魄不相呼應或交替，使動而難靜，或靜而難動所致；重則顯於精神意識，如癲狂；若意識喪失，神昏譫語，感覺異常，循衣摸床，則為失魂落魄，或魂魄欲離散。《靈樞・本神》謂：「魂傷則狂忘不精，不精則不正，當人陰縮而攣筋，兩脅骨不舉，毛悴色夭」；「魄傷則狂，狂者意不存人，皮革焦，毛悴色夭」。《金匱要略・五臟風寒積聚病脈證並治》亦云：「邪哭使魂魄不安者，血氣少也，血氣少者屬於心，心氣虛者，其人則畏；合目欲眠，夢遠行而精神離散，魂魄妄行。陰氣衰者為癲，陽氣衰者為狂。」

魄病又當如何治？魄既為精氣所養，則益精養氣之品宜適當為用。若牽涉到情志者，心病還得心藥治，當以心理治療或「志意」的自我調適為主。《靈樞・本藏》云：「志意和則精神專直，魂魄不散，悔怒不起，五藏不受邪矣。」又曰：「志意者，所以御精神，收魂魄，適寒溫，和喜怒者也。」而安神定魄之品如琥珀、龍骨、龍齒、朱砂、磁石、生鐵落、菖蒲、人參、茯神等可為輔。如痱病之類以身體感覺或失語為主者，當辨病與辨證相結合而治，地黃飲子、小續命湯、虎潛丸、解語丹、補陽還五湯、大秦艽湯、黃芪桂枝五物湯、小活絡丹等為常用方，針灸也可獲效。過敏性疾病也以辨證論治為主，然此類病的基調似以陽氣虛者居多，或許由此而致「氣不舍魄」吧。

然真正定魄之法莫過於養氣調神，《黃帝內經》的「呼吸精氣，獨立守神，肌肉若一」哪一點不合魄意？「呼吸精氣」可增肺氣以養魄；「獨立守神」既可凝神以定魄，又可調志意，收魂魄；「肌肉若一」則何來皮膚冷熱痛癢感覺不知，或感覺過於敏感，或動作失於協調？「恬惔虛無，真氣從之，精神內守，病安從來」豈是虛言？

在肝藏魂內容曾提到中醫教材的怪現象，「魂魄意志」這幾個字雖不少見，但解釋卻常語焉不詳，擦邊就走，不敢過於展開。這是中醫的一種學術尷尬，因為「魂魄」兩字，與民間所言的「魂魄」字眼一樣，帶有巫韻，太能令人遐思了，而且關係是否曖昧也不容易完全分解得清楚，這是一個無形的雷區，最好別碰，否則會連累中醫被思疑為迷信或唯心，這應是著述者的潛意識。

這裡得有一辯：上古時期巫醫不分，甚或巫醫一體。不獨中醫，任何醫學形態的早期均如是，西方醫學亦概莫能外。因此醫學術語中殘存一些上古遺留下來的名詞也不屬反常。中國醫學到了戰國時代，醫與巫已開始分業。《史記・扁鵲倉公列傳》記載著扁鵲「病有六不治」中就有「信巫不信醫，六不治也」之論。《素問・五藏別論》也強調：「拘於鬼神者，不可與言至德。」可見中醫與巫很早就開始有意識地分道揚鑣了。但在古代的文化環境下，醫與巫的割裂在醫學的不同領域可能快慢不一，術科的割裂肯定較早，精神領域由於表現複雜，存在不少難解現象，因此割裂得可能會遲些。隨著醫學地位日漸高於巫，以儒為主體的醫生多具「敬鬼神而遠之」的觀念，兼之自高人格，因此巫韻在中醫學的不斷發展中已越來越淡，幾近於無。在現代文化背景下，「魂魄」等字眼可說已完全變成概括某類心理學範疇的名詞術語了。

以上緣由本不難說明，但醫學家們還是步步小心！步步驚心！為什麼？不難看出，在現代人文背景下，中醫在所有與自然科學相關的學科中還是位置最尷尬的一門。表面看似紅火熱鬧，其實一直在東方與西方、現代與傳統，甚至是科學與迷信的狹縫中求生存，常怕被誤解、被扣帽子，心有餘悸的症狀不時出現，故常有意無意地自設雷區，限制了學術探索與發展空間。

但「魂魄意志」這類精神心理現象如果醫學放棄不研究，宗教自然就會涉入。就如幾百年前的西方，由於不擅長研究物質以外的現象，其精神心理現象的研究一直是丟給了宗教。這種情況若在當代復見，難道是醫學家們所願看到的嗎？只要出於求知的真誠，真正的科學研究是不應有禁區的。學術探索，尤其是邊沿性問題的探討，更需要寬鬆的文化氛圍與語境，暢所欲言，才能真正去粗取精、去偽存真。有臨床現象，就需要解答，也只有在不斷的解答探尋中，才有可能逐漸逼近事物的真相，這才是科學家們應取的態度。擱置不論，反不符合科學的探索精神，也不利於學科的發展與開拓。

2. 肺的生理特性

（1）肺為華蓋

華蓋，原指古代帝王出行時所用的車蓋。肺位於胸腔，在五臟六腑中居位最高，下覆心君和諸臟腑，故稱之。位最高者首先就決定了它的功能趨向當以向下為主，如此才能肅降精微、氣、液於臟腑組織以為用，猶如乾天興雲播雨於萬物以為養，此天地升降，陰陽交感之道也。

肺主一身之氣，調節氣機，肺氣順則五臟六腑之氣亦順，這也是「相傳」自上而下使百官之「節」得「治」的政通景象。

由於外邪易從皮毛、口鼻等肺所統領的地帶入侵，因此下覆諸臟，又宣發衛氣，外合皮毛，主一身之表的肺，就有了保護諸臟、抵禦外邪的義務。

吳克潛在《大眾醫藥・衛生門》說：「肺居五臟最高之部位，因其高，故曰蓋。因其主氣，為一身之綱領。恰如花開向榮，色澤流霞，輕清之體，華然光采，故曰華蓋。」肺為華蓋實是對肺在五臟中居位最高，功能趨向以向下為主，保護臟腑、抵禦外邪，主一身之氣作用的高度概括。肺五行屬金，主降的緣由亦多出自其為「華蓋」位屬。

（2）肺為嬌臟

嬌是嬌嫩之意。我們先看肺的結構，肺的基本功能單位是肺腺泡，即肺的內在結構基本上是空虛的，故肺為「清虛之府」（《理虛元鑒．軟懶症辨》）。肺之卦配兌，不知讀者記得否，兌在一家人中為少女卦，少女當然嬌嫩，是需要重點保護的對象。

再看肺的戰略位置，肺居高位，為諸臟之華蓋，正所謂「嶢嶢者易缺」，樹大則招風，位高則勢危。這還不夠，肺開竅於鼻，與天氣直接相通，又外合皮毛，即與外界相通的大部分門戶均由肺負責把守，戰線太長，戰區太大，兵源、兵種調配均不易，確是難守易攻，真是難為了「相傅」還得兼武事。不過當年姜太公、諸葛亮也是這樣幹的，連「相」帶「傅」者大概就是這個命吧。因此，六淫外邪侵犯人體，不論是從口鼻而入，還是從皮毛而侵，皆易破肺之門戶而致病。《不居集．下集》卷七云：「肺為嬌臟，所（外）主皮毛，最易受邪，不行表散，則邪留而不去。」這還沒完，百脈皆朝會於肺，平時是向「相傅」進貢，現在有事還不得找回你來幫忙？而且通常一說有事，十有八九不是什麼好事。因此，他臟之病變，常波及肺，諸如肝火犯肺、水飲射肺等。更由於清虛之府，空虛之處，即易容邪，要不，憑什麼「脾為生痰之源」，肺就該當「貯痰之器」呀？脾不客氣地說：「誰讓您那裡有空位啊！兄弟將東西臨時寄放一下，難不成還要見外？」

《臨證指南醫案．肺痹》曰：「其性惡寒惡熱，惡燥惡濕，最畏火、風。邪著則失其清肅降令，遂痹塞不通爽矣。」《理虛元鑒．勞嗽症論》謂：「總之，肺氣一傷，百病蜂起，風則喘，痰則嗽，火則咳，血則咯，以清虛之臟，纖芥不容，難護易傷故也。」可見，無論外感、內傷或其他臟腑病變，皆可累及肺而為病。因此，肺為嬌臟指的就是肺臟清虛嬌嫩易受邪侵的特性。若嬌肺被侵，治療當以「治上焦如羽，非輕不舉」為則，用藥以輕清、宣肅、順其氣性為貴。

肺既易受邪，還要擔負保衛任務，因此，欲少病，先護肺。肺之護，一曰避邪，二曰自強。如何自強，《周易》乾之象曰：「天行健，君子以自強不息。」乾天當行，肺氣也當行，如何行？有呼吸配合的體育鍛煉最佳，時髦的名字叫有氧運動。

3. 肺的聯屬功能

（1）在體合皮，其華在毛

皮毛，包括皮膚、汗腺、毫毛等組織，為一身之表，是抵禦外邪侵襲的屏障。肺與皮毛的相合關係可從肺與皮毛各自的角度看。

張景岳謂：「肺屬金，皮得金之堅，故合於皮。毛得皮之養，故榮於毛。五藏之應天者肺，故肺主皮毛。凡萬物之體，其表必堅，正合乾金之象，所謂物物一太極也。」（《類經・藏象類》）肺對皮毛的作用有二：第一，肺氣宣發，布散水穀之精及津液於全身皮毛肌腠以滋養之；第二，肺氣宣發衛氣於皮毛，發揮其溫分肉、充皮膚、肥腠理、司開闔及防禦外邪侵襲的作用。

對於人體之屏障，我們常有一個錯覺，以為結構之障是皮毛，功能之屏為衛氣，除此之外，就沒有了。如果是這樣的話，就小視人體了。試想，皮毛、衛氣均屬肺所管，所謂一榮俱榮，一損俱損。若肺出問題，人體的防禦豈不土崩瓦解？事實上皮膚之下尚有腠理，腠理之中另有玄虛，這下，話題又來了。

腠，又稱肌腠；理，為皮膚紋理。「腠理」一詞常見於《黃帝內經》，王冰注：「腠，謂津液滲泄之所；理，謂文理逢會之中。」（《素問・舉痛論》）「腠理皆謂皮空及文理也。」（《素問・皮部論》）因此，肌肉和皮膚的間隙相互溝通，共稱為腠理是大體正確的。

腠理之所以不可忽略，是因為它與三焦相通。三焦的功能是通行元氣與津液，則元氣與津液均可滲流於腠理，以充養和濡潤肌膚，並保持人體內外氣液的不斷交流。衛氣亦有「溫分肉」、「肥腠理」之功。因此，腠理是滲泄體液、流通氣血的門戶，元衛之氣合於此而共同抗禦外邪內侵。《素問・陰陽應象大論》說：「清陽發腠理。」《金匱要略・臟腑經絡先後病脈證》曰：「腠者，是三焦通會元真之處，為血氣所注；理者，是皮膚臟腑之文理也。」可見，衛氣實有一強援，就是元氣。這就提示，臨床若遇人體的防禦功能出問題，就不能光盯著衛氣，元氣的充沛淋漓更是根本。清代熊笏《中風論・論藥餌》謂：「病在衛氣，則當從衛分用藥。衛氣有表裡不同，表者行津為汗，溫養形體之陽氣也；裡者受命之根，水中之火，即腎間動氣也。腎間動氣，即衛氣之根，出於下焦，附於脂膏，為水中之火。」此衛氣之根，出於下焦的腎間動氣不是元氣還能是什麼？

但還是得強調，肺的衛外功能雖得元氣之助，但由於本身的結構、位置及職責，最易受病的一個臟還是它，嬌臟的特質仍在。

元衛互用就牽涉到用藥的經驗問題了。部分醫者思維很簡單，一碰到衛外功能減退，第一反應選用的藥物就是黃芪，此藥具益氣固表之功，初用或對，久用就存可議之處了。《得配本草》卷二云：「黃耆補氣，而氣有內外之分。氣之衛於脈外者，在內之衛氣也，氣之行於肌表者，在外之衛氣也。肌表之氣，補宜黃耆；五內之氣，補宜人參。若內氣虛乏，用黃耆升提於表，外氣日見有餘，而內氣愈使不足，久之血無所攝，營氣亦覺消散，虛損之所以由補而成也。故內外虛氣之治，各有其道，不諳其道而混治之，是猶盲人之不見黑白也。」以黃芪禦敵的好處是「肌表之氣，補宜黃耆」而見功快，但久用則「黃耆升提於表，外氣日見有餘，而內氣愈使不足」。若您是護城現場的軍事指揮，此時就得考慮，兵力一旦全投於外，如有內鬼，正好乘隙作亂，就如本有內患，內氣一虛，則易復發。再者，城防雖厚，內裡空虛，敵雖難攻，但一旦攻破，就可長驅直入，局勢糜爛不可收拾矣！是以古之城守，多城內設城，層層抵禦。元氣就若人體的城內之城，參芪互用，正是元衛互為奧援。此例告訴我們：一，人體各氣並非散兵游勇，而是配合有素的多兵種，就看您這個司令官如何調配，如何司其令了；二，腠理、三焦不是沒有意義的名詞，熟習其內蘊，必要時可大派用場；三，藥物各有性格，用之不當，就是土雞瓦狗，用之得當，就是精兵良將。「用藥如用兵」的前提是知道手下不同兵種的實力與功用。

回到正題，常態下，衛氣充盈於腠理之中，控制和調節腠理之開合。《靈樞・本藏》言：「衛氣者，所以溫分肉，充皮膚，肥腠理，司開闔者也。」可見腠理的疏密影響著汗孔的開合和汗液的排泄，起到調節人體津液代謝和體溫高低的作用，所以腠理有時又被視為汗孔的近義詞。

腠理緻密意味著人體防止外邪入侵能力較強。若腠理疏鬆或腠理不固，則外邪易於侵襲人體而發病，故腠理也是外邪入侵人體的門戶。

病理情況下，可見腠理開合失常。若腠理開，則令汗出，可致傷津耗氣，常見於氣虛，尤其是衛氣虛不攝，亦見於熱迫汗出。如《靈樞・決氣》云：「津脫者，腠理開，汗大泄。」《素問・舉痛論》也說：「炅則腠理開，榮衛通，汗大泄，故氣泄。」腠理閉而無汗，則常見於外感寒邪致腠理收引，《素問・舉痛論》謂：「寒則腠理閉，氣不行，故氣收矣。」

前謂肺對皮毛的作用有二，反過來，皮毛對肺的作用也有二。一，皮毛受邪，可內合於肺。六淫之邪，多經此途徑而犯肺，故治療外感表證時，宣肺解表發汗是常法。二，腠理和汗孔的開合還有散氣和閉氣的作用，汗孔開則散氣，是排出體內濁氣和散熱的一種途徑；汗孔閉則斂氣，可防止體內之氣的耗散。此外汗孔開合尚可調節呼吸，《黃帝內經》稱之為「氣門」，是說汗孔不僅是排泄汗液之門戶，也是隨著肺的宣發和肅降進行人體內外氣體交換的部位。

汗孔除「氣門」外，尚有玄府（細微幽玄，故名）或鬼門（鬼，古通魄，肺藏魄，肺氣通於皮毛，汗從毛孔而出，名魄汗，故汗孔又稱鬼門）之稱，《黃帝內經》「開鬼門」法即通過宣肺發汗，使陽水從體表汗孔排泄。

「氣門」者，實可因名而活用，如氣滯患者，一般以柴胡疏肝散多能奏效，嚴重者，加前胡以樞轉，厚朴以除滿消脹，亦當見功。但筆者曾治幾例，已確證不是氣虛氣滯，而是嚴重的實滯，以上法而治僅獲微效，甚至加上大腹皮、檳榔亦如是。思之，此氣太滿，體內缺少樞轉之位，雖行氣，但無空處可轉，故難取效。後囑病人先作運動至見汗，再服藥，則效大顯。此因氣從汗孔泄出了部分，體內得樞轉之位，故藥力立見。或曰：這可能是純粹的運動致氣血流通，不一定與藥力有關吧？筆者已刻意問過病人，純粹的運動他們也做過，僅見微效，則汗後氣門之開與藥效同行而見功當無疑問。

吐納者常有毛孔呼吸之練，大體是吐納時加以觀想，觀想自己的身體與宇宙相融，全身毛孔和大自然之氣相通。一吸，自然界的清氣從氣門而入；一呼，體內的濁氣從氣門而出。久之，體內的氣和大自然的氣在一呼一吸中通過氣門不斷交換，加上心神的虛靜，漸達天人合一之境。無獨有偶，瑜伽也有毛孔呼吸之說。

中國武術也有毛孔呼吸之練，中國近代武術史上被稱為武聖的孫祿堂，融會貫通了形意拳、八卦掌、太極拳等諸多拳法，年輕時到處與人切磋。切磋，是文雅的說法，實話實說就是到處踢館，打遍大江南北，從無敗績，可說實戰無敵。相傳其行拳走架時可塞住口鼻來練，若然是真，這就是還原到胎兒狀態的毛孔呼吸了，但這卻不是打坐之胎息，而是動態走拳中的胎息，是更難的功夫。練武者講究的是一趟把式練下來，面不紅、氣不喘、汗少出，甚至汗不出。為什麼？汗不出就意味著動作時氣不外泄。發勁時能否含得住這股氣，這是武人能內養和不能內養的最大區別。若僅外練筋骨皮，氣能發不能收，體能易耗，所以身雖壯卻往往壽不長，看看以力相搏為主的國外搏擊家們就知道了。從技術角度而言，若但知口鼻之息而不知毛孔呼吸者，其對於氣力之運用恐也難入妙境。知之，且能控，就是整勁，整勁者，發則傷人重，收則護身強，這就需要內練一口氣。懂內練的武者只要不死於爭鬥，一般都能長壽，尤其是中國內家拳的習練者，發而能收，發則力達四梢，收則氣歸丹田，一身之氣來回鼓蕩，如長江大河奔流不息，自然就生機勃勃，此「生生之謂易」也。但現今傳統武術的主流似乎是走向了另一方向——體操化、表演化、舞蹈化、養生化。養生由於不是打練結合之練，而是演練結合之練，養的效果如何，兩者未經比較，在此不好妄評。實戰如何？就看傳統實戰意義的部分現今還存多少，或還有多少人在練，不過這已屬題外話了。

「氣門」二字，大有玄機！

（2）開竅於鼻

鼻是肺之竅，通過肺系（喉嚨、氣管等）與肺相連，為氣體出入之通道，此聯繫源於結構，容易理解。其生理功能包括通氣和嗅覺。鼻的功能主要依賴肺氣的作用，肺氣調和，則鼻竅通暢，呼吸通利，嗅覺靈敏。若肺或者鼻發生病變時，常相互影響。例如邪氣犯肺，肺氣失宣，可見鼻塞，不聞香臭；肺失斂肅，可見流涕，或鼻衄等。另外，外邪傷人，多從口鼻而入，可直接影響到肺。而鼻的症徵亦多從治肺入手。

（3）在液為涕

肺開竅於鼻，涕為鼻液，故與肺聯。涕之用，潤澤鼻竅，以保證其行使正常的嗅覺和通氣功能。《素問・宣明五氣》說：「五藏化液：心為汗，肺為涕，肝為淚，脾為涎，腎為唾，是謂五液。」肺的功能狀況亦常能從涕的變化中得以反映。正常情況下，鼻涕潤澤鼻竅而不外流。若肺燥無以化液上濡孔竅，則鼻竅乾燥；肺熱，則流黃濁涕；肺寒，則鼻流清涕。但肺寒者須分虛實，實者，外感風寒；虛者，肺陽虛而不攝。教材通常強調前者，時忽略於後者，肺陽虛之候，臨床明明多見，但為何教材少提？皆因肺五行屬金，金畏火，因此不喜提肺陽字眼。這可算中醫學的一個陋習，常存在一些不合時宜的忌諱。

肺陽虛而不攝者，臨床多見於過敏性鼻炎（中醫名鼻鼽）。醫家往往喜以玉屏風散加味治之。但筆者思度，鼻鼽的典型表現是晨起一睜眼，即連續幾個大噴嚏，然後清涕滂沱。晨起眼一睜，起於目內眥的足太陽膀胱經即感應而動，正常人鼻無明顯反應，但鼻鼽患者的膀胱經經氣較寒，寒氣一衝，鼻內即應，故噴嚏、清涕現。鼻鼽是慢性病，其膀胱經經氣寒往往不是臨時感寒而來，而是素寒內積。素寒者，底氣必虛，足太陽膀胱之裡即足少陰腎，足太陽統表陽，足少陰主裡陽，此衛陽與元陽合虛之候，也是肺陽虛的真實面貌，即表現在肺，其根在腎。此證若以玉屏風散加味，實過於溫吞，若改以針對太少兩感的麻黃附子細辛湯加味（見圖45），則效更捷。此方的常解是：麻黃發汗解表，附子溫裡助陽，細辛溫化寒飲，既助麻黃解表，又配合附子逐裡之寒飲。此解雖合格，但仍有不足，未完全道出該方超強的裡、中、外層層呼應的層次感。方中麻附之配倒不複雜，趙嗣真云：「熟附配麻黃，發中有補。」（《本草綱目・草之

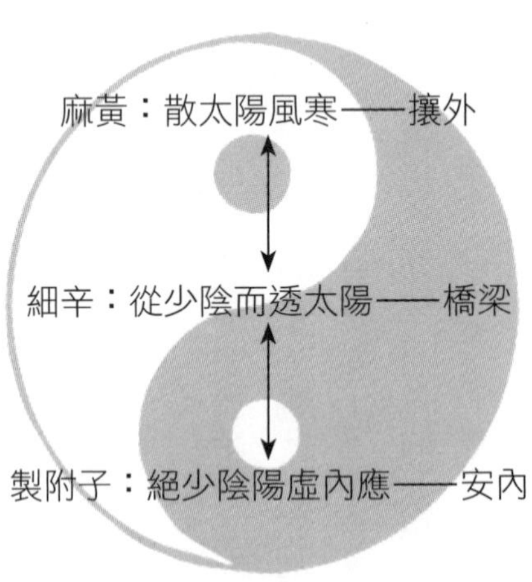

圖45　麻黃附子細辛湯方意圖

六》）關鍵是聯屬於太陽與少陰之間的細辛，用得特好。《本經疏證》卷三云：「麻黃附子，一治其內，一治其外，然不得細辛，自陰精中提出寒邪，則溫者溫，散者散，猶未能絲聯繩貫，使在內之邪，直從外解也。」全方之解以《醫學衷中參西錄·醫論·少陰病麻黃附子細辛湯證》較到位：「故用附子以解裡寒，用麻黃以解外寒，而復佐以辛溫香竄之細辛，既能助附子以解裡寒，更能助麻黃以解外寒，俾其自太陽透入之寒，仍由太陽作汗而解，此麻黃附子細辛湯之妙用也。」《絳雪園古方選註》亦可參：「用麻黃發太陽之表汗，細辛散少陰之浮熱（注：此處「浮熱」二字，解作沉寒或更準確），相須為用。欲其引麻黃入於少陰，以出太陽陷入之邪，尤藉熟、附合表裡以溫經，外護太陽之剛氣，內固少陰之腎根，則津液內守，而微陽不致外亡，此從裡達表，由陰出陽之劑也。」此治若從「魄」解之，可謂太少之寒得熱而散，「魄」得肺陽溫養則鼻之嗅感不致過於敏感。

（4）在志為悲（憂）

過度悲哀或憂傷，屬不良的情志變化。《素問·舉痛論》云：「悲則氣消。」肺主氣，故「氣消」對肺的影響最大。悲憂既可損傷肺氣，表現為情緒消沉，少氣懶言，肢體乏力等症，亦可導致肺氣宣降失調而見呼吸氣短。而莫名的悲傷憂愁，常可反證肺功能異常，尤其是肺之虛弱。

悲憂具典型的金象，金之位在西或西北，時間應秋天、黃昏，顏色為白色。試把西、西北、秋天、黃昏、白色這諸多意象放在一起，看看是什麼感覺？「大漠孤煙直」、「萬里悲秋常作客」、「西出陽關無故人」、「三杯兩盞淡酒，怎敵它，晚來風急」、「古道西風瘦馬，夕陽西下，斷腸人在天涯」。自古臨秋問刑，此時金氣肅殺，天地愁慘，宇宙荒寒，人應之安得不悲憂？氣應之安能不蕭瑟？

（5）肺與大腸相表裡

大腸的功能源於解剖觀察無疑。《黃帝內經》、《難經》對其位置、形狀、大小和重量等都有較詳記載。其主要生理功能是主傳導、燥化糟粕。主要生理特性是通降下行。功能失常時，可出現糞便的質、量、色、味和排便次數的異常變化，如便溏、下利清穀、便乾結、便下膿血黏液；味腥、味臭穢；色黑、色深、色淡等。也可有伴隨症狀，如腹痛、裡急後重、脫肛等。

肺為臟，屬陰；大腸屬腑，為陽，手太陰之經脈下絡大腸，手陽明之經脈上絡於肺，肺與大腸通過經脈的屬絡和功能聯繫構成了臟腑表裡關係。

肺與大腸的表裡關係主要表現在兩個方面：

一是傳導方面。傳導糟粕是大腸的本體功能，但是肺的清肅下降則是其正常傳導的重要條件之一。只有肺之氣、液清肅下降，大腸才能保持傳導通暢。如果肺失肅降，氣、液下達或太過或不及，均可導致大腸傳導功能失常，或傳導不利而大便祕結，或傳導太過而瀉利。臨床便祕患者在辨證論治基礎上就常加杏仁、栝（瓜）蔞仁以降肺氣，潤腸通便。

二是呼吸方面。肺司呼吸，其位最高，其氣宜清肅下降，由於肺氣與大腸相通，故受大腸傳導功能的制約，即大腸的傳導功能通暢，是維持肺氣肅降、呼吸調勻的重要條件之一。如果大腸傳導不利，可導致肺失肅降而出現呼吸氣急、喘促等病症。因此，通便以助肺降也是臨床治療肺系疾病的常法。尤其是肺實熱證者，往往熱傳大腸而伴便祕，若便祕不解決，即使中西醫同上，清肺熱、抗菌、抗病毒，其熱也難退。何解？此一竅塞，諸竅塞也。下竅不開，內氣不得環流，則氣門難張，氣門若閉而不得汗，熱又如何能散？治法簡單，稍加大黃，便通即熱退，咳喘減。這不單是釜底抽薪，上病下取，也是一竅開則諸竅開，提壺揭蓋的反向用法。

大腸的傳化糟粕功能，尚與胃氣的通降、脾氣的運化、腎氣的蒸化和固攝作用有關。臨床治療排便異常，這些因素均須考慮。臨床每見習慣性便祕，其便乾硬，如照搬教科書的理論，當為大腸液虧，應以增液湯、增液承氣湯、麻子仁丸等滋陰潤腸之方應之，此「增液行舟」之法，若伴舌上少津，以上諸方確實好用。但問題是現今患者，舌上少津者少見，舌淡、邊有齒印，苔微膩者更多。若用以上治法，則頭幾服有效，再繼續則每況愈下，最後反會加重。何解？此典型的「脾病不能為胃行其津液」也，觀其舌是脾虛有濕之徵，但水濕雖多卻浸陰土，不潤陽明胃與腸。陰越滋則脾越濕，脾越濕則津越停滯不運而成惡性循環。治當以大劑量的白朮（四〇～六〇克）合茯苓、陳皮為主，以補脾行氣運濕，水注陽明則症自緩，且能長治久安。此時溫陽潤腸的肉蓯蓉、鎖陽就優於滋陰潤腸之藥。當然，潤腸通便的仁類藥物仍不可少。但起始之時滋陰潤腸之藥仍須保留部分，因為「南水北調」也需時日，不是今天補脾行氣運濕，明天水就能到達大腸並立刻夠用。現在的病人多功利，兩劑無效，即轉醫生，他可不管你什麼「南水北調」的解釋。故治本雖重要，短期療效也要讓人看得見，待見效後再漸減滋陰之品而以治本為主。這種脾濕胃腸燥之證，最常見於泄下減肥或所謂清腸排毒的女性，毒未清倒先把腸液、脾陽清去了，如果不知道什麼叫「水土流失」，這就是了。

4. 肺之外應

肺與秋氣、暮氣、少陰之氣、收氣、燥氣、白色、辛味、西方相通應。

金有降、收之意。日落西山亦有降、收之意，故西方、日暮屬金；月升日落之際，即為少陰；秋天萬物成熟而收割，樹感秋氣而落葉，故秋天屬金，五化中的「收」也屬金；秋天多燥，國之西也多燥，燥氣清勁、斂肅，故燥屬金；西域之境或沙漠或鹽鹼，其色偏白，白色愁慘，故白色屬金；金煉化成液時，其味聞之多辛，故辛味屬金。

據此，五臟之肺、五季之秋、一天之暮、四象之少陰、五化之收、五氣之燥、五色之白、五味之辛、五方之西，在太極圖均居於右（西）而屬同格局、象類的內容，象象可應。

前述內容，或借秋天、黃昏、西方喻事，或以秋氣斂肅說理。象同則理同，象近則理近。

譬如時令至秋，暑去而燥生，涼風清勁，草木皆凋。人體肺臟性喜清透，斂肅下行，為陽中之少陰，同氣相求，故與秋氣相應。整體氣血也隨「秋收」之氣而斂降，故養生之法亦當順應秋氣而漸收。《素問・四氣調神大論》云：「秋三月，此謂容平，天氣以急，地氣以明，早臥早起，與雞俱興，使志安寧，以緩秋刑；收斂神氣，使秋氣平；無外其志，使肺氣清。此秋氣之應，養收之道也。」因此秋季養收，在精神、起居等方面，均須順應秋氣與肺氣相和應的斂肅之性。早睡早起，收斂神氣，以助陽氣的斂肅。常人至秋，性喜清潤，與秋季氣候清肅、空氣明淨相通應，肺金之氣應季而旺，且自然順降，故覺秋高氣爽，神寧氣清。但秋季氣候乾燥，尤以西北為甚，肺為清虛之臟，喜潤惡燥，又與燥氣相應，故逢秋易見肺燥之證，治之以潤。又肺為少陰之臟，臟性易寒，慢性肺系疾病者如喘證、鼻鼽等病性亦多偏寒，秋涼一至，內外寒涼互應，宣肅之功

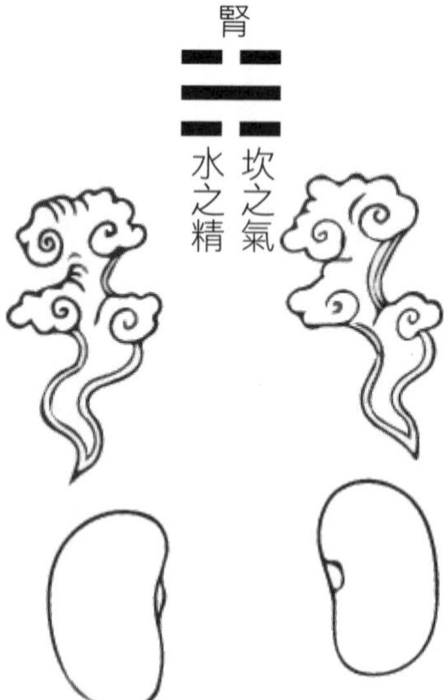

圖46　黃庭內景・腎

皆減，每易犯病。秋季治療肺病時，不可過分發散肺氣，而應順其斂降之性。

以上秋天與肺的關係推論，置於一天之暮也同樣成立，道同則理同。

後天八卦順序中「說言乎兌，戰乎乾」之後，是「勞乎坎」。坎屬水，代表腎系統，見圖46。

（六）坎水太陰腎系象

腎象基調：腎五行屬水，時配冬天與子夜，為陰中之太陰，參圖47；後天八卦配坎卦☵，坎之本義為水，方位在北，參圖48。

先天八卦的北方為坤卦☷，坤之本義為地，可作其陰陽特性的背景參考。

圖47是以天地為參的動態太極圖，以順時針旋轉為正，圖中間的橫線代表地平線，腎之位則猶入夜之太陽，完全沉入地平而不復見，故陽魚頭已居地底。圖下方之圓球全黑，示意日已隱沒，地面全陰，僅見太陰（月亮），應太陰⚏兩爻純陰之象。

圖48是從圖9後天八卦圖裁下的腎配卦部分，太極圖

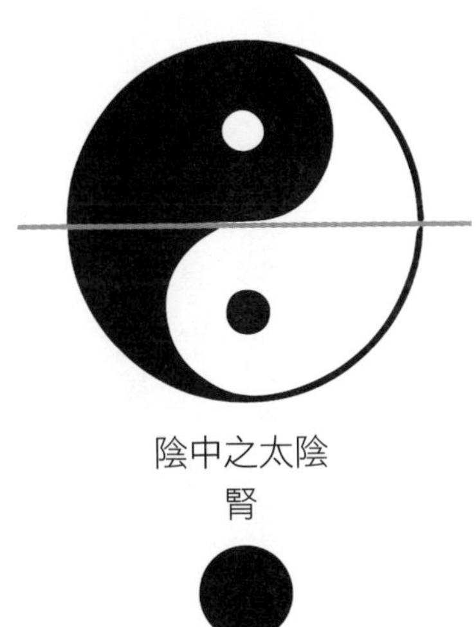

圖47　腎為陰中之太陰動態圖

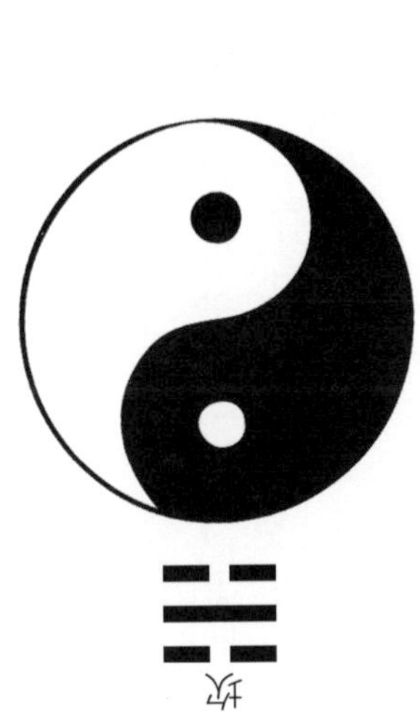

圖48　腎配八卦圖

中坎之位代表腎系統的陰陽量，此時陰最盛。如同離卦可以代表太陽一樣，坎卦也可代表月亮（太陰），而與四象之太陰同象。

兩圖一動一靜，互補互參。

可能讀者覺得奇怪，兩圖的太極圖正好黑白相反，為何會這樣？圖47是動態旋轉的太極圖，可同時代表地面與地底情況，北方、冬天、子夜之位，均是陽隱地下（陽魚頭已居地底），陰顯地面（北方、冬天以寒為顯，子夜以黑暗為顯），故地平線上之色為黑；圖48的簡化太極圖一般只代表地面情況，腎之位是北方、冬天、子夜之位，於地面都是最陰之時位，故所在之位其色全黑。若同以地面情況相參，兩圖的腎之所應都一致在表示陰盛（色黑）時位，並無矛盾。

1. 腎的主要生理功能

（1）腎藏精

腎藏精是指腎具有封藏和貯存人體精氣的作用。腎的這個功能主要源於五行水象。腎五行屬水，於季應冬，植物多春生、夏長、秋收、冬藏。《素問・六節藏象論》說：「腎者，主蟄，封藏之本，精之處也。」點明了腎的藏精功能或封藏特性源於萬物蟄藏之冬象；水之本體到冬亦成冰，呈堅凝密固之象。

藏之意與卦亦合，坎象☵外陰內陽，陽藏陰中。以陰陽分清濁，則陽清陰濁，以人喻之，為君子陷於小人之中，以腎比之，為精華藏於陰臟之中。且精之質為水，則水精藏於水臟，天經地義。再深一層想，其先天背景坤卦☷之承、納功用亦暗隱內藏之意。

接下來，該弄清腎所藏的是什麼精。精的概念在中醫學中具一定的模糊性，不同的精由於層次、因果、先後、互補等關係的糾纏往往容易混雜或相容，難以完全清晰界定，不少教材在此問題上也多少有點夾雜不清。既然其本來面貌就非線條分明，因此我們也遵循既成概念，以稍帶寫意的方式將其來源與關係略作疏理。

精的含義有廣義和狹義之分。廣義之精，泛指構成人體和維持生命活動的精微物質，此意與人體廣義的氣相近。因此，這一層次的氣或精在中醫學中均大而化之，不強作比較，因為真正有意義，實用性強的是它們的進一步分類。

狹義之精很明確，是指稟受於父母而貯藏於腎的具生殖繁衍作用的精微物質，又稱生殖之精。

廣義之精由於內涵太廣，難以為用，於是據來源又派生出了先天之精與後天之精。

先天之精即稟受於父母，與生俱來，構成人體的原始生命物質。在胚胎發育過程中，精是構成胚胎的原始物質，為生命的基礎，故稱「先天之精」。《靈樞・本神》謂：「生之來謂之精。」《靈樞・決氣》云：「兩神相搏，合而成形，常先身生，是謂精。」這是腎被稱為「先天之本」的原因之一。

出生後，先天之精仍在個體生長發育過程中起著促進與調控作用，也作用於個體生殖之精，成為生殖之精中的有機成分而代代相傳。頗類現代所說的親代與子代間傳遞遺傳訊息（genetic information）的物質，其基本特性是相對的穩定性，能自我複製，前後代保持一定的連續性並能產生可遺傳的變異。先天之精藏於腎中，出生之後，得到後天水穀之精的不斷充養，成為人體生育繁殖的基本物質，不斷作用於「生殖之精」。因此，「先天之精」與「生殖之精」有著千絲萬縷的聯繫，只是前者更強調源於父母成分，後者更著重個體本人可供生殖部分。

後天之精源於飲食水穀經脾胃運化，小腸泌別清濁產生的水穀之精，水穀之精輸布於臟腑供其利用時，稱臟腑之精，故水穀之精與臟腑之精有著先後因果關係。兩者又可進一步化生氣、血、津液。臟腑之精在供給臟腑生理功能活動之需後，其剩餘部分則貯藏於腎，以備不時之需。《素問・上古天真論》

說：「腎者主水，受五藏六府之精而藏之。」當臟腑生理功能活動需要時，腎就把所藏之精重新輸出，供給臟腑利用。

腎這種不斷貯藏，又不斷供給，循環往復的模式實與銀行相類。如《怡堂散記・「腎者主水，受五臟六腑之精而藏之，故五臟盛，乃能瀉」解》言：「是精藏於腎，非生於腎也。五臟六腑之精，腎實藏而司其輸瀉，輸瀉以時，五臟六腑之精相續不絕，所以成其坎而位乎北，上交於心，滿而後溢，生生之道也。」人自出生至壯年，腎中精氣不斷充盛，若不逢大病，一般均能入而出、出而入，生生不息地良性循環。中年之後，隨著腎中及臟腑精氣的日漸衰減，以及疾病損耗，各臟均要從腎提取精氣以為用，就像銀行常遭擠兌，則漸漸入不敷出，元氣大虧，因此就有了「久病及腎」之說。更由於入不敷出，不斷損耗，又有了「腎無實證」的性質歸納。再進一步推演，就有了腎病較重的無形觀念。這是符合坎卦特徵的，因坎為水，為陷，為天然險阻，故卦之所言為處險難之道，從「坎坷」一詞也可觀出此意。

先天之精和後天之精的來源雖然不同，但卻同藏於腎，二者相互依存，相互為用，相互交融，在腎中密切結合而成為腎中精氣。《醫碥・遺精》曰：「精者，一身之至寶，原於先天而成於後天者也。（精者，水也，天一生水，原於有生之初，而成於水穀之滋長。）五藏俱有而屬於腎，靜則藏，動則泄。」而「先天生後天，後天養先天」這句話不單是先後天之精的關係寫照，也可成為臨床治療脾腎疾病的指南。

我們常有一個誤解，以為腎之所以被稱為「先天之本」，僅僅是因為先天之精是構成胚胎的原始物質，為生命的基礎，其實不盡然。《類經・陰陽類》曰：「精者，坎水也，天一生水，為五行之最先。故物之初生，其形皆水，由精以化氣，由氣以化神，是水為萬化之原，故精歸於化。」腎五行屬水，古人很早就有了萬物水中生的觀點。《尚書・洪範》曰：「五行：一曰水，二曰火，三曰木，四曰金，五曰土。水曰潤下，火曰炎上，木曰曲直，金曰從革，土爰稼穡。」這裡一、二、三、四、五的排列順序不是隨便羅列，而是五行（萬物）化生的自然先後順序。張景岳在《類經圖翼・五行生成數解》注曰：「五行之理，原出自然，天地生成，莫不有數，聖人察河圖而推定之。其序曰：天一生水，地六成之；地二生火，天七成之；天三生木，地八成之；地四生金，天九成之；天五生土，地十成之……胎卵未生，莫不先由於水，而後成形，是水為萬物之先，故水數一。化生已兆，必分陰陽，既有天一之陽水，必有地二之陰火，故火次之，其數則二。陰陽既合，必有發生，水氣生木，故木次之，其數則三。既有發生，必有收殺，燥氣生金，故金次之，其數則四。至若天五生土，地十成之。」文中提到的河圖之數為一至十，見圖49，其中一個白點、六個黑點居於北方坎位，故曰：「天一生水，地六成之。」古人的數學觀不純粹是算術，也是闡述道理的方法之一。一為數之始，水之數為一，即代表了萬物水中生的觀點。至於河圖的來龍去脈及其數理觀，詳見於後續的〈數之篇〉。

達爾文的進化論告訴我們：生命產生於海洋，在跨過漫長的歲月後，從海洋登上了陸地。首先是植物，接著是魚類、兩棲類動物開始由海洋轉向陸地生活。這不也是「胎卵未生，莫不先由於水，而後成形，是水為萬物之先」嗎？但

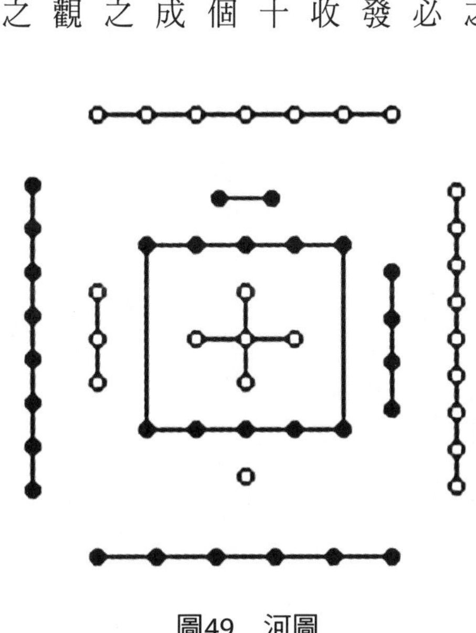

圖49　河圖

是張景岳生活的年代早於達爾文兩百多年，若推到《尚書‧洪範》寫作的年代就更值一歎了！萬物水中生，古人是如何知道的？現在我們一般都會輕飄飄的來一句，這是古人的天才推測或發現，僅僅是天才嗎？大家不妨想一想。

回到問題的核心，既然「天一生水，為五行之最先。故物之初生，其形皆水，由精以化氣，由氣以化神，是水為萬化之原」，則在天人相應觀下的人體生發也不應例外，其較早的具體描述見於《管子‧水地》：「人，水也。男女精氣合，而水流形……五藏已具，而後生肉……五肉已具，而後發為九竅……五月而成，十月而生；生而目視耳聽心慮。」描述了人與水─精的關係以及水精生臟腑、形體官竅、感覺的過程，其中的「水流形」是關鍵句。水本無定形，隨流動所至而賦成定形的臟腑、形體官竅，再化無形的感覺。多麼豐富的想像！多麼有邏輯的想像！水由流而成形，為生長發育之由，可任充滿變生的臟器及形體官竅，由是精、水合一，人體之精、自然之水的氣韻在生命起源方面就相互呼應而統一起來。因此，諸虛補腎不獨是補先天之精，蓋先天不足者，精弱而致者可調，精異常所致者難調，故補此則可變之數有限。其更大的意義在於水─精之生氣是萬化之源，也是人體生長發育，臟腑、形體官竅變生之源，補此化源，水氣流動，生機盈溢，是為補在根本。

帶回主題，腎所藏之精，在腎陽的溫溫蒸煦下，又可氤氳化為腎氣。因腎精、腎氣常處互化過程中，一般多合稱為腎中精氣。腎中精氣具有促進機體的生長、發育和生殖，推動和調控臟腑氣化，參與血液生成和提高機體抗病能力的生理作用，現逐一分解於下。

①**主生長發育與生殖**：《素問‧上古天真論》記述了腎中精氣由初盛到漸盛，再由充盛到漸衰，繼而耗竭，並伴隨生長發育與生殖指徵變化的演變過程：「女子七歲腎氣盛，齒更髮長；二七而天癸至，任脈通，太衝脈盛，月事以時下，故有子；三七腎氣平均，故真牙生而長極；四七筋骨堅，髮長極，身體盛壯；五七陽明脈衰，面始焦，髮始墮；六七三陽脈衰於上，面皆焦，髮始白；七七任脈虛，太衝脈

衰少，天癸竭，地道不通，故形壞而無子也。丈夫八歲腎氣實，髮長齒更；二八腎氣盛，天癸至，精氣溢寫（瀉），陰陽和，故能有子；三八腎氣平均，筋骨勁強，故真牙生而長極；四八筋骨隆盛，肌肉滿壯；五八腎氣衰，髮墮齒槁；六八陽氣衰竭於上，面焦，髮鬢頒白；七八肝氣衰，筋不能動，天癸竭，精少，腎藏衰，形體皆極；八八則齒髮去。」

上段引文大家極熟，不再費時作句解。唯「天癸」一詞，須略帶一筆。

天癸者，當為天一癸水之略稱。天一者，源於先天也；癸為十天干之一，代表陰水。張景岳在《類經・藏象類》釋之曰：「天癸者，天一之氣也……故天癸者，言天一之陰氣耳，氣化為水，因名天癸……其在人身，是為元陰，亦曰元氣。人之未生，則此氣蘊於父母，是為先天之元氣；人之既生，則此氣化於吾身，是為後天之元氣。第氣之初生，真陰甚微，及其既盛，精血乃王，故女必二七、男必二八而後天癸至。天癸既至，在女子則月事以時下，在男子則精氣溢寫（瀉），蓋必陰氣足而後精血化耳。」對比一下，大多數教材都把「天癸」解作「腎中精氣充盈到一定程度時產生的具有促進人體生殖器官成熟，並維持生殖功能的物質」。對嗎？這種表達實把「天癸至」三個字按字面硬譯而曲解了，好像女至二七、男到二八之期，腎中精氣充滿時，天癸就突然無中生有，從天而降。其實天癸本天生，從生命肇基之始，天癸即以其生生之機隱然調控著人的生長發育，只是到了腎中精氣充滿時，這種調控由隱而顯，潛龍化騰龍，主要表現為促進人體生殖器官成熟，維持生殖功能，且可以周期來度量。故《史記・律書》云：「癸之為言揆也，言萬物可揆度，故曰癸。」因此「天癸至」的本義當為「天癸顯」。故天癸的作用雖主顯於促進生殖器官發育及生殖，但並不局限於此，其對生長發育的調控作用與腎中精氣大致相近。而天癸的調整也未必要等到女二七、男二八。補腎元，調理衝、任、督即是調天癸。

從〈上古天真論〉的描述中我們看到的是隨著腎中精氣盛衰，齒、骨、髮、天癸、生殖功能等生長發育與生殖指徵的不斷同步變化，明確顯示了腎中精氣的盛衰是機體生、長、壯、老、已的根本，而腎精生髓，髓含骨髓、脊髓、腦髓，骨髓又可充骨養骨，齒為骨之餘，腎以精血養髮，則其華在髮等聯屬功能的緣由亦於此而見。

腎精若虧，常見以下幾組表現：

其一，生長發育障礙，在兒童可見五遲（立遲、行遲、語遲、髮遲、齒遲），五軟（頭項軟、口軟、手軟、足軟、肌肉軟），身材矮小，動作遲鈍，囟門遲閉，解顱，枕禿（後頭部環狀脫髮），雞胸，龜背，X形腿、O形腿，智力低下，反應遲鈍，癡呆等病症；在青少年則可見發育遲緩，筋骨痿軟，肌肉瘦削無力等現象。

其二，成人性功能減退，男子精少不育，女子經少或經閉不孕。

其三，成人早衰，腰膝酸軟，足痿無力，髮脫齒搖，髮早白或脫落，骨脆易折，骨質增生，耳鳴耳聾，健忘癡呆。

補益藥的分類中有補陰、補陽、補氣、補血藥之分，卻沒有單列出補精藥；方劑學也有補陰、補陽、補氣、補血之方，但補精之方也不在掌握要求中。因此，不少為醫者竟對如何補精不太熟悉。事實上，補精藥雖無單列，卻分散在補陰、補陽、補氣、補血藥中，我們可通過以下幾個補精方加以熟悉。

補腎精的代表方應是《景岳全書・新方八陣》的左歸丸，讀者可能會質疑，這不是補陰的方嗎？什麼時候又變成了補精方？別忙，我們先看看其組成再說吧！有熟地、山茱萸、山藥、枸杞子、龜板膠、鹿角膠、菟絲子、川牛膝等八味藥。

如果不事先告訴您這是補陰的方，要您自組一個補精方，以上諸藥除了川牛膝外，不都在應考慮之列嗎？既如此，則該方既可治真陰不足，也可療腎精虧虛。

該方在〈道之篇〉解過一次，現照搬過來，僅略改龜、鹿二膠關係，不純粹強調「陽中求陰」之意，則其解為：重用熟地填腎精，補真陰，為君藥。山茱萸養肝滋腎澀精；山藥補脾益陰固精；枸杞補腎益精，養肝明目；龜、鹿二膠，血肉有情之品，峻補精髓，其中龜板膠通任脈而偏於補陰，鹿角膠通督脈而偏於補陽，兩藥陰陽互配，取「陽中求陰」、「陰中求陽」之意，調和陰陽，均為臣藥。菟絲子益精且陰陽並補，川牛膝益肝腎、強腰膝，俱為佐藥。諸藥合用，共奏滋陰補腎，填精益髓之效。

方中尤以龜、鹿二膠作用強勁。

關於鹿，《本草備要・禽獸部》曰：「鹿茸（大補陽虛）：甘溫純陽。生精補髓，養血助陽，強筋健骨……沈存中《筆談》云：凡含血之物，肉易長，筋次之，骨最難長。故人二十歲骨髓方堅，麋鹿角無兩月長至二十餘斤，凡骨之長，無速於此，草木亦不及之。頭為諸陽之會，鍾於茸角，豈與凡血比哉！」《神農本草經讀》卷四謂：「鹿為仙獸而多壽，其臥則口鼻對尾閭以通督脈，督脈為通身骨節之主，腎主骨，故又能補腎，腎得其補，則志強而齒固……督得其補，則大氣升舉，惡血不漏。以督脈為陽氣之總督也。然角中皆血所貫，衝為血海，其大補衝脈可知也。」至於鹿角膠（古名白膠），《本經續疏》卷三云：「鹿角寸截，外削粗皮，內去淤血，浸滌極淨，熬煉成膠，浮越囂張之氣，頑梗木強之資，一變而為清純和緩，凝聚膠固，自然其用在中，收四出浮游之精血，鍊純一無雜之元氣，於以為強固之基，施化之本也。」故補精血因鹿茸含生發之氣，其力較著，鹿角膠則清純和緩，而強筋骨則以茸及角勝。

關於龜，《本經逢原・介部》謂：「龜稟北方之氣而生，乃陰中至陰之物，耑行任脈，上通心氣，下通腎經，故能補陰治血治勞。」《神農本草經讀》卷二曰：「甲屬甲冑，質主堅強，故能健其四肢也。小兒囟骨不合，腎虛之病，龜甲主骨，故能合之也。」

龜、鹿合論，《本草綱目・介之一》云：「龜、鹿皆靈而有壽。龜首常藏向腹，能通任脈，故取其甲以補心、補腎、補血，皆以養陰也。鹿鼻常反向尾，能通督脈，故取其角以補命、補精、補氣，皆以養陽也。乃物理之玄微，神工之能事。」

補精的另一個名方是龜鹿二仙膠，又名「四珍膠」，也是以龜、鹿兩膠為主，加人參、枸杞子而成。王肯堂《證治準繩》收錄之。人以精、氣、神為根本。精不足則無法生氣，氣不足則無法生神，然而補精必以滋味純厚的藥品為主。龜、鹿二膠再加上人參、枸杞子，益氣生精。四藥合用，則精生而氣足，氣足而神旺，久服延年益壽，故有「二仙」美譽。

上兩方較適合於腎精虛之生長發育障礙及成人早衰者，用時如加補骨脂、骨碎補、杜仲、續斷、千年健等強筋骨之藥，效果更佳；若為腦髓之疾，則加石菖蒲、遠志等化痰開竅之品。

至於成人性功能減退，男子精少不育，女子經少或經閉不孕，可以龜鹿二仙膠配五子衍宗丸為選。五子衍宗丸，「衍」為廣布常流、孳生之意。方可查者載於《攝生眾妙方》卷十一：「男服此藥，添精補髓，疏利腎氣，不問下焦虛實寒熱，服之自能平祕。舊稱古今第一種子方。有人世世服此藥，子孫蕃衍，遂成村落之說。嘉靖丁亥於廣信鄭中丞宅得之。」該方藥止五味，其名皆有「子」字，取「以子補子」之意，對治「無子」、「無嗣」之證，一語雙關，故稱「五子衍宗丸」，有補腎添精，助衍宗嗣之功。

方由菟絲子、五味子、枸杞子、覆盆子、車前子五藥組成，皆為植物種仁，味厚質潤，蘊含生生之氣，既益氣溫陽，又滋補精血，總功用為添精、補髓、益腎。方中菟絲子陰陽並補而偏溫陽；枸杞子亦陰陽並補，卻以填精補血見長；五味子五味皆備，而酸味最濃，補中寓澀，斂肺益腎；覆盆子甘酸微溫，固精益腎；最妙在車前一味，引藥下行，則澀中兼通，補而不滯。這是略解，欲得詳解，讀者可於下面各藥的介紹中自行揣摩補充。

菟絲子：《神農本草經讀》卷二謂：「菟絲氣平稟金氣，味辛得金味，肺藥也。然其為用在腎，而不在肺。子中脂膏最足，絕類人精，金生水也。主續絕傷者，子中脂膏如絲不斷，善於補續也。補不足者，取其最足之脂膏，以填補其不足之精血也，精血足則氣力自長，肥健自增矣……久服，腎水足則目明，腎氣壯則身輕。華元化云：『腎者，性命之根也。』腎得補則延年。」《本草求真》卷二上曰：「辛甘溫平，質黏。溫而不燥，補而不滯，得天地中和之氣。故書稱為補髓添精，強筋健骨，止遺固泄，暖腰溫膝，明目祛風，為補肝腎脾氣要劑。」

枸杞子：《本草思辨錄》卷四謂：「枸杞子內外純丹，飽含津液，子本入腎，此復似腎中水火兼具之象。味厚而甘，故能陰陽並補，氣液驟增而寒暑不畏。」《本草綱目・木之三》云：「至於子則甘平而潤，性滋而補，不能退熱，止能補腎潤肺，生精益氣。此乃平補之藥，所謂精不足者，補之以味也。」《本草蒙筌》卷四曰：「明耳目安神，耐寒暑延壽。添精固髓，健骨強筋。滋陰不致陽衰，興陽常使陽舉。諺云：『離家千里，勿服枸杞。』亦以其能助陽也。更止消渴，尤補勞傷。」

五味子：《神農本草經百種錄・上品》曰：「強陰（氣斂則歸陰）。益男子精。（腎主收藏，而精者腎之所藏者也，故收斂之物無不益腎。五味形又似腎，故為補腎之要藥。此以味為治也，凡酸味皆斂，而五味酸之極，則斂之極，極則不止於斂，而且能藏矣。藏者冬之令，屬腎，故五味能補腎也。）」《本草崇原》卷上謂：「核形象腎，入口生津，故主強陰。女子不足於血，男子不足於精，故益男子精。」《得配本草》卷四云：「仲景八味丸去附子，入五味子，以收攝真元，俾丹田暖熱，熟腐五穀，最為穩妥。蓋腎藏精，精盛則火得所養而不散，較附子之助火以涸水，相去天淵。」

覆盆子：《本草經疏》卷二十三曰：「入足少陰經。其主益氣者，言益精氣也。腎藏精，腎納氣，精氣充足，則身自輕，髮不白也。蘇恭主補虛續絕，強陰建陽，悅澤肌膚，安和臟腑。甄權主男子腎精虛竭，陰痿，女子食之有子。大明（注：日華子）主安五藏，益顏色，養精氣，長髮，強志。皆取其益腎添精，甘酸收斂之義耳。」《本草通玄》卷上載：「覆盆子，甘平入腎，起陽治痿，固精攝溺，強腎而無燥熱之偏，固精而無凝澀之害，金玉之品也。」《本草正義》卷六謂：「覆盆為滋養真陰之藥，味有微酸，能收攝耗散之陰氣而生精液……《本經》主安五藏。藏者陰也，凡子皆堅實，多能補中。況有酸收之力，自能補五藏之陰而益精氣。凡子皆重，多能益腎，而此又專入腎陰，能堅腎氣，故曰長陰令堅。強志、倍力、有子，皆補益腎陰之效也。」

車前子：《本草新編》卷二云：「夫五子衍宗丸用車前子者，因枸杞、覆盆過於動陽，菟絲、五味子過於澀精，故用車前以小利之。用通於閉之中，用瀉於補之內，始能利水而不耗氣。水竅開，而精竅閉，自然精神健旺，入房始可生子，非車前之自能種子也。大約用之補藥之中，則同群共濟，多有奇功。未可信是種子之藥，過於多用也。」《神農本草經百種錄・上品》謂：「凡多子之藥皆屬腎，故古方用入補腎藥中。蓋腎者，人之子宮也。車前多子，亦腎經之藥。然以其質滑而氣薄，不能全補，則為腎府膀胱之藥。膀胱乃腎氣輸洩之道路也。」

既然子蘊生生之氣，則凡有補益作用之植物種仁，或可添之，還有多少子？數數：沙苑子、桑椹子、女貞子、蓮子、黑芝麻……

既然已經介紹了這麼多補精的中藥，一不做，二不休，再介紹一味吧！紫河車，談補精，如何少得了它！《本草蒙筌》卷十二曰：「紫河車即胞衣也。兒孕胞內，臍繫於胞，胞繫母腰，受母之蔭。父精母血，相合生成，真元氣之所鍾也。然名河車者，蓋以天地之先，陰陽之祖，乾坤之橐籥，鉛汞之匡廓。胚胎將兆，九九數足。兒則載而乘之，故取象而立名也。」《雷公炮製藥性解》卷六謂：「紫河車味甘，宜其歸脾；父之精也，宜歸腎臟；母之血也，宜入心家。夫其精血所結，未有男女，先立胚胎，渾然太虛，實乾坤之橐籥……又曰紫者，以紅黑色相雜也，合坎離之色，得妙合之精，雖成後天之形，實稟先天之氣，補益之功，更無足與儔者。第其性溫，若有火證者，必得便制，斯無他患耳。」《本草新編》卷五云：「或疑紫河車既為先天之母、後天之父，與紫河車同生之臍帶，又何獨非乾坤化育之丹乎？曰：臍帶之功，雖不及紫河車，而補益之功，大非草木可比。蓋臍帶為接續之關，實性命之根蒂也。兒雖墮地，已離於胎元，而先天之祖氣尚未絕於帶內。凡氣弱者，可接之以重壯；氣短者，可接之以再延；氣絕者，可接之以再活。後天既老，得先天而再造者，其斯之謂歟？」最後一段，連臍帶也牽連出來了。歸總起來就是一句話，以先天補先天，鹿胎也有近似功效，其理同。

看看，生長發育不良、生殖功能減退、性功能障礙、早衰，腎藏精的範疇中隱藏著多少熱門病啊？因此，藏惜腎精是為養生的重要原則，補精固精則是慢性病治療的常法。再看市場上現在開發出來的保健藥，近半具補腎精，或自稱具補腎精之功，正說明商家們看中了中醫「腎藏精」理念所蘊藏的無限商機。

這一段牽扯出不少中藥，仔細想想，與我們學過的中藥在說理方式上有沒有不同？如有，則中藥除看刻意簡化過的教材外，還當如何學？不難想通吧。

②**生髓化血**：腎藏精，精能生髓，精髓可以化而為血。《景岳全書・雜證謨・血證》云：「血即精之屬也。但精藏於腎，所蘊不多，而血富於衝，所至皆是。」肝藏血，腎藏精，精足則血充，故有精血同源，肝腎同源，血之源頭在於腎之說。所以，臨床上治療血虛，尤其與髓生血或先天因素有關的如再生障礙性貧血、地中海型貧血等，常用補益精髓以生血之法。常用的精血兩補的藥物有鹿茸、鹿膠、紫河車、熟地、何首烏、枸杞子、桑椹子、黑芝麻等。當然，補髓生血仍以血肉有情之品為上。

③**抵禦病邪**：腎中精氣具有抵禦內外之邪而防止疾病的作用。《靈樞・五癃津液別》說：「腎為之主外。」在肺為嬌臟一段我們已討論過，由腎中精氣化生的元氣是衛氣的奧援，元衛之氣通過三焦合於腠理而共同抗禦外邪內侵。《馮氏錦囊祕錄・先天根本論》亦云：「故足於精者，百疾不生；窮於精者，萬邪蜂起。」

《素問・陰陽應象大論》云：「陽化氣，陰成形。」一般而言，內邪多為水、濕、痰、飲、瘀血等屬陰的有形之邪，而元精所化的元氣（陽）通過三焦流布全身，臟腑之氣得元氣之助，氣化自強，則諸邪難以內生。

故精氣充則衛外固密，自我調節、適應力強，邪不易外侵也不易內生。反之，精氣虧則衛外不固，自我調節、適應力弱，每易邪外侵或內生而為病。故《素問・金匱真言論》云：「夫精者，身之本也。故藏於精者，春不病溫。」反之，冬不藏精，春必病溫。腎中精氣這種抵禦病邪的能力與「正氣存內，邪不可干」（《素問・刺法論》）、「邪之所湊，其氣必虛」（《素問・評熱病論》）意近，故屬正氣範疇。

④**調控氣化**：這裡須先釐清腎精、腎氣、腎陰、腎陽的關係。由於萬物的本源都是氣，因此，次一級的精、氣、陰、陽不過是本源之氣的不同變化或表現形式，故曰氣化。

腎精的概念前已講述。那麼，什麼是腎氣呢？若將腎中精氣刻意分開，則腎氣為腎精所化生之氣。精之本態為液，在腎陽少火的溫蒸下，可氤氳氳化為腎氣，正是坎☵陽發動，蒸液為氣之象。但腎精、腎氣常處互化過程中，故多合稱為腎中精氣。在中醫學的不少語境中，往往不太著意將兩者分開，但在作用、臨床診斷、治則思考上，兩者的側重點卻有所不同。腎精的提法更偏重生長、發育與生殖方面，而腎氣則更多顯示在納氣、主水與固攝方面。但這並不絕對，還得看這兩個名稱出現的前後語境而定。

我們再來看腎陰腎陽，一般多表達為腎中精氣所化生。但細究之，這種表達未見得準確。因為它們並不是腎中精氣化生出的次一級產物，而是腎精化腎氣，氣可分陰陽而已。換言之，腎陰腎陽是腎中精—氣在生命活動中按陰陽基本特性而分的兩大生理效應的概括。其中對人體臟腑組織起著滋潤、濡養作用的是腎陰；對人體臟腑組織起著溫煦、推動作用的為腎陽。又因為「腎為先天之本」，「水為萬化之原」，故腎精稱為元精，腎氣可稱元氣。據此邏輯，則腎陰又稱元陰、真陰、真水、命門之水，為人體陰液的根本；腎陽又稱元陽、真陽、真火、命門之火，為人體陽氣的根本。

從陰陽歸屬來說，精屬陰，氣屬陽，所以有時也模糊地把腎精歸為「腎陰」類，以強調其物質屬性，而腎氣則歸為「腎陽」類，以強調其功能屬性。

在應用時，較易混雜的是腎精在不同語境下的不同內涵。簡單的分辨法是：如果是生殖問題，較單純，此精就是生殖之精；如果是生長發育問題，此精當為精氣合一效應。

腎氣之用，形態上並不太強調類似於宗氣、衛氣等氣態的形式，仍是精氣混融，略偏氣態的感覺，功能之用則如上述所言，一般更多在納氣、主水與固攝方面顯示。

腎陰腎陽就清晰多了，就是陰陽基本特性在腎的兩大生理效應的概括。又由於腎中陰陽是全身陰陽的根本，這兩大生理效應又往往通過影響他臟他腑陰陽而外延到整個人體。

至於治療就簡明多了，腎陰虛予補陰藥；腎陽虛予補陽藥；腎氣虛予補氣藥，有時也可陰陽並補取其中和，等同於補氣，如金匱腎氣丸；腎精虛則予上述補精之品。一般不難處理。

簡而言之，腎精、腎氣、腎陰、腎陽的關係，理論上有些糾纏，實踐中卻較少糾結。

值得討論的是腎陰、腎陽。腎中陰陽雖然往往元陰、真陰、真水、命門之水，元陽、真陽、真火、命門之火並稱，似乎兩者等量齊觀，其實並不盡然。理據如下：

其一，位置問題：火曰炎上，水曰潤下，此自然之理，難以違背。腎陽位於下，五臟六腑均在其上，則溫煦、氣化、推動、激發都方便得很，建功容易，此地利之便。反觀腎陰，也位於下，但水往低處流，要滋潤五臟六腑，水怎能自升？既然水不能自升，則如何為用？因此，水之升當需腎陽蒸騰化氣而上，再由氣還原為液而為用。換言之，腎陽可以自用而腎陰較難。因此補腎陽比較划算，一可壯自身，二可以元陽身分上溫全體；純補腎陰則僅能自給自足，若要滋潤整體，還須兼補腎陽以蒸化。如果不是考慮到腎陰為真陰的陰陽品質問題，純從滋潤效果看，還不如補心陰與肺陰，因為陰在上，其降則如雨下，要惠及五臟六腑，容易得很。因此筆者補陰，絕少純補腎陰，或更重「陽中求陰」，或兼補心肺之陰。尤其是能滋心潤肺的麥冬，其在滋陰或兼滋陰的名方如麥門冬湯、沙參麥冬湯、百合固金湯、益胃湯、一貫煎、生脈飲、竹葉石膏湯、玉女煎中頻頻亮相，已說明了其補陰明星的地位。

其二，貴賤問題：按理說，腎中陰陽的命名均用「元」、「真」字眼，均出於元精、元氣之化，則腎陰、腎陽在品質上應是同等的，不應有貴賤之分。然而不！別忘了三爻卦中以少者為主的卦主之說。腎配坎水，坎之象☵，外兩陰爻，中一陽爻，《周易略例・明彖》曰：「夫少者，多之所貴也。寡者，眾之所宗也……夫陰之所求者，陽也。陽之所求者，陰也。」又曰：「夫眾不能治眾，治眾者，至寡者也。」不是嗎？領導怎能多於群眾？當領導多於群眾時，他們還能對誰領而導之？此物以稀為貴之理。故坎卦☵以中之陽爻為主、為用。

更別忘了《周易》本就有貴陽賤陰思想。《易》是論陰陽的，我們簡單復習一下〈易之篇〉所論：陰陽的原始觀念源自日光的向背，向日為陽，背日為陰。向日為日光直照，主動而直接；背日是因日光不及之處而顯陰，被動而間接。從日光的向背現象看，是先有陽而後有陰，而不能倒過來說是先有陰而後有陽，因此，「陽主陰從」是無庸置疑的。再看看陰陽所分別代表的事物與現象，陽：天、上、外、熱、光明、剛、清、晝、動、積極、化氣、功能等；陰：地、下、內、寒、晦暗、柔、濁、夜、靜、消極、成形、物質等。陽爻更有君主、長輩、君子等意思，與之相對，陰爻則代表臣下、晚輩、小人等，褒貶之意彰然。

一切觀念若不與實際相符，均屬虛言，我們回到醫學本身來印證：腎主水、主納氣、腎精的藏納或施泄，哪個功能不是以陽用為主？故鄭欽安說：「坎為水，屬陰，血也，而真陽寓焉。中一爻，即天也。天一生水，在人身為腎，一點真陽，含於二陰之中，居於至陰之地，乃人立命之根，真種子也。」（《醫理真傳》卷一）張景岳謂：「設無此日，則天地雖大，一寒質耳……故伏羲作易，首制一爻，此立元陽之祖也。文王衍易，凡六十四卦，皆以陽喻君子，陰喻小人，此陰陽氣之德也……天之大寶只此一丸紅日，人之大寶只此一息真陽。」（《類經附翼・大寶論》）證諸臨床，重病狀態最能看出陰陽兩者的功用孰輕孰重。重病患者，是陰虛者偏多還是陽虛者偏多，凡有臨床經驗者，自是心中了然。惡性病多見功能嚴重下降，這是陽的功能問題。同時，惡性病所見的腫瘤，表面看是陰成形的問題，但陰為何成形？本質上還是陽化氣的問題，因陽不化陰，故而成形。因此，若不從審美角度而從醫學角度看，太有形（型）了不是什麼好事。再進一步，人若要去，故於亡陽者十居八九，歿於亡陰者十無一二。連文學家也常表達：生命之火熄了，卻從沒說：生命之水斷了。水，多注其源；火，多見其燼。

從治療角度看，坎之彖曰：「習坎，重險也。水流而不盈，行險而不失其信。維心亨，乃以剛中也。行有尚，往有功也。」這是說，六爻之坎卦是由兩個三爻之坎卦重疊而成，故曰「重險」，即坎是雙重的險灘呀，險陷之處特深，水雖流注，但不能盈滿，難以用船濟渡。當行此至險的時候，不失去信用，不屈不撓，心得亨通，乃是因為有剛中的特性啊！何謂剛中？即坎中之陽剛之爻。於人就是腎中真陽，意思是只要守住此陽剛之卦主，不屈不撓，就能度過險難。這對重病患者之治沒有思維指導上的啟發嗎？扶陽學派以此為據而生、而長、而壯，毫不奇怪。

其三，數量問題：坎卦☵兩陰一陽，陰多陽少；腎為陰中之太陰，亦示其陰陽特性為陰多於陽，且其主水，主水之臟，一般不易缺水。因此，腎陽較腎陰有著先天本源更少的傾向，雖說腎易虧損是其病理總特徵，但陰陽兩者又以腎陽比腎陰更易虧耗。物以稀為貴，易虧者，更應看重。

其四，品質問題：陰陽學說雖然強調陰陽平衡，但實際上在乎的是量上的平衡，至於質方面的重要性，兩者從來就不是等量齊觀的。

首先，坎中之陽，水中之火乃貨真價實的真火。何以見得？張景岳在《類經圖翼・五行統論》中謂：「惟是水中之火，人多不知，而油能生火，酒能生火，雨大生雷，濕多成熱，皆是也。」不妨一想，日常所接觸之自然物，是否以油的燃燒溫度最高？而油藏地下，恰與腎之水位對應，此即真火。至於「真水」，古代一般謂「降下真水甘霖」，多強調從上而下，這裡實際上還是牽涉到位置問題。因此，腎中「真水」與「真火」相較，實是真火更「真」。

再看陰陽分類：陽清，陰濁；陽化氣，陰成形；陽為功能，陰為物質或結構。貴陽賤陰思維在陰陽品質方面的判定反映出來就是重氣化、重功能、重清，並在養生與醫療中踐行。〈易之篇〉談過，中醫養生學有「精、氣、神」三寶之說，但這三者的地位從不相等，其地位是從有形（陰）到無形（陽），按精、氣、神順序漸次上升。從精、氣、神煉化的程序：「煉精化氣」、「煉氣化神」、「煉神還虛」、「煉虛合道」上亦可證實這一點，從來沒有聽說過這個順序是可以倒過來的。其潛在的觀念就是：人是有形之體，有形者屬陰，屬陰則濁，陰濁之體一定會得病。基於此，按照邏輯，要減少病痛活到天年，最好就是盡量把陰濁化陽清。民間傳說中的八仙之一呂洞賓，歷史上真有其人，唐代人，原名呂巖，道教全真道派奉為純陽祖師，其號「純陽子」，正是這一理念的體現。

腎中陰陽之為病，「陰虛則熱，陽虛則寒」雖為基調，然陰虛則熱又有不同的表現形式，陽虛則寒更存多種變化。由於腎中陰陽是全身陰陽的根本，因此，以下論陰陽，不局限在腎本身。

陰虛的表現形式常見以下幾種：

陰虛熱蒸：如低熱、潮熱、五心煩熱等症。治以滋陰清虛熱，如青蒿鱉甲湯、清骨散等。

陰虛熱擾：如百合病之神志恍惚，精神不定，欲臥不能臥、欲行不能行，食慾時好時差等症。治以滋陰清熱安神，如百合地黃湯、百合知母湯、百合雞子湯、百合滑石散、甘麥大棗湯等加減。

陰虛火旺：主要表現為火在上部或局部，如虛火上炎之咽痛、牙痛、乳蛾、顴紅、面部烘熱，虛火迫精妄行之遺精等症。治以滋陰清火或降火，如知柏地黃丸、大補陰丸等加減。

陰虛陽亢：主要表現在肝腎同病，而見眩暈耳鳴，頭目脹痛，面紅目赤，急躁易怒，腰膝酸軟，頭重腳輕，舌紅少津，脈弦有力或弦細數等症。治以滋陰潛陽，如天麻鉤藤飲、鎮肝熄風湯等加減。

陰虛失潤：以臟腑及所屬形竅失滋為主要表現，如肝陰虛、胃陰虛、大腸液虧等。治以滋陰增液。

據不同臟腑，分別予杞菊地黃丸、一貫煎、沙參麥冬湯、益胃湯、百合固金湯、增液湯、麻子仁丸等。

這裡有一個滋陰的經典方似乎值得一議，就是大家耳熟能詳的六味地黃丸。凡中國人，不管他對中醫是否理解或喜歡，不知道六味地黃丸是補腎藥的極少，皆因腎虛的觀念給國人的印象太深刻了，老也怕虧，壯也怕虧，少也怕虧，十幾億中國人中，至少有十億在商家眼中是中醫補腎藥的潛在市場人口。誰說中醫難懂？不就是一個文化語境問題嗎？造成現在的文化語境，如何問責也不該問責到中醫身上吧？

稍懂中醫的人便知道，腎虛還得分辨精、氣、陰、陽不同的虛而補，而六味地黃丸是補腎陰的，這點似不容置疑。

六味地黃丸確能補腎陰，筆者並不懷疑，但此方是否以補陰為主，卻是值得思疑或商榷的。

先看此方的常解：重用熟地滋陰補腎，填精益髓，為君藥。山茱萸補養肝腎，並斂肝陰，山藥補益脾陰，並能固腎，共為臣藥。三藥配合，腎肝脾三陰並補，是為三補。澤瀉利濕而泄腎濁，並能減熟地之滋膩；茯苓淡滲脾濕，並助山藥之健運，與澤瀉共泄腎濁；牡丹皮清泄虛熱，並制山茱萸之溫澀。三藥稱為三瀉，均為佐藥。六味合用，三補三瀉，其中補藥用量重於瀉藥，是以補為主。肝脾腎三陰並補，以補腎陰為主。被譽為「滋補腎陰祖方」。

此解即使不大謬也有小失。首先，作為一個補益之劑，三補三瀉之說，藥味上補瀉平均，就讓人產生一種很奇怪、比例不協調的感覺。

其次，三補名不副實。這裡，熟地滋陰補腎是實，山茱萸斂肝陰也是實，但補養肝腎卻是虛，此藥並不太具補力，即使強解為微兼有補，由於其性偏溫，也談不上具補陰之功。山藥補益脾陰，並能固腎基本屬實，但嚴格來說山藥補陰之力較弱，因此，除三補共用的習慣外，臨床醫師一般較少把它當作獨立的補陰藥來用。同時，補脾陰之說也有點怪，因為脾為陰土，喜燥而惡濕，並不怕陰虛，其出現陰虛的機會最少，何以要補脾陰而不補他臟之陰以助腎？因此，三補充其量只有兩補，若不太厚道地說，只能算一味半的補力。

再來看，三瀉就更怪異了，牡丹皮清泄虛熱基本上說得過去，而茯苓淡滲脾濕就明顯與山藥補益脾陰自相矛盾了，若脾陰虛，僅用山藥都嫌不太夠力，現在來一個利水的茯苓，這不是開玩笑嗎？利水則傷陰，這是常識，張景岳的左歸丸之所以去掉三瀉，就解釋為：「今之人即欲用之補陰，而必兼以滲利，則焉知補陰不利水，利水不補陰，而補陰之法不宜滲。」（《景岳全書‧本草正上‧隰草部‧地黃》）茯苓尤嫌不足，再來一個利水更強的澤瀉利濕而泄腎濁，不但是畫蛇添足，更是添亂了。如果僅從藥味多少來看，兩補陰，兩利水，此外一斂陰一瀉火，則六味地黃丸還能餘下幾分滋陰力？若云怕滋陰藥過於滋膩，故輔以利水滲濕之品也不太通，因為慣常的做法是加行氣藥，如陳皮、砂仁，而不是予滲利之品。因此，現在的方解實屬先定下了基調——六味地黃丸是補陰方，而後再強解，是觀念先行下的論證。也就是說，解者怎麼也得論證成補陰功效，故其解就不免有難以自圓其說之處了。

但六味地黃丸臨床確有補陰之效，這又作何解釋呢？其一，熟地分量較大，因此，補仍大於瀉，這個得承認。其二，得益於其丸劑劑型，丸者「緩」也，丸劑有利補益藥的緩慢發揮，而無助於利水藥的沖蕩。不信，您用同樣的分量和比例開成六味地黃湯看看，湯者「蕩」也，湯劑更有助利水藥之下泄，而不利於補益藥的緩慢建功，則其效立減。其三，六味地黃丸本為補精之方，是通過補精而化陰，或陰精並補而見功的，純粹從補陰角度論，其效如前述，不足以服人。

六味地黃丸本為補精之方，通過補精而化陰之據如下：

本方由金匱腎氣丸減附子、桂枝化裁而來，出自宋代兒科專著《小兒藥證直訣》。書載：

腎虛：兒本虛怯，由胎氣不成，則神不足。目中白睛多，其顱即解（囟開也），面色㿠白。

此皆難養，縱長不過八八之數。若恣色慾多，不及四旬而亡。或有因病而致腎虛者，非也。又腎氣不足，則下竄，蓋骨重，惟欲墜於下而縮身也。腎水陰也，腎虛則畏明，皆宜補腎，地黃圓主之。（卷上〈脈證治法〉）

地黃圓：治腎怯失音，囟開不合，神不足，目中白睛多，面色皖白等方。

熟地黃（八錢），山萸肉、乾山藥（各四錢），澤瀉、牡丹皮、白茯苓（去皮各三錢）。右為末，煉蜜圓，如梧子大，空心，溫水化下三圓。（卷下〈諸方〉）

這裡稍有疑慮的是「腎水陰也」一句，很容易被解讀成腎陰虛。其實此句所指並不一定是腎陰虛，因為腎系統屬水，為陰中之太陰，故亦可虛指為「陰」之臟的虛。或退一步，腎精也屬「陰」的範疇，古人形式邏輯並不分明，常大而化之地將精虛歸入「陰」的範疇，所以，這裡的「陰」字並不一定代表後世概念分明的陰虛。或曰：你這種說法還是屬於揣測，說服力不夠。那麼我們就來看看具強說服力的證候描述吧！

明眼人一看就知，《小兒藥證直訣》描述的證候基本上是小兒生長發育不良的腎精虛之候，而「胎氣不成」一句也指向了先天不足的腎精虛病機，則順此思路，小兒立遲、行遲、髮遲、齒遲、語遲的「五遲」證之治亦沿用此方。

金匱腎氣丸中除桂枝、附子以外的六味藥並不完全等於六味地黃丸。後者除移去桂枝、附子外，更以熟地置換了原方中的乾地黃，目的在於增強補精之功。

此方的原解當大致為：重用熟地為君，填精益髓，滋陰補腎；配伍山茱萸養肝澀精，山藥補脾固精，兩藥都可協助熟地以充復腎中陰精，共為臣藥。又配澤瀉之泄腎濁，並防熟地之滋膩；牡丹皮舒養肝氣，清伏火，並制山茱萸之溫澀；茯苓增益氣化，健脾滲濕，使脾氣運轉以助山藥之補脾，共為佐藥。澤瀉引藥歸就腎經，為使藥。

這裡方中的三瀉之解，需有注腳。

茯苓：茯苓之用，本自金匱腎氣丸。張仲景用藥，多參《神農本草經》。其卷一云：「伏苓：味甘，平。主胸脅逆氣，憂恚、驚邪、恐悸，心下結痛，寒熱煩滿，欬逆，口焦舌乾，利小便。」《雷公炮製藥性解》卷五注：「夫脾最惡濕，而小便利則濕自除，所以補脾既能滲泄燥脾，似不能生津已，潔古何為稱其止渴？良由色白屬金，能培肺部，肺金得補，則自能生水，且經曰：『膀胱者，州都之官，津液藏焉，氣化則能出矣。』誠以其上連於肺，得肺氣以化之，津液從之出耳。」方解中茯苓增益氣化之功據此而來。

澤瀉：《神農本草經》卷一說：「澤瀉：味甘，寒。主風寒濕痹，乳難，消水，養五藏，益氣力，肥健。」《本草崇原》卷上注：「澤瀉，水草也。氣味甘寒，能啟水陰之氣上滋中土。主治風寒濕痹者，啟在下之水津，從中土而灌溉於肌腠皮膚也。乳者，中焦之汁，水津滋於中土，故治乳難。五藏受水穀之精，澤瀉瀉澤於中土，故養五藏。腎者作強之官，水精上資，故益氣力，從中土而灌溉於肌腠，故肥健。水氣上而後下，故消水。」然張仲景用澤瀉似乎並不純粹在利濕。《本草衍義補遺》直接解為：「仲景八味丸用之，亦不過接引桂附歸就腎經，別無他意。」持此見者不獨一家。故澤瀉引藥歸就腎經，為使藥之解由此而來。

牡丹皮：《神農本草經百種錄．中品》曰：「牡丹為花中之王，乃木氣之最榮澤者，故能舒養肝氣，和通經脈，與芍藥功頗近。」故牡丹皮增一舒養肝氣之解。

然六味地黃丸又是如何變為滋陰方的呢？金元劉完素、朱丹溪之後，清熱養陰之風日盛，已為其轉型埋下伏筆。至明代，當時的中醫非常推崇「腎」的作用，名醫薛己最善補腎，他主張腎陰虛用六味地黃丸，腎陽虛用八味地黃丸，其實踐對後世醫家有較大的影響。至李中梓《醫宗必讀》一提出「腎為先天之本」後，補腎更成時髦，而臨床上陰虛可見於五臟六腑，精虛獨見於腎，因此，補陰的需求大於補精。六味地黃丸就適應市場之需，搖身一變而成為滋陰方，而且轉型成功得出乎意料，一不小心就成了滋補腎陰祖方，「無心插柳柳成蔭」，可謂歪打正著。

六味地黃丸的履歷為：從宋至明這一段時間，主要作補精之用；明開始及後，主打補陰市場，其補精之效漸被遺忘。

不妨再看看其現代藥理：六味地黃丸具有顯著的增強免疫、抗衰老、抗疲勞、抗低溫、耐缺氧、降血脂、降血壓、降血糖、改善腎功能、抗化療藥物毒副作用、改善自主神經功能紊亂、促進精子生成及提高精子活動率、增強性功能、促進新陳代謝及較強的強壯等作用。

以上作用，光是補陰功效能完全解釋嗎？因此，該藥之效當是陰精並補。這也同時可以解釋，為什麼一些對中醫一知半解，不辨寒熱，僅把六味地黃丸當補腎的通用方來用也往往見效，且副作用不大。一則是全方性平（熟地微溫、山茱萸溫、山藥平、澤瀉寒、牡丹皮微寒、茯苓平），平和之劑則藥力和緩，副作用也不大。二則是陰精並補，精又可化氣，則腎精、腎氣、腎陰、腎陽四種虛，該方竟管了前三種。若以此定位，六味地黃丸今後的市場還可以更大。

這裡又引回了原來的問題，既然其原從補精方轉型而來，本身又性平，則滋陰之力何來？如果按三補三瀉之解，則該方補陰之效如前述，的確不強。但若茯苓解作增益氣化之功，澤瀉以「仲景八味丸用之，亦不過接引桂附歸就腎經，別無他意」為解，則補之力增而瀉之力減，能補陰就不足為奇了。但其功平和而緩卻是事實。因此，才有了知柏地黃丸、杞菊地黃丸、麥味地黃丸、七味都氣丸之加味。加不同的藥物，固然有因應不同主治之需，亦未嘗沒有增強其補陰功效之意。至左歸丸完全去掉三瀉而再加他藥，這種意思就更明顯了。

或有疑，既然說滋陰力不強，又如何能成為滋補腎陰祖方？須知祖方者，不在其強，而在其可加、可變、可法。就如三爻卦簡單，卻是六爻卦之祖，因為六爻卦均從三爻卦之疊、之變而來。

腎陰述畢，該輪到腎陽了，但腎陽之變較腎陰更為複雜，且又涉及主水、納氣、蟄藏、守位等腎的功能或特性，故置於相關處再作探究。

（2）腎主水

腎主水，是指腎的結構與腎陽的氣化作用對人體水液代謝起著主持和調節作用。

結構之腎與輸尿管相連，下接膀胱，再通尿道，古人應能觀察到以上這些基本結構，並與水液代謝聯繫起來，更進一步形成腎與膀胱相表裡之見。《素問・脈要精微論》曰：「腰者，腎之府，轉搖不能，腎將憊矣。」《素問・逆調論》說：「腎者水藏，主津液。」《素問・靈蘭祕典論》曰：「膀胱者，州都之官，津液藏焉，氣化則能出矣。」因此，腎主水功能初源於古人對腎結構的認識應可確認。

腎主水，又位於下，水性十足，故五行屬水，水卦為坎☵，坎者中一陽爻主事，為卦主，坎中之陽即腎陽，腎陽於水，主要有氣化蒸騰之功，使之為用。於是結構之外，意象之腎同時萌生，只要意象登場，基於中醫重用輕體的價值取向，腎中陽氣逐漸演化成腎主水的主角就是再自然不過的事了。

腎對水液代謝的主持和調節作用，本質上是腎陽的作用，主要表現在兩個方面：

①**促進相關臟腑作用：**腎陽對整個津液代謝過程相關臟腑起著溫煦、激發與調節作用。

人體津液代謝過程如圖50。首先是胃、小腸、大腸在脾的協助下，吸收水穀精微之液產生津液；然後，通過脾的運化、升清，肺的宣發肅降、通調水道，腎的氣化，肝疏泄助行水，以三焦為通道，將津液輸布於全身，發揮滋潤和濡養作用；最後，代謝後的水液，通過尿、汗、糞和呼出的水氣而排出體外。

由於腎陽是全身臟腑陽氣的根本，因此，津液代謝中的每一個環節，均在腎陽的調控下進行。尤其是與水液代謝關係最密切的脾、肺兩臟，一為陰中之至陰，一為陽中之少陰，臟中陽氣都不占優勢，而運化與行水均賴陽氣，腎居於下，坎中真陽猶如地熱可以暖土、溫金。因此腎陽的溫煦與推動，使參與水液代謝的各臟腑發揮功能，這是腎主水的一個重要方面。

因此，當水液代謝障礙產生水、濕、痰、飲等病理產物時，則其治除調理失衡的臟腑外，亦常須借助腎陽之力，如溫腎以暖脾、溫腎以煦肺、溫腎以通三焦等。

問題是腎為陰中之太陰，本身陽氣也易不足。故人體的水液代謝實際上還須另尋助力，助力在哪裡？既然水液代謝主要靠陽氣，則其助力就呼之欲出了——心！心為陽中之太陽，五臟之中陽氣最旺。表面看，心與水液代謝似乎沒有什麼直接關係，但實際上其陽可借。試想，地熱蒸騰，更兼麗日高照，地之水蒸騰化氣上升為雲，再下降為雨以潤萬物不是容易得多嗎？溫心陽的藥物不多，常用的就是附子、桂枝，而這兩味，恰好就是方劑中治水液代謝障礙病時用以化氣行

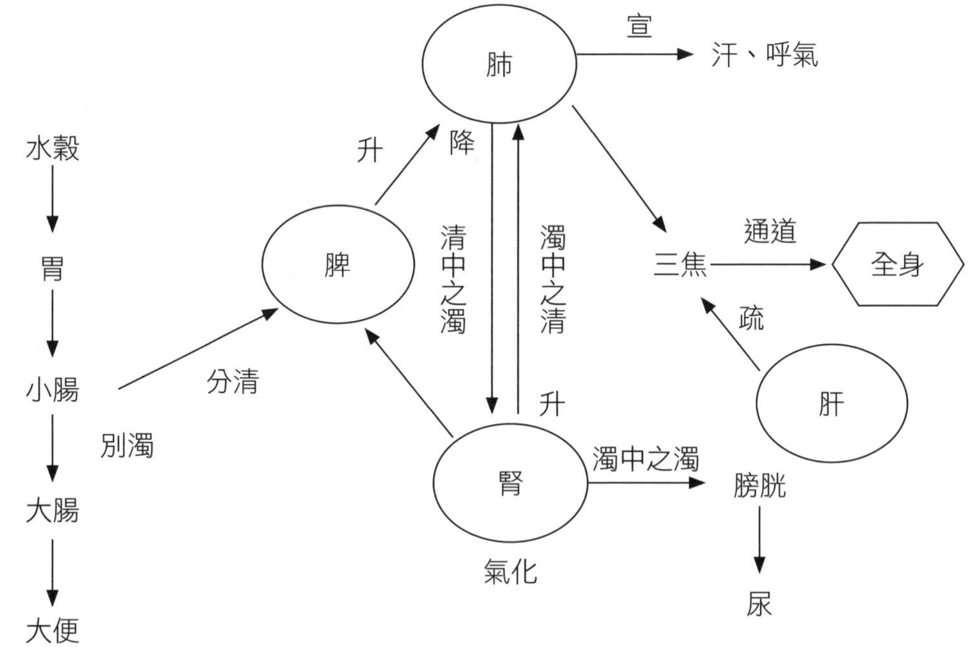

圖50　人體水液代謝圖

水最多的藥物，難道是偶然的嗎？當然溫腎暖脾或許是它們的主功，但溫心之效也不可忽略。

②**生尿、貯尿和排尿作用：**腎陽的氣化功能直接關乎尿液的生成以及控制膀胱的氣化與開合。具體而言，即當人體水液經利用後下達於腎臟時，腎陽就像溫泉地區的地熱蒸動，水則自然化氣，而成水霧氤氳、雲蒸霞蔚景象。此謂人體水液經利用後尚有用的部分（清中之濁），經腎的氣化作用再次分為清濁兩部分。其中濁中之清者，再通過三焦上升，歸於肺而布散於周身以供人體利用。《醫碥・氣》云：「腎水為坎中之陽所蒸，則成氣，上騰至肺，所謂精化為氣，地氣上為雲也。氣歸於肺，復化為水，肺布水精，下輸膀胱，五經並行（水之精者行於經脈）。所謂水出高源，天氣下為雨也。」而代謝後所產生的廢液（濁中之濁）則向下注入膀胱，成為尿液，膀胱在腎陽的控制下，依需開合，將尿液排出體外。

若腎陽不足，人體水液經利用後下達於腎臟時，火不足則蒸騰無力，水不能化氣以為用，則水仍為水，此時水蓄體內，何去何從就看膀胱開合了。膀胱的開合由腎陽控制，腎陽虛則難以控制膀胱開合，此時又存兩種可能：其一，膀胱開多合少，則內蓄之水潰壩而出，出現尿頻，小便量多清澈，夜尿，甚至遺尿、尿失禁等現象；其二，膀胱開少合多，則尿量減少，蓄水難去而成水腫。

可見，腎中陽不化津，開合失調，將導致人體尿量失常。只有腎陽充裕，化氣行水，水液的排出才能正常適量。故《素問・水熱穴論》說：「腎者，胃之關也，關門不利，故聚水而從其類也，上下溢於皮膚，故為胕腫。胕腫者，聚水而生病也。」

故不論是從對整個津液代謝過程相關臟腑的溫煦、激發與調節作用出發，還是從腎陽的氣化功能直接關乎尿液的生成以及控制膀胱的氣化與開合考慮，水液代謝障礙病患（陽水除外），補腎陽都是一個基本選擇。然而補陽藥那麼多，不是每味都適用於利水，前述附子、桂枝是方劑中逢水液代謝障礙用以化氣行水最多的藥物，且看它們有什麼奧祕。

桂枝：《本經疏證》卷四云：「凡藥須究其體用，桂枝色赤，條理縱橫，宛如經脈系絡，色赤屬心，縱橫通脈絡，故能利關節，溫經通脈，此其體也……蓋其用之之道有六，曰和營，曰通陽，曰利水，曰下氣，曰行瘀，曰補中……心為眾陽之主，體陰用陽，其陽之依陰，如魚之附水，寒則深藏隱伏，暖則踔躍飛騰……水者火之對，水不行，由於火不化。是故飲入於胃，由脾、肺升而降於三焦、膀胱，不升者，心之火用不宣也，不降者，三焦、膀胱之火用不宣也。桂枝能於陰中宣陽，故水道不利，為變非一，或當滲利，或當泄利，或當燥濕，或當決塞，惟決塞者不用桂枝，餘則多藉其宣化，有汗出則病愈者，有小便利則病愈者，皆桂枝導引之功也……桂枝之利水，乃水為寒結而不化，故用以化之，使率利水之劑以下降耳。」

此段言明「水不行，由於火不化」，桂枝之用在於能「陰中宣陽」，即水中宣火，以火化水，此火包括心火（陽）、膀胱火（腎陽）以及三焦火；同時亦有導引之功，即通過化氣通陽以利水。茯苓桂枝甘草大棗湯、茯苓桂枝白朮甘草湯、五苓散、茵陳五苓散、桂枝加桂湯之用大抵如是。

附子：《本草備要・草部二》曰：「辛甘有毒，大熱純陽。其性浮而不沉，其用走而不守，通行十二經，無所不至。能引補氣藥以復失散之元陽；引補血藥以滋不足之真陰；引發散藥開腠理，以逐在表之風寒（同乾薑、桂枝溫經散寒發汗）；引溫暖藥達下焦，以祛在裡之寒濕（能引火下行，亦有津調貼足心者）。」此為附子功用的主基調。

《醫學衷中參西錄・藥物》云：「附子：味辛，性大熱。為補助元陽之主藥，其力能升能降，能內達能外散……而溫通之中，又大具收斂之力，故治汗多亡陽，腸冷泄瀉，下焦陽虛陰走，精寒自遺，論者謂善補命門相火，而服之能使心脈跳動加速，是於君相二火皆能大有補益也。」《本草思辨錄》卷二謂：「附子為溫少陰專藥，凡少陰病之宜溫者，固取效甚捷。」少陰者，手少陰心，足少陰腎也。兩段均言附子善溫心暖腎，為仲景少陰病以之為主帥之理證。

《本草發揮》卷二引張元素（潔古）之語而發揮云：「以白朮為佐，謂之朮附湯，除寒濕之聖藥也。治濕藥中宜少加之。通行諸經，引用藥也。」此附子治水濕之功。

溫心腎之陽以化氣行水，真武湯以此建功。

心陽離火為明火，腎火坎中之陽為暗火，均屬少陰。明暗之火上下相通方為真正的通陽，上下之陽通即三焦通，三焦是全身氣化之場所，水液運行之通道，三焦陽氣通方能氣化而行，即具《素問·靈蘭祕典論》所云的「三焦者，決瀆之官，水道出焉」效能。附子、桂枝均能溫心暖腎，交通心腎之陽，「於君相二火皆能大有補益」，不獨作用於腎之氣化，更促進三焦氣化，氣化則水化、水行，此兩藥之祕也。

（3）腎主納氣

納，有受納和攝納的意思。納氣，即吸氣。腎主納氣，是指腎具有攝納肺氣以助肺完成呼吸，保持呼吸深度，並資元氣等作用。

納氣之功幾可肯定源於吐納的啟發。《莊子·刻意》云：「吹呴呼吸，吐故納新，熊經鳥申，為壽而已矣。此道引之士，養形之人，彭祖壽考者之所好也。」《素問·上古天真論》曰：「余聞上古有真人者，提挈天地，把握陰陽，呼吸精氣，獨立守神，肌肉若一，故能壽蔽天地，無有終時，此其道生。」唐代司馬承禎《服氣精義論·服氣論》云：「夫氣者，胎之元也，形之本也。胎既誕矣，而元精已散；形既動矣，而本質漸弊。是故須納氣以凝精，保氣以鍊形，精滿而神全，形休而命延，元本既實，可以固存耳。觀夫萬物，未有有氣而無形者，未有有形而無氣者。攝生之子，可不專氣而致柔乎！」

古養生家論養生離不開吐納之術，吐納的目的是修煉內氣，並以之為長壽之道。內丹、胎息即影響最大的內氣練法，其講究的是意守丹田，納氣歸根。

從醫著眼，肺五行屬金，為五臟之乾天，天氣要下降，肺則主肅降，肅降的重要體現就在於呼吸須有深度，表現為細、慢、勻、長，有深度即有根。根在哪裡？植物之根在下，人之根亦當在下，下為腎，腎主蟄藏，既云藏精，自能藏氣，氣能藏即為納，能納即有根，所以腎為人身原氣之根。故養生家云根在丹田，醫家曰根在腎，丹田與腎本就是二而一、一而二的事，醫云納氣之處，元氣發生之處在下焦，實即養生家之丹田。《血證論・臟腑病機論》云：「腎者水臟，水中含陽，生化元氣，根結丹田，內主呼吸。」

從丹田（約臍下一寸半至三寸處）附近的穴位也能一窺醫家與養生家互通之端倪，見圖51。

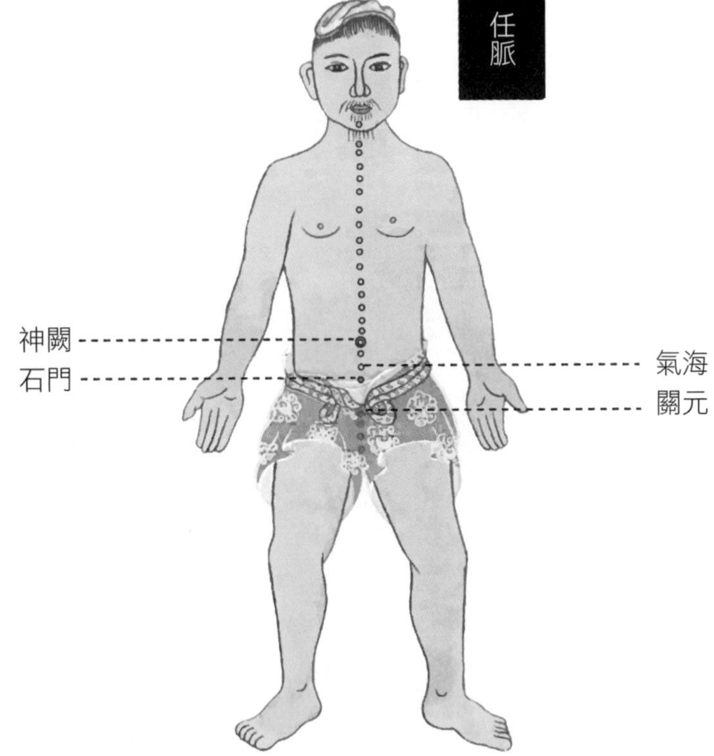

圖51　神闕、氣海、關元、石門

氣海：位於臍下一寸半，別名丹田穴，穴性如其名，如氣之海洋，故名氣海。該穴為人身統氣之根，與肺氣深息相關，若氣海充實，則丹田鼓蕩有力，自能吸引肺氣、自然界的清氣、五臟六腑之氣下納，猶百川之匯，成無量之海。吐納之間，綿綿若存而微醺者，真氣生也。又膻中為上氣海，宗氣之所聚，後天之氣鼓蕩於胸，與下氣海之元氣相互接引迎送，猶如橐籥。氣升降失調之患，可以兩穴為調。

石門：當臍中下兩寸，別名命門、精露、丹田（又一個丹田穴）。石喻其固，門為出入的門戶，氣藏於此，亦發於此。精露者，內應子宮、精室，精蟄之處，封藏之門，蘊無限生機。練氣者，意守丹田，意念屬火，精得火蒸，則水形化氣。石門又為三焦募穴，募穴者，臟腑之氣會聚之處。《難經・六十六難》謂：「三焦者，原氣之別使也，主通行三氣，經歷於五藏六府。」則石門為元氣會聚之處無疑。

關元：當臍中下三寸，別名還是丹田。丹田者，道家練內丹之田所，就是以腹為田，集人體之精氣，斂而為更高品質的丹以返養氣血，充精旺神。因此丹田不可能是一個點，而應是一個大於方寸的位置。關元穴為人身元氣所朝、所交、所關之處；關元近腎，亦男子藏精、女子蓄血之所，更是養生家吐納聚氣，凝神定志，練精化氣之場。亦有謂古時「元」、「玄」相通，則關玄者，為「玄關」的顛倒之讀，有生命奧祕，祕而不宣之意。老子云：「玄之又玄，眾妙之門。」（《道德經・第一章》）「玄」者，至深、至幽、至遠、至微、至隱之謂，「玄之又玄」者，深幽難測的混沌元氣中涵藏著無限生機，為萬化之妙所在。

且醫家謂腎主藏精，為封藏之本。腎主納氣實以腎藏精為基礎，是腎的封藏作用在呼吸方面的體現。抱元守一，養氣存真，氣納丹田，亦寓精與氣合，固藏於腎，以為人身之本的意思。若坎陽發動，則精可化氣，而為人身真元。於是養生之見與醫家之理一拍即合。

戰國時期的《行氣銘》可能是最早有關氣功的文獻，其曰：「行氣，深則蓄，蓄則伸，伸則下，下則定，定則固，固則萌，萌則長，長則退，退則天。天幾舂在上，地幾舂在下。順則生，逆則死。」[1]這既是吐納的功法要求及其原理，又何嘗不是醫家腎納氣之據？

《醫碥・氣》說得明白：「氣為坎中之陽，同根於腎，無岐出也。氣根於腎，亦歸於腎，故曰腎納氣，其息深深（氣不歸元，則喘咳不得臥）。肺司呼吸，氣之出入，於是乎主之。且氣上升至肺而極，升極則降，由肺而降，故曰肺為氣主。腎主納氣，故丹田為下氣海；肺為氣主，故胸中為上氣海。」此段意廣，有坎陽之用、納氣之理、肺腎關係、生理病理互證、納氣與丹田關係，更隱吐納與醫學相關之意。

雖云有吐納啟發，但醫學畢竟要實證，當臨床出現呼吸淺表，呼多吸少，動則氣喘等氣不歸元表現時，古人應嘗試過單純調肺與肺腎並調的效果比較，當後者顯示出更優的療效時，肺居上焦而司呼吸，腎位下焦而主納氣，肺腎相合，吐納相因，則呼吸深長，節律調勻，「肺為氣之主」、「腎為氣之根」的觀念由此而固化下來。故《類證治裁・喘症論治》云：「肺為氣之主，腎為氣之根。肺主出氣，腎主納氣，陰陽相交，呼吸乃和。若出納升降失常，斯喘作焉。」而「氣為坎中之陽」，坎☵中陽氣須深藏的意象，更與先天八卦北方為坤位，坤主受納的義蘊相合，可進一步將腎納氣的理論深化。

腎主納氣，一般而言，多強調攝納呼吸之氣，或曰自然界的清氣，以保持呼吸深度，但這僅是表面之意，其實內裡另有乾坤：首先腎須下納肺氣，使其肅降有力，呼吸之氣才能深入下潛，使呼吸作用發揮到極致，這是對臟氣的攝納與調控，並不完全等同於直接的下納自然界的清氣，這才是根本；其次，

1 編注：參閱天津博物館官網，典藏・玉器・戰國青玉「行氣銘」文飾。（http://www.tjbwg.com/cn/collectionInfo.aspx?Id=2358）此段釋文，係採用郭沫若的考證結果，見郭著〈古代文字之辯證的發展〉，《考古》，一九七二年第三期，頁九。然對其中若干文字之解讀，歷來有不少專家學者提出駁正，各家說法不一。因篇幅所限，茲不贅述。

下納肺呼吸產生的宗氣，以資丹田的元氣，這是養生家與醫家觀念結合的體現處；再有，「腎為氣之根」不單是對肺，更是對五臟六腑而言，《素問・上古天真論》云：「腎者主水，受五藏六府之精而藏之。」此處的「精」當為精氣互融的簡稱，臟腑均以腎中精氣化生的元氣為根，亦以元氣為資。故元氣蘊則諸臟之氣旺而定，若腎不納氣，亦包含元氣無根而虛飄，則臟氣失其所依而功減。

臨床對腎不納氣之診須注意兩點：一是病史。久咳、久喘多傷及腎。《證治準繩・雜病・諸氣門・喘》云：「肺虛則少氣而喘。」若久病仍遷延不愈，由肺及腎，則肺腎俱虛。或勞欲傷腎，精氣內奪，根本不固，皆使氣失攝納，出多入少，逆氣上奔而發喘。二是細節。一般病人從候診到坐到醫生面前，其氣已定，因此呼多吸少，動則氣喘之症除非醫者刻意問，不然的話，光憑看，其徵並不太顯。此時當注意其說話，若語聲低微，時有中斷，或引長一息，氣難以續，亦當判為腎不納氣。

治之之法，首要為培元固本，使腎氣充沛、丹田有力，才能下納諸氣。就如拔河，你不能把對方扯過來，就只能被對方拔過去，力強者勝。其次才是鎮潛下攝，猶如拔河時在對方後面推一把，以助己方之拉拔，則有事半功倍之效。

這裡，培元固本與鎮潛攝納之品均意象十足，饒有趣味。

對腎不納氣者，培元固本之方首推參蛤散。多由蛤蚧一對、人參若干克，研末而成，每服一～二克。

方中人參大補元氣以固腎本、壯丹田原為常識，但其理可玩。《本草思辨錄》卷一引鄒潤安之語而論曰：「鄒氏云：凡物之陰者，喜高燥而惡卑濕；物之陽者，惡明爽而喜陰翳。人參不生原隰汙下而生山谷，是其體陰；乃偏生於樹下而不喜風日，是為陰中之陽。人身五藏之氣，以轉輸變化為陽，藏而不洩為陰。人參兼變化藏守之用，且其色黃味甘氣涼質潤，合乎中土脾臟之德。所由入後天而培先天也。」《神農本草經百種錄・上品》曰：「主補五藏，安精神，定魂魄，止驚悸。（有形無形，無一之不補也。）……人參得天地精英純粹之氣以生，與人之氣體相似，故於人身無所不補。非若他藥有偏長而治病各有其能也。凡補氣之藥皆屬陽，惟人參能補氣，而體質屬陰，故無剛燥之病，而又能入於陰分，最為可貴。」

蛤蚧就更有意思了。《本草求真》卷一曰：「【眉批：補命門相火，溫肺氣喘乏。】蛤蚧（峕入命門，兼入肺）……鳴則上下相呼，雌雄相應，情洽乃交，兩相抱負，自墜於地，往捕㨚之，至死不開。大助命門相火，故書載為房術要藥。且色白入肺，功兼人參、羊肉之用，故用能治虛損痿弱、消渴喘嗽、肺痿吐沫等症，專取交合肺腎諸氣。入藥去頭留尾，酥炙，口含少許，雖疾走而氣不喘，則知益氣之功為莫大焉。」看到了吧，「情洽乃交，兩相抱負，自墜於地，往捕㨚之，至死不開」，這腎中精氣是何等的牢固！有此力量，何氣不攝，何氣不納？蛤蚧用則取雌雄一對之理於此亦明。其效何以驗之？「口含少許，雖疾走而氣不喘」，故「專取交合肺腎諸氣」。

此外，冬蟲夏草亦具此功。《本草從新》卷一曰：「甘平保肺，益腎止血，化痰已勞嗽，四川嘉定府所產者最佳，雲南、貴州所出者次之。冬在土中，身活如老蠶，有毛能動，至夏則毛出土上，連身俱化為草，若不取，至冬則復化為蟲。」按古之察，蟲與草（真菌子座類草），一為動物一為植物，動物動而為陽，植物靜而為陰。從冬至一陽生到夏至，是太極圖的左半邊，左屬陽，故動而為蟲；從夏至一陰生到冬至，是太極圖的右半邊，右屬陰，故靜而為草。一動一靜，感全年陰陽二氣之變而變。藥用冬蟲者，取其助陽之功與若蟄之象，腎陽得蟄，則納氣歸元之力足。

鎮潛攝納則常用磁石與沉香。

磁石：《本草綱目・石之四》謂：「慈石法水，色黑而入腎，故治腎家諸病而通耳明目……蓋慈石入腎，鎮養真精，使神水不外移。」《雷公炮製藥性解》卷一云：「磁石入腎，何也？蓋以性能引鐵，取其引肺金之氣入腎，使子母相生耳，水得金而清，則相火不攻自去。」實質上其理簡單，不外色黑入腎，鎮養真精，質重能降，引金氣下行。

沉香：《本草備要・木部》云：「辛苦性溫。諸木皆浮，而沉香獨沉。故能下氣而墜痰涎。」《本經逢原・香木部》曰：「黑錫丹用之，取其納氣歸元也。」《本草思辨錄》卷四說：「腎中陽虛之人，水上泛而為痰涎，火上升而為喘逆。沉香質堅色黑而沉，故能舉在上之水與火，悉攝而返之於腎。」其理更簡，以沉為用。

以上諸藥，其效之應，或在形質，或在生態，或在性情，各具個性，我們真的要想一想了，中藥之理只有四氣五味那麼簡單嗎？

此外，別忘了，既然納氣之功源於吐納啟發，則腎不納氣之治就可參「行氣，深則蓄，蓄則伸，伸則下，下則定，定則固，固則萌，萌則長」（《行氣銘》）、「呼吸之理，乃神氣之要，故太上問曰：人命在幾間？或對曰：在呼吸之間。太上曰：善哉！可謂為道矣」（《服氣精義論・服氣論》），而吐納之法肯定是好的輔助。

腎氣虛除以不納氣為候外，臨床常見的另一組表現是腎氣不固，可見夜尿多，尿有餘瀝，遺尿，尿失禁，男子滑精、早泄，女子長期帶下清稀、滑胎等，治以補腎固攝。

值得注意的是，他臟氣虛，多以補氣方藥，如人參、黃芪、白朮、山藥，四君子湯、補中益氣湯等，但由於腎為水火之臟，除了一般的補氣方藥外，尚可以少火蒸水化氣以為補，金匱腎氣丸就是代表。

現在的方劑書多把金匱腎氣丸當作補陽劑，但腎氣丸的功效應以補

金匱腎氣丸

君藥	乾地黃：240 克		
臣藥	山茱萸：120 克	山　藥：120 克	
佐藥	茯　苓：90 克	丹　皮：90 克	澤　瀉：90 克
	桂　枝：30 克	炮附子：30 克	

上八味，末之，煉蜜和丸

圖52　金匱腎氣丸組成

腎氣為要，而不以補腎陽為的，其名為腎氣丸而不是腎陽丸，方意已顯。其組成見圖52。

補腎氣是如何體現的呢？我們動一下腦，腎氣的化生條件是什麼？前已述，腎氣，即腎精所化生之氣。精之本態為液，據陰陽互根互化之理，則腎精或腎陰在腎陽少火溫蒸下，均可氤氳化為腎氣，正是坎☵陽發動，蒸液為氣之象。故張仲景重用益陰精之乾地黃、山藥以為化氣的物質基礎。注意！這裡用的是補陰為主的乾地黃，而不是六味地黃丸中陰精並補的熟地，因此其陰陽互化之思路明矣。方僅用輕量的溫陽藥（桂枝、附子）於量重的滋腎藥中，取少火緩蒸陰精以生氣之義，故名「腎氣」，其理就如廣東人的文火慢熬煲靚湯一樣。這裡的桂枝不同於後世替移其位的肉桂，肉桂性大熱，其性下行；桂枝性溫，其性發散，正應少火蒸陰以化氣意蘊。

順便一說，澤瀉、茯苓置於六味地黃丸中，若從三瀉而解卻不從氣化悟，的確讓人彆扭，但置於腎氣丸中卻是順理成章。因為腎氣虛，氣不化津可致水、濕、痰、飲等患，澤瀉、茯苓均可對治。

至於現在市場所見的腎氣丸，多以肉桂替桂枝，熟地換乾地黃。一些更加有車前子、牛膝以利水及引藥入腎。由於肉桂性大熱，牛膝性溫，熟地性微溫，因此一變而成貨真價實的補陽劑。而有車前子、牛膝之方，實則記載於宋朝《濟生方》中，習稱為濟生腎氣丸。但時見有市場招牌為金匱腎氣丸者，內裡卻是濟生腎氣丸，這兩者，一個名頭響，一個效果佳，不知誰沾了誰的光？濟生腎氣丸組方由於溫而下行，因此，對陽虛陽浮而證不重者，是一個不錯的選擇。

（4）腎藏志

《素問．調經論》曰：「腎藏志。」《靈樞．本神》云：「意之所存謂之志。」此句順承「心有所憶謂之意」，即心神把反覆接受的「象」資訊或初成意象，通過實踐檢驗不斷修正，使接近客觀真實，並作出保留記貯，為進一步的思考提供素材。因此，其第一義含有記憶存貯之意。

《靈樞・本神》的「腎藏精，精舍志」則將腎與志從功能與物質的角度連上關係，即腎精是志活動的物質基礎。結合腎精生髓，腦為髓海，腎精氣充盛，則腦髓充而記憶力強，謂之志強，實易理解。

不知讀者是否記得，五神中的魄也與記憶相關？《朱子語類》卷三曰：「人之能思慮計畫者，魂之為也；能記憶辨別者，魄之為也。」卷八十七又曰：「陰主藏受，陽主運用。凡能記憶，皆魄之所藏受也，至於運用發出來是魂，這兩箇物事本不相離……魄盛，則耳目聰明，能記憶，所以老人多目昏耳瞶，記事不得，便是魄衰而少也。」無獨有偶，魄亦與精相關。《靈樞・本神》謂：「並精而出入者謂之魄。」故精是「魄」與「志」記憶的物質基礎無疑。精為水臟所藏，水清方能鑒物分明、映物清晰，如照相之底片清晰，則留影持久而分明。由於魄屬本能居多，因此本底的、持久的記憶能力高低可能取決於「魄」，而由「意」轉來的資訊記貯則可能與「志」關聯度更大，當然，魄與志的功能不能截然分開，僅為分工合作中的傾向不同。故腎精氣不足者，則魄、志並病，而表現為精神不振，健忘。多以補腎精，益腦髓為治。

《類經・藏象類》云：「意之所存，謂意已決而卓有所立者，曰志。」志的另一義是為立志，或意志、志向。水臟性藏，水至冬則成冰，有堅凝密固之象，則立志堅定不移，須依賴於人體精氣的充盛。若腎精不足，每易表現為優柔寡斷，意志消沉。若老是立志而不實行，如不斷宣布戒煙又不能戒斷者，理論上當屬腎精虛而志不堅，但以補精之法是否有效？筆者未敢妄斷，還須臨床驗證。

意志堅定的另一用卻是實在的，《靈樞・本藏》曰：「志意者，所以御精神，收魂魄，適寒溫，和喜怒者也……志意和則精神專直，魂魄不散，悔怒不起，五藏不受邪矣。」很多精神心理現象的產生或加重與否，尤其是面對重大事件時的反應，確實與個體意志強弱有關。《論語・子罕》曰：「三軍可奪帥也，匹夫不可奪志也。」雖不論醫，但其意卻與醫之「志意者，所以御精神……」近。此意志之堅定與否更多應在於個人平時心理的自我磨礪、調適與修養。養什麼？孟子曰：「善養吾浩然之氣。」

2. 腎的生理特性

（1）主閉藏

閉藏，亦曰封藏，含封閉、固密、貯藏之意。腎主藏精，即精宜藏而不宜泄。故曰：「腎者主蟄，封藏之本，精之處也。」（《素問・六節藏象論》）此萬物經春生、夏長、秋收後，至冬而藏之象。

在腎的諸多功能中，藏精是其最基本的功能。腎精化腎氣，腎中精氣主司人體的生長發育和生殖，並能抵禦病邪；腎精生髓化血、舍志；腎氣分陰陽，腎陰與腎陽是臟腑陰陽的根本，對臟腑氣化具有促進和調節作用；腎陽主司和調節全身水液代謝；腎氣的封藏與攝納作用，維持呼吸的深度。因此，腎的主要功用本質上都是其藏精功能的延伸。

腎藏先天之精、生殖之精、臟腑之精，故人之生命源於腎，生長發育根於腎，生殖繁育基於腎，生命活動賴於腎。精藏則充，氣化無窮，分陰分陽，交互既濟，本體自強。

腎主閉藏，是對腎功能特性的高度概括，體現了精藏於腎，氣納於腎，水制於腎，火守於腎，以及胎兒的孕育，月經的應時而下，精的有度施泄，二便的正常排泄等方面。

腎藏精，精宜藏而不宜泄，泄則化源竭。猶如樹根不可伐，水源不可枯。李東垣《珍珠囊補遺藥性賦》卷一云：「腎無實不可瀉。」《醫宗必讀・乙癸同源論》曰：「北方之水，無實不可瀉，瀉肝即所以瀉腎。」均基於腎的蟄藏特性。故治腎多論其補，少言其瀉，或以補為瀉。補腎方中必含斂精固腎之品幾成醫家共識。不論是六味地黃丸，還是金匱腎氣丸，或它們的變方均有熟地（生地）、山藥、山茱萸三味藥，其中後兩味就具收斂之性。就連治虛中夾實，腎水泛濫的真武湯還有一味芍藥以斂之。常見的真武湯方解中的芍藥之論為：芍藥利小便，止腹痛；斂陰護液，斂陰緩急；防薑、朮、附等溫燥之品傷陰之弊。此解其實並不到位，《醫學衷中參西錄・藥物》云：「與附子同用，則翕收元陽下歸宅竄。」《醫宗金鑒・訂正仲景全書傷寒論註》謂：「而尤妙在芍藥酸斂，加於制水、主水藥中，一以瀉水，使子盜母虛，得免妄行之患；一以斂陽，使歸根於陰，更無飛越之虞。」此兩注方為正解。

基於藏精的重要性及閉藏的操控意義，是以保腎固精一直就是中醫養生與治療學上的一個重要命題。

（2）陽須守位

陽須守位，實則是對腎主閉藏特性的某方面期望。是指腎主命火，命火宜潛不宜露，坎中真陽，涵於腎中，潛藏內蘊，方易發揮其溫煦、激發、推動、氣化等作用。這裡既有命火之提，就不得不插入命門學說之議。筆者認為，以往教材的命門學說過求四平八穩，並未真正將其臨床應用傾向性說清。

「命門」一詞，始見於《靈樞・根結》：「命門者，目也。」自《難經》始，漸演成「生命關鍵之門」，並賦予元陰、元陽或先天之氣所蘊，人體生化來源，生命根本等內涵。

欲明命門實質，實離不開其位置與功能的討論。

①**命門的位置**：關於命門的位置，歷來有不少爭論，歸納起來大致有以下幾種：

其一，左腎右命門說。始自《難經・三十六難》的「腎兩者，非皆腎也，其左者為腎，右者為命門」，其後王叔和、陳無擇、嚴用和、李梴等均遵此說。

其二，兩腎總號為命門說。元代滑壽首倡此說，認為命門「其氣與腎通，是腎之兩者，其實則一耳」（《難經本義》卷下）。明代虞摶在《醫學正傳・醫學或問》中說：「夫兩腎固為真元之根本，性命之所關，雖為水藏，而實有相火寓乎其中，象水中之龍火，因其動而發也。愚意當以兩腎總號為命門，其命門穴正象門中之棖闑，司開闔之象也。」明代張景岳認為：「腎兩者，坎外之偶也；命門一者，坎中之奇也。一以統兩，兩以包一。是命門總主乎兩腎，而兩腎皆屬於命門。故命門者，為水火之府，為陰陽之宅，為精氣之海，為死生之竇。」（《類經附翼・三焦包絡命門辨》）這一學說認為兩腎俱為命門或等於命門，但筆者認為這僅為粗觀結果，細析之，似另有潛臺詞。

首先，三人均先確定兩腎是有形之陰臟。在此基礎上，滑壽言命門「其氣與腎通」，虞摶謂兩腎「雖為水藏，而實有相火寓乎其中，象水中之龍火，因其動而發也」，張景岳說「腎兩者，坎外之偶也；命門一者，坎中之奇也」，均示意命門為無形之陽或氣，但腎是其寓寄或相通之處，既然兩者在功能上難以截然分開，倒不如籠統地歸納為「兩腎總號為命門」、「命門總主乎兩腎，而兩腎皆屬於命門」。其中張景岳的「一以統兩，兩以包一」表達得尤為明顯，若命門就是腎，那是一即二、二即一的問題，而不應是「一以統兩，兩以包一」的表述。是以，此說表面言「兩腎總號為命門」，實質是命門與腎互融，但卻含腎有形屬陰，命門無形屬陽的潛在意思，而與「兩腎之間為命門說」、「命門為腎間動氣說」存在一定的脈動。張景岳的「腎兩者，坎外之偶也；命門一者，坎中之奇也」即言腎有形，屬陰，應坎卦在外之陰爻，命門無形，屬陽，居兩腎之中，應坎中陽爻，若將坎卦☵豎看成☵，則☵外的兩個陰爻不是很像腎嗎？而中間的陽爻自然就是命門了。這不就是「命門為腎間動氣」了嗎？甚至說含有「兩腎之間為命門」的意思亦可，虞摶的「水中之龍火」說，本質上也是坎卦之象，且更強調坎中之陽（龍火）。

其三，兩腎之間為命門說。由明代趙獻可首倡，他根據《素問・刺禁論》的「七節之傍，中有小心」，認為「命門即在兩腎各一寸五分之間，當一身之中，易所謂一陽陷於二陰之中，《內經》曰『七節之旁，「中」有小心』是也。名曰命門，是為真君真主，乃一身之太極，無形可見，兩腎之中是其安宅也」（《醫貫・內經十二官論》）。陳修園、林佩琴、黃宮繡等均宗此說。

趙氏以命門獨立於兩腎之外，位於兩腎之間。而「易所謂一陽陷於二陰之中」不正是坎中之陽嗎？他在〈醫巫閭子醫貫序〉中更直接用坎卦喻命門與腎的關係：「火生乎水，亦還藏於水也。其象在坎，一陽陷於二陰之中，而命門立焉。蓋火也而腎水寄之矣，其生乎水也……余所重先天之火者，非第火也，人之所以立命也。仙煉之為丹，釋傳之為燈，儒明之為德者，皆是物也。一以貫之也，故命其名曰《醫貫》。」見圖53。

其四，命門為腎間動氣說。持此說者首推明代孫一奎，他認為：「命門乃兩腎中間之動氣，非水非火，乃造化之樞紐，陰陽之根蒂，即先天之太極，五行由此而生，臟腑以繼而成。若謂屬水、屬火、屬臟、屬腑，乃是有形質之物，則外當有經絡動脈而形於診，《靈》《素》亦必著之於經也。」（《醫旨緒餘．命門圖說》）此說主張兩腎中間為命門，但其間非水非火，而只是存在一種元氣發動之機，且命門並不是具有形質的臟器。「動氣」、「無形」、「居兩

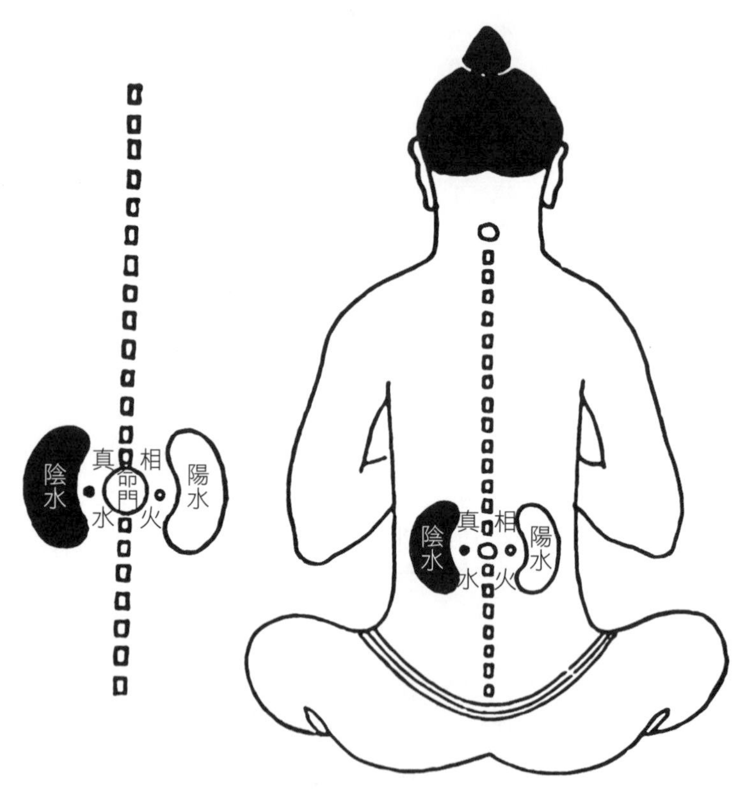

圖53　趙獻可《醫貫》中的命門圖

腎間」，這不是坎中一陽又是什麼？故其在《醫旨緒餘・右腎水火辯》進一步闡明：「坎中之陽，即兩腎中間動氣，五臟六腑之本，十二經脈之根。」

可見，《難經》之後有關命門的三種學說雖表面字眼分歧，實則款曲暗通，內涵相近，命門無非就是坎中之陽，所差者僅為此陽是寄於腎中還是獨立而居，或屬火還是屬氣。過往之論多關注其部位之不同、表面字眼之異，而忽略了三者內蘊之通。

後三論暗通之處不但表現在以太極、坎卦立論，更借丹道以為說。張景岳在《類經附翼・三焦包絡命門辨》云：「此命門與腎，本同一氣，道經謂此當上下左右之中，其位象極，名為丹田。」孫一奎《醫旨緒餘・命門圖說》說：「《中和集》曰：『闔闢呼吸，即玄牝之門，天地之根。所謂闔闢者，非口鼻呼吸，乃真息也。』越人亦曰：『腎間動氣者，人之生命，五臟六腑之本，十二經脈之根，呼吸之門，三焦之原』。命門之義，蓋本於此，猶儒之太極，道之玄牝也。」而「玄牝之門」語出《道德經》，道家用之，多謂丹田，則「腎間動氣」指的是丹田氣動的反映。因此，命門學說的充實與完善當是醫家與養生家互動的結果，也為該學說後世的應用拓展打下了良好的基礎。

②命門的功能：從功能言，命門有藏精舍神、主生殖，元氣，主火，水火共主，非水非火，為腎間動氣等多種表達。看似異趣，實質不過是在強調腎的重要性中所取側重點不同而已。

第一，藏精舍神、主生殖。《難經・三十九難》謂：「命門者，精神之所舍也；男子以藏精，女子以繫胞。」說明命門除舍神之功外，實含腎藏精，主生殖的部分功能。

第二，元氣所繫。《難經・三十六難》的「命門者，謂精神之所舍，原氣之所繫也。」與滑壽的「（命門）其氣與腎通」、孫一奎的「命門乃兩腎中間之動氣」之意相近，均屬「元氣」或相近內涵者。此氣雖非水非火，卻可化生水火，為一個預留了解釋空間之說。

第三，水火共主。張景岳《景岳全書・傳忠錄下・命門餘義》謂：「命門為元氣之根，為水火之宅，五藏之陰氣非此不能滋，五藏之陽氣非此不能發。」《類經附翼・真陰論》再謂：「命門之火，謂之元氣，命門之水，謂之元精。」此說認為命門的功能包括了腎陰、腎陽兩方面作用，較為全面，可視作「元氣說」的進一步展開。

第四，主火。趙獻可在《醫貫・內經十二官論》中說：「余有一譬焉，譬之元宵之鰲山走馬燈，拜者、舞者、飛者、走者無一不具，其中間惟是一火耳。火旺則動速，火微則動緩，火熄則寂然不動，而拜者、舞者、飛者、走者軀殼未嘗不存也……夫既曰立命之門，火乃人身之至寶。」強調了命火的重要性。陳士鐸的《石室祕錄・論命門》云：「命門者，先天之火也……心得命門而神明有主，始可以應物，肝得命門而謀慮，膽得命門而決斷，胃得命門而能受納，脾得命門而能轉輸，肺得命門而治節，大腸得命門而傳導，小腸得命門而布化，腎得命門而作強，三焦得命門而決瀆，膀胱得命門而收藏，無不借命門之火以溫養之也。」詳述了命火的功能。《吳醫彙講・周省吾・命門說》曰：「命門者，人身之真陽，腎中之元陽是已，非另是一物也。」明確了命火就是腎陽。

歸納諸說，命門之功實與腎之功用相通相融。腎藏精、主生殖，元精可化元氣，元氣可分元陰與元陽，元陰、腎陰即命門水，元陽、腎陽即命門火。但這僅是簡單比較之後的結論，臨床命門之用隱有偏於火、偏於陽的傾向。

一般而言，如說補命火，補的是腎陽；若言補命水，補的是腎陰。但若只言補命門，不提水火二字，則其潛臺詞不是補腎陽，就是補元氣，而不會是補腎陰。在這裡，命門無形，為坎中之陽的觀念起著潛移默化作用。張景岳參《難經》左腎右命門之說立左歸丸補腎陰、右歸丸補命門（腎陽），在習慣上起了推波助瀾的作用。而針灸的命門穴（見圖54）恰位兩腎之間，穴屬總督一身陽經的督脈，具補腎陽之功，又將這種習慣逐漸固化。從實效看，補命火可煦五臟暖六腑，心得之而神明有主，血脈得暢；肝得之而陽和敷布，血液歸藏；脾得之而化食運穀，升清，統血；肺得之而主氣、司呼吸，主宣發肅降，主行水，朝百脈；腎得之而促精化氣、氣化陰陽，主水，主納氣；三焦得之而氣行水化。故命火之功用大矣哉！張景岳、趙獻可、孫一奎本身是明代溫補醫家的代表，就是命門之用多偏火的廣告或說明。後世的火神派應從中受到不少啟發。

言歸正傳，前謂命火宜潛不宜露，坎中真陽，宜涵於腎中而發揮功用。既有期望，就說明此火易動難藏，常常頑皮難馴，離位生事。

為了釐清問題，這裡，首先要分清人體中火的幾種稱謂：

少火，是指生理狀態下各臟腑的正常陽氣。

壯火，是指病理狀態下各臟腑的亢盛之火。

君火，即心之正常陽氣，心的生理之火。君火習慣上一般不稱心火，因為心火正常為少火，亢盛則為壯火，即可正、可邪。但君必須正，不能邪；君要明，不能昏；所謂的正人君子、有道明君是也。因此我們可以說心火亢盛，但習慣上不說君火亢盛。

相火是相對君火而言的。習慣認為，肝、

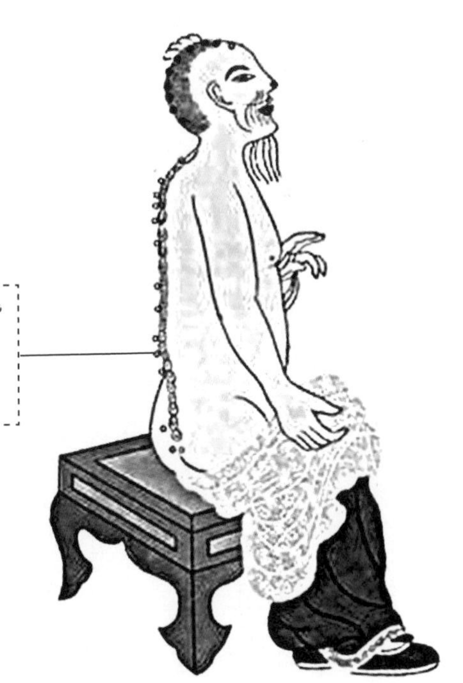

圖54　命門穴

膽、腎、三焦均內寄相火，但其源均在命門。相火可為少火、可為壯火，即可正、可邪。若為邪火，多有「妄動」兩字為後綴。

狹義的相火是指肝腎火，統稱「龍雷之火」或「雷龍之火」。若再細分，則肝火為雷火，因肝配震卦，震為雷；腎火為龍火，因腎為水臟，龍是水中生物，所謂龍潛於淵。至於是否病態，關鍵還得看此火有無妄動離位。震為雷，亦為動；龍性暴烈，易動難馴。因此，相火妄動常指這兩者。

這裡的陽欲守位是指龍火（命火）宜潛，但龍騰九天常伴雷動九霄，故「龍火」、「雷火」往往同時發難，是以一般不會刻意將之截然分開而論。

對於龍火，火神派的開山祖師鄭欽安在《醫理真傳》卷一中有深刻認識，主要引坎卦☵為解：「坎為水，屬陰，血也，而真陽寓焉。中一爻，即天也。天一生水，在人身為腎，一點真陽，含於二陰之中，居於至陰之地，乃人立命之根，真種子也。諸書稱為真陽。真陽二字，各處講解字眼不同，恐初學看書，一時領悟不到，以致認症不清，今將各處字眼搜出，以便參究。真陽二字，一名相火，一名命門火，一名龍雷火，一名無根火，一名陰火，一名虛火。」

龍火為何宜潛？鄭氏云：「一陽本先天乾金所化，故有龍之名。一陽落於二陰之中，化而為水，立水之極（是陽為陰根也），水性下流，此後天坎卦定位，不易之理也。須知此際之龍，乃初生之龍（龍指坎中一陽也），不能飛騰而興雲布雨，惟潛於淵中，以水為家，以水為性，遂安其在下之位，而俯首於下也。」

對妄動之火名目，鄭氏括之曰：「發而為病，一名元氣不納，一名元陽外越，一名真火沸騰，一名腎氣不納，一名氣不歸源，一名孤陽上浮，一名虛火上沖，種種名目，皆指坎中之一陽也。」

對龍火妄動之理，其曰：「若虛火上沖等症，明係水盛（水即陰也），水盛一分，龍亦盛一分（龍即火也），水高一尺，龍亦高一尺，是龍之因水盛而游，非龍之不潛而反其常。故經云：陰盛者，陽必衰。」其識可括為，見熱證未必是真熱，見虛火（龍火）未必是陰虛，以理相推，因「水高一尺，龍亦高一尺」，則其潛臺詞即是龍高一尺則熱顯一尺，此熱由水高（陰盛）而致，故「即此可悟用藥之必扶陽抑陰也」。

的確，大部分中醫教科書論熱時相當刻板，大致是熱分虛實，實熱則清熱，虛熱則滋陰，幾成定式。無異於默認虛熱與陰虛幾乎同義，有時雖也提及陰盛格陽的真寒假熱證，但證候描述多是戴陽等接近回光返照的表現，將「水高一尺，龍亦高一尺」的常見現象作虛誇，使學習者誤以為，真寒假熱定是較罕見的陽欲脫之重證。因此，一見虛熱，即與陰虛自動掛鉤，以致鄭氏慨歎：「乃市醫一見虛火上沖等症，並不察其所以然之要，開口滋陰降火，自謂得其把握，獨不思本原陰盛（陰盛二字，指腎水旺）陽虛（陽虛二字，指君火弱），今不扶其陽，而更滋其陰，實不啻雪地加霜，非醫中之庸手乎？」

實際上，虛熱之證，陰虛、陽虛所致者約莫各各參半。陰虛之火，因龍無法潛游於淺水中，水淺則龍升，這容易理解，因此，滋陰降火是治虛火常法。至於陽虛陽浮，除鄭氏的水高龍亦高之解外，清代羅東逸《內經博議・足少陰腎藏病論》中的「水暖而龍潛，水寒而龍起」亦堪作參。這是一種擬人化的思考，以人之體溫浸於暖水中自然最舒服，水太熱或太寒均為所惡。以人為參而推之於龍，它是水中之物，為坎中真陽，其性陽，雖喜水，但也不會喜歡反差太大的寒水。

因此，扶陽抑陰以治浮火，以羅氏之解則為：「水暖而龍潛。」以鄭氏《醫理真傳》卷一之解則為：「余亦每見虛火上沖等症，病人多喜飲熱湯，冷物全不受者，即此更足徵滋陰之誤矣。又有稱桂附為引火歸源者，皆未識其指歸，不知桂附乾薑，純是一團烈火，火旺則陰自消，如日烈而片雲無。況桂附二物，力能補坎離中之陽，其性剛烈至極，足以消盡僭上之陰氣。陰氣消盡，太空為之廓廓（廓朗），自然上下奠安，無偏盛也，豈真引火歸源哉！歷代注家，俱未將一陽潛於水中底蘊搜出，以致後學懵然無據，滋陰降火，殺人無算，真千古流弊，醫門大憾也。」

其實，以補陽來治龍火之患，實踐上首見於張仲景之通脈四逆湯。《傷寒論》第三一七條云：「少陰病，下利清穀，裡寒外熱，手足厥逆，脈微欲絕，身反不惡寒，其人面色赤……通脈四逆湯主之。」四逆湯的某些用法亦屬龍火之治。而理論闡明，當肇自唐代王冰，其注釋《素問・至真要大論》「微者逆之，甚者從之」大義時說：「病之大甚者，猶龍火也，得濕而焰，遇水而燔。不知其性，以水濕折之，適足以光焰詣天，物窮方止矣；識其性者，反常之理，以火逐之，則燔灼自消，焰光撲滅。」

後世「以火逐火」、「引火歸原」法實是《傷寒論》之用，王冰所論之濫觴。鄭氏「火旺則陰自消……自然上下奠安」當為王冰「以火逐之，則燔灼自消」的同義表達。其可貴之處是在實踐中用足了純為一團烈火的桂附乾薑，為後世火神派的大劑量桂附乾薑之用提供了理論基礎及臨證經驗。但他不認為「桂附為引火歸源」。而羅氏「水暖而龍潛」突出一個「潛」字，隱約還見水暖則火自歸源之意。

筆者認為，一團烈火之論與引火歸源之見實可互補，現代善用薑桂附之醫家，亦多循這兩種思路而行。

不少人對補火何以能引火歸源之理或存思疑。筆者覺得，此理近乎於物理學的引力問題。我們都知道，萬有引力是由於物體所具的質量而在物體之間產生的一種相互作用。它的大小和物體的質量以及相互間的距離有關。物體的質量越大，它們之間的引力就越大；物體之間的距離越遠，它們之間的引力就越小。這就是為什麼質量小的天體都繞著質量大的天體做有規律的天體運動，就如月亮繞著地球轉，地球繞著太陽轉一樣。地球把大氣、人類和所有地面物體束縛在其上的道理也一樣。

火之本性炎上、外散，一般而言，人體上部、外部的陽氣更多，對下部、內部的陽氣本就容易形成一個引力優勢。如果陽虛於下或內，這種引力優勢就更明顯了，於是虛陽易受上部、外部陽氣之引而上浮或外越，形成內真寒外假熱或下真寒上假熱的陽虛陽浮證，於卦為上卦、外卦陽，下卦、內卦陰之否䷋，這就是「水寒而龍起」。當然也可以因果相反，因火升而水寒。因此，補腎火就類似增加下部、內部的陽氣質量，以增強其與上部、外部陽氣抗衡的力量。甚至腎陽充沛的情況下還可形成自身的引力優勢，使上部、外部之陽下沉而內蘊，為己所用，這就是引火歸源了。

譬如艾灸湧泉能引火歸源，很多人覺得難以理解，明明是增加了人體的總熱量，何以反能治療一些有上熱或興奮症狀如高血壓、失眠、焦躁等病症？《靈樞・本輸》云：「腎出於湧泉，湧泉者足心也。」該穴為人身諸穴之最下，見圖55。少陰又為人身六經之最裡。張志聰的《皇帝內經靈樞集注》卷一注：「地下之泉水，天一之所生也。故少陰之始出，名曰湧泉。」足少陰為腎經，主水，五行中水居最下，此猶天一之水由至下湧出。若此穴得溫，人體至陰之位得陽而充，陽充則引力增，上部之陽被引而就下則歸源。火一歸源，猶如地下之水泉被蒸動，則腎經之氣如源泉之水，湧出而灌注周身，氣行則水行，真正地做到了水津四布。所以艾灸湧泉常能讓人產生滿口甘津，此人體水泉上湧之兆，亦是火降水升，上下交泰䷊之佳徵。而推搓湧泉穴，由摩擦而產生熱感亦具此效，所以搓腳心也是流傳已久的自我養生保

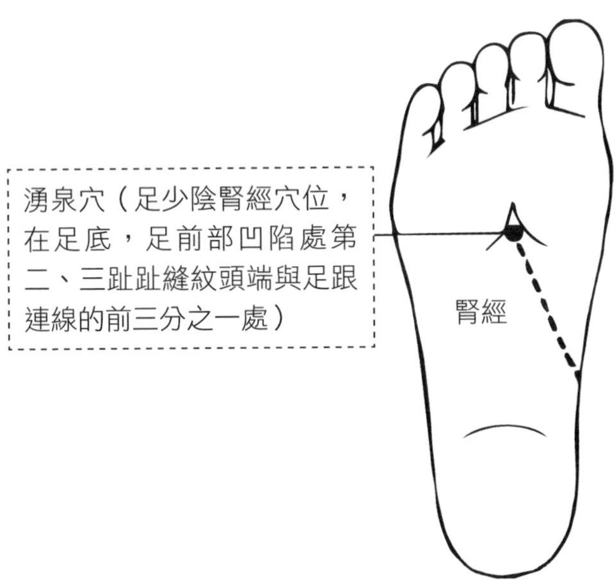

圖55　湧泉穴

健法。當然，艾灸因其產生的引力較大，一般效優於按摩，但要注意的是，一般保健，以溫為度，而不是以熱為度，乃少火生氣，少火蒸津之意。至於治病就當以病情輕重為衡了，如傷寒病之回陽，以足心轉熱為好轉之斷。養生上別小看這一招，如能一直保持足心暖融，實際上就是一直保持火降水升之泰䷊徵，泰即上下貫通，陰陽交感，如此，焉得不健康，安能不長壽？

由此，善用薑桂附者一般用量偏大就容易理解了。一者，「治下焦如權，非重不沉」，依中藥升降浮沉之理，量大則沉，沉則保證所補之陽能歸於下，不上浮去助紂為虐而更增浮陽；二是減少上下內外陽氣因質量勝負問題帶來的引力拉鋸戰，速戰速決，以免生變，尤其在危重症時更當如此。道理是對的，但桂附均屬霸道之品，附子更有毒性，用量一大，經驗不足之醫者多心中惴惴，尤其是醫患相互間信任度下降的今天就更是如此。

李可經驗與火神派實踐的一些內容在今日醫界影響日隆，碰到陽虛陽浮之證，不少醫者明知溫陽法好用，往往又因為經驗問題只能望而卻步，這是不少臨床醫師所苦惱的。有沒有一些方法不必用那麼大量的薑桂附，也可補龍火而不至升騰呢？以下幾法或可助參：

其一，以土伏火：龍火是水中火，就如油火，油火遇物即燃，不畏水滅，唯畏土壓。《本經疏證》卷五云：「惟其陽不歸陰，是以陰氣為結，惟其陰愈結，斯陽愈不歸。土者，生陰之源；水者，元陽之配。土不藏陽，水不攝陽，則陽之無所依，無所歸，無所定……而攝陽以歸土，據陰以召陽，實有聯絡相應之妙。」則補土不但能伏火，土旺尚能藏陽，又一義也。前述仲景六經用藥最能體現《黃帝內經》重胃氣觀念，龍火為患屬少陰病，且看醫聖如何處理。

少陰病證與四逆湯輩可構成很有意思且可相互說明的兩組卦象，並示以土伏火原理。

少陰病證如從陽氣衰少而欲脫來看，當類剝卦䷖，此卦之象僅餘一陽，為陽氣衰極之殘陽，且居至上之位，陽氣要脫，不是從上而脫，就是從外而亡，上卦又為外卦，因此剝卦就應陽衰欲脫之象。而剝卦䷖的綜卦為復卦䷗，復者，「一陽來復，萬象更新」。陽居於下，喻陽氣初生，或再生，蘊無窮生機。四逆湯輩似之。復卦䷗為上坤地☷、下震雷☳組成，方中附子，《本草備要‧草部二》云：「辛甘有毒，大熱純陽。其性浮而不沉，其用走而不守，通行十二經，無所不至。能引補氣藥以復散失之元陽，引補血藥以滋不足之真陰，引發散藥開腠理，以逐在表之風寒（同乾薑、桂枝溫經散寒發汗），引溫暖藥達下焦，以祛在裡之寒濕（能引火下行，亦有津調貼足心者）。」其走、動、升、通之震卦特性表露無遺。而乾薑、炙甘草皆溫中調中之劑，且乾薑溫守而不走，兩藥具足坤性，正是坤土得壯，更可將走、動、升、通、熱之附子下鎮於少陰腎位而復其一陽生機，而成上坤（薑、草）下震（附子）之復卦䷗。一陽來復則浮陽回歸而症減。

少陰病證如從陽氣衰少而格陽、戴陽看，則又類否卦䷋。否，下坤地☷，上乾天☰，此卦天在上，位至高，陽氣又升，其上已無物與之交；地在下，位至低，陰氣主降，其下已無物能與之交，故為天地不交，「乾坤隔絕」。在人體就是陰陽氣不交通，陰盛於內，陽格於上或外的真寒假熱證。而否卦䷋之綜卦及錯卦均為泰卦䷊，下乾天☰，上坤地☷，天屬陽主升，地屬陰主降。今乾在下，則陽氣升而與坤交；坤在上，則陰氣降而與乾交，此天地之氣交感之象，故「泰為上下之交通」。於人體則為上下內外陰陽氣之交泰。

四逆湯輩亦似之。方中附子，《本草求真》卷一云：「附子（耑入命門）。味辛大熱，純陽有毒，其性走而不守（好古曰：其性走而不守，非若乾薑止而不行）。通行十二經，無所不至，為補先天命門真火第一要劑。凡一切沉寒痼冷之症，用此無不奏效。」《神農本草經讀》卷四曰：「附子味辛氣溫，火性迅發，無所不到，故為回陽救逆第一品藥。」則其溫熱乾性大顯。同理，乾薑、炙甘草皆溫中調中之劑，鄭欽安謂該湯中甘草：「陽氣既回，若無土覆之，光焰易熄，雖生不永，故繼以甘草之甘，以緩其正氣，緩者即伏之之意也。真火伏藏，命根永固，又得重生也。」（《醫理真傳》卷二）且乾薑溫守而不走，兩藥具足坤性，坤土厚實，更可將溫熱乾性之附子下鎮於少陰腎位而「補先天命門真火」，使元陽氤氳而蒸，發揮「回陽救逆」的作用，而成上坤（薑、草）下乾（附子）之泰卦☷☰。元陽復則自引所格之陽歸位，而呈上下內外陰陽交泰格局。

因此，四逆湯輩之效或是「一陽來復」，或為「天地交泰」。

以土伏火是否醫聖本意這裡不好妄揣，但其實際效應確合此理。

鄭欽安在《醫理真傳》卷二中對以土伏火有妙解：「世多不識伏火之義，即不達古人用藥之妙也。余試為之喻焉：如今之人將火煽紅，而不覆之以灰，雖焰，不久即滅，覆之以灰，火得伏即可久存。古人通造化之微，用一藥、立一方，皆有深義。若附子、甘草二物，附子即火也，甘草即土也。古人云：『熱不過附子，甜不過甘草。』推其極也，古人以藥性之至極，即以補人身立命之至極，二物相需並用，亦寓回陽之義，亦寓先後並補之義，亦寓相生之義，亦寓伏火之義，不可不知。」

其二，潛陽斂陽：即用薑桂附時佐以重鎮潛陽或內斂陽氣之品，一可直接引火歸源，二可潛斂熱藥於下焦，更好地發揮其「一團烈火，火旺則陰自消，如日烈而片雲無」之效而不虞浪費能源。

重鎮潛陽多用龍骨、牡蠣、磁石、龜板；內斂陽氣則常用山茱萸、白芍，內斂之品，其性亦降。此外尚有引火下行之牛膝，引諸藥歸宿丹田之砂仁等，以下逐一以析：

龍骨：《神農本草經百種錄：上品》謂：「龍者，正天地元陽之氣所生，藏於水，而不離乎水者也……人身五藏屬陰，而腎尤為陰中之至陰，凡周身之水皆歸之，故人之元陽藏焉。是腎為藏水之藏，而亦為藏火之藏也，所以陰分之火動而不藏者，亦用龍骨，蓋借其氣以藏之，必能自反其宅也。非格物窮理之極者，其孰能與於斯。」《醫學衷中參西錄・藥物》曰：「質最黏澀，具有翕收之力（以舌舐之即吸舌不脫，有翕收之力可知），故能收斂元氣、鎮安精神、固澀滑脫……龍骨若生用之，凡心中怔忡、虛汗淋漓、經脈滑脫、神魂浮蕩諸疾，皆因元陽不能固攝，重用龍骨，借其所含之元陰以翕收此欲渙之元陽，則功效立見。」

牡蠣：《本經疏證》卷五曰：「牡蠣之用，在陽不歸陰而化氣也……牡蠣之召陽歸陰，可藉以平陽祕陰矣。」

磁石：《本草新編》卷五云：「磁石鹹以入腎，其性鎮墜而下吸，則火易歸原。」人稱「祝附子」的火神派祝味菊先生，每每生龍骨、生牡蠣、磁石與附子同用，稱為「溫潛之法」。此法用於虛陽上越諸證者，確驗。

龜板：《本草思辨錄》卷四引張志聰之語云：「龜甲能引陽氣下歸，復通陰氣上行。」《溫病條辨・下焦篇》解小定風珠時謂：「亢陽直上巔頂，龍上於天也，制龍者，龜也。」

山茱萸：《醫學衷中參西錄・藥物》云：「山萸肉：味酸性溫。大能收斂元氣，振作精神，固澀滑脫。因得木氣最厚，收澀之中兼具條暢之性，故又通利九竅，流通血脈，治肝虛自汗，肝虛脅疼腰疼，肝虛內風萌動，且斂正氣而不斂邪氣，與他酸斂之藥不同，是以《神農本草經》謂其逐寒濕痹也。」

李可的破格救心湯中龍骨、牡蠣、磁石、山茱萸同用。

白芍於上文真武湯處已論。

牛膝：《本草乘雅半偈》卷二謂：「纖細之質，徑直下生三四五尺，非百倍其力者，那能如是。」《神農本草經百種錄・上品》曰：「此乃以其形而知其性也。凡物之根皆橫生，而牛膝獨直下，其長細而韌，酷似人筋，所以能舒筋通脈，下血降氣，為諸下達藥之先導也。」牛膝引火下行、引血下行、引藥下行、引水下行之用或受其形態啟發。濟生腎氣丸由於有牛膝下引，故陽虛之龍火上浮輕證可療。

砂仁：《本草綱目・草之三》引韓懋《醫通》云：「縮砂屬土，主醒脾調胃，引諸藥歸宿丹田。香而能竄，和合五臟沖和之氣，如天地以土為沖和之氣。」《本草乘雅半偈》卷十曰：「命門火衰，不能納氣歸元者，亦可使之從降從入矣。」《本草分經・足太陰脾》謂：「能潤腎燥，引諸藥歸宿丹田。腎虛氣不歸元，用為向導，最為穩妥。」

以上諸藥，最易被忽視的是砂仁，且看源於鄭欽安《醫理真傳》卷二，現在廣泛應用於陽浮諸證的潛陽丹（見圖56）之解：

問曰：頭面忽浮腫，色青白，身重欲寐，一閉目覺身飄揚無依者，何故？

答曰：此少陰之真氣發於上也。原由君火之弱，不能鎮納群陰，以致陰氣上騰，蔽塞太空，而為浮腫。所以面現青黑，陰氣太盛，逼出元陽，故閉目覺飄揚無依。此際一點真陽，為群陰阻塞，不能歸根，若欲歸根，必須蕩盡群陰，乾剛復振。況身重欲寐，少陰之真面目盡露，法宜潛陽，方用潛陽丹。

用藥意解：按潛陽丹一方，乃納氣歸腎之法也。夫西砂辛溫，能宣中宮一切陰邪，又能納氣歸腎。附子辛熱，能補坎中真陽，真陽為君火之種，補真火即是壯君火也。況龜板一物，堅硬，得水之精氣而生，有通陰助陽之力，世人以利水滋陰目之，悖其功也。佐以甘草補中，有伏火互根之妙，故曰潛陽。

與潛陽丹同樣出名的是源於元代《御藥院方・補虛損門》的封髓丹，在《奇效良方・諸虛門》中亦有記載，組成見圖57。

鄭欽安解：「按封髓丹一方，乃納氣歸腎之法，亦上、中、下並補之方也。夫黃柏味苦入心，稟天冬寒水之氣而入腎，色黃而入脾，脾也者，調和水火之樞也，獨此一味，三才之義已具。況西砂辛溫，能納五臟之氣而歸腎，甘草調和上下，又能伏火，真火伏藏，則人身之根蒂永固，故曰封髓。其中更有至妙者，黃柏之苦，合甘草之甘，苦甘能化陰。西砂之辛，合甘草之甘，辛甘能化陽。陰陽合化，交會中宮，則水火既濟，而三才之道，其在斯矣。此一方不可輕視，余常親身閱歷，能治一切虛火上沖，牙

潛陽丹

君藥　砂仁：30 克，薑汁炒

臣藥　附子：24 克

佐藥　龜板：6 克

使藥　甘草：15 克

圖56　潛陽丹組成

封髓丹

君藥　黃柏：30克

臣藥　砂仁：21克

使藥　甘草：9克

圖57　封髓丹組成

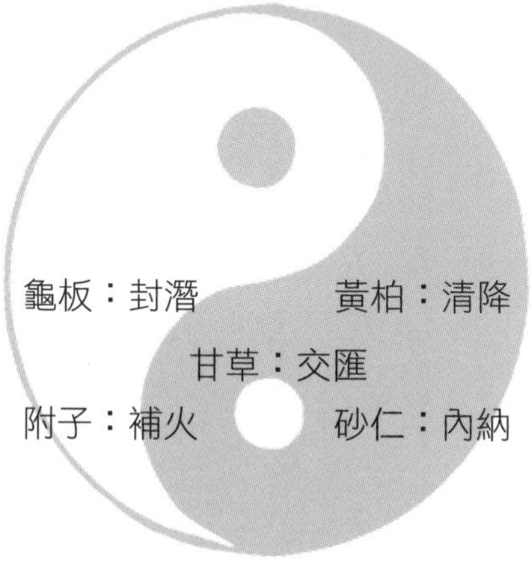

龜板：封潛　　黃柏：清降

甘草：交匯

附子：補火　　砂仁：內納

圖58　潛陽封髓丹方意圖

疼，咳嗽，喘促，面腫，喉痹，耳腫，目赤，鼻塞，遺尿，滑精諸症，屢獲奇效，實有出人意料，令人不解者。余仔細揣摩，而始知其治（制）方之意，重在調和水火也，至平至常，至神至妙，余經試之，願諸公亦試之。」（《醫理真傳》卷二）

《醫宗金鑒・刪補名醫方論》卷二在該方集注中，引趙羽皇解砂仁之語云：「若縮砂者，以其味辛性溫，善能入腎，腎之所惡在燥，而潤之者惟辛，縮砂通三焦，達津液能內（納）五藏六府之精，而歸於腎，腎家之氣內（納），腎中之髓自藏矣。此有取於封髓之意也。」

筆者講授中藥每到砂仁，言其有納氣歸源之用時，座中每有醫者目瞪口呆，以為是奇談怪論。今人但知砂仁行氣祛濕之用，不知砂仁納氣歸腎之功久矣。

若潛陽丹與封髓丹合用，稱為潛陽封髓丹（見圖58），用治龍火上浮之牙痛、頭暈頭痛、不寐、復發性口瘡、面腫、喉痹等患。

兩方合而有附子之大補元陽，黃柏（黃蘗）之清降，龜板之封潛，砂仁之內納，甘草之交匯，五藥一補、一清、一潛、一納、一交，則真陽難飛而歸根。此方筆者喜用，無他，效甚佳。

此外，陽痿之治，亦時須潛陽。或有不解，陽痿不是陽欲振而乏力嗎？該當升陽才對呀，為什麼反要潛陽？陽痿者，若單純的陽虧於下而痿，補火升陽確為常法，如升、柴之用。但不少患者卻因龍火失守於下而上騰，此時，心火得龍火助紂為虐而愈熾，龍火離位則下愈虧，心火愈熾則慾念愈強，奈何下陽不足，不得與心相應，真真應了那句「心有餘而力不足」了。此證治當引火歸源，龍火下潛於淵則自壯，是時則該活潑者自活潑矣！

其三，藥灸並用：其實補命火並引之歸源不獨方藥可用，灸法更易操作，常用的補命火之穴有腎俞、命門、關元、氣海、神闕等，最好用的引火歸源穴位就是湧泉。完全可以用補命火的一兩個穴與湧泉穴相配，教會病人自己用最方便操作的灸條行溫和灸，對付一般的浮火病證，只要操作得法，效果並不比上述的方藥差。醫諺云：「火有拔山力，艾有回陽功。」山且能拔，何況是僅把上火下拔？對付較重的病證，若藥灸並用，可使薑桂附的分量大減而功效不減。當然，如果由專業針灸師據經驗選擇灸法與穴位，效果會更好。

筆者比較喜歡教病人以神闕配湧泉自灸之。神闕，又名氣合穴，氣舍穴，氣寺穴，維會穴，命蒂穴。因神闕在臍，為先天之結蒂；臍之位，又為後天脾之所處，氣之所舍，故先後天之氣在此互充。《易》尚中和、得正，此穴居全腹正中，其上為陽，其下為陰，居中得正，為陰陽交通之樞，觀其名位則其功自可意會矣！龍火離位者，常緣心火之引，今有神闕溫補先後天，且斡旋中州，再兼湧泉之引，自可導龍歸海，使潛深淵。

龍火之守位與否，與君火密切相關，兩者的關係是「君火以明，相火以位」（《素問・天元紀大論》）。即君火在心，主持神明，為發號施令者，其神以清明為要；龍火在腎，稟命行事，其火以守位為規，即所謂「龍潛海底」。心神清明，上火自寧，不引下火，龍火自然潛藏守位，以發揮其溫煦、推動功能而不上僭。若僅如此，不過是心腎之陽相安無事，各自發揮其功能而已。但這遠遠不夠，因為心為陽中之太陽，為陽臟，配卦離火☲，爻兩陽一陰，更兼火性炎上，因此，心火易亢實為本性；而腎為陰中之太陰，為水臟，配卦坎水☵，爻兩陰一陽，此陰多陽少，其氣寒冽，則龍火難藏。若再有心火之引，則易騰而上僭。

因此君火與相火的關係還須更進一步，交互為用，此即心腎相交，亦《易》所云的「水火既濟」。既濟卦䷾，為《周易》六十四卦中的第六十三卦，下離火☲，上坎水☵，水在火上，則上水能制約下火，下火能蒸騰上水，相互為用。置於人體，離火配心，坎水配腎。水在火上，則喻腎水能蒸騰於上以制約心火，心火則降於下而溫腎水，如是則水火既濟，心腎相交而相諧。若腎水不能蒸騰於上以制約心火，心火不能下降而溫腎水，則為心腎不交，於《易》為「火水未濟」。未濟卦䷿，為六十四卦之最後一卦。此卦下坎水☵，上離火☲，火在水上，猶如七樓著火卻在六樓倒水，則下水不能制約上火，上火更不能蒸騰下水，無法相互為用。

至於既濟需要什麼條件？坎、離兩卦如何互補？坎陽與離陰各起到什麼作用？既濟之爻是如何「得正」、「得中」、「得和」、「有應」而協調的？未濟（心腎不交）又包括了幾種類型？各類型的方藥對治方法及原理如何？在〈易之篇〉已有較大篇幅的發揮，這裡不再複述，有遺忘者可重閱該篇的相關內容。

然心腎不交，多有心煩、失眠、多夢見症，是折磨現代人的常見證，除了〈易之篇〉介紹的方藥外，還有沒有其他方法可療？其實，欲達既濟，未必沒有更好的方法。

其一，艾條溫和灸湧泉，則火降水升，快者當天見效，慢者幾次後見效，此法對心腎不交者有效，尤其是對心火旺而腎陽虛者效更佳，而其他病機所致失眠者則難以一概而論。

其二，意守丹田。簡單地說，意念屬火，意守丹田，即人為地造成心火下降以助腎陽，腎陽得溫則腎中精、水自化氣上升而濟心陰，同樣形成水升火降的既濟效應。說白了，意守丹田，大腦的興奮已隨意守而移入丹田，大腦不興奮了，當然就能入睡了。此法一般在睡前意守十來分鐘即可，起效時間大約在十天半個月，一旦見效，則效果非常穩定。

此法的注意點是意守時用意要輕，似守非守，丹田為男性精室所在，神光微微下照於丹田之中，丹家謂之文火，乃少火生氣之意，當以溫溫神火細細烹煉，配合緩慢悠長的呼吸，恍如巽風微微吹噓，火候有了，助火之風也有了，自然就精融氣化，上下心腎之氣自自然然地融合為一，此時不但火降水升，還煉精化氣了，延年益壽，亦由此邁開了關鍵的一步。「人身本有大藥，何須外求」，此之謂也。當然，若真欲內修，後面還有長路要走。自然，路長也意味著還可有更多的進境。不過，懂得道理卻是第一步。

練氣又何用？《服氣精義論・服氣療病論》謂：「夫氣之為功也，廣矣妙矣。故天氣下降，則寒暑有四時之變；地氣上騰，則風雲有八方之異。兼二儀而為一體者，總形氣於其人。是能存之為家，則神靈儼然；用之於禁，則功效著矣。況以我之心，使我之氣，適我之體，攻我之疾，何往而不愈焉。習服閒居，則易為存，使諸有疾痛，皆可按而療之。」

一說練功，可能現代人的第一反應是：練功？不會走火入魔嗎？關於走火入魔問題，還未到適合討論之時，以後再說。不過與大部分運動鍛煉方法相較，氣功算是較安全的一種。當然，本有心理障礙者，確須慎重！

此處溫馨提示：如沒心理偏差卻又對練功心中忐忑者，可改為意守湧泉，理同灸湧泉，但效較慢。由於丹田所處是女性的子宮，當意守丹田時，神御氣行，意到氣到，氣到血聚，月經可能會因此而增多。故女性一般不主張意守下丹田，改為意守於腎或更安全，當能守到雙腎溫潤如玉時，想睡不好也很難，關鍵是想老得快也很難。別忘了腎中精氣是幹什麼的。

再次溫馨提示：本書功理之說，皆為大理，僅著意於其與醫理互參、互證處，而不是某一具體的內修功法，具體功法還有很多技術細節與注意事項，欲真修者，需自擇明師。但練功須明理，是為第一要務。

3. 腎的聯屬功能

（1）在體合骨，生髓，其華在髮

《素問・陰陽應象大論》說：「腎生骨髓。」腎主骨生髓的生理功能，是腎精及腎氣促進機體生長發育功能的具體表現之一。腎藏精，精生髓，髓居於骨中稱骨髓，髓養骨，故《素問・六節藏象論》說

腎「其充在骨」。只有腎精充足，骨髓生化有源，骨骼得到髓的充養，才會健壯充實，肢體活動輕勁有力，行動敏捷。若腎精不足，骨髓生化乏源，骨骼失養，便會出現小兒囟門遲閉，骨軟無力，以及老年人骨質脆弱，易於骨折，骨折後難愈等。有趣的是，強骨之藥大多具補陽之功，如鹿茸、鹿角、補骨脂、骨碎補、狗脊、杜仲、續斷等。即使不屬補陽類，其性也多溫，如牛膝、千年健、千斤拔、五加皮等。此趣或與坎象有著微妙關係，坎☵之象，外陰而內陽，外柔而內剛，骨居筋肉之中，其質堅剛，內剛為陽，正與坎中一陽相應，則溫補之陽與堅剛之陽似成同氣相求之勢。

齒與骨均外堅而質近。骨中有髓，齒亦有髓，牙髓組織的功能是形成牙本質，並具有營養、感覺、防禦的能力。骨髓、牙髓均由腎精充養，可說同出一源，故稱「齒為骨之餘」。腎精充足則牙齒堅固而有光澤；若腎精虧虛，易見牙齒鬆動、脫落及小兒齒遲等。

髓又有骨髓、脊髓和腦髓之分，皆由腎精化生。腎精的盛衰，不僅影響骨骼的發育，亦影響脊髓及腦髓的充盈。脊髓上通於腦，腦由髓聚而成，故《靈樞・海論》說：「腦為髓之海。」故腎精充足，髓海得充則腦自健，腦健則智慧生，意志強，思維敏捷，耳聰目明；反之，腎精不足，髓海空虛，腦失所養，則見「腦轉耳鳴，脛痠眩冒，目無所見，懈怠安臥」（《靈樞・海論》）。可見，腦的功能雖然總統於神明之心而分歸五臟，但其物質基礎則與腎關係密切。腦的病變，尤其是虛性病變，常採用補腎填精之法。

《素問・靈蘭祕典論》曰：「腎者，作強之官，伎巧出焉。」「作強」，當為動作強勁有力；「伎巧」當指精巧靈敏，既含思維伎巧，也含行為伎巧。「作強」偏體力，「伎巧」偏腦能。

腎之所以有這樣的作用，是和腎的藏精、主骨、生髓的作用分不開的。腎精充則髓盈，骨髓充則骨堅勁強，動作有力耐勞，此謂「作強」；腦髓足則精神健旺，動作或心思均精巧靈敏，此謂「伎巧」。

可見體力、智力之主大部在腎。腎精與腦髓、伎巧、智力的關係容易理解。然「作強」者，若單從腎主骨來解，恐說服力仍未足，皆因動作強勁有力，除骨之外，尚有肌肉與筋之功用，甚至在通常的思維中，肌肉之功可能比骨頭更大，因此「腎者，作強之官」當另有緣由。

其緣或在腎之位處。「腰為腎之府」，腎之所處，後為腰，前為丹田。我們體會一下，當需要發力，尤其是全身發力時，比如搬運、提舉、投擲、搏鬥等，往往是「氣聚丹田，力發四肢」，而且是以腰為軸方能集腰、手、足甚至全身之力於瞬間爆發出最大的勁道。練拳之人往往是將勁擰在脊柱這條大龍上，發力時，腰脊如弓，拳如箭，腰脊一發力，弦響箭出，這樣的出拳怎能不迅猛有力？不單剛勁之發如此，柔勁之發也不例外，練太極之人，如果一輩子僅在手腳上下工夫，終落下乘。太極拳的很多東西，如螺旋勁，運勁如抽絲等，均須從腰脊的變化上求得。

再說丹田，此處正是人全身之中點，既然是中點，也可以理解為平衡點、重心點。體力勞動或體育鍛煉者均有體會，若重心偏高時發力，人就有一種不穩定、不平衡、沒根的感覺。因此，就算您不懂什麼「氣聚丹田」，也沒刻意練過什麼「丹田」，但真正發大力時，下意識地就會沉腰坐馬，腹部緊繃，氣聚丹田。此時重心雖然還在丹田沒變，但由於氣沉、氣聚的關係，重心實際上是偏下而穩了，此即有根。這種感覺可能也是「腎為氣之根」觀念來源之一，中醫的很多觀念實源於生活中的實際體驗。因此丹田沉實有力的人，其發力會比丹田無力者猛得多。

若腎不強，精不充，則丹田如何能壯，腰力如何能強？一身之勁如何整合？因此，腎虛精虧髓少之人，除了精神不振，頭昏健忘等腦髓空虛的症狀外，最常見的往往腰酸骨弱，動易疲累。《黃帝內經》寫作的年代，雖還沒有「丹田」之說，但發力的感覺是一樣的，所以「作強之官」當與其所處有關。

對「腎者，作強之官，伎巧出焉」，馬蒔注：「五藏在人，惟腎為能作強，而男女構精，人物化生，伎巧從是而出。」（《黃帝內經素問註證發微》卷二）則性功能、生殖功能、生殖伎巧亦可從「作強」與「伎巧」解。尤其於男性，腰力與性功能基本是一致的，腰酸憊無力者，性功能必弱幾成定律，這也是臨床觀察腎功能盛衰的常用指徵，更是民間評價男性的常用雄性指徵。當一個男人腰力不強時，常被說為腎虧，此說同時也暗喻其性功能偏弱，因此「腎虧」二字最是男性忌諱。陽痿者於此也可理解為「作強」不力。是以「男兒當自強」這句話，於此就饒有意義了。

「髮為血之餘」，髮的生長，賴血以養。但髮的生機卻根於腎，腎藏精，精化血，所以髮為腎之外候，髮之榮與枯、長與落，常能反映腎精的盛衰。《素問・六節藏象論》說腎「其華在髮」，故精血旺盛，則毛髮烏黑潤澤；精血虧少，則髮早白、乾枯、稀疏、易脫。臨床髮之患，多精血並治。

（2）開竅於耳及二陰

耳的聽覺功能靈敏與否，與腎中精氣的盈虧有著密切關係。《靈樞・脈度》云：「腎氣通於耳，腎和則耳能聞五音矣。」腎精充沛，上濡耳竅，則聽覺靈敏；反之，若腎精虧損，髓海失養，則每現聽力減退，耳鳴耳聾，頭暈目眩等症。腎與耳之聯繫，應源於臨床觀察及治療反證。如人到老年，腎中精氣漸衰，聽力每多減退，以補腎之法則可減輕或延緩之。故常以耳的聽覺變化，作為判斷腎中精氣盛衰的標誌之一。

二陰，指前陰和後陰，《素問・金匱真言論》說腎「開竅於二陰」。

前陰是指排尿和生殖器官。腎藏精，主生殖，主水，則前陰為腎之竅不言自明。腎精充足，腎氣充盛，天癸按時而至，則男女生殖器官發育良好，精液及時溢瀉，月經以時而下，若男女陰陽合則能有子，這是「腎者，作強之官」的另一體現。若腎精虧虛，天癸遲至或不足，可導致性器官的發育不良和生殖能力減退，而見男子陽痿，少精，精冷，滑精，遺精，精瘀及不育等；女子則見月經異常及不孕。前陰的排尿作用實際上是膀胱功能的外顯，而膀胱貯尿和排尿功能卻受控於腎陽氣化。坎陽得施，膀胱就能適時開合及排尿；腎失氣化統控，膀胱則會開合失職。若膀胱開多合少，可見尿頻，遺尿，尿失禁，尿後餘瀝等症；若膀胱開少合多，可見小便不利，甚則癃閉。

後陰即肛門，亦為腎之竅。腎與後陰的關係，主要是腎中陰陽，均可影響大便的形成和排泄。腎陰主要影響腸道的潤燥，腎陰不足，可致大腸液虧之便祕。《溫病條辨・中焦篇》謂之「津液枯燥，水不足以行舟，而結糞不下者」，並以增液湯啟腎水以滋腸燥為治。方中重用玄參，甘苦鹹而寒，色黑入腎，滋陰增液，壯水制火，啟腎水以潤腸燥，為君藥；生地甘苦寒，清熱養陰，益水生津，以增玄參之功；又肺與大腸相表裡，胃腸均屬陽明燥金，故以甘寒之麥冬，滋養肺胃之陰以潤腸燥，共為臣藥。三藥合用，養陰增液以行舟，以補藥之體行瀉藥之用，然究非通藥，欲使腸潤便通，用量須重。

腎陽則猶如地球之地熱暖土，腎陽虛弱，則猶地熱不足，土失其暖而見脾陽虛弱，可見五更泄瀉，下利清穀等。且肛門的啟閉，亦有賴腎氣的固攝作用，如腎虛固攝無權，可致大便失禁，久泄滑脫。治之之法，參《本草綱目・草之三》之論：「又許叔微學士《本事方》云：孫真人言補腎不若補脾，予曰補脾不若補腎。腎氣虛弱，則陽氣衰劣，不能熏蒸脾胃。脾胃氣寒，令人胸膈痞塞，不進飲食，遲於運化，或腹脅虛脹，或嘔吐痰涎，或腸鳴泄瀉。譬如鼎釜中之物，無火力，雖終日不熟，何能消化？『濟生』二神丸，治脾胃虛寒泄瀉，用破故紙補腎，肉豆蔻補脾。」現多以四神丸加減為治。方中補骨脂色黑，辛苦大溫，通君火、補命火以暖脾土。《本草經疏》卷九云：「能暖水臟，陰中生陽，壯火益土之要藥也。」故以為君。吳茱萸辛熱溫中，除濕燥脾，並引厥陰之火敷布陽和於陰土；肉豆蔻溫脾暖胃，澀腸止瀉，共為臣。五味子鹹能補腎，酸斂固澀為佐。用法中薑、棗同煮，棗肉為丸，意在溫補脾胃，鼓舞運化。方名「四神」，正如《絳雪園古方選註》卷八所說：「四種之藥，治腎泄有神功也。」蓋五更泄、久泄滑脫皆由於腎命火衰，不能專責脾胃，故大補下焦元陽，使火旺土強，則泄自止。

（3）在液為唾

唾即口津，為唾液中較為稠厚的部分。唾為腎精所化，由舌根處左金津、右玉液二穴分泌而出，故唾又可直接稱為金津玉液。此外，尚有華池之水、上池之水、靈液、瓊漿、神水、玉醴、甘露、自家水、醴泉等稱呼。《本草綱目・人之一》云：「人舌下有四竅：兩竅通心氣，兩竅通腎液。心氣流入舌下為神水，腎液流入舌下為靈液。」這裡的神水與靈液，均是指舌下之金津、玉液穴分泌出的唾液。其功用是滋潤口腔，幫助消化，還可補益腎精。《素問・宣明五氣》說：「五藏化液：心為汗，肺為涕，肝為淚，脾為涎，腎為唾，是謂五液。」倘若腎精不足，則唾液分泌減少。反之，多唾、久唾，則可耗損腎中精氣。

由於唾出於腎，所以古代養生家多主張以舌抵上顎，以刺激金津、玉液二穴，使唾液緩緩泌出，待口中津滿，而後嚥下，其功一為生於腎精，還補腎精；二是促心腎相交，水火既濟，亦古人「玉液還丹」之意。

舌抵上顎在氣功學中尚有溝通任督二脈作用。任督二脈均起於女子之胞、男子之精室。任脈總任一身陰脈，為陰脈之海，其下出會陰後沿腹胸上，終於下頦唇溝中點的承漿；督脈總督周身陽脈，為陽脈之海，其下出會陰後循背、頸、頭而上，止於上唇繫帶與齒齦連接處的齦交，兩脈在口腔中並沒有連接上。舌抵上顎，可以上承下接任督之斷處，對於溝通任督二脈氣血的運行，形成練功的任督「周天運轉」，使一身陰陽之氣順接、交融、調和起著極其重要的作用，故古人稱之為「搭鵲橋」。

但單純舌抵上顎而生之唾，其質不如舌抵上顎，同時神照丹田，以坎陽蒸動，練精化氣而生者。此時腎液隨氣之升循督脈而升出於舌下，其味甘甜，此液因煉氣而生，其質與常液大不相同。此液生後，則吞津下咽，意循任脈送入下丹田，汩汩有聲，再練精化氣，則真氣不斷上升，循至口中，復還為津，而成一個氣津循環之小周天。《呂祖百字碑》謂：「白雲朝頂上，甘露灑須彌。自飲長生酒，逍遙誰得知。」張三豐注曰：「甘露滿口，以目送之，以意迎之，送下丹釜，凝結元氣以養之。」如此周而復始，自能使人肌膚光澤，顏如玉潤，氣如香蘭。《黃庭內景玉經・口為章》云：「口為玉池太和宮，漱咽靈液災不干，體生光華氣香蘭，卻滅百邪玉煉顏。」醫家程國彭在《醫學心悟・治陰虛無上妙方》中謂：「天一生水，命曰真陰。真陰虧，則不能制火，以致心火上炎而剋肺金，於是發熱咳嗽吐痰諸症生焉……當此時勢，豈徒區區草木之功所能濟哉！必須取華池之水，頻頻吞嚥，以靜治於無形。然後以湯丸佐之，庶幾水升火降，而成天地交泰之象耳。主方在吞津液。華池之水，人身之金液也，敷布五臟，灑陳六腑，然後注之於腎而為精……常以舌抵上顎，令華池之水充滿口中，乃正體舒氣，以意目力送至丹田，口復一口，數十乃止。此所謂以真水補真陰，同氣相求，必然之理也。每見今之治虛者，耑主六味地黃等藥，以為滋陰壯水之法，未為不善，而獨不於本原之水，取其點滴以自相灌溉，是舍真求假，不得為保生十全之計，此予之所諄諄而為是言也。衛生君子，尚明聽之哉！」

亦有簡便之法謂「赤龍攪水」。《易筋經・十二段錦圖訣》云：「赤龍攪水津，鼓漱三十六，神水滿口勻，一口分三嚥，龍行虎自奔。」此處赤龍即舌，神水即津液。以舌頂上顎，攪口內之上下左右，使水津津自生，鼓漱於口中三十六次。待津液滿口，分作三次，要汩汩有聲吞下。心中暗想，心目暗看，所吞津液，意送至臍下丹田。句中龍即津，虎即氣，「龍行虎自奔」即津能下達，氣自隨之，而納於丹田，雖為小道，卻也真實受用。

近年研究表明，唾液不僅僅是消化液，還有多種功效。其中的唾液溶菌酶因為可抗愛滋病毒及殺滅口腔部分致病菌，而具一定的免疫功用，唾液腺除了能生成多種生物活性物質以參與調節生命活動，還含有幾種調節骨骼形成和生長的因子，或可作為金津玉液的重要性及腎精所化的旁注。

腎在液為唾，唾為腎精所化之觀念起源雖無確論，但自《黃帝內經》之後，其發揚與應用主要體現在養生方面。由此反證，此觀念源於上古之時養生實踐的歸納應是最可接受的推導。

（4）在志為恐

恐，是一種恐懼、害怕的負性情緒活動，發於心而應於腎。《素問・陰陽應象大論》說：「在藏為腎……在志為恐。」《素問・舉痛論》又云：「恐則氣下。」

但為何腎之志為恐？前文提過，五志影響五臟的特點就是該臟怕什麼，就來什麼。五志實是相應的五臟之惡。我們看看，腎怕什麼？腎藏精而位居下焦，以蟄藏為要，其用則腎精化生腎氣，氣化上行，通過三焦，布散全身，以激發各臟的生理功能。但「恐則氣下」卻迫使腎中精氣失藏而走泄於下，輕者兩腳發軟，重者二便失禁，遺精，滑精。不但腎之精氣不得蟄藏或正常布散，還走泄而失，從而對腎的功能產生較大的病理影響，所以說「恐傷腎」。

何人易恐？由於恐的情志活動主要以腎中精氣為物質基礎，故腎精充足，蟄藏有度，則表現為遇恐而情緒不過；若腎之精氣不足，蟄藏本不牢，則稍逢刺激，即易畏懼，惶恐不安，繼而見精氣下泄之症。

從五行應象論，「水曰潤下」，「恐則氣下」均應一「下」字；水行色黑，還能找到比黑色更能代表恐懼情緒的顏色嗎？

恐病之治，當補腎固澀、寧心安神，桑螵蛸散意近。

（5）腎與膀胱相表裡

膀胱的功能當源於解剖觀察，其作用是貯尿和排尿。尿液為津液代謝後，經腎的氣化作用而成，其下輸膀胱後貯留至一定程度時，在腎氣的調控下，排出體外。故《素問・靈蘭祕典論》說：「膀胱者，州都之官，津液藏焉，氣化則能出矣。」

腎為臟，屬陰；膀胱屬腑，為陽，腎與膀胱通過經脈互為絡屬，構成了臟腑陰陽、表裡相合的關係。兩者的表裡關係，主要體現在膀胱氣化下的貯尿和排尿功能隸屬於腎的氣化。腎氣充足，則蒸化、推動、固攝有權，膀胱開合有度，從而維持水液的正常代謝。若腎氣不足，氣化失常，固攝無權，則膀胱開合失度。若膀胱開多合少，則見尿頻、小便量多清澈、夜尿等現象；若膀胱開少合多，則尿量減少而成癃閉或水腫。故《素問・宣明五氣》曰：「膀胱不利為癃，不約為遺溺。」可見，膀胱的病變多與腎有關，臨床治療小便異常，常從腎而治。

4. 腎之外應

腎與冬氣、夜氣、太陰之氣、藏氣、寒氣、黑色、鹹味、北方相通應。

水有寒冷、下行、潤澤之意，至冬則霜雪凜冽，冰凝密固，自然界的植物經歷春生、夏長、秋收後，至冬而藏，不少動物亦進入冬眠蟄藏狀態，故冬藏是水的典型應象。北方冷冽，夜間清冷；太陰者，陰盛也，其色黑，其徵寒而具水寒之氣；鹹為海水之本味，自當應水。人體中腎為水臟，有潤下之性，藏精而為封藏之本，同氣相求，故以腎應冬水之象。《素問・診要經終論》云：「十一月十二月，冰復，地氣合，人氣在腎。」

據此，五臟之腎、五季之冬、一天之夜、四象之太陰、五化之藏、五氣之寒、五色之黑、五味之鹹、五方之北，在太極圖均居於下（北）而屬同格局、象類的內容，象象可應。

前述內容，或借冬天、北方喻事，或以寒氣、藏氣、黑色說理。象同則理同，象近則理近。譬如冬季萬物密藏，人之養生，重在陽氣固藏。《素問・四氣調神大論》曰：「冬三月，此謂閉藏，水冰地坼，無擾乎陽。早臥晚起，必待日光，使志若伏若匿，若有私意，若已有得，去寒就溫，無泄皮膚，使氣亟奪。此冬氣之應，養藏之道也。」即冬天養生，當早睡晚起，日出方作，志伏匿則氣內守，無泄皮膚即勿使汗出，總的目的就是「無擾乎陽」，順冬藏之性使機體陽氣潛藏以應坎☵水陽藏於內之象，此即養藏之道。

冬季氣候寒冷，陰勝則陽易病，若素體陽虛，或久病陽虛，多在此季發病，即所謂「能夏不能冬」也，治以扶陽固精。

以上冬天與腎的關係推論，置於一天之夜、五方之北也同樣成立，道同則理同。

（七）有名無形三焦象

1. 六腑三焦

三焦之名雖出自《黃帝內經》，但其描述，卻不像其餘十一臟腑那樣可以詳辨，留下了極大的解說空間，後賢為詳其義，各有發揮，尚無一定之論。爭論焦點，主要集中在六腑之三焦是「有形」還是「無形」。而持有「有形」說者，對其「形」為何？又眾說紛紜，莫衷一是。

余以為，中醫是實踐醫學，其理論的發展，觀點的發揮或考據，有些原則是不能違背的：一，能有效地指導醫療實踐，這是理論持續發展的生命力所在；二，具有理論本身的解釋自洽性；三，符合理論發展的一貫脈絡與範式。以此為基礎討論三焦才不至於鑽入以經解經的牛角尖，或墜進理論與臨床脫節的尷尬境地。

三焦歸屬於藏象，則三焦之論要符合藏象理論的建構習慣，從臨床出發，藏象構象的特徵一向是重功能、重氣化、重象。既然三焦是「有形」還是「無形」，各執一詞，難成定論，倒不如先放下「形」之爭，對其不存爭議的「用」作出歸納，然後再考慮能與「用」相洽的解釋是需要「有形」的三焦，還是「無形」的三焦？

（1）三焦的功能

①通行元氣，主持諸氣：《難經・六十六難》說：「三焦者，原氣之別使也，主通行三氣，經歷於五藏六府。」元氣根於腎，由命火溫蒸腎精所化，通過三焦別入十二經脈而及五臟六腑，此即元氣之別使也。

《難經・三十八難》又說：「所以府有六者，謂三焦也，有原氣之別焉，主持諸氣，有名而無形。」則三焦不但是元氣之別使，更能主持諸氣。《中藏經・論三焦虛實寒熱生死逆順脈證之法》對此有更為具體的描述：「三焦者，人之三元之氣也，號曰中清之腑，總領五臟六腑、營衛、經絡、內外、左右、上下之氣也。三焦通，則內外左右上下皆通也，其於周身灌體，和內調外，營左養右，導上宣下，莫大於此也。」元氣通過三焦而布達於全身，以激發、推動臟腑經絡組織器官的功能活動；宗氣以三焦為通路下行，歸丹田以資助元氣；衛氣循三焦，通腠理，走肌表，以溫煦、控汗、衛外；臟腑之氣的升降運行，如肝從左升、肺從右降；脾氣升、胃氣降而為氣機升降的樞紐；心氣下達，腎氣上蒸而成既濟，均以三焦為通路，故三焦實為人體氣化的場所。由是三焦就有主持諸氣，總司全身氣機和氣化的功能。

②運行水液：《素問・靈蘭祕典論》說：「三焦者，決瀆之官，水道出焉。」說明三焦為人體水液運行的主要通道。人體水液代謝是一個複雜的生理過程，牽涉到多臟器的共同協調。《素問・經脈別論》說：「飲入於胃，遊溢精氣，上輸於脾，脾氣散精，上歸於肺，通調水道，下輸膀胱，水精四布，五經並行。」這裡，水液代謝雖由相關臟腑共同協調而完成，但水液的升降出入，周身環流，是需要通道的，此通道非三焦莫屬。為什麼呢？

運行水液實與三焦總司全身氣機和氣化的功能相關。運行水液與總司氣機和氣化看似兩個分開的功能，實質應合二為一來看：水行有賴氣行，水化有賴氣化，是以氣升降出入的通道與氣化的場所，必然就是水液升降出入的通道與氣化的場所。氣與水兩者並非各自獨立而行，獨自而化，而是相互融化成一體，「若霧露之溉」而發揮功用。故在三焦內運行的諸氣，蒸化、推動和調節在三焦內運行的水液的作用，就稱為「三焦氣化」。

三焦作為水道，其通利與否，影響的是水液運行的遲速；作為水液氣化的場所，則主要體現在脾、肺、腎等與水液代謝相關的臟腑功能上。如果三焦水道不利，或氣化失司，引起水液代謝失常，水液輸布與排泄障礙，就可產生水、濕、痰、飲等病變。正如《類經・藏象類》所說：「上焦不治，則水泛高原；中焦不治，則水留中脘；下焦不治，則水亂二便。三焦氣治，則脈絡通而水道利。」

③**運行水穀精微**：《難經・三十一難》所說的「三焦者，水穀之道路，氣之所終始也」，不但提到三焦此功，亦闡明了其理大體與水液和氣的關係無異。

（2）三焦該是「有形」還是「無形」？

三焦的功用既明，我們再看看與這些功能相洽的機理解釋是需要「有形」的三焦，還是「無形」的三焦？

首先，氣無形，因此，氣化的場所與氣升降出入的道路就不可能是「有形」。若需「有形」，就必須是類似於煤氣管道的密度結構才能限制氣的運行，人體內有這樣密度的管道嗎？有著固定運行軌跡的氣行通道——經絡尚不需具形，更何況以彌漫、薰蒸狀態呈現的三焦之氣？

其次，水液運行，從西醫解剖學角度看，除了淋巴液、血管內液體外，大部分是組織液、組織間液、細胞液、細胞間液，它們也沒有固定的臟器來統管與運輸。

水穀精微即營養物質，若云其消化吸收就是現代醫學消化系統的功能，則消化系統又如何包攬總司全身氣機、氣化和運行水液的作用？

由是觀之，試圖找出獨立於十一臟腑之外的一個具形臟器，又要完滿解釋以上所有功能，顯然是緣木求魚。不管如何引經據典，不管如何與現代醫學的臟器或組織比附，其結果最多僅能捉襟見肘地有限解釋三焦的部分功能。因此，從形體方面來探討三焦實質的脂膜說、胰腺說、淋巴相關說、消化系相關說、神經相關說、體腔靜脈血管相關說、微循環系統相關說、內分泌腺相關說和受體相關說等種種假說，幾乎都是顧此失彼之說。「相關」者多了去了，從整體角度看，何者不相關？但這之中有真命天子嗎？

功用的產生難道不能落實到「無形」或「虛空」處嗎？《莊子‧人間世》有「人皆知有用之用，而莫知無用之用也」之歎，此即「無用之用方為大用」之論。且看日常現象，一間房子由什麼組成？通常的回答是：牆、地板和天花。這確是其基本結構。但仔細想一下，您是住在牆、地板和天花的結構裡面嗎？顯然不是，其實您真正生活之處是牆、地板和天花中的空間，這個空間難道沒有用嗎？再看彈簧，其結構是一圈圈螺旋式的鋼線，但如果鋼線間沒有空間，彈簧還有彈性嗎？人們白天工作學習，是生命之實；晚上睡覺是無所作為，從人生的角度看，這是生命之空。但這生命之空是在浪費時間嗎？沒有生命之空，何來白天工作學習的旺盛精力與飛揚神采？

雖生之、育之、長之、化之在此國度，但失去傳統文化薰陶的人們，一直習慣的卻是西方式的實中求實法，而不知東方還有「大抵實處之妙，皆因虛處而生」（蔣和《學畫雜論‧章法》）的虛中求實路。唐代司空圖《詩品‧含蓄》云：「不著一字，盡得風流。」明代陸時雍《詩鏡總論》曰：「詩不患無言，而患言之盡。」書畫中筆墨實處的妙趣橫生，卻要在虛的無筆墨處用心經營。書畫的元氣淋漓就是通過以虛運實，以實運虛，虛實相生來顯示的。清代李調元《雨村詩話》卷上所說的「文章妙處，俱在虛空」，講的就是這「有無相生」之妙旨。

回看三焦的功能，無形之氣，薰蒸游行於五臟六腑組織經絡之中，溫之、煦之、充之、化之，水液、水穀精微隨之而行、而化、而養、而澤，不正需要一個無形的運轉與變化空間嗎？故孫思邈在《備急千金要方・三焦脈論》謂：「夫三焦者……有名無形，主五臟六腑往還神道，周身貫體，可聞不可見。」元代滑壽也在《難經本義》卷下說：「蓋三焦外有經而內無形。」

若言其為腑，又沒有形，的確較難符合一般人的認知習慣。因此張景岳在《類經・藏象類》中將三焦描述為：「蓋即藏府之外，軀體之內，包羅諸藏，一腔之大府也。」此語雖近有形，實則仍以空為用，並不像胃、大腸、小腸、膽、膀胱真具常態腑形，卻是「虛作實時實亦虛」。「有形」論者可見其「腔」，「無形」論者可持其「空」，既符合認知習慣，又與上、中、下焦之分部相吻，給用者提供了較大的想像空間，因而得到較多的引用就可以理解了。此論實質上是游走於「有形」與「無形」之間。需要「有形」才能想像者，或可以此為參；不需其形亦能參詳至理者，則不必受拘於此。

一個容易被忽略的細節是：本來五臟配五腑均屬具一定名實的臟器，且與五行體系相匹，為何還要弄出第六個「有名無形」的三焦腑？這裡，除氣、水液、水穀精微的運行或氣化在闡釋上確需一個場所外，應該還有一個天地之象、天地之數相應的問題。五臟屬陰，象地，地主藏納，故五臟藏精氣而不瀉；陰成形，則配有形之木火土金水五行，故其數五。六腑屬陽，象天，「天行健」，故六腑傳化物而不藏；陽化氣，則配無形之風寒暑濕燥火六氣，故數需六。《四聖心源・六氣解》曰：「天有六氣，地有五行……在天成象，在地成形……人為天地之中氣，秉天氣而生六府，秉地氣而生五藏。六氣五行，皆備於人身。」因此，三焦之設，或有以下意圖：一應天之氣，其數六；二應天之象，無形而包含萬物；三應「天何言哉？四時行焉，百物生焉」（《論語・陽貨》）。天無為，然造化之機，卻由「萬類霜天競自由」而顯，則其用又何其廣大，此無用之用方顯大用。

「地氣上為雲」，氣騰於天；「天氣下為雨」，氣流於地。故雲出地氣，雨出天氣，天地氤氳，陰陽交感，萬物生生，變化無窮，則天是自然之氣升降、交感、氣化的場所。人身小天地，三焦就類人體之天，裡面一樣是「地氣上為雲」、「天氣下為雨」，人體之氣液同樣在其中升降、交感、氣化。

天有形嗎？宏觀的宇宙是由無數的星球與廣袤的虛空組成，若以宇宙的星球及其之間的虛空比例算，宇宙應是虛中含實，虛多實少。人體呢？即使是密度幾乎最大的骨頭，肉眼看似實，但細看內部卻是充滿腔隙，在高倍電子顯微鏡下看卻幾乎是空的，則臟腑、組織、細胞內外含有多少空間就可想而知了。方迪（Silivio Fanti）博士說：「從天體到原子，物質虛空普遍存在並具有延續性；構成人體的生物虛空是宇宙虛空的組成部分。」[1]不但指出了易被研究結構的自然科學所忽略的宇宙構成虛實並存的事實，似乎還與東方天人相應的觀點暗合。這裡其實還有一個啟示：既然宇宙從宏觀到微觀都是虛中含實，甚至是虛多實少，那麼，光是研究物質實的部分，真能還原出這個宇宙從宏觀到微觀的本然全貌嗎？

既然天是客觀存在，而它之有形、無形是難以名狀的，則類似於人體之天的三焦亦當如是看。一個以天為模的腑，需要拘於常態嗎？刻舟求劍式地討論三焦之「形」還有意義嗎？從這個意義來說，三焦其實就是一焦，氣液氤氳變化的場所而已。其中要緊者是氣化的場所，有氣化及氣的升降出入，方談得上運行水液與水穀精微。

此外，「焦」字從火（見圖59），火者無形之陽氣也，正是氣化之動力，能蒸化水液，腐熟水穀而使之變化。火之卦為離☲，離象中空，空正是三焦的特徵，唯有空間的存在，氣、液、精微的運行才有場所。火之形若何？同樣是難以

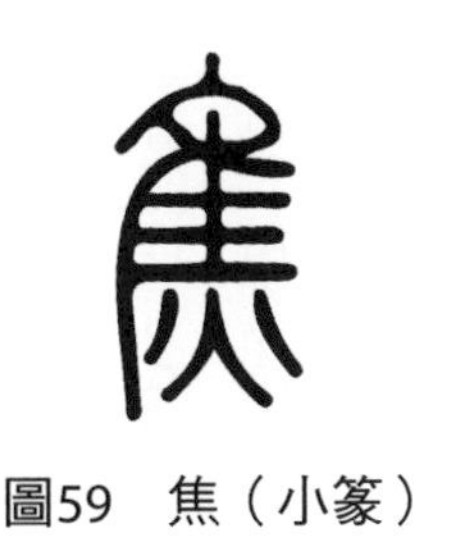
圖59　焦（小篆）

1 方迪（Silivio Fanti）著／尚衡譯，《微精神分析學》（*L'Homme en micropsychanalyse*），北京：生活・讀書・新知三聯書店，一九九三年，頁一一。

名狀。「焦」之一字用得何其到位！就功能而言，火在水中行，不就是坎☵中之陽嗎？因此，又回到了其最本原處，三焦以元氣、元陽為根，元氣敷布，則氣、液、精微運行而生變化。以卦言，三焦實是一個以離空為象、以坎陽為用，水火交互既濟的意蘊之腑。

回到前述檢驗中醫觀點考據與發揮的幾大原則，以氣化為據，以象為解，以功能之需來證其該「有形」還是「無形」，正符合藏象理論發展的一貫脈絡與範式。以下要看的就是三焦如是解能否有效地指導醫療實踐？理論本身是否具有解釋自洽性？前述內容已多處使用三焦概念以闡發理論及解釋臨床機理，在此不妨回放幾段節選，以資參考與檢驗。

> ①由於陽水病機多屬外邪犯肺，肺失宣降，故治當從肺，可用「宣肺利水」和「降氣利水」之法……即通過宣肺發汗，可使水從汗孔而出。若水僅從汗孔而出，則排水有限，仍未足以見其奇，此法奇就奇在雖不刻意利水，但小便也見增多。何解？蓋因汗孔通腠理，腠理通三焦，三焦的作用是通行諸氣，疏通水道，運行水液。汗孔又稱「氣門」，「氣門」者，體內外氣出入之門戶。一發汗，氣門開，體內外之氣自可交流潛通，則三焦之氣暢通流行，氣通則水行，自然就水道通調，下輸膀胱，而小便自利……「開鬼門」之法，常被喻為「提壺揭蓋」……汗孔關閉，氣門不通，就如同茶壺的蓋子塞緊了。此時內外上下氣機不通暢，水失動力，還如何能流動？於是就停留體內，形成水腫。一經發汗，如壺揭蓋，肺氣宣則太極轉，太極轉則氣肅降，三焦氣暢則水道通調。
>
> ②濕之治從脾居多，但肺也不是毫無用武之地。《溫病條辨・中焦篇》云：「肺經通調水道，下達膀胱，肺痹開則膀胱亦開。」又云：「宣肺氣，由肺而達膀胱以利濕。」說明了宣降肺氣可促氣機流通，氣行則水行，三焦水道通利，使濕邪從小便而去。其三仁湯、杏仁滑石湯之用即蘊

此意。

③腠理之所以不可忽略，是因為它與三焦相通。三焦的功能是通行元氣與津液，則元氣與津液均可滲流於腠理，以充養和濡潤肌膚，並保持人體內外氣液的不斷交流。衛氣亦有「溫分肉」、「肥腠理」之功。因此，腠理是滲泄體液、流通氣血的門戶，元衛之氣合於此而共同抗禦外邪內侵……可見，衛氣有一強援，就是元氣。這就提示，臨床若遇人體的防禦功能出問題，就不能光盯著衛氣，元氣的充沛淋漓更是根本。清代熊笏《中風論・論藥餌》謂：「病在衛氣，則當從衛分用藥。衛氣有表裡不同，表者行津為汗，溫養形體之陽氣也；裡者受命之根，水中之火，即腎間動氣也。腎間動氣，即衛氣之根，出於下焦，附於脂膏，為水中之火。」此衛氣之根，出於下焦的腎間動氣不是元氣還能是什麼？

④元衛互用就牽涉到用藥的經驗問題了……是以古之城守，多城內設城，層層抵禦。元氣就若人體的城內之城，參芪互用，正是元衛互為奧援。此例告訴我們：一，人體各氣並非散兵游勇，而是配合有素的多兵種，就看您這個司令官如何調配，如何司其令了；二，腠理、三焦不是沒有意義的名詞，熟習其內蘊，必要時可大派用場；三，藥物各有性格……「用藥如用兵」的前提是知道手下不同兵種的實力與功用。

⑤《素問・陰陽應象大論》云：「陽化氣，陰成形。」一般而言，內邪多為水、濕、痰、飲、瘀血等屬陰的有形之邪，而元精所化的元氣（陽）通過三焦流布全身，臟腑之氣得元氣之助，氣化自強，則諸邪難以內生。

⑥當人體水液經利用後下達於腎臟時，腎陽就像溫泉地區的地熱蒸動，水則自然化氣，而成水霧氤氳、雲蒸霞蔚景象。此謂人體水液經利用後尚有用的部分（清中之濁），經腎的氣化作用再次分為清濁兩部分。其中濁中之清者，再通過三焦上升，歸於肺而布散於周身以供人體利用。

⑦心陽離火為明火，腎火坎中之陽為暗火，均屬少陰。明暗之火上下相通方為真正的通陽，上下之陽通即三焦通，三焦是全身氣化之場所，水液運行之通道，三焦陽氣通方能氣化而行，即是《素問・靈蘭祕典論》所云的「三焦者，決瀆之官，水道出焉」效能。附子、桂枝均能溫心暖腎，交通心腎之陽，「於君相二火皆能大有補益」，不獨作用於腎之氣化，更促進三焦氣化，氣化則水化、水行，此兩藥之祕也。

此外，三焦之經配少陽，三陽之中，太陽為開，陽明為合，少陽為樞，此樞指的是負責樞轉人體氣機。而氣運則液轉，這不正是依託三焦腑總司全身氣機和氣化，為水液運行通道之功嗎？如是用三焦，能否闡發理論，解釋臨床，讀者自判。

若將其置換成任何一個有形的三焦，如脂膜說、胰腺說、淋巴相關說……其解釋還能如此圓通嗎？中醫學中的臟腑均是在醫療實踐中不斷推斷、不斷印證而來，實為包含解剖、生理、病理、自然應象等諸多意蘊的綜合概念。連有名實的心、肝、脾、肺、腎等都不是一個能與西醫同名臟器或相關系統直接對應的內臟，而是「虛實相生」、「虛實互映」的系統，更何況是如此一個「氣化妙處，俱在虛空」的三焦？更不用說「有形之說」還要考慮一個與中醫其他理論是否相洽的問題。名詞是否越時髦就越科學，於此可見一斑。純粹追求中醫理論與西醫形態學的匯通，什麼時候證明過有大成功？

2. 部位三焦

從氣化和無形的角度看，三焦其實是一焦。之所以云三者，更多的是因應臟腑位置、功能特性而分解成上、中、下三部分，即所謂的部位三焦。三焦辨證宗此，則謂辨證三焦，實屬方便法門。這部分內容讀者多熟習，此處僅以上、中、下焦的生理特點為引略作復習。

（1）上焦如霧

上焦一般指膈以上的部位，包括心、肺兩臟，以及頭面部。《靈樞・決氣》云：「上焦開發，宣五穀味，熏膚、充身、澤毛，若霧露之溉，是謂氣。」其生理特點主要是主氣血、水穀精微和津液的宣發和升散，以充養滋潤全身，故《靈樞・營衛生會》將其功能特點概括為「上焦如霧」。

（2）中焦如漚

中焦是指橫膈以下，臍以上的腹部，包括了脾胃、肝膽。其主要生理功能是腐熟水穀，化生水穀精微並轉輸全身，為氣血生化之源。其生理特點以「泌糟粕，蒸津液」為主，《靈樞・營衛生會》概括為「中焦如漚」。所謂「漚」，即是形容水穀腐熟時的泡沫浮游狀態。不可忽略的是中焦亦為氣機升降之樞紐。

還須注意，從解剖部位來說，肝膽屬中焦。脈象仍以肝應左關，意屬中焦。但至溫病學則因肝腎多同病而處於疾病後期，相關之腎位處下焦，肝腎又有同源之說，病則難兄難弟不易分割，更兼中醫重功能輕結構的取捨原則，故將肝系病證列入「下焦」範圍。所以現今多習慣將肝歸屬下焦。

（3）下焦如瀆

下焦是指臍以下的部位和臟器，如小腸、大腸、腎和膀胱等。其功能主要是排泄糟粕和水液，故《靈樞・營衛生會》歸納其功能特點為「下焦如瀆」。瀆者，溝渠也。但隨著藏象學說的發展，腎的地位越來越高，則肝腎精血、真陰真陽、命門原氣都歸屬於下焦，其內涵在不斷擴大，漸脫「如瀆」之限，而日益受到重視。

「如霧」、「如漚」、「如瀆」，儘管特點不同，但本質都是氣化，故雖言三焦，實可視作一焦中氣化的上、中、下三部分相互呼應。

三焦的「有形」、「無形」以及「何形」之辯，提示我們，研究方法上不管對象是源於解剖結構還是諸般意象的融會，只知一味地實中求實，以西醫學的生理解剖知識來闡析或臆測中醫藏象之實質，實是對中醫的最大誤解與扭曲，其結果只能是作繭自縛或畫地為牢，限制了中醫循自身規律的真正發展。

三焦的「有無相生」之妙亦對中醫的學習方法有所啟示。英國思想家培根（Francis Bacon）曾言：「歷史使人聰明，詩歌使人富於想像，數學使人精確，自然科學使人深刻，倫理使人莊重，邏輯和修辭學使人善辯。」一個博覽群書，願意學習一些看似對醫學「無用」知識的人，日積月累後，最易在理論學習及醫療實踐中觸動靈機，「不知所以神而自神」（司空圖《與李生論詩書》）地悟得真意。無他，皆因中醫是扎根於文化的一門學問。文化，正是打開老莊「無用之用方為大用」之門的鑰匙。

（八）有腑而成奇恆象

「奇恆之腑」，是指腦、髓、骨、脈、膽、女子胞而言，《素問‧五藏別論》云：「此六者，地氣之所生也，皆藏於陰而象於地，故藏而不寫（瀉），名曰奇恆之府。」。「奇」者異也，「恆」者常也。「奇恆之腑」就是其「象」異於正常的臟與腑。

然象異何在？

其一，就形態言，多為中空，與腑相近。就功用論，髓含骨髓、脊髓、腦髓，本為腎精所化，骨中蘊髓，腦為髓海；脈中行血；膽具精汁；女子胞蘊生化精氣，則均藏精氣，又與臟相類。似臟非臟，似腑非腑，故其象另類。

其二，除膽又為六腑，與肝相配外，其餘五者均沒有表裡配合，沒表裡即沒配偶，無偶則為奇，故

「奇」字又可作「奇數」之「奇」解。無配偶者，更需朋助，其朋亦「奇」，為「奇經八脈」，「奇」、「奇」相繫，功能自協。

馬蒔在《黃帝內經素問註證發微》卷二中概括道：「故腦、髓、骨、脈、膽與女子胞……六者主藏而不寫（瀉），此所以象地也。其藏為奇，無所與偶，而至有恆不變，名曰奇恆之府。」

「奇恆之腑」中的脈、髓、骨、膽內容已分別在心、腎、肝系統述及，僅餘腦與女子胞。

1. 腦

從功用言，腦主宰生命活動之用實為「元神」之顯，李時珍謂：「腦為元神之府。」而主精神意識、思維活動之功即識神之現。《醫易一理・人身腦氣血脈根源臟象論》云：「人身能知覺運動，及能記憶古今，應對萬物者，無非腦之權也。」則腦與神明之心幾可互稱。

藏象學將五神、五志以及視、聽、言、動等各種感覺運動分屬相關五臟，顯然是將腦的這些生理病理統歸於神明之心，再據病機之應與臨床之效分為五臟之屬，相關的病證對治亦循此思路。這些在之前的相關內容已作過較充分評析，這裡不再重複。

略值一提者有二：

其一，以結構論，腦為髓海，由精髓匯集而成，與脊髓相通，髓為腎精所化生，屬腎系。唐容川在《中西匯通醫經精義・全體總論》云：「蓋《內經》明言腎藏精，精生髓，細按其道路，則以腎系貫脊，而生脊髓，由脊髓上循入腦，於是而為腦髓。是腦非生髓之所，乃聚髓之所，譬猶海非生水之所，乃聚水之所，故名髓海。」《醫學入門・天地人物氣候相應圖》謂：「腦者髓之海，諸髓皆屬於腦，故上至腦，下至尾骶，髓則腎主之。」至於生理病理之系屬，唐容川又云：「腎系貫脊，通於脊髓，腎精足，則入脊化髓，上循入腦而為腦髓。是髓者精氣之所會也，髓足則精氣能供五臟六腑之驅使，故知覺運動，無不爽健。」《醫碥・健忘》云：「腦者，髓之海，腎之精也。在下為腎，在上為腦，虛則皆虛，此證之為腎虛，信矣。」故腎的精氣充足，腦脊盈，竅系通暢，則腦主宰生命活動正常，思維敏捷，記憶力強，耳目聰明，嗅覺靈敏，身體輕勁有力。腎精不足，腦脊空虛或竅系阻閉，則見臟腑功能失調，健忘失眠，頭暈耳鳴，感覺異常，運動失靈。對治之法，程杏軒在《醫述》卷十一引《醫參》云：「腦為髓海……髓本精生，下通督脈，命火溫養，則髓益充……精不足者，補之以味，皆上行至腦，以為生化之源，安可不為之珍惜？」點明了治療腦病時，補腎填精、溫養命火以益髓為重要法門之一，而袪邪通竅則為近世實踐所證之有效法。

其二，「奇經八脈」中的督脈與「奇恆之腑」之腦關係最為密切。然兩「奇」如何相繫而相協？督脈的循行路線是由下而上，貫脊屬腎，通髓而達腦。《素問・骨空論》云：「督脈者……貫脊屬腎，與太陽起於目內眥，上額交巔上，入絡腦……」《難經・二十八難》曰：「然督脈者，起於下極之俞，並於脊裡，上至風府，入屬於腦。」見圖60。

因此，髓海根於腎，腎對髓海的影響途徑並不僅限於廣為熟知的腎藏精，精生髓，髓沿脊而聚於腦之一徑；督脈總督諸陽經，調節陽經氣血，更將陽氣輸送至腦，使頭成諸陽之會、清陽之府，又是一徑。《醫林繩墨・頭痛》稱：「頭為清陽之首，位尚氣清。」往深裡說，還有易被忽略的一途，即養生家練精化氣、練氣化神之徑。其理為腎藏精化氣，督運真氣，腦中泥丸宮藏神。從督脈屬腎、貫脊、入於腦的循行不難看出，腎位於下，腦位於上，督連於中，精—氣—神之漸次化運與腎—督—腦的內在聯繫密切相關，即腎精化氣循督上充於腦，故《雜病源流犀燭》卷二十七云：「人背有三關，腦後名玉枕關，夾脊曰轆轤關，水火之際曰尾閭關，乃精氣升降之道路。」

督脈一徑更成為治療與養生上的捷徑。皆因氣無形，其充也易，精有形，其聚較難。丹家運小周天之法，即以此為據，其法多在靜坐中，意守下丹田，待靜極陽生，丹田生暖，外陽翹舉，則活子時至。

即提肛，使所生之陽，自會陰，沿督脈過尾閭，上夾脊，沖玉枕，入腦中泥丸，再經上鵲橋，下十二重樓（人之喉管），經中丹田（膻中），歸於下丹田。周而復始，此法亦稱之為「還精補腦」。即通過一定程序的內練，腎精化真氣通過督脈升補腦髓，精盈氣充則髓足，不但大增元神對全身本能的主宰、調節與開發智慧作用，更可使識神健旺而精神飽滿，記憶強健，思維敏捷，耳聰目明，身心愉悅。本源於房中術的「還精補腦」術經督脈的溝通連接，在此一轉為丹家的「還精補腦」法。古諺云：「要得不老，還精補腦。」見圖61。

又由於督脈之循行與脊髓並，故腦脊之病不但可憑督而養，更可循督而治。「病在腦脊，主取督脈」幾成醫家共識。神庭、水溝、百會、腦戶、風府、大椎、神道、命門等督脈要穴常為腦脊病治療之選。至於通督強脊補腦之品，則首選鹿茸。《神農本草經讀》卷四謂：「鹿為仙獸而多壽，其臥則口鼻對尾閭以通督脈。」《得配本草》卷九云：「入足少陰

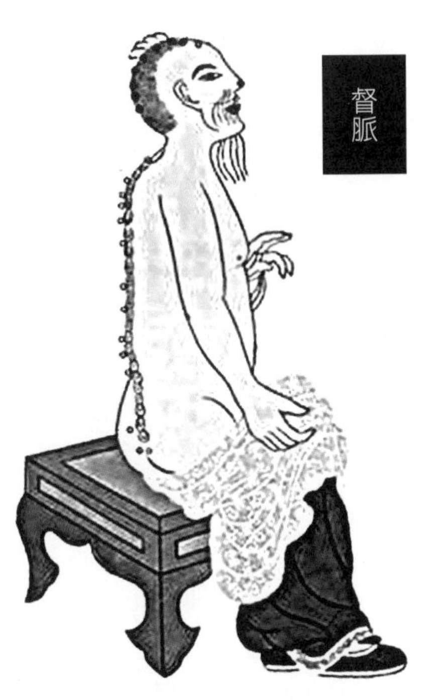

圖60　督脈循行路線

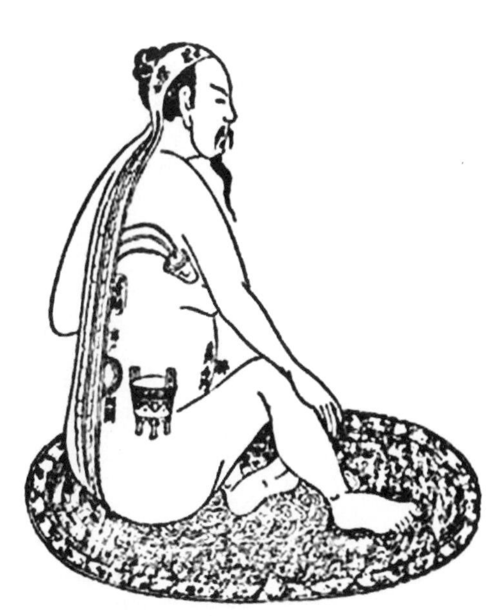
圖61　養生四要・還精補腦意象

經血分。通督脈之氣舍，達奇經之陽道，生精補髓，養血益陽。」《本草求真》卷一云：「督為腎臟外垣，外垣既固，腎氣內充，命門相火不致妄動，血氣精津得以凝聚，故鹿茸又云能補督脈之真陽……麋鹿雖分有二，然總不外填補精髓，堅強筋骨，長養氣血，而為補肝滋腎之要藥也（鹿一牡常御百牝，是腎氣有餘而足於精者也。故有助陽扶陰之妙）。」此外，茸生於巔而通腦，又一象也。

腦之為病，從結構論以精虧髓空、痰瘀內阻多見；從功能言則可見清陽不升、肝陽上亢、心腎不交、血虛不榮、濁氣上犯等，當明辨而治。

2. 女子胞與精室

（1）女子胞

女子胞，又稱子宮，胞宮，是女性的內生殖器官，有主持月經和孕育胎兒作用。其處小腹正中之位很有意思，正是養生家丹田之所在，這裡或可引發諸多聯想。

女子胞的功能活動是一個複雜的生理過程。若簡而言之，則一受天癸盛衰影響，表現為女子生殖器官發育，月經來潮，按時排卵，衝、任二脈相應變化等方面。二賴衝、任二脈氣血之調。兩經均起源於胞宮，一為「血海」、「十二經脈之海」，一為「陰脈之海」、「主胞胎」，因此與子宮的功能密切相關，自不待言。三依心、肝、脾三臟功能。三臟功能的共同點均落實在一個「血」字，心主血，肝藏血而主疏泄，脾為氣血生化之源又統血。月經的周期來潮以及孕育胎兒，均離不開氣血的充盈和血液的正常調節，故賴三臟對血液的化生和運行的調節。

女子胞以經、帶、胎、產諸疾為常見病變形式，若要展開，就是半本《婦科學》，限於篇幅，不作詳論。

（2）精室

與女子胞相當的男子之胞名為精室。位居下焦，具化生、貯藏和施泄精液，主司生育繁衍功能。因其「能藏能泄」的生理特性，與女子胞相應，當屬男子奇恆之腑，而補理論習慣上男子奇恆之腑有缺之憾。唐容川《中西匯通醫經精義・全體總論》云：「女子之胞，男子名為精室，乃血氣交會，化精成胎之所，最為緊要。」教材一般將之表述為與男子生殖相關的解剖學上的睾丸、附睾、精囊腺和前列腺等諸多器官組織。

《素問・六節藏象論》云：「腎者，主蟄，封藏之本，精之處也。」《中西匯通醫經精義・五藏九竅》曰：「腎主水，化氣化水，從前陰而出，故前陰係腎之竅。又前陰有精竅，與溺竅相附，而各不同，溺竅內通於膀胱，精竅則內通於胞室，女子受胎，男子藏精之所，尤為腎之所司。」顯示精室當屬腎系，男子生殖之精涵蓋在腎精範疇中，藏於精室，其所生、所藏、所化、所司均主於腎。

上述有形精室較易為現代人所接受，然精室也曾有過形態上似虛還實、似實還虛的指謂，《難經・三十六難》曰：「命門者，諸神精之所舍，原氣之所繫也；男子以藏精，女子以繫胞。」這裡，男子藏精之處指的是命門。張景岳《類經附翼・三焦包絡命門辨》云：「子宮之下有一門，其在女者，可以手探而得，俗人名為產門；其在男者，於精泄之時，自有關闌知覺。請問此為何處？客曰：得非此即命門耶？曰：然也。請為再悉其解。夫身形未生之初，父母交會之際，男之施由此門而出，女之攝由此門而入，及胎元既足復由此出，其出其入，皆由此門，謂非先天立命之門戶乎？」這裡的命門，在女為產門，在男則為精關。張景岳似是在傳統命門位置上又玩了一下別出心裁。《中西匯通醫經精義・男女天癸》則謂：「男子之胞名丹田，名氣海，名精室，以其為呼吸之根，藏精之所也。」這裡，精室指的是丹田、氣海、納腎氣之所在。

在具體運用中有形精室與命門、丹田精室常可互為補充，相互發明。

「腎者，主蟄，封藏之本，精之處也。」精室之用，生精、藏精均賴腎氣之化攝。然盈則當泄，精之施泄，卻賴肝之疏泄。若陰陽合，精氣施，則可成孕。精室為用，據盈虛而啟閉，肝氣疏泄可使腎氣閉藏有度，腎氣閉藏又可制約肝之疏泄勿使太過。精室能藏則不虧，能泄則不滯，一藏一泄而保持藏泄的動態平衡，這種平衡即為保精之法。《醫學源流論・腎藏精論》說得到位：「故精之為物，慾動則生，不動則不生，能自然不動則有益，強制則有害，過用則衰竭。任其自然，而無所勉強，則保精之法也。」精室藏泄有度，全賴腎藏精、肝疏泄的動靜無間配合，猶爻位之上下陰陽相應，相協，即《格致餘論・陽有餘陰不足論》所言的「主閉藏者腎也，司疏泄者肝也」。

此外，心主神志，神寧則君火以安，相火守位，精能內藏。若淫慾心熾，則相火妄動，下擾精室，而見遺精。《景岳全書・雜證謨・遺精》言：「蓋精之藏制雖在腎，而精之主宰則在心，故精之蓄泄無非聽命於心。」《醫學源流論・腎藏精論》亦有「蓋精因火動而離其位」之說。

精室之病，不外精液夾邪、精冷不能育、精虧無所藏、藏而不能固與精滿不能泄幾種。

精液夾邪可見膿精、血精、敗精、精瘀等證。治當據機祛邪，兼虛者佐以扶正。

精冷不能育實因命火之衰。治以補火益精。

精虧無所藏即腎精虛而出現的生長、發育與生殖功能障礙諸症，尤以精少、精薄、無精為典型。治以補腎填精。

藏而不能固則見遺精、滑精、早泄等症。證機多為腎氣不固，或相火妄動。治當在補腎氣或清相火基礎上固精。

精滿不能泄則見排精障礙。證機多為肝氣鬱結、濕熱蘊結、痰瘀互結、敗精內阻、外傷或手術損傷。治或疏肝解鬱，或清熱利濕，或活血化痰散結，總以通達為要。

補火、填精、固精之藥，前多有述，然通精之品，教材多無歸納，在此一聊。

精亦有竅，凡通竅之品，多能通之，尤以利溺竅者更可旁通借用，以下所舉，仍以象會。

滑石：《本草經疏》卷三謂：「用質之藥也。滑以利諸竅，通壅滯，下垢膩……是為祛暑散熱，利水除濕，消積滯，利下竅之要藥。……下竅通則諸壅自洩也。」

木通：《醫學衷中參西錄・藥物》謂：「味苦性涼。為藤蔓之梗，其全體玲瓏通徹，故能貫串經絡，通利九竅。」

車前子：《本草新編》卷二言：「夫五子衍宗丸用車前子者，因枸杞、覆盆過於動陽，菟絲、五味子過於澀精，故用車前以小利之。用通於閉之中，用瀉於補之內，始能利水而不耗氣。」《本草乘雅半偈》卷二曰：「車前好生道旁，及牛馬足跡中……喜通行而好動作者……且車行而前，孰不開讓，疏泄之義顯然。無子者，子路不疏泄也，其間必有隱曲，車前開道，病去而路通矣。」

菖蒲：《神農本草經百種錄・上品》曰：「菖蒲能於水石中橫行四達，辛烈芳香，則其氣之盛可知，故入於人身，亦能不為濕滯痰涎所阻。凡物之生於天地間，氣性何如，則入於人身，其奏效亦如之。蓋人者得天地之和氣以生，其氣血之性，肖乎天地，故以物性之偏者投之，而亦無不應也。餘可類推。」

穿山甲：《藥鑒》卷二云：「蓋此物遇土穿土，遇水穿水，遇山穿山，故入藥用之，取其穿經絡於榮分之意也。」《本草求真》卷三說：「其性穴山而居，寓水而食。惟其善竄，所以通經達絡無處不到。」《醫學衷中參西錄・藥物》謂：「味淡，性平。氣腥而竄，其走竄之性無微不至，故能宣通臟腑、貫徹經絡、透達關竅，凡血凝血聚為病皆能開之。」

王不留行：《本草求真》卷七下曰：「在古已命其名，謂此雖有王命，其性走而不守，不能以留其行也。」《本經逢原・隰草部》謂：「能通乳利竅，其性走而不守。」

地龍：《本草綱目・蟲之四》謂：「（蚯蚓）上食槁壤，下飲黃泉，故其性寒而下行。性寒故能解諸熱疾，下行故能利小便、治足疾而通經絡也。」《本草求真》卷八下言：「此物伏處窪處（水濕），鑽土飲泉，是其本性，故能除其鬼疰，解其伏熱。且味鹹主下，處濕而以入濕為功，故於濕熱之病、濕熱之物，遇之即化。停癥畜（蓄）水，觸著即消，而使盡從小便而出。」

蜈蚣：《醫學衷中參西錄・藥物》說：「味微辛，性微溫。走竄之力最速，內而臟腑，外而經絡，凡氣血凝聚之處皆能開之。」

一般而言，臨床病證多參有形精室，解剖學中睾丸、附睾、精囊腺和前列腺等器官組織的病症若影響到精的化生、貯藏和施泄，則屬中醫精室之患，但精之化生與貯藏，亦賴命火之溫與攝，故命門精室之影亦時現。

而養生之道則宗丹田、命門精室。《黃庭內景玉經・常念章》云：「急守精室勿妄泄，閉而寶之可長活。」從養生的角度，精不妄泄，閉而寶之的目的是以之為化氣的原料，神存精室，則心陽下達以助命火，以成其練精化氣之用。精之施泄，實有兩途，一者，肝之疏泄，氣行精施，以行陰陽和合之用；二者，精可化氣，以充身養神，而成強健益壽之效。

丹田精室同時也解決了一個男子衝、任、督脈的起源問題。有關衝、任、督脈的起源，一般多云「起於胞宮」、「一源三岐」，然男子無胞宮，則男子是沒有衝、任、督脈，還是有衝、任、督脈而沒有起源？教材多語焉不詳。既然女子子宮位在丹田，男子精室與之相當，亦居丹田，則男子之衝、任、督脈起於精室當無疑義。以此立論，則丹田之處非同小可，就不僅僅是「氣海」能括了。且看：衝脈為「血海」；任脈為「陰脈之海」；督脈為「陽脈之海」；精室者，亦可視為「精之海」。人體精華，不過就是陰、陽、氣、血、精五類，其海竟全聚於此或源於此，則丹田實為人身「精華之海」。是故養生家所謂的練精化氣，練化的就不僅僅是狹義的生殖之精了，而應是人身精華之「精」，且所化之「氣」

的純度與品質均高於通常意義上的宗氣、營氣、衛氣等，丹家遂稱之為「真氣」或「炁」。此「炁」字，就很耐人尋味，下為火，上為無，即以火烹練有形之陰、陽、氣、血、精，可化為無形而質純的「真氣」，而「真氣」又較常人之「氣」功用更廣而玄妙。

「精華之海」更可作進一步發揮。「海」者水也，「精華」與「糟粕」相對，糟粕濁而為陰，則精華清而屬陽，「精華之海」即陽蘊水（陰）中而為坎☵。《類經・陰陽類》曰：「精者，坎水也，天一生水，為五行之最先。故物之初生，其形皆水，由精以化氣，由氣以化神，是水為萬化之原，故精歸於化。」此即古人萬物水中生的觀點，更準確一點地說是萬物以水為生發之所，以水中之精為生化之基元。至於人之化生，《管子・水地》所云的「人，水也。男女精氣合，而水流形……五藏已具，而後生肉……五肉已具，而後發為九竅……五月而成，十月而生；生而目視耳聽心慮」，則是對人與水—精的關係以及水精生臟腑、形體官竅、感覺等過程的豐富邏輯描述。

我們不妨思考一下，與人體生殖有關的子宮與精室恰處人體生發之海，僅僅是偶然嗎？「水流形」，就從這裡開始，本無定形之水從源頭出發，隨流動所至而賦成定形的臟腑、形體官竅，再化生無形的感覺。水蘊而動，既是化源，亦因流動而成形，為生長發育之由。這與子宮和精室的功用是一種何等奇妙的契合！在這裡，您不得不驚歎自然造物之妙。從這個意義出發，則不單精室屬腎系，女子的子宮亦當以腎系為主要歸屬。

通過以上內容討論，我們不難對「藏象」形成一個較豐盈的認識：中醫的藏象是以「天人合一」觀念為指導，以氣—陰陽—五行—五臟為基本框架，以「感乃謂之象」為研究方法，以象類則比為內在邏輯，以功能為取向，以實用為目的。將解剖象、生理病理象、臨床反證象、內證象、陰陽象、五行象、易象（卦爻象、圖象）、政官象、天人應象等諸象相參、相鑒、相繫、相證，有機地融於一體，構成了一個以五臟為中心，形神合一的各臟腑解剖初態、生理功能、生理特性、相繫形體官竅、自然社會應象

以及臟腑相互關係，並深刻反映古代意象思維的象系統。正所謂：「五藏之象，可以類推。」（《素問・五藏生成》）

在此過程中，中醫並沒有滿足於諸象的表面觀察，而是不斷地對所得之「象」，以上述觀念、框架、方法、邏輯、取向、目的進行分析、鑒別、過濾、選擇、聯繫、歸納與整合。去蕪存菁，形成對自然環境下活體生命運動的本質認識，並經理性加工，逐漸形成類概念，再進一步濾升為各級概念。走的是從形象、徵象→擬象→意象→高級意象（與概念相結合）→法象的路子，由此，感性認識逐步上升到理性，學術得以更順達地通過比較、分析、綜合、抽象、概括等方式，以概念、判斷、推理等理性思維形式，從更高的層次上把握自然與生命現象的本質。

因此，中醫的「象體系」並不是人們通常想像中的那麼簡陋，而是一個精彩紛呈卻又不乏理性的大世界。

藏象既然是象系統，因此，其內涵的大部分就是「像什麼」，而不是「是什麼」。以尋找「是」的方法來研究「象」，那是錯把馮京當馬涼，可謂不識真「象」，正是典型的「不識廬山真面目，只緣身在此山中」。若僅將現代結構研究作為藏象原本諸象外的一個微觀象以作補充，則無傷大雅甚或有益。但若以之代替藏象全象，並作為中醫藏象科學化、客觀化的唯一真「象」，那就真是「假作真時真亦假」了。

藏象強調的是整體上以聯繫的方式把握人體的功能。若以客觀態度看，這種系統整體的運作規律反映，以元素分解或分析的方法是否能夠把握，本來不應該是含糊的。

「科學」一詞不知什麼時候開始，成了「唯科學主義」者們手中揮舞的大棒。喜歡仰視西方文化的他們，卻獨獨對以孔恩（Thomas Samuel Kuhn）為代表的西方學者們所論證的不同的科學範式（paradigm）之間不可通約之說，採取視而不見的態度。「通約」（commensurability）一詞源自數學中分數加減運算時的通分與約分。「不可通約」（incommensurability）說白了就是不能互相翻譯，更白一點的說法就是沒有共同語言。就如物理、化學、生物學，面對同樣一個對象，各有自己的關注面、切入點與研究方法，其結論描述也大不一樣。當然，完全說不可通約或存爭議，但若退一步表達為「通約有限」，則幾可無疑。若再考慮到中醫的文化背景，則此範式還不僅僅表現在科學方面，更表現在文化方面。不同科學範式加上文化隔閡，不言而喻，能「通約」的部分應十分有限。

中醫的「藏象」是天人系統中道－神－氣－器相參之「象」，綜合體察而來；西醫的「臟器」是人體還原之「器」，分析而得。研究對象、研究方法均不同，若以自然學科之間不可通約或通約有限的常識為憑，則認為中醫的「藏象」可以被其他學科通約，不知所據為何？當強調各種實驗技術與外國接軌時，在科學方法觀念上怎就不與外國接軌？

若我們一視同仁地從科學觀念到研究方法均與西方接軌時，就會出現一個很好玩的邏輯悖論：在不同學科範式間「不可通約」的前提下，試圖以現代不同學科的研究方法來研究中醫的「藏象」，卻企望求得可以完全通約的結果。這種可能性有多大？讀者可自思。

除了能否「通約」的大前提外，在具體實施中，以實驗方式研究中醫藏象，至少還會碰到需要考慮的以下問題：

①體現自然之道的「天人相應」觀念如何在實驗室中對應還原？

②還原分析方法多以不同層級的物質結構為研究對象，來找出它們的相應功能；而現在的藏象研究，則是以中醫某一個功能為研究對象，先硬性將其支解成西醫所能理解的塊面，再試圖找出相對較清晰的物質機制。如脾被理解為消化系統，命門即腎上腺、腦垂體……從而尋找相應的「客觀指標」。這裡實可一問：從邊緣不清晰的中醫功能出發，去研究結構，這是還原科學所擅長的嗎？如是，西醫為什麼少用這樣的方法？

③中醫臟腑的功能或多或少會與精、氣、血、津液等中醫的物質基礎發生關聯，作為物質觀念的簡單轉移，以實驗方法去尋找相關的物質指標看上去似乎還不太難堪。但臟腑的生理特性則完全是陰陽、五行特徵，現代科學並沒有對等的範疇，如何研究？氣機的升降樞轉又如何去證明？因此，以西方研究方法為金科玉律者對這些命題往往繞道而行，或假裝視而不見就不難理解了。

④如此豐富的象源，又如何把它們一一還原為具說服力的指標？我們見到的通常做法是：漠視中醫臟器的多樣性以及複雜的整體性，而對其進行簡單的分割，使之靜態化或單一化，再作各種研究，並美其名曰「符合科學規範方法」。但是否符合中醫藏象自身客觀實在卻為什麼幾乎不在考慮之列？

當然，如果認為不作嘗試就始終無法得知中醫與自然科學各學科之間是否可做到無縫連接，從而一舉打破「不可通約」的緊箍咒，那麼留下一部分人去做一搏也未嘗不可。但幾乎把所有的科研力量以及資源都投進去是否為明智之舉？這太容易讓人產生一種「風蕭蕭兮易水寒」的悲壯感了。

在寫作本書的同時，筆者作為《中醫學基礎》教材的主編，在教材的編寫過程中就碰到了尷尬事。是次教材的編寫要求在內容中增加「知識拓展」版塊，即將該領域公認的較新研究進展或成果作出介紹，而關於藏象的現代研究雖然不少，但討論時眾位主編與副主編卻大感鬱悶，因為幾乎無法在現有的研究結果中找出符合「公認」二字的內容。也就是說，幾十年的研究下來，到目前為止，仍未見到有一個中醫臟系統的研究取得較為公認的既符合中醫內涵，也符合中醫「××化」要求的可供示範之模，這難道還不足以發人深省？當然，不排除這類運作可在一些較具形態學特徵的局部或小知識點上取得一些成績。但一場大戰役，如果整體上未見勝算，則奪一村、一寨會有多大意義？看事情的發展，是否應該有更大的格局及戰略眼光，而不是僅僅盯在班、排、連的戰術運用及一村、一寨的得失上？現在這樣走一步算一步算是一種前瞻，還是一種戰略？抑或……這應是值得每一位中醫人用心思索、真誠面對的問題。

第二節 經絡象——一經一緯一世界

（一）經絡溯源

經絡是一個千古之謎，對帶有西方「結構科學」以結構決定功能的思維習慣的人來說，尤其如此。雖然以現代人的觀念或知識體系為判，到目前為止仍未真正揭示出經絡的本質，但太多無法推翻的醫學實證及各種方式的研究，都從不同的側面或層面證實了經絡現象的存在。因此，這樣一個無形而實有的系統，實是對西方結構醫學，甚至西方科學觀念的某種挑戰。當然，西方科學若能放開懷抱，相信也能從中得到一些啟示。

而對以實用為最終目的，具重道輕器、重象輕體、重功能輕結構等特點的東方醫學，經絡的存在實在是再自然不過的事了。

在現代科學對經絡實在還沒有完全弄清楚之前，人們都喜歡用「經絡現象」這個詞以示對現象的承認及對其本質的未全知或難全知。

對中醫而言，說「經絡現象」也未嘗不可，因為「現象」也是「象」，正與中醫「象體系」相吻合。但對此「象」的本質，中醫卻是明白的。為了說清這個問題，我們不妨溯本尋源，從經絡的起源談起。

一般認為，上古時代，經絡現象從受關注到臨床或養生的應用過程，再到體系的建立，無非就是兩種可能，從點到線或從線到點。

1. 從點到線說

此論即持先發現穴位，然後將其聯綴貫通便為經絡之說。大致就是中國遠古時代人們在病痛時本能地使用了較原始的推拿按摩術，當刺激人體某些點時可以減緩某類病症，再由此發展起物理性刺激更強的針（砭石—金屬針）與灸術，隨著從無意的發現到有意識地尋找和治療經驗點的不斷累積增加，將這些具類似主治作用又位置相近的點逐漸如線串珍珠般連接起來，就形成了點線結合的經絡。此論最符合一般人的認知心理以及勞動人民在日常生活經驗中創造並逐漸發展醫學的主流觀念。但它卻有一個難以解說的弱點。首先，人體十二經脈與奇經八脈這二十條經中，只有十二正經與任督二脈有穴位，所以又習稱為十四經。按照從穴到經論，則奇經中任督二脈之外的其餘六條經就有點來路不明了。同屬於經脈的經別也沒有穴位，因此，也難以解釋來源。更有甚者，經絡不單有浮於體表，沿線具穴位的十四經體表路線，還有潛於體內，沒有穴位的體內路線，這是從點到線說不能完滿解釋的。而且早於《黃帝內經》，據考為春秋戰國時期的馬王堆帛書《足臂十一脈灸經》、《陰陽十一脈灸經》均沒有穴位的記載。因此，從點到線說受到質疑，而從線到點說則應運而生。

2. 從線到點說

此論的實質就是循經感傳說，即循經感傳是經絡路線描繪的主要依據，先有了經絡再尋找穴位。典型的說法是古之修煉氣功導引術者，會產生氣沿著一定路線行進的感覺，或似水流，或如風吹，或像蛛走蟻行，而行走的路線基本與古典經絡路線相同或相近，這點不難在現代內練者身上印證。從線到點說的確可能讓經絡的發現進程快了很多，也隱約可解釋體內路線的存在。但此論也不是沒有弱點。其一，循經感傳能發現經或無疑問，但於穴之動靜流斂或有所感，卻不一定會很清晰；穴之功效或心有所得，卻也不一定會很詳細，仍須臨證驗證。況以修煉之書載，一般多為學識上先知穴而守穴，若云自動清晰地發現各穴，則文獻依據未足，而且練功者常用之穴有限，並不需要知道全身穴道。其二，有過氣功修煉的人都有體會，氣之感傳一般是在體表較明顯，每呈線狀而與經絡循行路線大體相符，但在體內則多呈薰蒸彌漫狀態，或呈模糊團狀、片狀或柱狀，甚少能形成清晰的線狀感覺。但既然循經感傳是經絡發現的可能來源之一。因此，筆者推測，除從點到線或從線到點外，更理性的思路應是以循經感傳為基礎的點線相合假設。

3. 點線相合說

這種推測不脫古代較原始的推拿按摩與針灸術，這些物理性刺激作用於人體一些初期發現的穴位後，即可產生酸、麻、重、脹、水流、氣流等氣感，此感也可循經傳導。現代醫學把這種循經感傳較分明的人稱為「經絡敏感人」，這類人並非是少數。以此為據，經絡成線就不須逐穴摸索而聯綴了，僅需要刺激少量的已知穴即可據循經感傳而發現整條經，然後再在經上尋找更多的穴位，從而大大加快了經與穴的發現與完善。其實，光憑循經感傳，其路線的清晰度還多少有點令人思疑。這時，另一類人登場了，這類人可說是「經絡敏感人」中的「超敏感人」，他們在針刺或其他物理性刺激穴位時可伴隨感傳而在體表循經出現諸如紅線、白線、紅疹、皮丘、皮下硬結等表徵。其循經的顯現長短不一，持續時間亦有長短，有人僅出現在某一經，有人可多經出現，甚至可以沿穴刺激，不斷接續。這類人不算多，但也不算太罕見。筆者並非專門從事針灸，卻也見過幾例。其顯現的線條顏色並非若隱若現，而是鮮明醒目。只要有這類人就好辦了，古人無非就是不斷地在他們身上刺穴顯經，再如實地描繪下來，不就是清晰而準確的經絡路線圖了嗎？如果不放心，多找幾個這樣的人來做重複印證就可以了。在張仲景的《傷寒雜病論》問世之前，中醫的治療還是針灸唱主角，當時這樣的人應該不難碰到。因此，當面對在不太擅長解剖的中國古代製造出來的具精確經絡循行及穴道位置的針灸銅人（見圖62）時，我們就不應太感驚奇。

4. 返觀內視法

點線相合說基本可以解決有穴位的體表路線問題，但仍不能很好地解釋無穴位的體表及體內之經。因此，返觀內視法再次進入了我們的考慮領域。此法我們在藏象的「內證之象」中有過討論，這裡再略加說明。李時珍《奇經八脈考・陰蹻脈》中針對經絡現象而說的一句名言——「內景隧道，惟返觀者能照察之」，並非最早對返觀內視現象的描述。晉代葛洪在《抱朴子・內篇》中就有「反聽而後所聞徹，內視而後見無朕」之說。前文評述過：「一個客觀的事實是，雖然經絡不能在解剖學上找到完全對等的結構，但幾乎所有從古老的、實踐的到時行的研究都顯示，無形可見的經絡是人體內的客觀生命現象。如果立足於這一事實前提，則在活體身上，實體結構研究的方法有著很大的局限，它不能完全反映人體的真實存在就是一個合乎邏輯的推論。因此，內證作為體察人體的方法之一，就存在極大的可能。」歷代文獻記載的「內

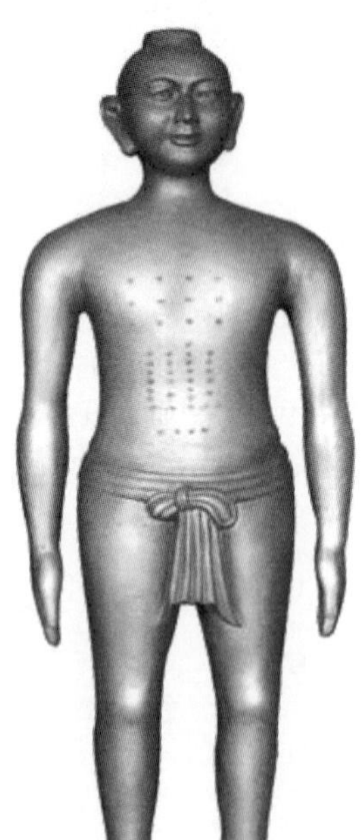

圖62　針灸銅人圖

視」實例不在少數，或可為參。

雖然以感官接受外界資訊，以理性意識來認識事物的「外求」法是中醫探索醫學世界的常用形式。但中醫的研究從來就不局限在「外求」法，「內證」法就是一種有效的補充。《太上老君內觀經》對內觀之理、之法、之果如是說：「（人）始生之時，神元清靜，湛然無雜。」但在生長過程中，每因境而觸，則「形染六情，眼則貪色，耳則殢聲，口則耽味，鼻則受馨，意隨健羡，身欲肥輕，從此流浪，莫能自悟」。

人如何能離此妄境？曰：「聖人慈念，設法教化，使內觀己身，澄其心也。」其具體方法是：「內觀之道，靜神定心。亂想不起，邪妄不侵。固身及物，閉目思尋。表裡虛寂，神道微深。外藏萬境，內察一心。了然明靜，靜亂俱息。念念相系，深根寧極。湛然常住，杳冥難測。憂患永消，是非莫識。」

其結果是可得四見：「四見者，心直者，不反覆也。心平者，無高低也。心明者，無暗昧也。心通者，無窒礙也。此皆本自照者也。」其中的心明、心通就是內觀一覽無餘，心如明鏡，毫無阻隔，是神明自照的結果。

人在有慾狀態中，其感知或被分散，或被干擾，或由於某部分興奮而致某部分抑制，一些潛在的感知功能未必能完全顯現。內證即自己是研究的主體，也是被研究的客體，借助氣功類的入靜修煉，促使機體形神的高度協調，在物我相融、物我同一的境界中進入老子所說的「玄覽」狀態，此時對潛在感知功能的干擾或抑制被抹去，潛在的感知功能，尤其是對體內的感知功能就可能發揮出來，然後直參造化，捕獲到奇特的生命現象。「內景返觀」可能就是這類現象之一，這應是對經絡體內路線的最合邏輯的推測。當然，還不能說這是確解。確解，恐非短時內可得。

體內感知是「外求」法所不能完成的任務。同樣重視內修的印度，也有類似的描述。《奧義書》

（*Upaniṣad*）云：「自體出生者，向外開諸門（各種感官），是故外物窺，而不睹內魂。智人殊罕有，返視求本源，乃見內自我。」其無上瑜伽修煉所言之脈大抵與中醫的經絡相仿，也是氣循行的軌道，亦非解剖所能見。《大圓滿禪定休息要門密論》云：「心依於身，身之根本為脈，脈中有氣與明點，是氣與明點依於脈，脈又依於身也。」句中明點與氣的關係，類似於中醫精與氣的關係。可見，東方相類的人體感知方式自會產生出相近的觀察效應。

好了，我們可以回到「象」本身的討論了。

（二）經絡本象

1. 感乃謂之象

經絡，主要是人體感應而來。物理性刺激經上的穴位，或處在氣功狀態，就會產生局部酸、麻、重、脹、熱、涼等感覺，「經絡敏感人」更可出現循經的水流、氣流等感覺，此即經絡治療中的「得氣」和「行氣」現象。現代研究更細化了循經感傳的特徵：①速度較慢，以每秒公分量級計；②可雙向傳導；③可出現回流；④可以物理手段阻滯或阻斷；⑤感傳可改變相應臟腑、形體官竅的機能活動；⑥在患病情況下氣趨病所。

由於經絡絡屬臟腑並有一定的循行部位，臨床就可以根據疾病症狀出現的部位，結合經絡的循行及其所聯繫的臟腑，反映出所屬臟腑經絡的病變。如肝膽經布脅肋，若兩脅疼痛，多為肝膽疾患；頭痛在前額，多為陽明經病變；頭痛在兩側，多為少陽經病變；頭痛在項後，多為太陽經病變。由於十四經都聯綴一定穴位，穴位是經絡氣血流行於體表的特殊部位，在病理情況下亦可出現疼痛、壓痛、腫脹、硬結等異常反應以助診斷，是為病證應象。

通過調治後，相應臟腑、組織、器官功能改善，症狀、體徵減輕或消除，體感舒服，則屬驗之感象。

2. 見乃謂之象

如果以感覺帶有一定主觀性而質疑經絡的存在，則經絡也有可客觀顯現的可見之象，即前述的「經絡超敏感人」，他們在針刺或其他物理性刺激穴位時可伴隨感傳而在體表循經出現諸如紅線、白線、紅疹、皮丘、皮下硬結等表徵。

循經皮膚病也為經絡現象提供了客觀依據。在特定的內外環境的刺激下，有人會出現沿著某體表經脈循行路線分布的呈帶狀的皮膚病，其皮損的分布與古典經脈路線基本一致。而經過循經調治後，皮膚病減輕或痊愈則屬驗之見象。

此外，對經絡體內路線的「內視」，本質上也是一種「見象」，儘管要驗證其真實性確實存在方法學上的難度，但這仍是目前最合邏輯的一種推測性解釋。

3. 調節應象

經絡對人體的調節有三個層次。

（1）自身自然調節

經絡猶如縱橫交錯的河道網絡，經氣有若河水，河水是流動的，按水向低處流的習性，自然就從盈溢處流向低窪處，經氣亦如是，這就是經絡按「天之道，損有餘而補不足」（《道德經・第七十七章》）的自然自主補虛法；河道多有淤塞，流動的河水也能沖刷淤泥而開塞，這是經絡的自然瀉實調整。經絡的這種自調節，實際就起到保持氣血運行順暢，協調陰陽，從而使人體機能活動保持相對平衡的作用，這屬健康人體的自調。

（2）醫調節

當人體發生疾病，出現氣血不足或不暢、陰陽失調、臟腑功能失常而超出了經絡的自調節能力時，就須借助針、灸、推拿等物理性刺激，刻意以補瀉之法激發經絡的流注調節作用，以起到《靈樞•刺節真邪》所云的「寫（瀉）其有餘，補其不足，陰陽平復」的作用。具體來說，被刺激的經氣沿著經脈傳於體內有關臟腑、組織，使該臟腑、組織的功能發生變化，從而起到調整作用。而臟腑功能活動的相應變化也可通過經絡而反映於體表。這屬醫者針對患者病理狀態的調節。

（3）主動自調節

即利用各種不同的動靜功法，如周天功、太極拳、八段錦、易筋經等，以意引氣循經而行來起到補虛瀉實作用。高明者，更可以元神主事，使「真氣從之」，在無為狀態中達到無所不為的效用。此屬養生之調。

後兩種調法，可明顯看到病理狀態的改善或健康狀態的提升，這就是治驗或養驗之象。

4. 功能應象

人體是由具不同生理功能的臟腑、形體官竅等組成的協同有機體。各部分的相互聯繫，有機協調，主要是依靠經絡系統的聯絡、溝通作用來實現的。何以知之？循經感傳、循經顯象或返觀內照使人可確

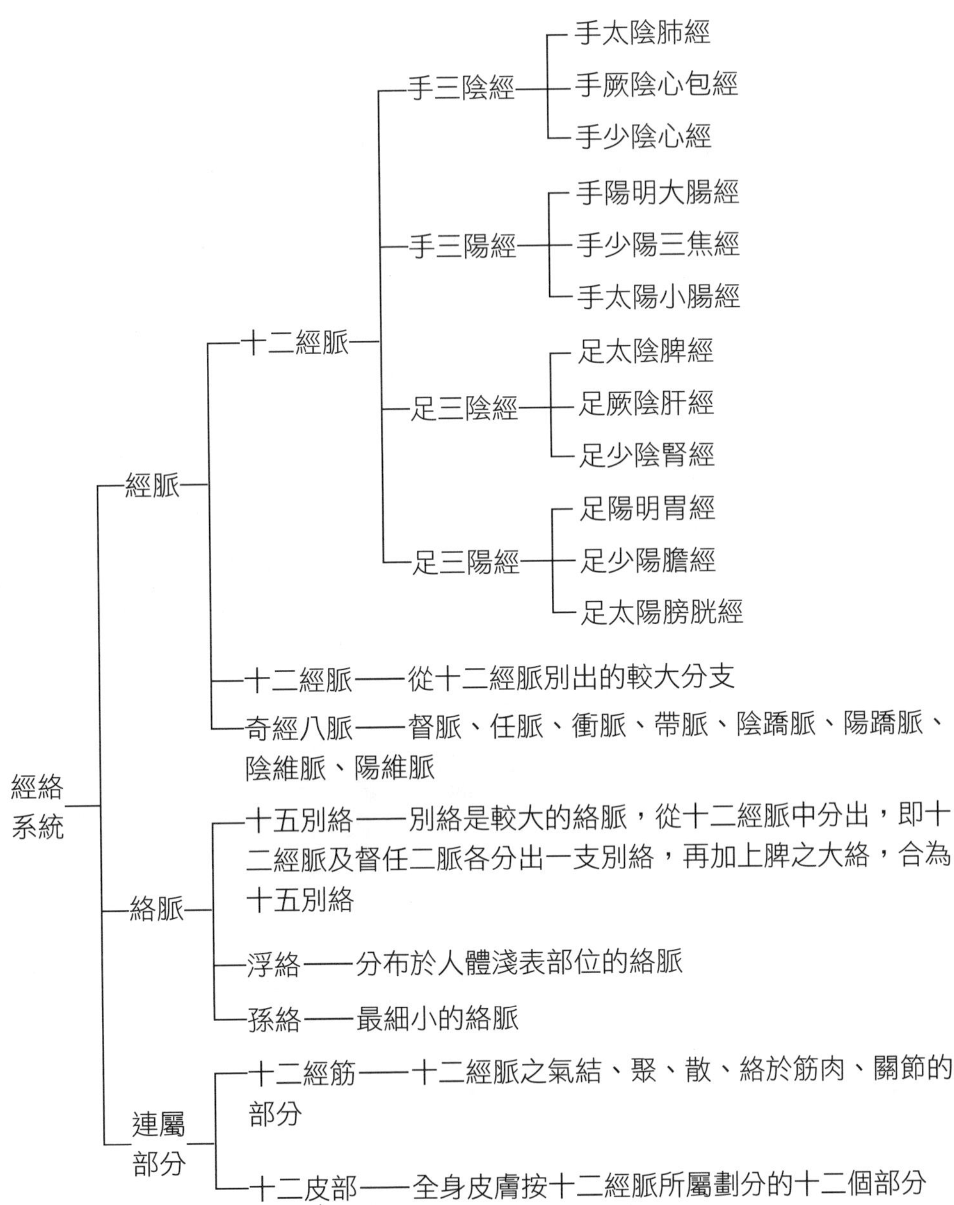
經絡系統
經脈
十二經脈
手三陰經
手太陰肺經
手厥陰心包經
手少陰心經
手三陽經
手陽明大腸經
手少陽三焦經
手太陽小腸經
足三陰經
足太陰脾經
足厥陰肝經
足少陰腎經
足三陽經
足陽明胃經
足少陽膽經
足太陽膀胱經
十二經脈——從十二經脈別出的較大分支
奇經八脈——督脈、任脈、衝脈、帶脈、陰蹻脈、陽蹻脈、陰維脈、陽維脈
絡脈
十五別絡——別絡是較大的絡脈，從十二經脈中分出，即十二經脈及督任二脈各分出一支別絡，再加上脾之大絡，合為十五別絡
浮絡——分布於人體淺表部位的絡脈
孫絡——最細小的絡脈
連屬部分
十二經筋——十二經脈之氣結、聚、散、絡於筋肉、關節的部分
十二皮部——全身皮膚按十二經脈所屬劃分的十二個部分

圖63　人體經絡系統圖

知經脈的分布、走向、交接規律與流注次序。於是，十二經脈及其分支縱橫交錯、入裡出表、通上達下，相互絡屬臟腑，聯絡肢節可知；奇經八脈聯繫溝通十二正經，調節盈虛可知；十二經筋、十二皮部聯絡筋脈皮肉，從而使人體各部有機地聯結起來可知。一個內外、表裡、左右、上下彼此之間緊密聯繫、協調的有機整體由此構成。見圖63。

而人體各種功能的協調完成，則主要通過運行全身氣血，營養臟腑組織來達至。《靈樞・本藏》謂：「經脈者，所以行血氣而營陰陽，濡筋骨，利關節者也。」人體的氣血必須通過經絡的循環傳注，才能通達全身各處，以「內溉藏府，外濡腠理」（《靈樞・脈度》），維持機體的生命活動。

由於十二經脈絡屬於臟腑，生理上可傳導經氣，各經脈亦具所屬臟腑之氣；病理上則傳遞病邪，亦可反映臟腑病變，因此，經絡實為廣義藏象的有機組成部分。

據上可知，經絡聯絡臟腑器官，溝通上下內外，運行全身氣血，營養臟腑組織的功能應是建立在循經感傳、循經顯象與返觀內照基礎上，再以臨床治象與養生驗象為證的。

（三）穴位之象

經絡有象，經上之穴安能無象？穴之象或以位顯，或以功立，更多的應是功位相參。穴之命名，常喻之以象，多可望名而生義。

1. 以位顯象之穴

知其經，望其名，就可知其約略所在以及連帶主治。譬如肺經之魚際，大腸經之臂臑、肩髃、迎香，胃經之頰車、乳中、犢鼻，脾經之腹結、食竇、胸鄉，小腸經之腕骨、肩貞、肩外俞、肩中俞、聽宮，膀胱經之睛明、玉枕、天柱，三焦經之耳門，膽經之聽會、頷厭、懸顱、曲鬢、完骨、目窗，肝經之膝關，任脈之下脘、中脘、上脘、膻中，督脈之脊中、大椎、腦戶、後頂、前頂等穴。

2. 以功立象之穴

知經、望名則知主治所轄。譬如膽經的風池穴。穴在腦後枕骨下，與風府穴相平，胸鎖乳突肌與斜方肌上端之間的凹陷處。風者，其性輕揚，巔頂之上，唯風可至；池者，水匯之處。「風池」喻風邪所聚而入腦之徑。治症頗多，頭痛、眩暈、頸項強痛、目眥赤痛、目昏耳塞、耳聾、氣閉、中風、口眼歪斜、瘧疾、熱病、感冒、落枕等，尤以祛風見長，故多用瀉法。

再如腎經的水泉穴，為足少陰之郄穴。郄者，經脈氣血匯聚之孔隙。腎本主水，水泉者，水聚於此而出於此也，亦稱水原。其所治症為月經不調、痛經、陰挺、小便不利、腹痛等，尤以月經、小便不利等關於水泉之病，取之猶治水之源也。

又如脾經的血海穴。主治月經不調、痛經、崩漏、功能性子宮出血、產後惡露不盡、風疹、癮疹、丹毒等血分之患，尤以血不歸經者多用。海，眾水之匯也；脾統血，血不歸經者，多責之於脾。《金針梅花詩鈔》血海條曰：「緣何血海動波瀾，統血無權血妄行。」取治多以引血歸經為法，猶如導流入海，故名「血海」。但江河淤塞者，亦可導海水以推蕩，並非一味築堤以遏。

3. 功位相參之穴

知經、望名、識位則知大略主治。譬如膽經的頭竅陰穴。位於頭部，當耳後乳突的後上方，天衝與完骨的中三分之一與下三分之一交點處。主治頭項痛、眩暈、頸項強痛、口苦、耳痛、耳鳴、耳聾、喉痹、目脹、舌強等。頭為諸竅之所在，所治多為臟竅或清竅之病，尤以膽經所過之耳竅病效佳。

再如心經的神門穴。主治心病、心煩、驚悸、怔忡、健忘、失眠、癡呆、癲、狂、癇、胸脅痛等疾病。心藏神，此穴之氣通心神，取之可安心寧神開鬱，故稱「神門」。

前述之關元、氣海、命門、湧泉以及膀胱經的背俞穴等，亦屬此類。

（四）建構法象

古代的經絡學說，最有可能是以上述經絡本象與穴象為基礎，再加以一定的方法學概括而成。下列諸象即為經絡系統建構所法的主要象。

1. 陰陽象

經絡按其屬臟、屬腑，分布於人體的內側、外側，而有陰經、陽經之別。再進一步，太陰、少陰、厥陰，太陽、陽明、少陽的三陰三陽六經之別，其本直通易學，其模式實是《周易》構卦之六爻的投影。其中泰卦䷊的三陰三陽排列或是其雛形。而太陰三陰、少陰二陰、厥陰一陰與巽☴為長女、離☲為中女、兌☱為少女意近。同理，太陽三陽、陽明二陽、少陽一陽的方式與震☳為長男、坎☵為中男、艮☶為少男相似。再以督脈統陽經而應乾☰父，任脈御陰經而應坤☷母，則一家齊聚。三陰經與三陽經的表裡關係就類似於既濟卦䷾的三陰爻與三陽爻朋比而排。

2. 五行象

臟腑配五行，每一臟腑又都有一條相連的經脈，則此相配的經脈自然也就跟從所屬臟腑而有了五行，再進一步在此大五行的前提下，每一經脈的井、滎、輸、經、合穴（統稱五輸穴）又有木、火、土、金、水之分，則是應五行互藏之象了。

3. 天人應象

（1）應天象

《素問‧天元紀大論》認為：「寒暑燥濕風火，天之陰陽也，三陰三陽上奉之。」即四季六氣的形成與變化的本質是陰陽之氣消長進退的運動變化。人與天地之氣相應，則經絡三陰三陽之命名不但取模於易象，亦直接仿效天地陰陽之變化而帶有這種變化的痕跡。故《靈樞‧經別》云：「十二經脈者，此五藏六府之所以應天道。」這為後世張仲景創六經辨證，以及六經與六氣掛鉤做好了基礎鋪墊。

又，《素問‧八正神明論》說：「凡刺之法，必候日月星辰，四時八正之氣，氣定乃刺之。是故天溫日明，則人血淖液而衛氣浮，故血易寫（瀉），氣易行；天寒日陰，則人血凝泣而衛氣沉。」若將衛氣理解為經氣，則經氣運行與日月星辰、天時寒溫亦相感而相應。

（2）應地象

經絡在天應六氣，在地也當有所應。想想看，經絡像地面的什麼？江河受水而流布天下，經脈受氣而營運周身，經氣之行，就如河水之流。因此，經絡當然是像河流了。《靈樞‧經水》說得明白：「經脈十二者，外合於十二經水，而內屬於五藏六府。」更具體些，該篇還以十二經脈氣血多少與地面十二經水具體象作了對應之配，見下引文內之條文。張景岳《類經‧經絡類》云：「以經脈配經水，蓋欲因其象，以辨血氣之盛衰也。」括弧內之解說，即出自景岳此篇。

「足太陽外合於清水，內屬於膀胱，而通水道焉。」（足太陽經內屬膀胱，是經多血少氣，故外合於清水。按清水即大小清河……今俱屬山東省濟南府）

「足少陽外合於渭水，內屬於膽。」（足少陽經內屬於膽，常少血多氣，故外合於渭水。按渭水出隴西郡渭源縣西南鳥鼠山，至同州入河，今俱隸陝西省）

「足陽明外合於海水，內屬於胃。」（足陽明經內屬於胃，常多氣多血，為五藏六府之海，故外合於海水。按海包地外，地在海中，海水周流，實一而已……故東曰渤海，南曰漲海，西曰青海，北曰瀚海）

「足太陰外合於湖水，內屬於脾。」（足太陰經內屬於脾，常多氣少血，〈九鍼論〉云多血少氣，故外合於湖水。湖即五湖，謂彭蠡、洞庭、巢湖、太湖、鑒湖也，五湖皆在東南）

「足少陰外合於汝水，內屬於腎。」（足少陰經內屬於腎，常少血多氣，故外合於汝水。按汝水源出汝州天息山……今屬河南省汝寧府）

「足厥陰外合於澠水，內屬於肝。」（足厥陰經內屬於肝，常多血少氣，故外合於澠水。按澠水即澗水，源出新安縣東北白石山……今屬河南省河南府）

「手太陽外合淮水，內屬小腸，而水道出焉。」（手太陽經內屬小腸，常多血少氣，故外合於淮水。按淮水出唐州桐栢山，繞徐揚之界東入於海，今屬河南省南陽府）

「手少陽外合於漯水，內屬於三焦。」（手少陽經內屬三焦，常少血多氣，故外合於漯水。按漯水源出章邱長白山，入小清河歸海，今屬山東省濟南府）

「手陽明外合於江水，內屬於大腸。」（手陽明經內屬大腸，常多血多氣，故外合於江水。按江源出西蜀之岷山，今屬四川省成都府茂州，其長萬里，至吳地入海）

「手太陰外合於河水，內屬於肺。」（手太陰經內屬於肺，常多氣少血，肺為藏府之蓋，其經最高而朝百脈，故外合於河水……一說黃河源出星宿海，在中國西南直四川馬湖府之正西三千餘里，雲南麗江府之西北一千五百餘里，合諸流自西而東行……歷雲中、九原，至大寧始入中國，是為四瀆之宗）

「手少陰外合於濟水，內屬於心。」（手少陰經內屬於心，常少血多氣，故外合於濟水……今屬河南省懷慶府濟源縣）

「手心主外合於漳水，內屬於心包。」（手厥陰經內屬心主，常多血少氣，故外合於漳水。按漳水有二：一出上黨沾縣大黽谷，曰清漳；一出上黨長子縣發鳩山，曰濁漳。皆入於河，今俱隸山西省）

張景岳繼云：「此以經水經脈相參，而合乎天地之陰陽也。夫經水者，河海行於外，而源泉出於地。經脈者，脈絡行於表，而藏府主於中。故內外相貫，如環無端也……此天地人相合之道。」中國以農業為本，且擇水而居是人類亙古以來的天然生存形態。至戰國時期，水利大興，《管子・度地》云：「故聖人之處國者，必於不傾之地，而擇地形之肥饒者，鄉山左右，經水若澤。內為落渠之寫，因大川而注焉。」此處「落」通「絡」，「寫」即「瀉」，「經水」即地面十二經水等河流主道，而「落渠之寫」就是從主河道分出的縱橫交錯、四通八達的網絡狀支流或水渠，其作用主要是分流與排（瀉）水。《管子・水地》更云：「水者，地之氣血，如筋脈之通流者也。」值此中醫理論構型之際，循經感傳現象在此找到了一個很好的參照系。於是「經絡」兩字就成了人體內氣血運行通道的專屬名詞。

經絡系統參自然河海，再借古之水利工程以構型，不單反映在「經」與「絡」上，也反映在五輸穴及穴位的命名上。

先看五輸穴（井、滎、輸、經、合）：輸，即傳輸、傳導之意。古人無非是把經絡的傳導流注比喻為水之從源而起，從涓涓細流，到波瀾壯闊，再匯合入海的變化過程。《靈樞・九鍼十二原》云：「經脈十二，絡脈十五，凡二十七氣以上下，所出為井，所溜為滎，所注為腧，所行為經，所入為合，二十七氣所行，皆在五腧也。」

「井」䷯，《周易》六十四卦之一。井之象曰：「木上有水，井。」孔穎達疏：「井之為義，汲養而不窮。」故井之本義就是水的源頭。於此就是十二經脈氣所出之處。全身十二經各有一個井穴，多位於手足之端。

「滎」的意思是水如迂回的山溪細流。於經絡就是脈氣流過的地方。滎穴多位於掌指或蹠趾關節上。

「輸」是灌注的意思，像山泉水瀑之淌瀉灌溉。於經絡就是脈氣灌注輸運的地方。輸穴多位於掌腕或蹠關節部。

「經」是河流主道，寬廣而暢行。於經絡就是脈氣充盈而順暢通達之處。經穴多位於腕踝關節以上。

「合」即喻江河之水匯入大海。於經絡就是脈氣匯聚的地方。合穴多位於肘膝關節附近。

五輸穴見表6、表7。

表6　陰經五輸穴五行配屬表

經名	井（木）	滎（火）	輸（土）	經（金）	合（水）
足厥陰肝經（木）	大敦	行間	太衝	中封	曲泉

手少陰心經（火）	少衝	少府	神門	靈道	少海
手厥陰心包經（相火）	中衝	勞宮	大陵	間使	曲澤
足太陰脾經（土）	隱白	大都	太白	商丘	陰陵泉
手太陰肺經（金）	少商	魚際	太淵	經渠	尺澤
足少陰腎經（水）	湧泉	然谷	太谿	復溜	陰谷

表7　陽經五輸穴五行配屬表

經　名	井（金）	滎（水）	輸（木）	經（火）	合（土）
足少陽膽經（木）	竅陰	俠谿	足臨泣	陽輔	陽陵泉
手太陽小腸經（火）	少澤	前谷	後谿	陽谷	小海
手少陽三焦經（相火）	關衝	液門	中渚	支溝	天井
足陽明胃經（土）	厲兌	內庭	陷谷	解谿	足三里
手陽明大腸經（金）	商陽	二間	三間	陽谿	曲池
足太陽膀胱經（水）	至陰	通谷	束骨	崑崙	委中

《鍼灸大成》卷五引項氏曰：「所出為井，井象水之泉。所溜為滎，滎象水之陂。所注為俞，俞象水之竇。所行為經，經象水之流。所入為合，合象水之歸。皆取水義也。」因此，井、滎、輸、經、合

無非就是借水流來說明經氣由四肢末端的向心性流注，經氣從源到流，由微而盛，由淺漸深，最後匯合的過程。

再看穴位的命名：井、泉、谿、溝、渠、溜、渚、瀆、池、澤、淵、海、谷等與水相關的字眼頻頻見於穴位之名，足以說明問題。

此外，經絡的傳遞順序亦以水之流注為稱。

若往深裡說，借水以喻經，不獨是經絡構型之參，更具臨床實際指導意義。《靈樞・經水》云：「十二經之多血少氣，與其少血多氣，與其皆多血氣，與其皆少血氣，皆有大數。其治以鍼艾，各調其經氣，固其常有合乎。」《類經・經絡類》亦云：「合經水之道以施治，則其源流遠近固自不同，而刺之淺深，灸之壯數，亦當有所辨也。」至於具體操作，《靈樞・經水》有載：「黃帝曰：夫經水之應經脈也，其遠近淺深，水血之多少各不同，合而以刺之奈何？」岐伯據此問而對各經的針灸操作作了具體解答（限於篇幅，此處從略）。

（3）應時象

《素問・八正神明論》曰：「月始生，則血氣始精，衛氣始行；月郭滿，則血氣實，肌肉堅；月郭空，則肌肉減，經絡虛，衛氣去，形獨居。是以因天時而調血氣也。是以天寒無刺，天溫無疑（凝）。月生無寫（瀉，下同），月滿無補，月郭空無治，是謂得時而調之。因天之序，盛虛之時，移光定位，正立而待之。故曰：月生而寫，是謂藏虛；月滿而補，血氣揚溢，絡有留血，命曰重實；月郭空而治，是謂亂經。」

仍以衛氣作經氣解，則經氣的運行具有「與時偕行」的特點，後世發展起來的子午流注（見圖64）等因時取穴法當由本段經義之引領而具。

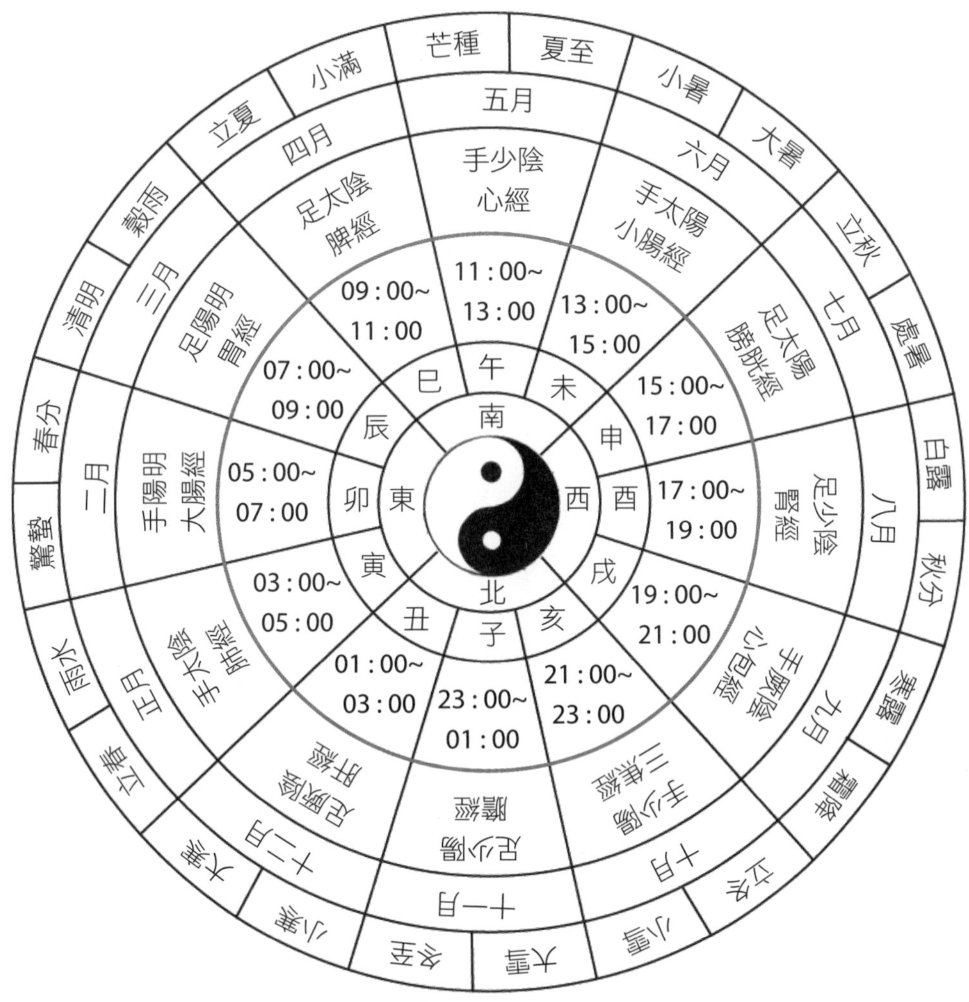

芒種
夏至
小暑
大暑
立秋
處暑
白露
秋分
寒露
霜降
立冬
小雪
大雪
冬至
小寒
大寒
立春
雨水
驚蟄
春分
清明
穀雨
立夏
小滿
五月
六月
七月
八月
九月
十月
十一月
十二月
正月
二月
三月
四月
手少陰
心經
手太陽
小腸經
足太陽
膀胱經
足少陰
腎經
手厥陰
心包經
手少陽
三焦經
足少陽
膽經
足厥陰
肝經
手太陰
肺經
手陽明
大腸經
足陽明
胃經
足太陰
脾經
11：00~
13：00
13：00~
15：00
15：00~
17：00
17：00~
19：00
19：00~
21：00
21：00~
23：00
23：00~
01：00
01：00~
03：00
03：00~
05：00
05：00~
07：00
07：00~
09：00
09：00~
11：00
午
未
申
酉
戌
亥
子
丑
寅
卯
辰
巳
南
西
北
東

圖64　子午流注時辰圖

（五）經絡真象

所謂經絡真象（相）者，經絡本質也。關於經絡的本質，對現代科學來說是一個問題，但對中醫來說卻不是個問題。

我們先看現代研究。以下是文獻的經絡研究進展的節選或歸納：

> 在經絡循行路線理化特性檢測方面：有「以示蹤劑測試技術探索循經移行的示蹤軌跡」、「對聲、光、電、磁、熱等物理特性的檢測」、「經脈循行線相關組織化學特性檢測」等，大多能檢測出對應的陽性結果。此外，對循經感傳機制、經脈—臟腑相關的規律和途徑、經脈循行線路相關物質基礎方面也作了大量的研究。對經絡的實質，提出了各種假說，如結構與功能說、經絡皮層內臟相關說、體表內臟植物性聯繫系統說、神經體液綜合調節機制相關說、第三傳導平衡說、二重反射說、軸索反射接力聯動說、電通路說、波導說、古老應激系統說等等。亦概括了多學科介入和某些實驗為依托提出各種新設想、新假說的特點。如根據量子理論，提出經絡本質量子觀；根據「新三論」、「老三論」概念，提出經絡本質的控制論、耗散結構論等。還有從孤立波、液晶、混沌等理論探討經絡研究結果，提出經絡孤子說、液晶態說與混沌論等。除此以外，還有信息系統說、經絡間隙維說、類傳導說、經絡幹細胞系說、經絡的超解剖功能性結構說、經絡集合論、經絡整體網絡結構論等假說……[1]

以上種種均可視為現代佐證經絡客觀存在之研究象。

不難看出，如果再有什麼新方法、新技術、新手段，顯然也能從相應角度找出一些陽性指徵或提出一些新的假說。那麼，經絡的實質研究出來沒有？應該說還沒有。多中心即無中心，什麼都是即什麼都不是，或不全是。唯一可以肯定的僅是在經絡路線上有某種肉眼難以見到的物質流在流動，唯其如此，才會出現聲、光、電、磁、熱等物理特性的顯現或示蹤劑循經移行等現象。當然，經絡的客觀存在也得到了證實。

那又為什麼說經絡真象（相）對中醫來說不是個問題呢？很簡單，既然經絡不是有形的管道，也不是現在已知的某種或某類結構，則經絡的本質只能是經絡路線上肉眼難以見到的物質流，此物質流，在中醫本有固定的名稱，叫做「經氣」，現在的教材一般將其定義為「經絡的功能」。這種表達不能算錯，但卻難說全面，因為只強調功能單方面，即意味著對其物質性的某種輕忽。

那麼，什麼是經氣？筆者認為，經氣應是循固定路線而行之氣，既然是氣，就具氣所應有的推動、溫煦、氣化、防禦、固攝、營養等作用，亦受心神調節，所謂意到則氣到，意守則氣凝，神浮則氣躁，神靜則氣寧，神清則氣清。經氣與他氣的區別主要在於這種氣不是彌散無拘狀態，而是循經流行。主要通過聯絡臟腑器官，溝通上下內外；運行全身氣血，營養臟腑組織；感應傳導；調節機能平衡來體現。簡而言之，經氣就是循經而行之氣及其表現出來的各種功能。這就與開篇處「象」的本質就是「氣」的命題和應上了。只是這種氣不是寬泛意義上的氣，而是更具體的氣而已。在這裡，據所感、所見、所知之象即可知經氣的陰陽、虛實以及流動狀態。氣是內涵，象是外顯。「氣」變則「象」變，「象」變顯示「氣」變。以「氣」作解，在理論上全面、自洽，在臨床上實用。

而上述現代研究的諸般手段與方法所研究和解釋的對象，實際上就是循經而行之氣。那麼，解釋成功了嗎？判斷的方法很簡單，就是看有哪一種手段或方法能解釋上述「氣」的所有功能或現象，又能有效地指導臨床與養生實踐，還能與中醫理論有機交融。

---

1 孫廣仁，《中醫基礎理論》，北京：中國中醫藥出版社，二〇〇七年，頁一九二～一九四。

如果有公認成功的學說或假說，按照現代科學的發展慣例，則此學說或假說就會取代原本的「經氣」之說。但「經氣」之說至今還表現出強大的生命力，這至少說明三個問題：一，到目前為止，還沒有任何學說對經絡現象的解釋比「經氣」說更完美，更具操作性。二，一種學說的科學與否，不在於其名詞的時髦與否，而在於其解釋的全面性、合理性、實際應用性以及與原體系的相洽性上。「氣」之外文翻譯曾有過多種譯法，但最終只能老老實實地採用拼音「qì」就很具啟發性。三，既然現代學說暫時（或長久）還不能完滿解釋已在實踐中證明是正確的大多數中醫理論，則中醫原有的理論在相當長的一個歷史階段還將展現自身的勃勃生機與發展潛力。「經氣」說之所以易讓人下意識地產生科學性不足的感覺，實是現代教育背景下的人們在思維習慣上對古代術語的語境疏離而已。本質上是語境的適應問題，而不是科學性問題。

即使經絡的現代研究遠未成熟與完美，但完全否定卻不是可取的態度。個人認為，相較之下，經絡系統的現代可解讀程度應大於藏象領域。理由如下：

①**對象清晰度不同：**若對藏象的本質作一形象形容，頗類在解剖初態象上再由各種紛繁象源形成的五大模糊氤氳氣團。團中之氣或同類，或相近，或相感而相趨。五大氣團氣性不同，各以功能、特性為顯。而又因相互生克制化關係在氤氳中互有混融，邊界愈趨朦朧。「天人相應」的時空維度又使氣團呈動態變化，文化背景之光影投射又見明暗變幻。因此，藏象是似實還虛，難言其清晰度。

經絡則不然，雖然未見對應的形質結構，但卻有固定的循行路線、位置不變的穴位以及循經而行的實在「經氣」，使經絡似虛還實，研究對象反較清晰。

②**方法有異：**藏象的現代或科學化研究多採用動物實驗、還原分析，不斷尋找新指標，以分解切割為能事，此類方式能否客觀解決「藏」之各「象」？前已詳論，不再複述。以為撥雲見月可尋真象，奈何雲霧本身也屬真象。就算高明些知道雲遮霧掩也屬真象又能如何？雲霧豈是可剪裁的對象？

經絡研究則多以人為研究對象，更由於雖實似虛，客觀上難以分割，是以整體觀察或檢測方法更為常見。不少觀念學說還帶有動、變的特性。

兩類方式哪種更適合中醫體系，不言而喻。

經絡研究儘管離找出真象還路遠迢迢，但畢竟還可存些遙盼。藏象研究如果還是漠視中醫的「象」特點，那麼，「只在此山中，雲深不知處」，雲裡霧裡找不著北的遺憾或會長留。

第三節 體質象——一形一神一格局

體質，是指個體在生命活動過程中，在先天稟賦和後天因素共同作用下形成的形態結構、生理機能和心理特徵等方面綜合的，相對穩定的生理性個體特質。

其最鮮明的特徵有三：

（一）身心各異呈各象

1. 獨特性

每個人，由於其先天遺傳與後天飲食、環境、鍛煉、年齡、性別等方面有所不同，因而都會形成自己幾乎獨一無二的形態結構、生理機能和心理特徵方面的差異性，表現出時隱時顯的個體差異象。

雖然體質有不同的分類方法，但不管用哪一種方法來分類，大多數人並不是一種體質類型所能含括，多表現為混合型。如陽虛兼痰濕型，氣鬱兼濕熱型，氣虛、陰虛、氣鬱相兼型等。即使是單一體質，如僅為陽虛體質，也可因陽虛所偏臟腑不同而有所差異。由於相兼有多少的不同，有比重的不一，臟腑所偏亦各有異，故而形成千姿百態的個體差異象。因此，「一形一神一格局」標題中的「一格局」不是說每個人只能是某一體質分類方法中的某一型，而是說每人均有自己獨特的那一種組合類型。

2. 生理性

體質並非病理態，僅是體內陰、陽、氣、血、津液等方面的生理性偏向，其成也漸，其偏也輕，其象也穩。而病理狀態的證同樣也是人體陰、陽、氣、血、津液之偏，但其成有快慢，其偏卻重，其變也多。體質與證的區別如圖65。

圖中白色柱體代表陽，黑色柱體代表陰。柱頂横的黑線為陰陽平衡線。黑線上下兩條灰線代表陰陽的正常消長範圍，凡陰或陽高於或低於灰線範圍即為病態。圖左黑白兩柱均與黑線平，代表陰陽平衡，即健康、正常體質；圖中間白柱低於灰線，代表陽虛證；圖右白柱略低於黑線，表示機體陽氣略偏少，但仍在上下灰線區域內，即陽的減少仍在陰陽消長範圍內，則為陽虛體質。可見，體質與證主要表現在程度之差、顯隱之別。

3. 時隱時現性

由於體質僅是生理性的偏向，其偏也輕。因此，其外象多時隱時現，隱時多無外症，但若逢誘因則象顯。最常見的誘因是飲食與季節氣候。

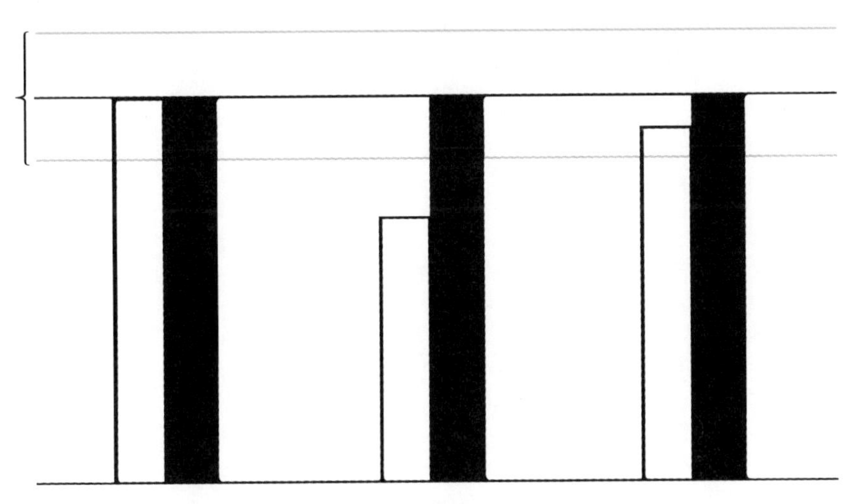

圖65　體質與證比較圖

如陽熱體質者，往往在進食煎炸、溫熱食物後產生上火症狀，上火症狀一顯，即為熱證。但其平素所處的狀態僅是「易」上火而未上火。因此，「易」就是其體質偏向的密碼所在。如易為寒涼食物或藥物所傷者，則為虛寒體質；進食肥膩則易喘症現者，多為痰濕體質……如此類推。

在對季節的耐受性方面，「能冬不能夏」者為陽熱體質，但至夏方顯；「能夏不能冬」者為虛寒體質，但至冬方現。

對寒熱食物與寒熱季節的傾向性不適，是判斷體質寒熱的最簡單方法。

（二）體質隱伏病演象

疾病是邪正相互作用的結果，體質則為正氣的基礎。

由於個體陰、陽、氣、血、津液等因素構成與代謝方式的不同形成了體質的差異性，而病邪也各有不同的陰陽屬性與致病特點。因此，當不同的體質遇上了不同的病邪，就會產生多種變數。

1. 體質與病邪易感性

正常體質謂之人體「氣和」，偏性體質即為人體「氣偏」，而病邪的本質為致病因素之「氣偏」。明於此，則體質與病邪之間的互動感應規律就呼之欲出了。《周易》乾文言云：「同聲相應，同氣相求。水流濕，火就燥……則各從其類也。」好像就是專為回答這個問題而說的。「同氣相求」的內在機理，使體質與病邪的易感關係由此而一氣相牽。

何謂同氣？陽熱體質與熱邪同氣，陰寒體質與寒邪同氣，痰濕體質與水濕痰飲同氣，氣鬱體質與憂鬱情志同氣……既然「水流濕，火就燥」，則陽熱體質易感熱邪，陰寒體質易感寒邪，痰濕體質易感或易生水濕痰飲，氣鬱體質易被憂鬱情志所傷，就容易理解了。吳德漢《醫理輯要・錦囊覺後篇》云：「要知易風為病者，表氣素虛；易寒為病者，陽氣素弱；易熱為病者，陰氣素衰；易傷食者，脾胃必虧；易勞傷者，中氣必損。須知發病之日，即正氣不足之時。」據此，臨床就可依患者對病邪的易感性而反推其體質之偏，這也是臨床判斷患者體質偏向的又一便捷法門。

2. 體質與發病傾向

中醫發病學認為，疾病是邪正相互作用的結果。其中正氣不足是發病的內在依據，邪氣是發病的重要條件。體質是正氣的基礎，即發病內在依據的基礎，於是體質在發病上就有了舉足輕重的意義。一般而言，體質強正氣足者，感邪也未必發病，即使發病也較輕；體質弱正氣虛者，則易感邪或生邪而發病。

由於體質有陰、陽、氣、血、津液等方面的偏向，因此，不同個體即使感的是同一病邪，其在發病類型或輕重上就可能存在不同。

如陽熱體質感熱邪，則如火上添油；虛寒體質感寒邪，則如雪上加霜，此為兩害相得，多表現為感邪即發而病重。若陽熱體質感寒邪，或陰寒體質感熱邪，體質與病邪並非同氣，反是對抗性質，則即使發病，其病亦多輕，其發也緩。

《素問・風論》云：「風之傷人也，或為寒熱，或為熱中，或為寒中，或為癘風，或為偏枯，或為風也，其病各異，其名不同。」同是風邪傷人，為什麼會產生寒熱、熱中、寒中、癘風、偏枯等不同病症？無非就是各人內在體質不同，體質與病邪因緣際會後產生出不同的結果。而「肥人多痰」、「瘦人多火」等就是對不同體質之人發病的傾向性所作的概括。

3. 體質與病證的演化

「演化」，即云病證在不同的體質背景下會有不同的演進，甚至轉化。不同的病邪作用到人體，均有其致病特點，並帶來發病的傾向性，此為「病勢」；而不同體質的陰、陽、氣、血、津液之偏，實際上也是一種傾向性，此為「質勢」。

當不同病勢與不同質勢相會，就有可能產生多種演化方式：

①若病勢與質勢一致，如陽熱體質感熱邪，陰寒體質感寒邪，則兩勢相疊，不單病重，而且發展較快。

②若病勢與質勢相反，如陽熱體質感寒邪，陰寒體質感熱邪，則看兩勢之強弱比例而有不同的演化。

若病勢強於質勢，則前者仍發為寒證，後者仍發為熱證。但因質勢無助於病勢，甚或部分抵消了病勢，故病多不重，發展也緩。

若質勢強於病勢，則常見兩種走向：

其一，是遏止病勢，使病勢減緩，轉輕。

其二，是容易產生「從化」現象。所謂「從化」，即云病證順從體質背景而演化。如陽熱體質感寒邪，其質勢又較強的話，則寒邪每易從陽化熱，往往從最初的表寒證，漸往外寒裡熱證，再往裡熱證方向發展。《醫門棒喝・六氣陰陽論》謂：「此邪之陰陽，隨人身之陰陽而變也。」《醫宗金鑒・訂正仲景全書傷寒論註》亦云：「六氣之邪，感人雖同，人受之而生病各異者，何也？蓋以人之形有厚薄，氣有盛衰，藏有寒熱，所受之邪，每從其人之藏氣而化，故生病各異也。是以或從虛化，或從實化，或從寒化，或從熱化，譬諸水火，水盛則火滅，火盛則水耗。物盛從化，理固然也。」

從化的一般規律是：陽熱體質者，受邪後多從熱化、燥化；陰寒體質者，受邪後多從寒化；痰濕體質者，受邪後多從濕化、寒化。

③若病勢與質勢不一致，也不相反，則往往疊加。如陽熱體質又感濕邪，則易成濕熱之證；陰寒體質感濕邪，則易成寒濕之證。

不難看出，質勢在疾病演化過程中實際起的是「斜坡」作用。病勢作用於不同傾斜度質勢的「斜坡」，就可形成病演的順逆滾動。其結果，或加快滾進，此為順坡而下；或延緩滑進，甚至滾至中途，力竭而回滾，此為逆坡而演。

（三）治養求本本質象

1. 證質相參方治本

體質是生理之偏，證是病理之偏。由於每人均有自己的體質背景，則每人的病邪易感性、發病傾向性及病證演化方向均有可能不同，是以證的形成多半以體質之偏為基。

如果說「同病異治」的本質是「同病異證」，則「同病異證」的基礎往往就是「同病異質」；若「異病同治」的本質是「異病同證」，則「異病同證」的基礎往往就是「異病同質」。當撥開雲霧見青天時，您會發現，病證發生、發展、變化（病機）的關鍵處往往就在原來看上去不甚起眼的體質上。抓住了每個人的體質特點，實則就是把握住了複雜病變中的某些共性。

完整的「辨證論治」實應含「辨質論治」，而使其治更具層次性與前瞻性。

證質相參而治大體有以下幾種情況：

①證質一致者，如陽熱體質得熱證，陰寒體質得寒證，這種情況最為常見。兩害相得，往往病情較重，發展也快。治當藥重而程長，此治病與調質並舉，更有善後之意。由於證質單純，因此，臨床處理並不複雜。

②證質相兼者，如陽熱體質得濕證，則證質兼治。以治顯象之證為主，治隱伏的質象為輔，即祛濕為主，輔以清熱，要注意的是掌握好兩者的比例。

③證質相反者，如陽熱體質得寒證，陰寒體質得熱證，由於證質相抵，往往病情較輕，發展較緩，甚至可形成「從化」之局。治當衡量證質比重，預見疾病發展趨向而為。一般不應大寒、大熱極端用藥，也不應純寒、純熱單向用藥，而應大致按比例錯雜而用，以同時兼顧證質，並防止疾病的非良性演化。其中的操作既需要眼光與經驗，更需要證質兼治的觀念指引。

因此，對已病之體，「辨質論治」不僅是對病證顯象治療的有機組成部分，同時也在調整疾病背景之「坡」的斜度，即隱象部分，從而起到遏阻病證發展、變化，使之有更好預後的作用。故「治病求本」，往往就是本於體質。

2. 真治未病調體質

既然體質是人體的生理性偏向，即處未病狀態，而此偏向又隱伏了向病證發展的趨向態勢，因此，何不從未病著手，先調體質之偏，做到真正的「防患於未然」？這才是中醫體質學說的最有價值處。孫思邈謂：「上醫醫未病之病，中醫醫欲病之病，下醫醫已病之病。」（《備急千金要方・論診候》）

從健康到疾病，其經歷大致為：健康（正常體質）→體質之偏→亞健康→疾病。這是一個從無到有，從輕到重的過程。「道」從無到有的演化宇宙過程與病證的發生、發展過程雖一大一小，卻可相互印證。

中醫的證，可以出現在器質性病變背景下，也可以出現在亞健康背景中。因此，體質之偏的下一步發展實則就是中醫之證。

《素問・四氣調神大論》云：「是故聖人不治已病治未病，不治已亂治未亂，此之謂也。夫病已成而後藥之，亂已成而後治之，譬猶渴而穿井，鬥而鑄兵，不亦晚乎？」是以治未病的重心不是亞健康。亞健康於西醫來說不算病，但於中醫來說，有證就有病，實屬「已亂」狀態。由是觀之，中醫的「病」範疇實大於西醫的「病」範疇。

治未病包括兩個階段：未病先防與既病防變。

既然亞健康於中醫算病，則調治亞健康已屬既病防變階段，自然算不上是預防疾病的第一要塞。未病先防的本質實是調理體質，使體質無偏或少偏，從而防止人體往有病的方向演進，這才是防病的第一防線，才是真正的未雨綢繆，防患於未然。

現代醫學正從以疾病為中心往以人的健康為中心的方向轉變，正契合中醫「治未病」的理念。然此等觀念我們在兩千多年前就有了，既濟卦之象曰：「君子以思患而豫防之。」看吧！治未病的原始觀念還是源於《周易》，而觀念的領先必然帶來實踐的領先。

在治未病領域，中醫較西醫更具優勢的緣由可能是：

其一，以研究物質實體為能的還原論方法不習慣應對僅是功能的改變（象變），更因找不到相應指標的改變而難以確定其面對對象的真面貌。

其二，體質之偏與亞健康（證）本質均屬陰、陽、氣、血、津液之偏，只是程度不同，因此中醫不用在原體系外另立理論來調。而西醫面對體質與亞健康則須另尋機理與有效的應對方式，其摸索過程應較漫長。

亞健康人群約占人群總體的七〇％，體質有偏的人群應也不低於這個比例。兩者都屬「象世界」領域，因此中醫處理起來得心應手。若以「體世界」的方式來處理，至少以目前的科研水平看，還心有餘而力不足。「象世界」方式與「體世界」方式可互為補充，甚至在某些領域存有優勢，實在不難得出結論。既如此，我們還有什麼理由妄自菲薄？

學科，需要的是客觀評價，而不是自我矮化。

又由於體質有偏及亞健康人群遠多於有病人群，因此，中醫應有著更寬廣的用武之地，餘下的僅是治未病觀念的推廣問題。

體質研究於近年再熱，這是好事。這是真正的「以人為本」來探討健康與疾病的問題，不但於自身理論有著內在的銜接與發揚，同時也在宣導真正有益於人類的防重於治的觀念，從而使中醫市場有了更大的拓展空間，實也弘揚了中醫優勢，如果不明白什麼是「中醫研究」，這就是了！

第四節 病邪象——一因一緣一際會

中醫認識病因的方式有二：一是直接詢問發病的經過及有關情況，再參臨床表現，即可判斷病因，如食滯、大喜、大怒等；二是辨證求因，即主要以病證的臨床表現為依據，通過分析疾病的症狀、體徵來推求病因。本質上是尋象、據象而推因，這是中醫認識病因的主要及特色性方法。此法在六淫、痰飲、瘀血等病因的探求中尤為突出。

（一）六氣為模六淫象

六淫，即風、寒、暑、濕、燥、火六種外感病邪的總稱。在《黃帝內經》是指自然界「六氣」的異常態，即六氣太過或不及、非其時而有其氣、氣候變化過於急驟等，超過人體的適應能力，從而使人發病。淫者，太過與浸淫也。

中醫學的發展有著自身的規律與特點。特徵之一就是各種原始「象」在不斷地外延豐富中使內涵得以拓展。源於氣象異變的六淫也不例外，大多從原來的「氣象性」病因逐漸轉變成與氣象因素緊密聯繫，通過擬象而產生的意象性病因。象之義蘊更見深廣，其臨床解釋性也日趨合理、豐滿、自洽。除「氣象性」因素外，舉凡物理、化學、生物等因素作用於人體所引起的病理變化，只要具六淫病象，亦可歸納之。

下面以風邪為例來說明：

風邪是自然界中使人致病而產生具有風之升發、開泄、善行、致動等特性病象的外邪。注意！這裡不直接將風邪表達為自然界之風的入侵，而是歸納為具風之象的外邪，即表明它並非純粹的氣象性病因，而是以風象為括之因，具有更大、更靈活的解釋空間。

風邪的性質及致病特點：

①**風為陽邪，其性開泄，易襲陽位**：風為自然界氣之吹布流行，風之所至，無孔不入，其所侵掠多以草木樹梢之動為徵。取此象則風邪具升發、向上、向外、開泄的特性。

既具升、開、外、上特點，故風屬陽邪。風邪無孔不入，易使腠理疏鬆而開張，故曰其性開泄。腠理開張則易汗出，汗出則腠理更疏而惡風。風邪襲表，正氣趨表抗邪，正邪相爭於表故發熱，然汗出則熱易泄，故其熱一般不高。風襲陽位，常傷及人體上部、陽經和肌表，常見頭項痛、眩暈、肩背上肢疼痛等。五臟之中，肺位最高，亦屬陽位，故易見咳嗽、喉癢，或遇氣流入肺即咳（此亦風象）、鼻塞、流涕、噴嚏等肺系症狀。故《素問・太陰陽明論》說：「傷於風者，上先受之。」正邪相爭於表，故脈浮；腠理疏鬆，故脈不緊張而見緩。

此即六經辨證中的太陽中風證，太陽經被風邪所中也；八綱謂之表虛證，以汗出則氣越，又血汗同源，氣血皆損故曰虛；臟腑辨證云風邪犯肺證；病因辨證曰風淫證候。雖所用辨證方法不同則證之名稱不一，但本質不變，均以風邪襲於陽位，衛陽不能外固，營陰不得內守為病機。不過是六經辨證重經絡，八綱辨證重表裡，臟腑辨證重臟腑，病因辨證重病邪而已。所治亦無異，桂枝湯主之。

在〈易之篇〉桂枝湯（見圖66）曾以「應」為解，這裡稍換角度，以「風」為解，好方不妨多回味。

風性襲表，當以卻風為首務。方中桂枝味辛甘，辛則發散，故用之以治風達陽，但風性開泄，發散太過則易傷正而使表更虛，桂枝之甘能補虛實表，且甘能緩，使發汗而不致過汗，發中帶緩，旋轉於表裡之間以和營衛，其功用在於半散半補之間。

表虛之發散，一當防腠開太過而漏風，二恐陰氣走泄，三須會意汗症需要補充汗源，以載邪外出。故用芍藥酸以收之以固腠理和營陰，酸甘以益陰增汗源並可載邪。

桂枝配芍藥，一散一收，一外一內，一解衛一和營，開合相濟，使表邪得解，裡氣以和而營衛自調。

再以生薑辛散助桂之祛風，大棗甘守助芍藥和營，生薑得大棗乃不至過散，大棗得生薑乃不至過守，生薑「藉大棗之甘緩，不使透表為汗，惟旋轉於營衛之間，而營衛遂因之調和也」（《醫學衷中參西錄・藥物》）。

此證之因為風邪外襲，證之機則為營衛不和，而營衛俱生於中焦脾胃。生薑溫燥，與脾喜燥之性合；大棗柔潤，與胃喜潤之性投；再以甘草補脾益胃以調和，脾胃調則裡和而營衛得其化源。

更以甘草配桂枝、生薑，辛甘化陽祛風以攘外；配芍藥、大棗酸甘化陰和營以安內；並調和諸藥，和協眾情。

最後，「而精義尤在啜稀熱粥以助藥力。蓋穀氣內充，外邪勿復入，熱粥以繼藥之後，則餘邪勿復留，複方之妙用又如此。故用之發汗，自不至於亡陽，用之止汗，自不至於貽患」（《傷寒附翼》卷上）。

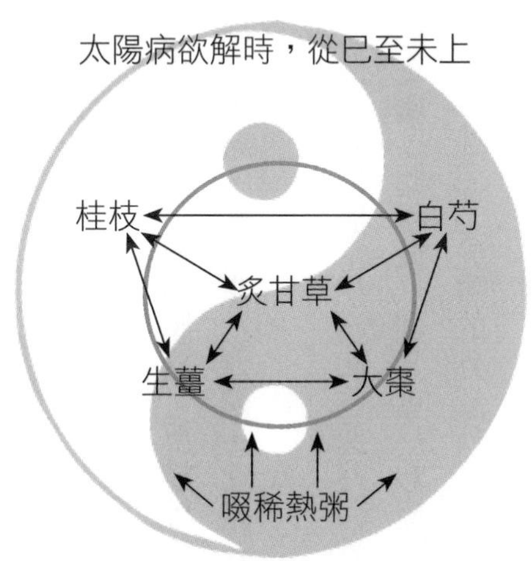

圖66　桂枝湯方意圖

如此，則發表兼和裡，正氣得助而風邪可祛也。

②**風性善行而數變**：風是自然界流動之氣，「善行」自是本性。以病象應風象，則凡見特性為病位游移，行無定處之病徵，即為「善行」之風候，如游走性關節疼痛，痛無定處，稱之為「風痹」或「行痹」；皮膚瘙癢而癢位游移無有定所，謂之「風疹」；喉癢時每有局部涼氣游動感，亦為風氣偏盛，善行之候。

有意思的是，對「善行」之風，古亦喜用「善行」之藥以追之、搜之、散之。《本草綱目・鱗之二》謂白花蛇：「風善行數變，蛇亦善行數蜕，而花蛇又食石南，所以能透骨搜風，截驚定搐，為風痹驚搐、癩癬惡瘡要藥。取其內走臟腑，外徹皮膚，無處不到也。」《本經逢原・龍蛇部》謂烏梢蛇：「蛇性主風，而黑色屬水，故治諸風頑痹，皮膚不仁，風瘙癮疹，疥癬熱毒，眉鬚脫落，瘑癢等瘡。但白花蛇主肺藏之風，為白癜風之專藥；烏蛇主腎藏之風，為紫癜風之專藥。兩者主治懸殊，而烏蛇則性善無毒耳。」

風時起時息，風向亦多變幻，故又言風性「數變」。因此，病徵具變幻無常和發病迅速特性者，亦以風名之。如風疹之皮膚瘙癢，癢位游移，謂之「善行」，但發無定處，此起彼伏則又見「數變」。再如面癱者多突然起病，故亦謂之風，病機多為經絡空虛，風邪入中。以風邪為先導的外感疾病，一般發病多急，傳變也較快，亦為「數變」。

《素問・風論》曰：「風者，善行而數變。」即是對上述風象病徵的概括。

③**風性主動**：風動則自然之物亦隨之而動，如風吹則樹動。若身體出現不自主動作，如動搖不定，眩暈而感旋動，抽搐，震顫等亦名之曰風。《素問・陰陽應象大論》云：「風勝則動。」如破傷風起病較急，此為「數變」；病發則見牙關緊閉，四肢抽搐，角弓反張等不自主動作，此即「風動」。病機則為染毒生風，外風引動內風。又肝主筋，司運動，凡具動性之風，以內生為多，純屬外風者少。若有外

風，亦必引動內風方易致動。

治風動之藥亦可意會。

全蠍：《本草備要・鱗介魚蟲部》云：「辛甘有毒。色青屬木，故治諸風眩掉（皆屬肝木）、驚癇、搐掣、口眼喎邪（白附、僵蠶、全蠍等分為末，名牽正散，酒服二錢，甚效）……厥陰風木之病。（東垣曰：凡疝氣、帶下，皆屬於風。蠍乃治風要藥，俱宜加而用之。汪機曰：破傷風宜以全蠍、防風為主。）」《醫學衷中參西錄・藥物》謂：「色青，味鹹（本無鹹味，因皆醃以鹽水，故鹹），性微溫。善入肝經，搜風發汗，治痙癇抽掣，中風口眼歪斜，或周身麻痹，其性雖毒，轉善解毒，消除一切瘡瘍，為蜈蚣之伍藥，其力相得益彰也。」

蜈蚣：《醫學衷中參西錄・藥物》云：「味微辛，性微溫。走竄之力最速，內而臟腑，外而經絡，凡氣血凝聚之處皆能開之。性有微毒，而轉善解毒，凡一切瘡瘍諸毒皆能消之。其性尤善搜風，內治肝風萌動、癲癇眩暈、抽掣瘈瘲、小兒臍風；外治經絡中風、口眼歪斜、手足麻木。」

④**風為百病之長**：由於風性開泄，門戶一開，其他邪氣自易蜂擁而入，故風邪常為外邪致病的先導。寒、濕、燥、熱諸邪均多依附於風而侵犯人體，如外感風寒、風熱、風濕等，而風邪之無孔不入更使其致病廣泛。故《素問・生氣通天論》說：「風者，百病之始也。」

與風邪同理，寒邪即模擬自然界六氣之寒徵，臨床表現出凝滯、收引、易傷陽氣等寒象的意象性病因；濕邪即模擬自然界六氣之濕徵，臨床表現出重濁、黏滯、易阻遏氣機、易損陽氣、其性趨下等濕象的意象性病因；火邪即模擬自然界六氣之火徵，臨床表現出炎上、耗氣傷津、生風動血、易致腫瘍等火象的意象性病因。六淫各自的致病特點見圖67。

六淫中只有暑邪與燥邪為較純粹的氣象性病因。當然，不排除時由人造的溫度、乾濕度環境所致。其餘四邪的氣象因素比重若以筆者的經驗估算，大約按寒、濕、熱、風的次序遞減。但即使是意象化後的六淫仍與氣象之六氣保持著互動關係，如寒證者遇自然之寒會加重，濕證者遇自然之濕會加重。無他，同氣相求，同類相召也，天人合一律在此仍然發揮著作用。

有意思的是，西醫的病因分類中雖然也有寒、熱刺激，中暑等氣候性因素，但其應對方式基本上是對症處理，較少像中醫這樣有著系統的辨識方法與豐富的應對措施。如暑邪要先分中暑還是感暑。中暑有閉、脫之不同；感暑則分感暑熱還是感暑濕，還要看有沒有傷氣？然後再分別處理。燥也有涼燥與溫燥之分，以及相應的對治法。

常被問及，西醫病因中的病原微生物以及理化因素與中醫的六淫是什麼關係？仍以風邪為例：太陽中風證，以現代病來概括當屬感冒，若以西醫學病因分類，應屬細菌、病毒、真菌、黴漿菌或披衣菌等微生物因素感染，如說與自然界的風相關，則僅僅表現在「惡風」一症上。而風痹、風疹、面癱等病症以西醫視之，亦多屬微生物或理化因素所致，僅遇風加重的特點可與自然界之風稍有干係。可見，風邪並不一定是真正被自然界的「風」所侵。若以現代觀念表述，風邪是機體在致病動因（可以是生物、理化、氣象等因素）作用下，產生了具有「風」之象的病理特徵。寒邪、濕邪、火邪之理同。

這裡要注意的是，中醫的外感病因若以現代觀念視之，本

六淫致病特點

風邪	陽邪，輕揚開泄；善行數變；百病之長；風性主動
寒邪	陰邪，易傷陽氣；寒性收引；寒性凝滯
暑邪	陽邪，其性炎熱；暑性升散、耗氣傷津；暑多夾溼
溼邪	陰邪，易阻遏氣機，易損陽氣；溼性黏滯；溼性重濁；溼性趨下
燥邪	燥性乾澀，易傷津液；燥易傷肺
火邪	陽邪，其性炎上；易耗氣傷津；易生風動血；易致腫瘍；易擾心神

圖67　六淫性質與致病特點

質上並非純粹的致病動因，實包含了機體對致病動因的反應性，當這種反應性以風、寒、濕、火等不同的「象」狀態呈現，就有了中醫不同的診斷結論。如流行性感冒，在西醫看來是同一地區的人群感染同一種流感病毒，致病動因是一樣的，因此，其治法也是一樣的，或施打同一疫苗，或投以抗病毒藥物。但為什麼中醫會有外感風寒、外感風濕、外感風熱以及單純的傷風之別呢？關鍵是流感病毒是作用在不同的個體，而不同的個體有著不同的體質背景，或陽虛，或氣虛，或陰虛，或痰濕等。不同的體質背景若以西醫觀念來表達，大概就是有著不同的生化內環境。因此，雖然甲、乙、丙、丁感染的是同一種流感病毒，但由於體質（生化內環境）不同，各自與致病動因互動後產生的狀態就不同，或以風象顯，或以濕象見，或以火象露，或以寒象現，因此，就有了中醫不同的病因診斷。「同病異治」由此產生，這種據證（象）而推因即辨證求因。「證」者，本質是致病動因與人體體質（生化內環境）互動後產生的狀態；「因」者，乃這種狀態所擬的「象」。辨證求因即辨證求象，得風象則推其因為風，得寒象則推其因為寒。

以此理推，所謂的祛風藥並不一定是祛除自然界之「風」，而是具有解除或減輕類似於「風象」之證、症、徵的藥物。而散寒藥、清熱藥、祛濕藥之理同。

此外，臨床病象多複雜，時見一病之中多象互呈，如見遊走性關節疼痛，痛無定處之「風」象；痛處又有沉重、寒冷感的「寒濕」象，更遇風、寒、濕氣候而發作或加重，因為風寒濕三象齊現，故可判斷為風寒濕三痹均具，此即六淫致病的相兼性。換言之，中醫的診斷是有是「象」即具是因而診是證。

不少中醫的學習者常問，細菌、病毒在中醫如何分類？其實中醫並不單獨以此分類，它更注重的是從細菌、病毒作用於人體之後的狀態或病「象」來分類。

下一個問題接著就來了，不按細菌、病毒之分為指引，中醫也能解決細菌、病毒引起的疾病嗎？答曰：大部分可以！其實在中醫看來，細菌、病毒引起的疾病終歸是使人處在某一狀態（證）下，中醫擅長的就是調整狀態。這裡可以有一個反問，當人體狀態恢復正常，症狀、體徵消除了，細菌、病毒還在嗎？或者還起作用嗎？抑制或殺滅細菌、病毒只有直接殺滅或對抗一途嗎？

在此，不妨借用佛家的因—緣—果關係來作一淺顯類比。

先說「因」，因是指最初之動機或所為。在唯識學上，稱之為「種子」，就好比植物的種子，播種於地，就有可能生長出植物（果）。果者，被生成的一切現象。

如細菌、病毒，若以西醫觀念來看是感染性疾病的常見病因（因），它們作用到人體，就有可能產生疾病（果）。但須注意，「可能」不是「一定」。因為種子要生根、發芽、長苗、開花、結果是需要諸如土地、肥料、陽光、雨露等條件的。不同的條件，植物的長與不長，或長勢是不同的，所有可能對此種子產生影響的因素或條件就是「緣」。一顆種子，若置於極地的冰雪中，不管過多久都是不會生根、發芽、長苗、開花、結果的。因此，結不結果，或結出來的是什麼果，不能光看「因」，還須看因緣是否有際會，以及是如何際會的，缺因或缺緣皆得不到果。換言之，細菌、病毒（因）要引起疾病（果）也是需要「緣」的，這個緣，就是人體不同的生化內環境，中醫或會將之表述為不同的體質或正氣狀態。

如此，萬事萬物就有了因緣俱同、同因不同緣、同緣不同因、因緣俱不同等因緣關係，各種各樣的因緣會合就產生出世間各種各樣的現象之果。

因此，要想改變「果」，既可以通過改變「因」，也可以通過改變「緣」，甚至是「因」、「緣」均改來達到。

西醫的治療目標主要是通過改變「因」——抑制或殺滅細菌、病毒等。

中醫的方式就有點複雜了。前述辨證求因，本質上說是辨象求因，呈寒象即反推其因為寒。若以《黃帝內經》之六氣異常為六淫論，則邏輯簡單，寒證之因就是感受了自然界之寒邪。若以意象化後之六淫論，問題就沒有那麼簡單了。這寒證之因實是原始病因（因）作用到人體生化背景（緣）後產生的合力，由此合力導致寒證。因此，這個「因」若套入佛家的「因」、「緣」關係中，就不能以一個「因」字來概括，這實際上是「因緣際會」後的共同作用。

因此，中醫之治從本質來說是「因緣」並治。只是在不同的情況下，作用到「因」與「緣」的比重不同。比如外感風熱，若將銀翹散、桑菊飲拿去化驗，您會發現裡面確實有些藥物具有直接的殺菌或抗病毒作用。因此，會有人認為這是中醫「科學化」的依據，因為它們與西醫的對「因」治療畢竟有著相近的機理。儘管銀翹散、桑菊飲這麼複雜的藥物成分對人體的生化內環境肯定有一定的改變作用，但在機理上常會被忽略。我們也暫且把它們看作是作用於「因」大於「緣」吧。但假如是外感風寒呢？已經千百年臨床印證有效的麻黃湯、桂枝湯是通過直接殺菌、抗病毒來起效的嗎？又或者換一種方式來說，銀翹散、桑菊飲的殺菌、抗病毒作用應該大於麻黃湯與桂枝湯吧？但若以之來治療外感風寒證，它們的效果會好於麻桂兩湯嗎？還是恰恰起反作用？若然，麻黃湯、桂枝湯並非通過直接殺菌、抗病毒來起主要作用，則它們療效的主要機制不是已呼之欲出了嗎？——不就是通過改變機體寒性的生化內環境（緣），而最終改變了「寒」的結果嗎？

還是有一些中醫羨慕於西醫抗生素的效捷，見炎症就上具有殺菌、抗病毒作用的寒涼藥治之。不知道他們有沒有注意觀察過，對於細菌感染性疾病屬於中醫熱證者，若中醫與西醫比較，即使中醫的辨證處方是對的，如果西醫選對了抗生素，客觀地說，其起效的平均時間確較中醫快捷。這是因為抗生素以中醫視之多屬寒性藥物，其作用既針對了熱性的生化內環境（緣），又與細菌（因）有著更好的對應關係；而寒性中藥也針對熱性的生化內環境（緣），但其抗菌（因）作用往往是廣譜而不專門，兼且抗生素靜脈給藥的途徑也使其藥效更快顯現，因此，若僅以這種狀態為較，則總體來說，抗生素的確略占優勢。

但如果是寒證呢？那就有意思了！雖然從對因治療角度看，抗生素對細菌應有作用，但寒性的抗生素對體內寒性的生化內環境卻不是改善，而是惡化，則此惡緣與惡因會共同產生不良的後果，所以此型患者即使經治療後血液常規檢查結果正常了，痰也查不到菌類，可以說菌之因消除了，但往往會遺留反覆不止的咽癢咳嗽，痰白清稀，體更畏寒，則寒之果仍在。此時越用抗生素就越咳，因為寒之果更重了。要知道，一因未必是僅得一果的。面對此境，中醫的麻黃湯、小青龍湯、麻黃附子細辛湯等往往就可大顯身手。

如是流感類病毒性疾病而屬於中醫熱證者又如何？有臨床經驗者或有所體會，此時應是中醫略優，雖然中藥抗病毒的作用不算很強，也談不上專門，但它們同時能改變熱性的生化內環境而最後改變熱之果；而西藥抗病毒之效不一定強於中藥，在改變熱性生化內環境方面又不如中藥，因此略居下風就一點也不奇怪了。若對此類疾病而屬於中醫寒證者，則結果不言而喻，中醫幾乎是完勝。筆者與一些有西學中背景的醫師交流過，他們也認為，凡屬於中醫寒性病症範疇者，西醫大多沒有太好的針對性方法，因為寒的概念不在他們的研究範圍內。

但不要誤會，筆者無意為了提高中醫人的自信，刻意拿中醫之長來比西醫之短以求得一種心理上的安慰。中醫與西醫有著的共同敵人，就是疾病。兩者是戰友，不是敵人。中西醫觀察視點不同，價值取向不同，方法學不同，肯定各有所長。比如，預防疫苗的應用使傳染性疾病大為減少，就屬西醫學的亮點。在中西醫的比較中態度的客觀不但必要，而且必須。就如同騎兵善於衝鋒陷陣，長途奔襲，乘勝追擊；步兵長於攻堅破城，陣地之守，排陣變化。如果步兵嘲笑騎馬不能登牆，騎兵嘲笑步兵兩條腿追不上四條腿，都是既不厚道，也不客觀。

戰友強大，自己也能並肩，才顯自身強大。若以貶對方之弱，而顯自身之強，多少是有點不自信了。其實中醫有足以托起自己自信之強，只是相當比例的中醫人並沒有真正地把握好中醫，中醫的內蘊沒有被充分地理解並發揮出來而已。許是人之過，並非醫之過，中醫本有海闊天空氣象，何不再顯清風明月胸襟？

既談到病毒，這裡就順便一議，一些人習慣以板藍根等具抗病毒作用的中藥來預防流感類疾病，一些醫院甚至還推出板藍根涼茶以作預防。坦率地說，這應是一種流弊。首先，抗病毒藥物可以在治療中抗病毒不等於可以提前預防病毒。如果可以預防，為什麼對病毒更熟悉的西醫不以其抗病毒藥物來預防？還沒有病毒就先吃抗病毒藥物與還沒有細菌就先用抗生素，在邏輯上有什麼不同？其次，板藍根、大青葉等藥物是寒性的，沒有病而先吃這類藥等於先預設所有人都是熱性體質，或發病後是往熱證的方向發展。現代人真正屬熱性體質的有多少，臨床醫師多心中有數。如果一個寒性體質的人先吃板藍根類藥物來預防，他到底是提高了預防能力，還是因陽氣被削弱，反而致抗病能力下降？這本來不難想像。這種做法明顯地背離了辨證論治的原則。在中醫，真正意義上的預防，應該是辨體質而調理，使個體的體質偏差得以糾正，從而提高正氣的抗病能力。

說到流弊，還有一個西醫「消炎」與中醫「清熱」在觀念上的混淆，臨床還時不時看到一些中醫師凡見到西醫診斷有一「炎」字，就下意識會用中醫的清熱法，以為這就是消炎了。「炎」字雖然是由兩個「火」字組成，「炎症」患者也確常表現為熱證，但問題是「炎症」並不一定都屬熱證。如扁桃體炎患者的扁桃體可以是鮮紅，可以是淡紅，甚至可以是淡白，都屬熱證嗎？現代人由於體質變弱，寒證的比例在逐漸上升。即使是初起熱證，有時也會因中西醫的雙重治療導致治療過度而轉為寒證。不可不察！有是「象」則辨是「因」，知是證而用是方，才是中醫最基本的觀念與臨床最應實施的操作。

因此，中醫雖然不以細菌、病毒、真菌、黴漿菌和披衣菌等作分類，但針對「因緣際會」合力之果的治法，肯定會直接或間接地作用於這些因素而起作用。而細菌、病毒、真菌、黴漿菌或披衣菌等微生物作用在不同的人身上，則多以六淫中某一病因或複合病因的「象」出現，此時「辨象求因」即可。

至於對「因」（西醫之因）與對「因緣際會」（中醫之因）的治療孰優孰劣，則難一概而談，當視從哪一個角度看問題。

若以西醫的細菌、病毒、真菌、黴漿菌和披衣菌為「因」看，假如此「因」清楚，又有針對性強的藥物，則療效應較肯定而快捷。但若「因」清楚，藥物的療效卻不太理想，當然療效就難以肯定；若「因」不清楚，如SARS（嚴重急性呼吸道症候群）早期，西醫就只能對「症」處理了。順便一提，在對「症」治療方面，西醫有時的確是力道十足，雖然不是究竟法，偶爾也存在一些副作用，但在病症急重時，權衡利弊，霹靂手段也屬必要，不可抹殺。

若是對「因緣際會」的合力而治，當然應該有效。但既要作用到「因」，又要改善體內的生化內環境，這種調整較之單純的對「因」治療就更複雜，因此在速度上不一定有優勢，但其病是在整體狀態改善的前提下痊愈，則病人的感覺會比單純的對「因」治療所愈舒服。若「因」之力量太強，僅僅是對「緣」的改善，或者雖「因緣」並治，但治「因」之力不足，則可能僅能減輕病證，不一定能扭轉全局。就如一些烈性傳染病，如果要中醫獨立面對，其整體療效就不一定很如人意。當然，如果西醫獨立面對，沒有中醫的協同，其療效也會大打折扣，近幾十年來中國的烈性傳染病治療史已證明了這一點。

從SARS的例子也可看出：以象推因法還隱藏著某種方法學上的優點，假如有什麼類似於SARS的新發疾病，在早期，從西醫角度是未知其「因」，但從中醫角度卻是已知，因為這些疾病有症狀、體徵等臨床表現（象），於中醫來說，有象即可推因，原有的「象」理論體系已基本可以滿足這種推導方式的需求。有「因」即知治法，不用臨時抱佛腳地去尋新「因」。這就可以回答為什麼中醫面對SARS這種新病，上手就可用藥，這也應是中醫勃勃生命力的表現之一吧？

此外，病原微生物由於「微」，因此容易變異。我們看到，細菌在抗生素的圍剿下不斷地產生適應性變異，即耐藥性，而人類又不斷地生產新的抗生素以對抗。在這爭鬥過程，人類並沒掌握主導權，反是一直處於被動應付的劣勢中。因為抗生素的更新換代永遠比不上細菌的變異速度，正所謂「船小易調頭」。更麻煩的是病毒，因為它的個頭比細菌小得多，換句話來說，它的變異更加容易，也更難對付，故人類對病毒一直辦法不多，或窮於應付。因此，如果以病原微生物為「因」，則人類可能永遠都會處在疲於奔命的狀態中。

反觀中醫，宣導的是「與萬物浮沉於生長之門」（《素問・四氣調神大論》），不以自然生物為鬥爭對象。著眼的是對「因緣際會」的合力而治，其本質是一種狀態調整。某種治法，某個方藥，針對的是某種相應的狀態，所謂「有是證則用是方」。而身體狀態並不像病原微生物一樣會對相應的方藥產生耐藥性，因此小青龍湯一千多年前可以治療外感風寒、內有水飲，現在同樣可以，一千多年後應該還是可以，中醫藥的優勢之一於此而顯。如果疾病狀態出現什麼變化，中醫不過就是治隨證（機）變而已，這種應變方式就是「辨證（機）論治」，證（機）變治亦變，而對治的原則與方法早已存在自己體系內，不用如現代醫學般「渴而穿井，鬥而鑄兵」，每碰到新的疾病就須去尋找新的對治藥物。有此體系，當中醫面對新的病種時，當然就淡定得多了。

（二）形態實相瘀血象

從「辨證求因」角度看，辨瘀血就簡單多了，因為其「象」鮮明而直觀。

瘀血的病證雖然繁多，但其臨床表現歸納起來不外以下幾點：

①**疼痛**：多為尖銳性疼痛，其中以刺痛為常見，亦可為絞痛；痛處固定不移，如瘀阻於心常見心絞痛，瘀阻胞宮則見痛經；瘀為有餘之實證，故痛處拒按；陽化氣，陰成形，瘀有形，屬陰邪，夜間陰盛之時，陰凝更甚，故多夜間痛增。

②**腫塊**：若肌表跌打損傷，見局部青紫腫脹；若瘀積於體內，久聚不散，則可形成癥積，按之有癥塊，質較硬，固定不移，如肝脾腫大、各種腫瘤。

③**出血**：瘀為壞血或陳久之血，故其血色多呈暗紫色，常伴有血塊。如瘀阻胞宮者之經血，胃出血之黑便，或咖啡樣嘔吐物。亦由於瘀阻血脈，血不得循經而旁溢，故常表現為出血反覆不止。

④**望診**：外觀局部色暗紫，如面色晦暗，甚至黧黑，唇、甲青紫，舌質暗紫，或有瘀斑、瘀點，舌下經脈曲張，下肢經脈青紫曲張，肌膚甲錯等。

⑤**脈象**：瘀阻於內，脈來不暢，脈氣難以銜接，故多見細、濇或結、代脈。

瘀作為病因易辨，但作為治療卻較六淫複雜，六淫是有風祛風、有寒散寒、有熱清熱，就算是風寒濕合至，無非就是風寒濕一起祛，直接對應。瘀之不同在於它不是疾病的首發病因，而是繼發性病因，或稱病理產物性病因，即它是因緣和合後產生的果，這個果又作為下一階段疾病之因。因此，瘀血的治療，不但要針對瘀血這個果，還要針對形成現在瘀血狀態的具體「因緣」，即瘀血形成的病因病機。

我們先復習一下瘀血的定義：瘀血是指體內有血液停滯。而血液停滯的可能性有二：一是血運不暢，阻滯於血脈、臟腑、組織內；二是先有出血，但離經之血沒有排出體外，仍然積存體內。

具體到每個瘀血患者，其形成血運不暢或離經之血的病機均有可能不同，如何去推導其「因緣」呢？好辨，無非還是據「象」而辨，此「象」當為除瘀之外的其餘「兼象」。

如瘀兼局部冷感，其機當為寒凝血瘀。常見於凍瘡，其症為肌膚局部青紫冷痛，亦見於寒凝胞宮，小腹冷感，經色紫暗夾血塊之痛經。治之以溫經散寒活血。

如瘀兼熱象，如發熱，舌紅，脈數等，其機當為血熱成瘀。但血熱之瘀的具體「因緣際會」方式又有可能不同：或為熱入營血，煎熬津液，血液黏滯不行而成瘀，治當涼血活血；或是熱入血脈，迫血妄行，血液溢出脈外，積而成瘀，治當涼血止血兼活血。

如瘀兼氣虛而見神疲乏力，少氣懶言，舌淡，脈弱，此為氣虛血瘀。其「因緣際會」方式亦可能有異：或因氣虛無力推動血行，血行遲緩而致瘀，治當補氣活血；或因氣虛統攝無權，血液離經，停滯於體內成瘀，治當補氣止血兼活血。

或問：止血如何又能兼活血？放心！有是機便具是藥！中藥的止血藥中就有一個細分類——化瘀止血藥，田七、蒲黃、藕節、茜草、血餘炭等就是。

如瘀兼氣滯而見局部脹痛，或與憂思鬱結相關，即為氣滯血瘀，治當行氣活血。

而外傷血瘀則有病史可查。

上述各種「因緣」亦有兼夾的可能，如氣虛寒凝血瘀，是以瘀血常是多種「因緣」之果。瘀血既為病因，光是注意其形成的「因緣」還不夠，還得注意它作為下一階段疾患之「因」而可能導致的「果」，如瘀血致氣滯，瘀血致痰結，瘀血致出血，瘀阻臟腑致功能失常等。

在中醫現代化研究中，如果要說成果的公認性最強的，當屬瘀血領域。道理很簡單，瘀屬形質性病理產物，若以「象」言，屬形態實象（相），而研究形質正是現代「實體科學」之長，動物實驗、還原分析在此可大展拳腳，觀念上的溝通也幾可開直通車。但中醫像瘀血這種幾乎純粹的形質內容確乎不多，因此，瘀血領域的研究經驗往往難以在中醫的其他領域大面積推廣或複製，就容易理解了。

（三）效應符號括痰象

痰是機體相關功能失常，致水液代謝障礙而形成的病理產物。它與瘀血一樣，亦屬病理產物性病因。作為繼發性病因，是多種因緣和合後產生的果，這個果又可作為下一階段疾患之因。

痰與飲常並稱，但兩者是有區別的。一般以較稠濁者為痰，清稀為飲。飲又因其停留的部位及症狀不同而有不同的名稱，《金匱要略・痰飲咳嗽病脈證並治》就有「痰飲」、「懸飲」、「溢飲」、「支飲」之分。由於飲不像痰一樣具話題性或啟發性，因此，這裡僅以痰作討論對象。

較之鮮明直觀的瘀血，痰就複雜多了。痰有無形、有形之別，廣義、狹義之分，其「象」也變化多端，時而面目清晰，時而輪廓模糊。

1. 痰的分類

（1）狹義之痰

狹義之痰即視之可見、聞之有聲之痰，或咳吐而出，或嘔惡而出，或停於喉而未出，就是人們習慣上理解的痰。

（2）廣義之痰

廣義之痰包括有形之痰與無形之痰。

①**有形之痰**：有形之痰指的是視之可見、聞之有聲、觸之有形的實質性痰。

視之可見：即咳咯，或嘔吐而出者。若痰白清稀，屬寒痰；痰黃黏稠，堅而成塊，屬熱痰；痰白滑，量多，易於咯出者，屬濕痰；痰少而黏，難於咯出者，屬燥痰；痰清稀而帶泡沫者，屬風痰。無非就是可見之痰分別兼見寒象、熱象、濕象、燥象、風象的據象推因。

聞之有聲：即聞喉中有痰鳴聲，至於痰之屬性，則須視全身或局部兼象而定。如見舌紅，苔黃，脈數，就算見不到痰質、痰色，亦可初定為熱痰。

觸之有形：即可觸及痰核類物，多為軟性結塊或包塊狀物，可有一定的活動度。如癭瘤、瘰癧、痰核、乳癖、流痰、陰疽、流注，或現代病名中的脂肪瘤、某些囊腫等。這類病證用化痰散結藥往往有效，所以反過來以效應符號——痰來命名。

②**無形之痰**：是指由痰引起的一些症狀或體徵，如頭暈目眩、惡心嘔吐、心悸氣短、神識昏糊、癲狂等，看不到實質之痰，但以化痰藥治之則效。因無形質可徵，故稱無形之痰，實質上仍是據效而名「因」。其與有形之痰相似之處為多見滑膩舌苔，脈多滑。

以象歸納，視之可見者為「見乃謂之象」，聞之有聲、觸之有形者為「感乃謂之象」，而無形之痰與觸之有形者又有共同點，即據「效象」而命名。

一言以蔽之，凡以化痰藥治之有效的病，統一用「痰」這個符號來概括。因此，中醫之「痰」本質上是一個以「見象」、「感象」、「效象」為據的符號式病因。當然，有效不等於全效，各種痰病以化痰藥治之，有的效顯，有的效隱，有的效速，有的效遲，亦屬自然。

符號式病因於現代人看起來似乎有點難以理解，但若平心靜氣地放到特定的歷史環境看古人，您又不得不佩服這可能是一種不失聰明的做法。蓋病有一因一果、一因多果、多因一果、多因多果。現代醫學較擅長的是一因一果、一因多果等因果分明的病，如感染性疾病。但若碰到多因一果、多因多果之患，則常為之撓頭，更何況這裡還沒有把「緣」放進去，若「緣」一加入，則複雜的因—緣—果關係糾纏交織，講究精確的還原分析方法面對此局，那只能叫一個糾結！所以，像高血壓、冠心病、糖尿病這些常見的慢性病有幾個能治好？多半是僅能控制而已，有時甚至連控制也談不上。為什麼呢？因為這些病正是多因之果造成的，其因—緣—果糾纏互結，正所謂「條條大道通羅馬」，但條條大道又如迷宮，您就是不知道這個病人實際走的是哪一條道。治療方法就是在各主要通道上圍追堵截，卻難以找到精準的方法讓他去不了羅馬。

而符號式的「痰」本質上是以效命名，對「果」有效，從邏輯上來說，則對引起這個果的「因」、

「緣」也當有效，因為是「因」、「緣」的共力產生果，既然因—緣—果關係糾纏交織，難以將之完全明晰，則不如將之簡化，以「痰」之一字概括這種「因」、「緣」、「果」複雜的統一體。這也符合中醫一貫以效為目的之價值取向。

對千絲萬縷糾纏，千頭萬緒紛紜的問題，西方人的態度是今天疏不清，明天再疏，這一代理還亂，下一輩再理，上窮碧落下黃泉地追根究柢，愚公移山、精衛填海的精神在他們身上似更能體現；而東方人的心性則是，既然千頭萬緒，欲理還不可，越理越亂，則何必糾纏，不如運般若智慧，慧劍一揮，斷！直取本質，化繁為簡，以合簡易之道。直指人心，明心見性的禪宗能在中土開枝散葉，絕非偶然。「痰」之義即取簡為道。不同的文化心理，導致不同的價值取向與處理方式，實是各有各精彩。

2. 痰的致病特點

（1）易阻滯氣血

痰既多為瘰癧、痰核、乳癖、流痰、陰疽、流注等有形之病理產物，則易阻滯氣機，致局部脹悶，亦易阻礙血行，成痰瘀相兼之局。如痰滯在肺，肺失宣肅，氣失升降，可見喘咳咯痰，胸悶；痰阻於心，心血不暢，則見心前區憋悶，甚至絞痛，心悸；痰停於胃，胃失和降，可見噯氣，呃逆，惡心，嘔吐痰涎，胃脘痞滿；痰濁上犯於頭，阻滯清陽，可見頭重頭脹，眩暈，昏冒；痰氣結於咽喉，可見咽中梗阻，如若有痰，吞之不下、吐之不出的「梅核氣」；痰阻經絡，可見肢體麻木，或半身不遂等。

故治痰必加行氣之品，所謂氣行則水行，而活血之藥也常與化痰藥相配。凡觸之有形之痰，所選之化痰藥必兼有散結作用者方能見效，如半夏、浙貝母、栝蔞、牡蠣、海蛤殼、浮海石、海藻、昆布等。

（2）致病廣泛、變化多端

痰可隨氣升降，內而臟腑，外而筋骨皮肉，無處不到，隨所到而影響相關功能，產生各種症狀。病可生痰，痰又可致病，因果交織，形成複雜病變，故曰致病廣泛。有時甚至產生一些難以名狀的病症，故又有「怪病多痰」、「百病多由痰作祟」之說。

痰病如何怪？現以一病例窺之：

幾年前，一位五十餘歲的男性患者尋余診治面部腫物，症見臉左顴部有個約一・五公分見方的微隆起腫物，色微紅，質軟，無明顯熱感，推之可微動，此不為奇。奇就奇在病人說此腫物可在面部移位，時在顴，時在頰，時在左，時在右，往往數日一移。腫物微痛，刻診伴見舌略紅，苔微膩，脈略滑。翻看其病歷，在不同的中西醫院看過，病史約一年，症狀描述大抵相近，僅是腫物漸大，由於病人不願做病理檢查，故西醫多書為面部腫物待查，沒有具體診斷。中西醫治療一年，未效。思之，以西醫結構之學實難解釋面部可出現游移性腫物，若以過敏論，則一直以來僅出現一個腫物，只是位置不同，也不太像。既然西醫未有解，則不如放下，以中醫釋之：微隆之腫物，質軟，無明顯熱感，推之可微動，當為痰結；病位可游移，因風性善行，當為風；腫物色微紅，微痛，舌略紅，此為微熱之象；病在面部，以陽明經為主屬。合之為風痰兼熱流於陽明之經。

方以牽正散加味：白附子五克，全蠍五克，僵蠶九克，膽南星九克，天竺黃九克，升麻十克。

牽正散所治病證本為風痰阻於經絡之口眼歪斜，多為現代醫學的顏面神經麻痹。病與該患者之病雖不同，但病機卻近，均為風痰阻於頭面，陽明經脈受病。所異者，該患者多一熱因。屬意以白附子之辛散，主入陽明經，善行頭面，以祛頭面之風痰，但究屬辛溫之品，故輕用之，亦有「治上焦如羽」之意；全蠍善走而色青，與風氣通，為搜風通絡之主將；僵蠶清虛上行，能祛經絡之風痰並散結。原方以熱酒調服，宣通血脈而助藥勢，並引藥達病所。但酒性熱，該患者病性偏熱，故棄而不用。膽南星、天竺黃均善祛風痰而清熱，亦可制白附子之溫性；升麻既可引藥上達陽明以代原方熱酒之用，亦具清熱解毒、宣散風熱之功。方開七劑，囑每日晨服，以助藥勢升散。

一周後複診，腫物已消散無蹤。此後患者又常因他疾來診，未見腫物復發。此證在中醫看來，實未算奇難，無非就是辨「象」求「因」，再據因而治。西醫無診斷，不等於中醫就不能以自己的診斷來治。須知在西醫進入中國之前，中醫一直就是這樣看病的。中醫看病本無祕訣，不過就是熟習理、法、方、藥，再於臨床隨「機」變通應用而已。

常聽人說中醫是經驗醫學，雖然中醫的經驗成分確實較重，但若僅以「經驗醫學」四個字來概括卻難說恰當，甚至可說是對中醫層次的一種無意識矮化。像本例西醫既無明確診斷，也無明顯治效，醫者以往未見，在門診也不可能查閱古文獻有否記載，可說全無經驗可憑。可憑者唯患者證象，再據象推理（病機），順理選法，據法擇方，方證合拍而獲效。這就說明了中醫早已超越了經驗醫學範疇，是在眾多醫學經驗事實基礎上經往復循環的理性疏理、再實踐檢驗、再理性總結，而成就自身理性的科學體系。中醫師們每天接診那麼多的患者，不可能每一個都有現成的診治經驗，如何處理，不過是據體系內的醫理而推，再知行合一，據理而行，因理獲效。一門據自身之理操作得如此順當的學科，若還要質疑其理是否算理，或認為其理非得要以其他體系的方式來說明或判定不可，是否有點滑稽？也有點悲涼？

痰邪致病不僅廣泛，且變化多端，如美尼爾氏綜合症（Ménière’s disease），平時如常人，一旦風痰上擾而發作時，則見天旋地轉般的眩暈。再如癇證，多素有伏痰，平日如常，多因痰而發，發時突然暈仆，不省人事，四肢抽搐，牙關緊閉，口吐涎沫。

（3）痰為陰邪，易蒙神明

津為活水，痰則類死水而暗濁。神以清明為用，尤畏暗濁之蒙。痰蒙神竅，火被水晦，就如汙水潑白牆，其症尤顯分明。痰蒙清竅，可見頭昏頭重，精神不振，甚則神識模糊，昏不知人；痰迷心竅則見表情淡漠，神志癡呆，喃喃自語，舉止失常之癲證；痰若挾火擾心，輕則心煩失眠，重則狂躁譫語，哭笑無常，狂越妄動，打人毀物，不避親疏；肝風挾伏痰上蒙神竅則見癇病。

（4）病勢纏綿

痰類死水之停蓄，多有形而為陰邪，其黏滯之性較彌散狀態之濕更甚，故多病勢纏綿，病程較長。我們看看癭瘤、瘰癧、痰核、乳癖、流痰、陰疽、流注、梅核氣、癲、狂、癇這一串病名，有哪一個是能速愈的？更兼痰阻則氣滯，痰凝則血阻，氣血受阻，反過來又會促使水凝為痰。痰、氣、血交結，病更纏綿。死水則易臭，死痰則易變，因此痰、氣、血互纏之病的惡性發展屢見不鮮。

（5）多見滑膩舌苔

滑者水多，膩者性濕。水、濕、痰、飲均是水液代謝障礙的病理產物，故滑膩舌苔常為四者的共見症狀，也為有形、無形，廣義、狹義之痰所共見。

既然痰為繼發性病因，則如瘀血之治般，求其病本、位屬，再據機而治，是為必然。然痰之病有否樞機所在？有！痰既為死水一潭般的陰性病理產物，則其病機就在於水之不運、不化。然水之運化靠的是什麼？陽氣！故「病痰飲者，當以溫藥和之」（《金匱要略・痰飲咳嗽病脈證並治》）就成為痰病的治療指引。脾得陽溫則濕運，腎得陽溫則水化，水濕之源得控，痰自難生。

然痰之變亦須明察，「肺為貯痰之器」，肺與天氣相通，天氣者，風、寒、暑、濕、燥、火六氣也，故痰在肺，有風痰、寒痰、濕痰、燥痰、熱痰之變，當因變而治。肝主疏泄，氣通則水行，氣滯則水停，故癭瘤、瘰癧、痰核、乳癖、梅核氣、囊腫等觸之有形之痰多凝於肝經，當效大禹治水，以疏為治，若結塊阻塞，則散之、破之。痰阻心脈，仍法大禹。痰蒙神竅則宜溫化與開竅，心為火臟，痰蓄每易化火而成痰火擾心，以化痰清心開竅為宜。

瘀屬形質性病理產物，以還原論方式開展科研如魚得水。痰也屬形質性病理產物，則其科研開展能否也如瘀血研究般順達？就目前所見，難以如此樂觀。

其實道理並不複雜，以現代科研眼光看，瘀血是定義清晰的病理產物，研究對象清楚，當然研究結論也容易下。而痰本質是歸納多種表象資訊，概括眾多經驗事實，以「效象」為據的符號式概念。其內涵與外延常隨語境、病證名之變遷而改變。「致病廣泛、變化多端」已說明了這一點。因此，欲以一些特異性指標來概括痰的共同特徵，使其整體面貌清晰，應是難於走蜀道。如果是以各種痰病各自分類研究的方法進行，又會碰到另一個尷尬的問題。因為癭瘤、瘰癧、痰核、乳癖、流痰、陰疽、流注、梅核氣、癲、狂、癇、肥胖等疾病幾乎都可在現代醫學中找到對應的疾病或範圍，而這些疾病或範圍的微觀機理，西醫多有現成且較成熟的解釋，就算研究者的切入點略有不同，但以同樣的方式研究同樣的對象，似也難做到不同結論的突破，就更不用說另闢蹊徑了。是以每個具體的痰病總體上應該不會與西醫相關範疇的機理相差太遠。這就帶出了這麼一個尷尬的問題：能否把西醫的現成之理置入中醫體系內，使其互相通融？其實，兩者相參或可，至於相融這個問題就幾乎不用回答了。因為這等於問，中西醫兩套體系在理論上是否可以通約，是否完全相洽而無邊界？如果是，中西醫早就全面結合了。因為，在中醫、西醫、中西醫結合領域最不缺的就是時時刻刻瞄準著各種結合可能性的聰明人。

因此，符號式的概念該如何去開展研究？著實考人。

第五節 診象——症、證、病狀

（一）望聞問切四診象

1. 望象

望診，是從「見乃謂之象」中獲取生命資訊，以了解健康或疾病情況的診法。不管是全身還是局部，基本上是按望神、色、形、態的程序進行有目的的觀察。

（1）神象

有經驗的醫師都知道，除了神志類疾病外，望神幾乎不診斷任何具體病，是屬「形而上」的內容。但為什麼要先望神？《素問・移精變氣論》曰：「得神者昌，失神者亡。」一語中的。作為人體生命活動綜合外在表現的神，是機體精氣盛衰、疾病輕重、預後良惡的重要標誌。

怎麼理解？其解有二：其一，精氣是人體生命活動的最基本物質。在精、氣、神關係中，精化氣，氣化神。故精充則氣足，氣足則神旺；反之，精虧則氣衰，氣衰則神疲。是以望神可以觀察人體的精氣盛衰，以知生命活動狀態。其二，就形與神的關係言，形神合一，神藏形中，有形才能藏神，形健則神旺，形衰則神疲；而神則主宰形之生命活動。《素問・上古天真論》云：「形與神俱。」故診神亦可知形之健衰，生命活動是否有序。

簡而言之，望神可診察體內精氣盈虧，正氣存亡，形體強弱，臟腑功能盛衰，也可判斷病情輕重，預後良惡。一般可從得神、失神、假神、神疲以及神志異常等方面作判斷。此外，脈有脈神，舌有舌神，神主形從，中國古代文化中的重神觀念在此得到充分體現。

（2）色象

望色須注意，望的不獨是顏色，也望光澤。光澤即氣；望色一般是氣色並稱，氣色並望，尤以望氣為重。如屬黃種人的中國人，正常面色是紅黃隱隱，明潤含蓄。故以明潤含蓄為得氣，為有神。即使是病色，仍以五色光明潤澤者為善色，說明雖病而臟腑精氣血未衰，預後良好；如五色晦暗枯槁者則為惡色，示臟腑精氣血衰敗，陰陽虧虛，多預後不佳。這實際上是望神的餘緒。

至於面部、局部以及舌的青、赤、黃、白、黑五色變化，主不同臟腑系統和不同性質的疾病，是大家所熟習的內容，本書不是教材，凡此類，不囉嗦，免生厭。

（3）形象

形之象有二：

一是形體之象，即通過觀察患者體型的強弱、胖瘦及體質類型情況，以了解健康與病情。體強者為內臟堅實，氣血充盈，陰陽調和，抗病力強之象，即使患病也易治療，預後較好；體弱者為內臟虛弱，氣血不足，陰陽不足，抗病力弱之象，病多虛而難治，預後較差。而「肥人多痰」、「瘦人多火」亦為經驗之談，各有其機及病演趨向。

二是舌形之象，如胖大舌、瘦薄舌、齒痕舌、裂紋舌、芒刺舌等，各有其主病。以象會意即可知大略：

胖大舌常與齒痕舌並見，多主濕盛，尤以脾虛為常見。水多而泡舌則肉軟鬆浮而胖大，以胖大鬆浮之質，壓於固定之齒，質弱者輸，故舌現齒痕，乃自然之事。脾主運化水濕，若水濕不運，則先淹自身，故此舌以脾虛常見。

裂紋現於舌面，就如地旱田裂，憑直覺就可知陰血不足，舌體失潤為多。至於細辨，尚可參舌色或舌苔。

瘦薄舌者，不充也，虛也，至於何者不充，可參舌色。

芒刺多為有熱，其舌多紅。

此處雖僅論形，但舌診不獨舌形，尚有舌神、舌色、舌態、苔色、苔質之辨，全稱謂之舌「象」。

（4）態象

態即姿態，人的動靜姿態、動作和體位與其陰陽、虛實，以及臟腑所轄的皮、肉、筋、骨、脈五體的狀況密切相關，故可藉以判斷疾病性質、邪正虛實、臟腑部位。

態之象亦有二：

一是身之態，主要觀察病人的行、坐、臥、立時的體態、動靜與動作。如臥時常面向裡，身重不能轉側，多為陰證、虛證；臥時面常向外，身輕自能轉側，多為陽證、實證、熱證。不難意會。

二是舌之態，常見強硬舌、痿軟舌、顫動舌、吐弄舌、歪斜舌、短縮舌等，各可據不同象而診不同病。如強硬舌、顫動舌、吐弄舌、歪斜舌、短縮舌均屬不自主之態，則其主病中定有動風或為動風先兆。至於動風外的其餘所主，多可結合舌色而辨。痿軟者，無力也，定主虛。若細辨，再參色。

2. 聞象

聞者，聽與嗅也，此屬「感乃謂之象」。聞之象感覺上好像沒有望之象直觀，其實不過是換了感官而已，去除心障，其象其實更為簡單鮮明，易於把握。

（1）聞聲象

舉凡病人的語聲、呼吸（喘、哮、上氣等）、語言（譫語、鄭聲、獨語、狂語等）、咳嗽、嘔吐、呃逆、噯氣、太息、噴嚏、腸鳴等聲高有力者多屬實，實證中又以熱的比例居多；反之，低弱無力者多屬虛，虛證中又以寒者居多，此為總括。再細分，則參聲音之清濁、緩急變化，以及發出聲音的臟腑及相關兼證。《四診抉微・凡例》云：「聽聲審音，可察盛衰存亡，並可徵中外情志之感。」

（2）嗅味象

是指嗅辨與疾病相關，包括病室、病體、分泌物、排出物等氣味。亦有簡則：如口氣、痰、涕、汗、二便、經、帶、惡露、嘔吐物等氣味酸腐、臭穢、濃烈者，多屬實熱；微有腥氣者，味淡薄者，多屬虛寒。細辨則參發出氣味的臟腑及相關兼證。

3. 問象

問之象不是直接所見、所感之象，而是醫生通過對病人或陪診者有目的地詢問，以求取望、聞、切診難以獲得的生命資訊。再以中醫理論為參，按「任物→意→志→思→慮」的過程而得的「分析象」，以此來把握病情。

問象之得，重在會問。不會問者，東一榔頭西一棒，不知所謂；會問者，據圓通無礙的中醫理論步步進迫，終獲欲得。

如頭痛是病人的主訴，若僅「頭痛」兩個字則只能定位在頭而不能定性，也不能準確定經。因此就得有目的多環節地詢問，以獲取更多的可資判斷資訊。

若頭痛綿綿，時痛時止，延續較久，一般判斷為虛。但究屬何虛？還須進一步提問，讓病人回答。若有頭腦發空的感覺，多為腎精虛，因為腎藏精生髓通於腦，此腦髓空虛之象；若其痛於勞神後加重，多為血虛不能上榮於腦所致，因神志活動所耗者主要是血；若為勞力後頭痛加劇，則氣虛頭痛居多，此據「勞則其耗」而知；若具氣虛頭痛徵，其痛又具冷感，則為陽虛頭痛，因氣屬陽，「陽虛則寒」故。如單純從頭部症狀還沒有把握準確判斷何證，則有指引性地再詢問兼證，如初判為氣虛頭痛，則繼續追問有否神疲乏力、少氣懶言等症以助辨識。

如欲精確定位，則重點詢問頭的何部疼痛？若頭痛連項背，為太陽經頭痛；痛在前額或連眉稜骨等處，為陽明經頭痛；痛在兩顳或太陽穴附近，為少陽經頭痛。此以經脈循行為據。

4. 切象

仍屬「感乃謂之象」，以手觸而得。據所觸之位不同則得「象」有二：

其一為按之「象」，即對病人體表進行觸、摸、按壓，以了解局部軟硬、冷熱、潤燥、壓痛、腫塊及其他異常變化，從而推斷病情。

其二就是脈象。脈稱「象」，舌也稱「象」，已很好地說明了「象」為四診之據。脈之象是通過脈位、至數、形態、力量、流暢度、緊張度、氣勢、來去、節律等方面來體察。

浮脈、沉脈是脈位深淺之「象」不同，分主表裡。

遲脈、數脈是至數快慢之「象」不同，分主寒熱。

大脈、細（小）脈是形狀之「象」不同，大主邪盛，細主正虛，尤以陰血虛常見。

虛脈、實脈是力量強弱之「象」不同，仍分主虛實。

滑脈、澀脈是流暢度之「象」不同。滑者，實盛於內，氣實血湧；澀者，瘀、痰、食膠固，血行受阻。

緊脈、緩脈是緊張度之「象」不同。緊者，寒性收引，脈道緊張；緩者，風性開泄，脈氣不緊張。此外，虛者又可見怠緩無力。

結、促、代是節律之「象」不同。三者均脈有間歇，此脈氣受邪阻或正虛脈氣不得接續之徵。結脈緩慢，故主陰盛氣結，寒痰血瘀；促脈急數，故為陽熱亢盛，氣滯血瘀，痰食停滯；代脈為有規律的間歇，多主臟氣衰微。

不難看出，就主病來說，脈象與病象幾可相應直推。然脈診是否真如文字表面看上去那麼容易把握？其實不然。脈象是四診中得「象」技術最難的一種。常使醫者有「心中易了，指下難明」之歎。脈診之難，難就難在要將心象轉成觸象。如澀脈，其象是「脈來艱澀，如輕刀刮竹」，我們在學習脈象理論時，看字面是容易明白的，心裡都知道這是一種脈來不流暢的表達，但要將此形容性質的「輕刀刮竹」心象轉成指下的精確感覺就不那麼容易了。心象是心領，觸象是指按，看上去是心象虛，觸象實，實際運用卻是「心中易了」，較實；「指下難明」，反虛。

虛實之間的清晰轉換有以下幾難：

很多時候，連「心中易了」也未必盡然。蓋因脈象的描述，多半是形容詞。且看：弦脈，端直以長，如按琴弦；滑脈，往來流利，應指圓滑，如盤走珠；緊脈，脈來繃緊有力，狀如牽繩轉索。都有一個「如」字，「如」是形容詞，不是精確表達詞。況且古琴的琴弦誰也沒按過，都是心中揣摩著，大概是這樣吧？此一難。

前例還是單一脈之「象」，有些脈卻是多「象」相兼，如濡脈是浮而細軟（軟即無力）；弱脈是沉而細軟；洪脈是極大（形狀），狀若波濤洶湧（氣勢），來盛去衰（力量與來去）。難度又增，此二難。

比濡、弱、洪這種一脈兼多脈更麻煩的是真正的相兼脈，如脈弦細數，弦、細、數相兼。有時還湊熱鬧般地加上一個程度形容詞「略」，如脈細略滑。相兼則使觸象、心象均分散，此三難。

還有完沒完？沒完！別忘了，還有左、右手，寸、關、尺，浮、中、沉之三部九候。其內容我們在《中醫診斷學》中均學過，但這些知識在其後的臨床各科教材就形同虛設了。有時看到一些書對證候脈象的描述就想發笑，比如肝火旺，脈象多半寫脈弦數，三部九候都弦嗎？脾氣虛則多寫脈弱，三部九候都弱嗎？真正的脈象是三部九候均有差異，如此才有定位、定性之別，此四難。

還有沒有？有！脈象還有春夏秋冬、晝夜晨昏、飽肚空腹之不同，脈象出現的生理背景也需要考慮，此五難。

因此，要溝通心領與指按而達到「神會」，還真的要做有心人，下大工夫。當然，明師的手手相傳也必不可少。

不過，話又說回來，脈診有被民間神奇化、中醫初學者神聖化之嫌。君不見，電影、電視上凡中醫的扮演者一律是仙風道骨，面對病人，三指一按，氣定神凝，略問數語，筆走龍蛇，處方用藥。脈診成為中醫的形象代表，使人覺得中醫水平的高低就在脈診水平的高低。誠然，脈診水平高，中醫水平也高的概率確實較大。但脈診並不是決定中醫診斷水平乃至診療水平高低的唯一依據，只能說是依據之一。何以見得？《難經・六十一難》云：「望而知之謂之神，聞而知之謂之聖，問而知之謂之工，切脈而知之謂之巧。」望、聞、問、切對應神、聖、功、巧，其診病意義的大小或可參此序。

但為什麼感覺上古人診病很注重脈象呢？張仲景就常「辨……病脈症並治」，像晉代王叔和的《脈經》、明代李時珍的《瀕湖脈學》，這樣的脈學專著在中醫古籍中的地位也不低。竊以為脈診在中醫學發展的早期所占的分額確實較大，因為當時望、聞、問三診還處在發育早期，遠未成熟。《傷寒論》中幾乎見不到舌象就是明證。隨後在望、聞、問診的不斷發展、充實過程中，脈學的發展並沒有超出《脈經》太多，說明其發展空間遠小於前三診，尤其是問診。因此，脈診在四診中提供診斷依據的分額實際上是下降了。再加上還有一個難易度的問題，您說是以問診診出氣虛頭痛容易，還是以脈診診出容易？看舌象客觀還是「指下難明」的脈象客觀？花同樣多的時間，學其他三診可能是精進，學脈診可能是寸進。人都有捨難從易的心理，這應該也是脈診發展較慢的一個原因吧？

那麼，脈診為什麼會被選作中醫的形象代表呢？通常能作形象代表的，無非就是兩樣：要麼是強項，要麼是特色。西醫也有望、聞、問診，但沒有系統的脈診。因此，脈診實是以其特色可作為中醫與其他醫學不同的辨識標誌而在形象上走紅的。況且，脈診有典型的造型，符合廣告學原則。而其他三診沒有，自然不受青睞。

常有學生問：中醫是否存在只憑脈診就可以診病的醫師？道理上一診是難以完全取代或涵蓋四診的。若有能以一診涵四診之高人，其診就不獨是教科書所言的以脈的位、數、形、勢來辨那麼簡單了，他候的可能是直指本質的脈氣，這是脈診的理想境界。有沒有這樣的人？世界之大，無奇不有！但如若有，即為奇，奇則絕不會多，這種別類境界，或得自家傳心訣，或得自明師指點而兼苦練，或源於心指之間訊息特別容易溝通的天賦，未必是通過通常意義上的學習而習得。一般的擅長脈診之人大多還是需以望診、聞診為佐，只是問得較少而已。

嚴格來說，一診獨大是不應該鼓勵的，獨尊一診，總不如四診合參。道理很簡單，四診所得的生命資訊總多於一診，以之分析判斷病情，參照系也多，最後診斷準確的機會肯定就更大。因此，脈診雖難，但工夫是必須下的，如果四診三缺一，所得資訊同樣是不完整。四診合參，是中醫診斷的基本原則，也是基本道德。

因此，當以平常心看待脈診，它就是四診中的一診，搜集基本資訊的手段之一。脈診除在常規診斷中可起作用外，更能顯其價值的可能是在碰到諸如寒熱真假、虛實真假等複雜情況或病情危重須判斷時，因為它還有「胃」、「神」、「根」之識，「七絕脈」之辨。「危難之處顯英雄」也許就是脈診的閃光點。

（二）證象

1. 證象內涵

中醫觀病，是以症象、證象、病象疊合，點、線、面互參為法。其中證象往往是症象之疊，又是病象某一階段的病理外現。以動態觀之，最能反映疾病演變本質及中醫診療特色，故以之作代表性討論。

證之象其實是望、聞、問、切四診之象合一的綜合象，一般表現為由一組症徵在一定病機作用下銜接起來而成的狀態。證的本質是人體在疾病或亞健康背景下所處的某一綜合狀態，因此，亦為狀態總象。態則有勢，故狀態者，非靜象、非定象，而是因時而演的動象、變象。這是證的基調。

證的內涵，證型與證候的區別，病、證、症的關係，證與機的比較等，在〈易之篇〉已作過討論，這裡不再重複。

2. 證象研究

作為中醫診斷的主要體現，證肯定需要且值得研究，目的是提高其可把握度及臨床實用性。目前證的研究大概可分兩大類：證的臨床規範化、標準化研究，以及證的實驗指標化研究。這兩方面的研究均存大量經驗，也可看出一些得失。筆者較關心的是研究前景問題，在此略陳淺見，以待高明。

（1）證的臨床規範化、標準化研究

客觀地說，這種研究確有必要。既然「辨證論治」一詞真正成為現代中醫學固定術語的時間是在一九五五年，那麼之前的中醫對其應用多是介乎有意與無意之間，僅是順著張仲景模式在慣性運作，其所辨的證多較粗糙。查看古籍，尤其是古代病案，就可佐證這一基本判斷。因此，中醫證的規範化雛形應始於中醫診斷學教材。之後再引入現代的各種方法與手段，這個領域多以流行病學調查方式為引，或病證調查，或專家討論，或專家問卷，再結合現代各種統計方法以及電腦技術，做了大量的工作，也取得不少經驗。儘管規範化標準於科研與臨床的實用性未能完全對等，病證相雜、兼證的複雜性問題未能完全解決，標準化的精確度追求與臨床證的實際辨識需一定靈活度之間存在不少矛盾等，尚未協調好，但這種研究畢竟是以中醫理論為據，以人的四診為憑，尊重證的狀態本質，因此並無方向性問題，屬於真正的「中醫研究」，剩下的就是觀念的調整、「度」的把握、方案的優化、技術手段的改進等問題。隨著經驗的豐富，方法與手段的不斷進步，這些都應是可把握或可企盼的，因此，在這方面研究的突破乃至逐漸成熟，應是假以時日的問題。

（2）證的實驗指標化研究

如果說，這類研究的成功幾無可能，似過於武斷，但難度很大，應是公認的事實。我們不妨分析其

難何在。

①動物研究：證的動物模型若能成功，應是中醫科研的一大福音，很多不方便在人體進行的實驗都可以在動物身上做，但動物實驗至少可能碰到以下問題：

其一，人的證主要是由四診症狀、體徵合參來體現，在動物身上不可能四診合參，尤其是問診與聞診的缺失。小動物也不可能有脈診，大動物即使有，也不太可能與人的一致。那麼，以什麼來判斷此模型就是欲得之證？

其二，人的證現在基本不以指標為判，在人身上大多數證都找不到特異性指標，則在動物身上就能企盼？

其三，若以方藥的有效性反推造模的成功性，其結論只是或然性而不是必然性。以往大多數研究的設計分組都不太敢將證相近者當成對照組，而僅以毫不相似之證來對照，如研究腎陽虛就不太敢將腎氣虛、脾陽虛、心陽虛作為對照組，因為如果這樣對照的話，其結果可能是一個方四個證都有效，只是各自起效機制不完全相同罷了。如果都有效，只是機制不同，就說明此模型不具有確定該證的特異性。

其四，人工致證的造模與自然病因致證在機理上存有很大差異，由此導致了其痊愈機制的不同。當動物用藥復原後，很難說這是方藥的單純對證效果，還是因直接抑制了造模因素而獲效。且較低等的動物造模後的自愈能力一般強於人類，又加大了這種不確定性。

其五，人具精神性與物質性，心理與生理的互相影響在人類身上是很明顯的，尤其在重視「形神合一」的中醫，這方面尤為看重，不少證存在心理症狀。動物僅具物質性，即使或存心理，也相當低級，難以與人完全類比。

就目前來說，動物造模與人之證的相似度還是不高，作為方法探索未嘗不可，但若真想把它上升為可用，則至少要先解決以上問題。難度有多大，不難想像。況且，以上問題尚屬筆者的不完全考慮。

②人體實驗：若在人身上做指標檢測，情況之複雜就真的是一言難盡了。

首先，我們先把證的構成要素歸納出來：虛證不外陰、陽、氣、血、精虛五種，再發展則為脫；實證主要有風、寒、暑、濕、燥、火六淫，痰飲，瘀血，結石，食積，蟲積，精滯，氣閉。此外氣滯以實居多，也可由虛而致；疫癘雖重，但其定性主要還是參照六淫。以上歸納雖不一定全，但也八九不離十了，在此基礎上再加上定位，基本上就是中醫的證了。讀者或疑，看上去構成中醫證的要素並不太多，何來複雜？不要忘了，以上因素是可以相互疊加、排列組合的，僅僅陰陽兩爻就可以「太極生兩儀，兩儀生四象，四象生八卦」，八卦再疊為六十四卦，理論上還可以疊下去，更何況上述因素遠多於陰陽兩爻？因此，證的複雜就在於其因素的可組合。

我們不妨先把問題簡單化，看看有哪些因素是以指標之測較易完成的？下列領域或許有門：

「血」因素：中醫的「血」與西醫的「血」在本質上並沒有太大區別，故此領域是最容易溝通的。前已述及，在中醫現代化研究中，屬形質性的瘀血領域的成果公認性最強，而研究形質正是現代「實體科學」之長，動物實驗、還原分析在此可大展拳腳，觀念上的溝通也幾可開直通車。而中醫的「血虛」與西醫的「貧血」雖概念不一，本質卻大同小異。「血寒」若屬凍瘡類外寒加瘀血也較好辦，無非就是溫度因素加瘀血而已，但若屬陽虛致瘀就沒那麼簡單了。「血熱」不一定是溫度加出血的問題，但研究的難度似乎不應該太難。因此，單純「血」領域應該較易找到突破口。但血之為病，原發的少，繼發的多，在中醫較少純證，經常與之糾纏的因素除寒熱外，就是氣與水濕痰飲。要把這種糾纏因素也算進去的話，即使是這個看上去最簡單的領域也變得複雜了。

精範疇：如果不牽涉到廣義問題，也相對好辦。生殖之精的虛主要表現在男子精少不育，女子經少或經閉不孕。大多可在現代醫學中檢測到相應的指標或器官改變。精滯也多源於精囊、輸精管等器質性病變，與現代醫學溝通應該不存太大困難。

若是生長發育之精病，在兒童可見五遲，五軟，身材矮小，動作遲鈍，囟門遲閉，解顱，枕禿，雞胸，龜背，X形腿、O形腿，智力低下，反應遲鈍，癡呆等病症；在青少年則可見發育遲緩，筋骨痿軟，肌肉瘦削無力等現象；成人早衰，腰膝酸軟，足痿無力，髮脫齒搖，髮早白脫落，骨脆易折，骨質增生，耳鳴耳聾，健忘癡呆。只要略加注意就會發現，以上大多數表現是以體徵為主。現代醫學對症狀的解釋雖然不太擅長，但對體徵的解釋卻到位得多，況且體徵本身就具有一定的指標意義。因此，精範疇研究的指標化應該不算太難。當然，前提還是建立在證較純的基礎上。

其他因素：六淫中的暑、燥是較純的氣象因素，應該不存研究難度；結石、食積、蟲積作為病因，可與西醫直接對譯，病因解決了，證遲早會消解，所以也不是難點所在。

因此，以宏觀四診為主，以成熟的微觀指標為輔，應是以上範疇的證研究可走之路。

剩下的大部分內容，要指標化就是較難啃的骨頭了。以下問題個人認為需要考量，大家也不妨一起參詳。

第一，既云指標研究，則泰半情況可以擅長研究指標的西醫為參。西醫學擅長解釋病，不擅長解釋症狀，譬如「疼痛」這一症狀，在西醫的機理解釋上就頗為複雜，也未見得完全明瞭，更遑論要解釋由一組症狀在某種病機作用下銜接起來而成的證狀態。幾乎未聞西醫針對自己熟悉領域的症候群去找對應的指標群。然則在不熟悉的中醫領域，面對形式上也是症候群的「證」，能找到對應指標群的可能性有多大？

第二，證的指標研究對象應是無兼夾的純證，這樣找出的指標群才有精確性可言。但稍有經驗的中醫師都知道，臨床上出現純證的概率並不高，大多是有兼證，或兼多，或兼少，或並證，或合證，甚至數病數證並存，更不用說證還有輕重之分，且多為臨時性症狀組合，具有時間性與易變性。因此，即使找到了純證的對應指標群，那碰上臨床機會大得多的非純證又怎麼辦？要知道，醫學研究的最終目的是為臨床服務。

第三，還原分析方法長於研究線性、疊加性、均勻性及對稱性對象，最好是整體中不存在交互作用。人是複雜的有機體，各種關係不可能完全呈線性而不相交互，此法嚴格來說用於西醫學研究也不見得很給力。而中醫的證是一種動、變狀態，是典型的非線性過程，如果有相應微觀變化的話，全身狀態與局部狀態下的微觀指標當呈非疊加性、非均勻性及非對稱性交互。這麼複雜的指標關係當如何處理？如果不知道難度有多大，我們可以看看更簡單一點的如天氣預報、地震預測這種無機複雜現象，其資料處理都不能盡如人意，那麼人體這種複雜的有機體中的複雜資料就更不用說了。擅長將事物簡化、清晰化的還原論方法，碰到這樣的對象又豈止是頭痛那麼簡單。

第四，證作為一種狀態，從目前的研究看，找到某證特異性指標的報導並不多。假設有，則將之作為對望、聞、問、切四診外的一種補充，我們姑且名之為「測」，當作第五診就好了。但就目前的情況看，如果證確實存在指標變化的話，最有可能的應是多系統、多指標的同步變化。既然指標多不特異，則很可能大多數指標單一計算時統計學上並沒有差異，但統計學上沒有差異的眾多指標的細微改變之合力，即「多因微效」作用，可能最終形成了證。如果這樣，那麼統計學又當如何處理這些單獨統計可能沒意義，而在綜合作用中又有意義的指標？同時，要研究的不僅僅是構成證的指標，還有其內在機制。「多因微效」中的「多因」若越微觀，則對其影響的因素、相關關係就越多，海量的指標帶出錯綜複雜的天文數字關係，又如何處理？

第五，證可以發生在西醫的疾病背景下，也可以發生在亞健康背景下。如果發生在疾病背景下，則病的指標與證的指標如何區分？相互存在什麼關係？要知道，同病可以同證，也可以異證。更麻煩的是亞健康背景，所謂「亞健康」者，是有身體的不適，但沒有實驗室指標的異常，構不成西醫病的診斷。但有不適即有症狀，有症狀就可以有證。換言之，此證是不太可能找到異常指標的，則又如何指標化？

第六，動物可以在任何臟器、組織取材，在人身上則不能為所欲為，就算在動物實驗中發現一些指標苗頭，也未必可以移到人身上使用。

第七，由於證是患者當下的狀態反映，中醫「辨證論治」治的就是患者看病當下的狀態。如果證能指標化的話，則從臨床角度考慮，應是全身各種的指標同步、同時、即時在診病當下得出結果才有意義。因為證比病易變得多，如果三四天後才有結果，則看病當下如何處方？如果要等三四天才能處方，則三四天後的證可能已經變了，之前的指標診斷已經過時。換言之，四診所得之證與實驗室指標之證幾乎不可能同時相參，則其應用價值有多大？

第八，證若作證候解，則四診病理候還與體質候、氣候、地候、物候等起著互動的作用，由此構成中醫完整的證。這些均超出人體指標的可測範圍，如何處理？

第九，如果證的診斷能全面指標化，則還須面臨一個醫學倫理學或法規問題。因為這時開出的處方理論上是要先證實對這些指標有效才能開。世界上沒有兩片相同的樹葉，則世界上應該也沒有兩個完全相同的病人，中醫的辨證的本質就是找出不同的個體差異，然後再量體裁衣地處方。每一個針對指標之證開出的處方，每一次加減變化，從道理上來說都得先經實驗驗證有效，再經各種手續批准方能用。既然指標化了，當然就得服從指標化後的規則，則中醫臨床還如何操作？

討論了那麼多，問題是：不分研究對象，在任何情況下均以是否全面指標化以及量化程度來界定科學程度的看法真的是最科學的嗎？尚未指標化的中醫就真的不科學嗎？

應該清醒地認識到，證首先是一種生命狀態，其輪廓既有傾向性，也帶模糊性。我們平時總感覺到可以代表中醫從宏觀到微觀的各種狀態的「氣」有些粗糙，然而細思之，「氣」並不粗糙，各種證名、證機之名無不是「不同形式、不同質地的氣變」的總體稱呼。

為了更好地說明這個問題，不妨重溫一下〈道之篇〉中的「氣之道」之例：

胸脅或少腹脹悶竄痛，情志抑鬱易怒，喜歎息；婦女見乳房脹痛，月經不調，痛經；舌淡紅苔薄白，脈弦。不須多言，這是肝氣鬱結證。肝氣鬱結的實質是「狹義之氣」這種無形而流通性很強的極細微物質停滯於肝經；若在此證基礎上再見梅核氣，或癭瘤、瘰癧，我們會判斷為肝氣鬱結兼痰凝，本質即為肝氣鬱結基礎上再兼可聚可散之「氣」聚成痰之形而表現為梅核氣、癭瘤、瘰癧，是氣變的另一種形式；若在此證基礎上再見脅下積塊，則是可聚可散之「氣」以血為形，以瘀為積，結於肝經，是氣變的又一種形式。此時，診斷當為肝鬱痰凝血瘀證。「肝鬱痰凝血瘀」六個字既是「證象」的概括，也是人體基元之「氣」多種形式變化的概括。

如此看，不同形式、不同質地的「氣」或聚或散的不同狀態均在證的名稱中得以顯示，證的名稱既是象變的概括，也是氣千般變化、萬般組合的總匯，儘管用的不是生物理化名稱，其變化的繁複也絕對可觀。

故氣實是一體兩面，外以象為徵，內以理為本。

若以中醫的「證」為對象，中醫的「氣」與現代生物理化指標的使用差別在哪裡？

若以生物理化綜合指標來標識證，可能各指標是以量化的形式出現，單看資料可能很漂亮，但總體生物理化指標的尋找難度、組合難度、統計難度、背景難度……使之難以形成一個類似於「肝鬱痰凝血瘀」這樣具總的形成機理的精確概括，實在不難預料，其臨床指導性及實際操作性更易受到質疑。要想實用而不受質疑，則至少要解決以上所提的所有問題才有可能。而這些問題，又有哪一個是容易解決的？

假設以上難題真的如有神助，通通迎刃而解了，則還須面對一個問題——成本問題！全身、同步、多系統、多指標的檢測，是一個什麼樣的診斷成本？現代醫學似乎還沒有一個病的診斷需要如此奢侈的成本。血壓一測量，高血壓的診斷就可以終身使用。有些診斷雖然價格不菲，但多數診斷的有效期均較長。反觀證的診斷卻是每次複診所必需，為了一個隨時可能變化的證，值嗎？醫學是要計算診療成本以及患者的經濟承受力的。若如此，以後要炫富可能就不是比什麼豪宅、豪車了，只須輕描淡寫地說一句：「我今天看中醫了。」別人就會感覺到，厲害！真厲害！

若以「氣」或聚或散的不同狀態變化為「證」的本質，則「氣」的微觀變化從還原分析角度看雖是不清不楚，名詞也不顯時髦，但其對證的總體概括卻不走樣，與「證」的狀態也對應得嚴絲合縫，不管多複雜的證之變化，多能以因素組合從容應對，證的天人各「候」的內外溝通也不存問題。氣既是證象的來源，又是證理的根本，內容與形式高度統一，以之為據來指導臨床實踐也行之有效，還不需任何成本，不違任何法規。

除較易與指標結合的「血」、「精」領域外，上述討論實際就引回了〈道之篇〉的那一問：我們花了那麼多的精力去找證的指標診斷或本質，有沒有可能是騎馬找馬？這些以「研究中醫」角度來看是問題的「問題」，若換以「中醫研究」角度看，根本就不是什麼問題。因為中醫一直在用，理論自洽，邏輯順達，臨床實用。在宣導多元價值，承認科學的多態性和科學評價標準的多元性的今天，中醫，難道就不能有自身的科學話語體系與話語權？以另一話語體系來翻譯中醫，就一定比中醫以自己的語言來說話更科學？

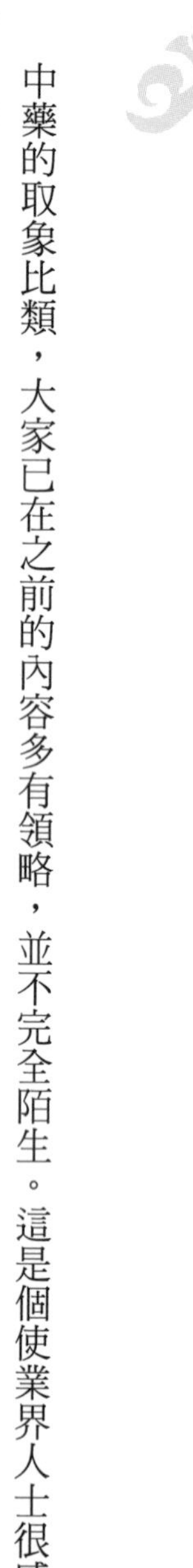

第六節 藥象——一草一木一太極

中藥的取象比類，大家已在之前的內容多有領略，並不完全陌生。這是個使業界人士很感興趣的話題，同時，也是個向存爭議的話題。既是話題，就值得一議。

在以象思維為主要思維方式的古人眼中，大千世界，無不是象。中藥是天然生成藥物，有著其天然的氣、味、色、形、質、性情、部位、所生之時、所成之地等，均無不可成象，其本質不過是構成萬象之「氣」的不同表現形式。誠如徐靈胎在《神農本草經百種錄・上品》所說：「凡藥之用，或取其氣，或取其味，或取其色，或取其形，或取其質，或取其性情，或取其所生之時，或取其所成之地，各以其所偏勝而即資之療疾，故能補偏救弊，調和藏府。深求其理，可自得之。」汪昂在《本草備要・藥性總義》中更以例相附：「藥之為物，各有形、性、氣、質，其入諸經，有因形相類者（如連翹似心而入心，荔枝核似睾丸而入腎之類）；有因性相從者（如屬木者入肝，屬水者入腎；潤者走血分，燥者入氣分；本天者親上，本地者親下之類）；有因氣相求者（如氣香入脾，氣焦入心之類）；有因質相同者（如藥之頭入頭，幹入身，枝入肢，皮行皮，又如紅花、蘇木汁似血而入血之類）……藥有以形名者，人參、狗脊之類是也；有以色名者，黃連、黑參之類是也；有以氣名者，豨薟、香薷（薷）之類是也；有以味名者，甘草、苦參之類是也；有以質名者，石膏、石脂、歸身、歸尾之類是也；有以時名者，夏枯、款冬之類是也；有以能名者，何首烏、骨碎補之類是也。自然之理，可以意得也。」

因此，中藥之象首先是構成中藥各要素如氣、味、色、形、質……的合象，這是中藥的原象。面對中藥原本無限豐富的構象要素，若僅以四氣、五味、升降浮沉來論中藥功效之理，實是將之膚淺化、平面化之舉，諸象合參的立體象才是其本來面貌及真正的藥理所由。

中藥是應用到人身上的，藥有其象，人亦有著諸如陰陽象、五行象、部位象、藏象、證象等各種象，因此，藥象與人象或病象就有可能通過氣相感，類相應而發生關聯效應。唐容川在《本草問答》卷上云：「人生本天親地，即秉天地之五運六氣以生五臟六腑。凡物雖與人異，然莫不本天地之一氣以生，特物得一氣之偏，人得天地之全耳。設人身之氣偏勝偏衰則生疾病，又借藥物一氣之偏，以調吾身之盛衰，而使歸於和平，則無病矣。蓋假物之陰陽以變化人身之陰陽也，故神農以藥治病。」徐靈胎在《神農本草經百種錄・上品》亦有類似表達：「凡物之生於天地間，氣性何如，則入於人身，其奏效亦如之。蓋人者得天地之和氣以生，其氣血之性，肖乎天地，故以物性之偏者投之，而亦無不應也。」說明了中藥的效象實為藥象與人象或病象在某些方面的相應而以效為顯。

大致上，中藥應有四氣象、五味象、升降象、五色象、部位象、形態象、質地象、習性象、時間象、地候象、炮製象、配伍象、合卦象等。以下逐一分析。

（一）四氣象

四氣者，溫、熱、涼、寒也，亦稱四性，分別取象於自然之春溫—少陽、夏熱—太陽、秋涼—少陰、冬寒—太陰。《景岳全書・傳忠錄上・氣味》云：「氣本乎天，氣有四，曰寒熱溫涼是也……溫熱者，天之陽；寒涼者，天之陰也。」《神農本草經疏》卷一亦云：「夫物之生也必稟乎天，其成也必資乎地。天布令，主發生，寒熱溫涼，四時之氣行焉。」

理雖法四時，效卻取人應。具體每味藥的溫、熱、涼、寒之定當源於效象，即在人身上反覆使用試驗推導而出。凡能減輕或消除病人寒證，或常人服之有溫熱、上火感覺的，即為溫熱藥，如附子、乾薑、鹿茸等；凡能減輕或消除病人熱證，或常人服之有寒涼類感覺（諸如寒涼感，口淡，分泌物、排泄物變清稀等）的，即為寒涼藥，如黃連、石膏、金銀花等。溫與熱，涼與寒同類，不過是藥效程度之分。若服後寒熱效果或感覺不明顯者，則為平氣，或稱平性，故說是四氣，實為五氣。有些藥物很有趣，就以四氣命名，如《侶山堂類辯・藥性形名論》所說的「寒水石、膃肭臍、火硝、香薷之類，以氣而命名也」（注：這裡的「香」不屬四氣，為氣味之氣）。

因四氣象源於功效證實與反推，因此，在諸象中可信度最高，實用性最強，以此為據評分當為「優」。但此象雖借自然四氣為象，卻非從藥物本身的形、色、狀、態等原象出發而演，而是據效而推，因此其經驗性、臨床可信度近乎十足，但真正意義上的原象藥理性反不太強。

（二）五味象

既有「神農嘗百草」之說，且相當多藥物本身就是食物，因此中藥之五味當以口嘗而得為主，有些藥物甚至以味命名。《侶山堂類辯・藥性形名論》謂：「甘草、苦參、酸棗、細辛之類，以味而命名也。」但天然藥物之味複雜，真正的味當不僅有五種。只是辛、甘、酸、苦、鹹的味象鮮明，較易辨別，又可與五行、五臟相配，故以之為類。《本草備要・藥性總義》曰：「凡藥酸屬木入肝，苦屬火入心，甘屬土入脾，辛屬金入肺，鹹屬水入腎，此五味之義也。」這裡就產生了一個疑問，五味入五臟是五味配五行的生搬硬套，還是證之藥物大多有據？筆者認為是大多有據。首先，五味配五行並非源於藥物，而是源於木、火、土、金、水本味之括，藥物參之，以為初步基準。然藥物是治病的，以之硬套，尚未足為憑，當以臨床為證。

且看外感之病，多犯肺而見表證。治外感之藥，簡稱為解表藥，分細類而稱之為辛溫解表藥、辛涼解表藥。可見治肺之表藥，不論寒熱，「辛」味之具幾乎是不言而喻的，概率很大。而鹹入腎、酸入肝在概率上也相當靠譜。甘入脾是沒有錯，但在感覺上卻有點泛，因為甘具補益之功，五臟均有虛，故甘味實是五臟均入，但以脾為主。蓋脾為後天之本，氣血生化之源，不管補哪個臟，似乎都繞不過脾，因此，若言甘味入哪個臟的概率最高，自然還是脾。何況甘味最顯的幾味藥：甘草、蜂蜜、飴糖、大棗確是以入脾為主。這裡還須明白一個道理，五味入五臟並不是五味獨入五臟，不入他臟，而是五味各自喜入哪一個臟？先入哪一臟？以入哪一個臟的概率最高？不妨回憶一下，當我們吃辛辣的食物，如辣椒、芥末時，以哪一臟的反應最敏感？第一時間應是肺系的鼻子最感刺激。當我們吃過甜的食物後呢？脾胃的膩滯感應是最易產生的反應。從這個意義上來說，甘入脾是說得過去的。五味與五臟的對應關係中，聯繫最不密切的當屬苦味，皆因苦味的功效有點漫散，能燥、能堅、能泄，作用範圍較大。著名的三黃均苦，所入之臟就不一樣，雖然最苦的黃連還是入心，但若對照其餘四味，還是顯得有點失分。總而言之，若五味入五臟全班總體評價，除個別同學表現不理想外，得分當為「良」。

五味除了入五臟外，又各具自身的功能。《景岳全書・傳忠錄上・氣味》謂：「辛主散，其行也橫，故能解表。甘主緩，其行也上，故能補中。苦主瀉，其行也下，故可去實。酸主收，其性也斂，故可治泄。淡主滲，其性也利，故可分清。鹹主軟，其性也沉，故可導滯。」《本草備要・藥性總義》概括得更精當：「凡藥酸者能澀能收，苦者能瀉能燥能堅，甘者能補能和能緩，辛者能散能潤能橫行，鹹者能下能耎（軟）堅，淡者能利竅能滲泄，此五味之用也。」現代的歸納大體是：辛味具發散、行氣、活血作用；甘味具補益、緩急、調和藥性作用；酸味具收斂、固澀作用；苦味具泄和燥作用，泄又分通泄、清泄、降泄等；鹹味具瀉下、軟堅、散結作用；淡味具滲濕利水作用。

五味功能的來源與四氣不同，四氣是先知效，後反推藥性；五味多是先知味，後體察藥效，再有意識地總結歸納，此以原象納效並可闡理，更具真正的中藥藥理學意義。

中藥又有賦味一說，因不是所有的藥物味道都那麼明顯，又或者多味混雜，不能每味均可以以舌細辨時，就產生了因效賦味之法，即在單純依嘗或嗅未能清晰地判定某藥的五味時，則據其長期應用所知的大概功能，以五味之效為參，給該藥賦之與功能相應之味，方法近似於四氣之賦性。

但賦味即使有，也不應屬主流。因為如果賦味盛行的話，則所有的中藥必是味效完全一致，但細考中藥，味效一致者確占大多數，但有是味而無是效，或有是效而無是味者也並不乏見。以辛味為例，解表藥均具發散之功，教材所列二十餘味解表藥中，蟬蛻、桑葉、木賊三味就不具辛味。木賊很多人不一定熟，但蟬蛻、桑葉不具辛味為什麼又能解表，如果具一定想像力者，當不難取象。且古本草著者多有個良好習慣，後期的本草作者若要改前期所載藥物之味，多強調親嘗而得，若賦效盛行，何須如此？現在一些老藥工可閉目辨藥，除手感外，嗅與嘗是基本功夫。又如果一味藥完全嘗不出味道的，則還有一種「淡」味候在那裡，可直接歸於淡味。

所以，五味與功效的關係應是以知味察效為主，賦味為次。不管是哪一種方法，均以臨床為證。因此味與效的關係應該對應得還不錯。且其藥理源於藥之原象，其說理性強於四氣，總體評分可為「良$^{+}$」。

中藥尚有嗅之而來的香、臭、腥、臊、腐等氣味，時作五氣解，時作五味讀。《本草蒙筌・總論・四氣》云：「凡稱氣者，是香臭之氣……如蒜、阿魏、鮑魚、汗襪，則其氣臭；雞、魚、鴨、蛇，則其氣腥；狐狸腎、白馬莖、近陰處、人中白，則其氣臊；沉、檀、腦、麝，則其氣香。」這類氣味與臟腑的對應關係是：臊入肝，焦入心，香入脾，腥入肺，腐入腎。其中香入脾觀念用之最廣，如脾惡濕，芳香可化濕，又香能醒脾，聞香則食慾增。至於其餘四種氣味與臟腑的對應性有多高，對藥之氣味熟悉而又有臨床經驗者可自憶。

又有純以氣味濃淡而辨藥之走向者。《本草問答》卷上曰：「氣本於天，味本於地，氣厚者入氣分，味厚者入血分。入氣分者走清竅，入血分者走濁竅。有如大蒜，氣之厚者也，故入氣分走清竅，上為目瞀而下為溺臭。海椒，味之厚者也，故入血分走濁竅，上為口舌糜爛而下為大便辣痛。觀此二物，即知入氣分入血分之辨矣！」此段或可作他藥氣味濃淡及其走向的參考。

藥有四氣、五味，各具其功，互為補充，臨床用藥，或偏氣用，或偏味用，更多的是氣味合參。《景岳全書・傳忠錄上・氣味》云：「用純氣者，用其動而能行；用純味者，用其靜而能守。有氣味兼用者，和合之妙，貴乎相成。」於是就有同氣異味者：比方說同為溫性，其味不同，其效各異，如白芷辛溫發散，黃芪甘溫益氣，石榴皮酸溫收斂，蒼朮苦溫燥濕，肉蓯蓉鹹溫潤腸。亦有同味異氣者：比方說同為辛味，其氣不同，其功各異，如生薑辛溫發散風寒，薄荷辛涼疏散風熱，附子辛熱溫陽散寒，石膏辛寒清熱瀉火。

《本草蒙筌・總論・治療用氣味》謂：「治療貴方藥合宜，方藥在氣味善用……有使氣者，有使味者，有氣味俱使者，有先使氣後使味者，有先使味後使氣者，不可一例而拘。有一藥兩味，或三味者；有一藥一氣，或二氣者。」一藥有數味者，其作用範圍就相應擴大，如蜈蚣辛、鹹、溫，可熄風止痙、祛風通絡、解毒散結；當歸辛、甘、溫，可以補血活血；知母苦、甘、寒，既能清熱瀉火，又能滋陰退蒸、生津止渴。

四氣五味，無疑為中藥效用的主要依據，然中藥之效，以氣味之說未必就能全解，必以他法輔之方全。《本草問答》卷上就舉辛味為例：「薄荷辛而質輕，氣極輕揚，輕則氣浮而走皮毛，以散風寒，揚則氣升而上頭目，去風寒。辛夷花在樹梢，其性極升，而味辛氣散，故能散腦與鼻間之風寒。荊芥性似薄荷，故能散皮毛，而質味比薄荷略沉，故能入血分，散肌肉。羌活、獨活根極深長，得黃泉之水氣，而上升生苗，象人身太陽經，秉水中之陽以發於經脈也，味辛氣烈，故入太陽經，散頭頂之風寒。獨活尤有黑色，故兼入少陰以達太陽，能散背脊之風寒。細辛形細色黑，故入少陰經，味大辛，能溫散少陰經之風寒，少陰為寒水之臟，寒則水氣上泛，細辛散少陰之寒，故能逐水飲。防風辛而味甘，故入脾，散肌肉之風寒。紫蘇色紫入血分，味辛氣香，能散血分之風寒。蘇枝四達，則散四肢。蘇梗中空有白膜，則散腹中之氣。蘇子堅實，則下行而降肺氣，以行痰。同一辛味，而有根枝子葉之不同，總視其輕重升降之性，以別其治也。」此段大妙，同一辛味竟因形、質、色、氣、部位、兼味等不同而「以別其治」。

即使是氣味完全相同的藥物，因氣與味之間略異，又有主次之別，如黃芪、胡桃仁，氣味均為甘溫，然黃芪之溫是微溫，故偏於補氣；胡桃仁之溫是正溫，則偏於助陽。更有氣味組合、主次程度完全一樣者，仍有區別，如牡丹皮與赤芍，氣味均苦、辛、微寒，其色均赤，象同則功近，教材均謂具清熱涼血、活血化瘀之功，表面看確實一樣，然就不能再細辨了嗎？《神農本草經百種錄‧中品》云：「牡丹為花中之王，乃木氣之最榮澤者，故能舒養肝氣，和通經脈，與芍藥功頗近。但芍藥微主斂，而牡丹微主散，則以芍藥味勝，牡丹氣勝。味屬陰而氣屬陽也。」一樣嗎？更何況尚有「牡丹皮，清神中之火以涼心；地骨皮，清志中之火以安腎。丹皮治無汗之骨蒸，地骨皮治有汗之骨蒸」（《得配本草》卷二）之說，而赤芍則無退虛熱之功。如果把腎氣丸、六味地黃丸、大黃牡丹湯的牡丹改成赤芍，您覺得功效會一樣嗎？

學生學中藥怕的是記不住性味、功效、主治，臨床醫生對中藥的性味、功效、主治已大致心中有數，但也不是無所懼，他們怕的是什麼？怕的就是分不清相近藥物的細微區別，有時細微處即是關竅處。四氣五味僅為定調之基，未足為細析之據。故《神農本草經疏》卷一歎之曰：「同一苦寒也，黃芩則燥，天冬則潤，蘆薈能消，黃蘗能補，黃連止瀉，大黃下通，柴胡苦寒而升，龍膽苦寒而降……良由氣味互兼，性質各異，參合多少，制用全殊。」

當代的白話系列中藥書有一個怪現象，中藥之理，只提四氣五味，時論升降浮沉，即使論升降浮沉，說的還是氣味之升降。好像中藥除了氣味外，就再無別解。前已論及四氣並非從藥物本身的原象出發而演，而是據效而推，其藥理性並不強。五味以知味察效為主，其藥理源於藥之原象，說理性強於四氣。但僅以味為理，以氣佐之，實嫌單薄，更不能應對諸如同性味卻不同功效的問題。這容易讓人產生中藥純粹源於經驗總結，幾無藥理可言的感覺，本從經驗醫學脫胎，但已發展出體系性理論的中醫藥，經此處理，幾被打回經驗醫學原形。

中藥究竟除了四氣五味，還有沒有真正的藥理？應該說有。誠然，《神農本草經》只是實實在在的論性味、功用、主治、有毒無毒，基本沒有理論探討。但中藥藥理一直在發展，從色、形、質、習性、時、地等方面說明效理的藥物專著從宋元發端，興於明，盛於清，民國仍見餘韻。但至當代白話系列，竟一掃色、形、質、習性、時、地等枝葉，僅留氣味之主幹。因此，習醫者學習中藥時知其實用，卻總覺得獲得的是一些乾巴巴的知識，學習也幾乎僅餘強記一途。

雖然氣味確是主幹，被砍掉的枝枝葉葉中也肯定有枯枝敗葉，這麼大一棵樹，完全沒有才是怪事了。但枝繁葉茂顯生機之處也不乏見啊！一併砍之，只剩主幹那還能叫樹嗎？倒髒水要連孩子也一起倒掉嗎？這裡真有一大疑問，難道從宋元到民國的歷代醫家、藥學家們在著述林林總總的本草時一起在集體夢遊，發出的都是囈語，其中就沒有一些合理之處、閃光之點？

當整個體系的理論有深度，而中藥理論仍捨深就淺，難道不虞影響其與整個體系的相融性，進而也影響到臨床用藥的有效性？如在《中醫診斷學》及《中醫內科學》中均介紹到失眠的總病機為「陽不入陰」，則其對治當為「引陽入陰」。但您翻遍所有的現代中藥書，竟找不到可以「引陽入陰」之藥，實則有沒有？有！夏枯草、半夏等即是，此兩藥均有一個「夏」字，其效顯然源自時象之取。但現今所見，時、地之象均被刪，當然就看不到了。

當然，四氣五味之外的他象或存爭議，或太有深度而導致以今人的知識背景難以完全把握。如果是前者，則既存爭議，那就不明論到明，不清議到清，科學不就是這樣發展的嗎？哪有因為存爭議就一律不教而誅的？現代法律實行的是「無罪推定」，但不教而誅法卻無異對學科內容進行「有罪推斷」，不但有違當代法理精神，更違科學探索精神。如果是太有深度難以全明，就更不應該完全砍掉，從來沒有見過一個學科因為含有深奧的東西就不作介紹的，若如此，恐怕「相對論」就難以見天日了。「珍藏」二字不該是這樣理解的吧？能讓業界人士各憑己功，有著自己深淺不同的選擇，或者孰真孰偽的判別，不是更好嗎？

當四氣五味不足以解釋中藥的各種藥理時，重議這些內容，以達去蕪存菁目的不是很好嗎？或許教材之編需要嚴謹，其進程慢些可以理解，但其他中藥書就很應放下包袱，大膽討論，以成百花齊放之局，這既是還中藥本來面目之舉，也是對歷代醫家、藥學家們心血的尊重與致敬！以下之議，或可略窺除四氣五味外的中藥藥理，看看是否尚存啟發？

（三）升降象

自然界講陰陽交感，陰陽交感實源於自然之氣的升降浮沉，既然自然有升降，則天人相應下的人體自然也講升降，與之和應的中藥當然也就涉及升降了。此即《侶山堂類辯・藥性形名論》所云：「凡物感陰陽之氣而生，各有清濁升降之質性者也。」

升降講的其實是兩個字：「位」與「效」。升者，或指作用部位在人體上部，或指作用趨向向上，如升發清陽之氣；降者，或指作用部位在人體下部，或指作用趨向向下，如平肝潛陽、降逆止嘔等。不同藥物須具體分析，其升降是言「位」，還是論「效」，或二者均具。

由於中藥不強調一象定乾坤，而推崇多象互參補，故形成的中藥升降之理也有多種。

1. 氣味升降

一般謂四氣中溫熱者多升浮，寒涼者多沉降。五味中辛、甘、淡屬陽，多升浮；酸、苦、鹹屬陰，多沉降。這是教材仍涉的內容。若氣味單論，以臨床為證，可說基本靠譜。但須注意，氣味的升降易受其他因素影響。

《本草蒙筌・總論・治療用氣味》云：「辛，散也，其行之也橫；甘，緩也，其行之也上；苦，瀉也，其行之也下；酸，收也，其性縮；鹹，軟也，其性舒。」此為單以味論，其特性（上、下、舒、縮、橫）與其功效（緩、瀉、軟、收、散）基本一致，不難掌握。當一藥多味時，作者則強調綜合察之。「上、下、舒、縮、橫之不同如此，合而用之，其相應也。正猶鼓掌成聲，沃水成沸。二物相合，象在其間也。有志活人者，宜於是而取法。」

有以氣陽、味陰對舉而論升降者。《本草問答》卷上云：「此本於天地之陰陽也。本於陽者，以氣為主，而上行外達，故升而氣浮，能走上焦以發表；本於陰者，以味為主，而內行下達，故降而氣沉，能行裡達下焦。氣本於天，味成於地。《內經》謂：『天食人以五氣，地食人以五味。』本天親上，本地親下，而升降浮沉之理見矣。」中醫之用，確時以氣為主，時以味為主，可作參考。

《本草備要・藥性總義》更從氣味厚薄、氣味組合而進一步論述：「凡藥……味薄者升而生（象春），氣薄者降而收（象秋），氣厚者浮而長（象夏），味厚者沉而藏（象冬），味平者化而成（象土）。氣厚味薄者浮而升，味厚氣薄者沉而降，氣味俱厚者能浮能沉，氣味俱薄者可升可降。酸鹹無升，辛甘無降，寒無浮，熱無沉，此升降浮沉之義也。」其立論依據大致是：自然之氣春升、夏浮、秋降、冬沉。氣屬陽，陽主升浮，浮高於升，氣厚則陽顯，故像夏之浮；氣薄則陽衰，故像秋之降；味屬陰，陰主降沉，沉低於降，味濃者，陰盛，故像冬之沉；味淡者陰少，故像春之升。除小部分氣味特徵特別明顯的藥，一般的藥物實難一一弄清其氣味厚薄濃淡，故此論雖然在理，但臨床指導性卻明顯打折。

《本草備要・藥性總義》又言：「凡藥寒熱溫涼，氣也；酸苦甘辛鹹，味也。氣為陽，味為陰。氣厚者陽中之陽，薄者陽中之陰；味厚者陰中之陰，薄者陰中之陽。氣薄則發洩（表散），厚則發熱（溫燥），味厚則泄（降瀉），薄則通（利竅滲濕）。」亦是氣味升降的發揮。類似論述，在明、清本草中時見，但因意蘊較為模糊，近人較少引用。

從實用言，部分氣味特徵較明顯的藥物如薄荷、當歸、麝香之類，確可參上理以為用。但大多數藥物實難一一辨清其氣味厚薄濃淡，故上論雖然在理，但臨床指導的普遍性卻不一定很高。

而《本草綱目・序例・升降浮沉》「升者引之以鹹寒，則沉而直達下焦；沉者引之以酒，則浮而上至顛頂」的藥引之論就較為明確而實用，臨床可驗亦可效。

2. 藥質升降

《本草備要・藥性總義》謂：「凡藥輕虛者浮而升，重實者沉而降。」此云藥質輕重對升降的影響。前述《本草問答》卷上舉辛味例亦有：「同一辛味，而有根枝子葉之不同，總視其輕重升降之性，以別其治也。」即言植物藥通常是通過不同部位的輕重來顯其升降。驗之臨床，植物的花葉較輕，確是升多，子實較重，確是降多。如紫蘇一藥，蘇葉、蘇梗均有辛溫發散、理氣寬胸的作用。但蘇葉為葉，「凡葉皆散」，故偏於解表散寒，有升散意；蘇梗為莖，則不以散為主，而以順氣為主，故長於理氣寬胸、止痛安胎；而蘇子為子，則主收降，故功偏降氣消痰、止咳平喘、潤腸。《本草備要・草部一》云：「葉發汗散寒，梗順氣安胎，子降氣開鬱，消痰定喘。」《神農本草經讀》卷二亦云：「其子下氣尤速；其梗下氣寬脹，治噎膈反胃，止心痛；旁小枝通十二經關竅脈絡。」

《醫學南針・論藥》曰：「諸花居莖梢之上，翩翩欲舞，其氣之輕揚也可知。居至高之位，稟輕揚之氣，故多能散頭目之邪。」《本草問答》卷上云：「銀花、連翹、甘菊味清而質輕，故能升清氣，清上焦頭目之熱。」《醫學南針・論藥》又謂：「溫熱家治病，喜用花與葉，以溫邪初感，多在上焦，花與葉體輕而主散，所謂『上焦如羽，非輕不舉』，即徐之才『輕可去實』義也。」金銀花、桑葉、菊花、竹葉，這些花與葉不是溫邪初感，邪在上焦時最常用的嗎？升浮與否，效果如何？醫師們可以自答。這已不是純粹的聯想，而是以此思路來指導臨床，並以確獲良效來證實其所含的理性成分了。若以為中醫幾千年來一直在玩聯想遊戲，而不以臨床為證，則也不需別人來取消，早就自己玩死自己了。

面對中醫的取象，一些人常輕飄飄的來一句「感性認識」，以此來否定古人的思考—探索—實踐—歸納的過程與結果，這種以臨床為驗，以概率為據的歸納難道就不含理性成分？比如金屬、礦石、甲介類藥物，多具平肝潛陽、重鎮安神、降逆止嘔、納氣平喘等降效，降之概率或達九〇%，且效驗肯定。如果西醫有一指標在臨床效驗達到八〇%以上，當可算特異性指標了，至少無人敢說是非理性指標。但面對概率更高的中醫的金屬、礦石、甲介類藥物之用肯定還會有人說是感性，或非理性。既然大家都以效驗、概率為據，憑什麼中醫就成了非理性，不科學？下結論的人才真的是憑感性吧？若罔顧基本事實，就已失科學的基本態度，還奢談什麼科學與理性？

古人的觀察其實是很細微的，有時就連一個具體小部位，還再進行分割來細論升降。以植物的根為例，《本草蒙筌・總論・咀片分根梢》謂：「根梢各治，尤勿混淆。生苗向上者為根，氣脈行上；入土垂下者為梢，氣脈下行。中截為身，氣脈中守。上焦病者用根；中焦病者用身；下焦病者用梢。蓋根升梢降，中守不移故也。」這裡是將植物的根一分為三，近苗者仍稱根，根之中部為身，根之尾梢為梢，分別行上、中、下焦。這不是純理論，而是有藥物為佐，大家熟知的當歸就是草本植物當歸的根。《本草綱目・草之三》論之曰：「凡物之根，身半已上，氣脈上行，法乎天；身半已下，氣脈下行，法乎地。人身法象天地，則治上當用頭，治中當用身，治下當用尾，通治則全用，乃一定之理也。」

在總結出規律的基礎上，古醫家們並非不分青紅皂白什麼都往這個藥質輕重模式裡生搬硬套，而是具體情況具體分析。如《本草問答》卷上說：「蘆甘石、海石質皆輕浮，然究係石體，乃沉中之浮也，故不能達表上顛，而止能散肺胃痰火之結。」一般而言，石體本應沉，但此二石的質並不重，因此具「沉中之浮」的特性。而大家熟悉的「諸花皆升，旋覆獨降；諸子皆降，蔓荊獨升」一語，也是這種鑒別思維的體現。旋覆之降，恐與其味鹹有關；蔓荊之升是其雖為子，但「蔓荊子氣烈，而質亦輕，故主散頭目之風」（《本草問答》卷上）。有了鑒別之心，求客觀之舉自然也就隨時而見了。

至於諸花是否皆升，諸子是否皆降，其實也不盡然，因為升降除受藥用部位影響外，也受制於如氣味、真實質地輕重、用藥分量等因素，故應諸象合參。古人喜用一個「皆」字，往往並非言「一切」，而是比喻「多」，因語不驚人則難引關注，廣告心態而已。《黃帝內經》就有此習慣，後人則上行下效，因此，閱讀古籍時，有時要慮及古代文人的寫作習慣。上語若以嚴謹計，改為「諸花多升」、「諸子多降」可能就穩妥多了。

《本草問答》卷上亦提醒：「根主上生，故性升；子主下垂，故性降；莖身居中，能升能降，故性和；枝葉在旁，主宣發，故性散。然每一藥性，或重在根，或重在實，或重在莖，或重在葉，各就其性之所重以為藥草之專長，未可泛泛議論也。」可見古代醫家也注意到在循規律之中還要因異而變，切忌刻舟求劍、膠柱鼓瑟。

3. 藥形升降

藥形升降的普遍意義當小於氣味與藥質因素。一般多為依據具體藥物之形而生意象，如能引火下行、引血下行、引藥下行、引水下行的牛膝，唐容川《醫易詳解・爻位》云：「草木惟牛膝之根下行入土甚深，如卦之初爻，故牛膝下達足脛。」《本草乘雅半偈》卷二謂：「纖細之質，徑直下生三四五尺，非百倍其力者，那能如是。」《神農本草經百種錄・上品》言：「此乃以其形而知其性也。凡物之根皆橫生，而牛膝獨直下，其長細而韌，酷似人筋，所以能舒筋通脈，下血降氣，為諸下達藥之先導也。」牛膝下行之力確強，如從氣味、質之輕重上求解，均難有所得；若從形會，則其理較順，如此不從形解，又當從何而解？

《本草問答》卷上云：「薄荷細草叢生，不止一莖，故能四散，又能升散顛頂，以其氣之輕揚也。辛夷生在樹梢，而花朵尖銳向上，味辛氣揚，故專主上達，能散腦與鼻孔之風寒。麻黃雖一莖直上，而其草叢生，與薄荷叢生之義同，故能上升，又能外散。薄荷得天氣之輕揚，而其味辛，是兼得地之味，故兼能入血分。若麻黃則莖空直達而上，且無大味，純得天輕揚之氣，故專主氣分從陰出陽，透達周身上下之皮毛。」又云：「藿香身、紫蘇身氣味和平，所以專主和氣。藿香味甘，則和脾胃之氣，紫蘇味辛，則和肝肺之氣，可升可降，皆以其為草之身莖故也。」有沒有道理？請自揣摩。

4. 量之升降

用藥分量也是構成藥物升降之因。吳鞠通《溫病條辨・治病法論》云：「治上焦如羽，非輕不舉；治中焦如衡，非平不安；治下焦如權，非重不沉。」這裡的輕、平、重既指藥之氣、質，也指藥物分量。邪犯上焦，病位在上、在表，治當以清輕宣散之品，如桑葉、菊花、金銀花、連翹等，更以輕量，如羽之輕揚，使邪從上、從表而解散。脾胃為升降之樞，病在中焦，升降易於失調，擇藥當氣、質、量皆平，猶秤之桿，取持平之勢，以調節升降。若兼顧臟腑之性，則脾可偏升，胃可偏降，是為機變。病在下焦，治當質重以鎮，厚味以填，量重以達，如秤砣之墜，沉於下焦。此三焦之治法不獨用於溫病，也可推於雜病。火神派溫補腎陽，喜用大劑量的附、薑、桂，其理論依據之一就是「治下焦如權，非重不沉。」

中藥的量效與西藥不完全一樣，西藥之量效，只要在藥用範圍內，一般量與效成正比。而中藥則未必，如風熱犯肺，多以桑葉、菊花、金銀花、竹葉等清輕宣散之品治之，若有效而未愈，一些醫生往往就習慣加大藥物分量以竟全功，殊不知一加分量，藥不「如羽」卻「如衡」，徑入中焦清脾胃去了，欲求之反不得，此用力過度也。因此，中藥之用不能機械地以藥物有效濃度為引，還須慮及三焦用藥的升降特點。

以上幾個因素，若論對升降影響最大的當屬藥質輕重，是否升降，或升降的力度大小，基本與輕重成正比。比如氣溫熱、味辛甘之藥，但若質重，則大約是降中蘊升意而不是反之；又若質輕清但氣味苦寒者，則其調仍升，如連翹苦、微寒，質輕清而上浮，以解散上焦風熱，清心瀉火解毒為主，但升不純升，因此又能消腫散結。

或問：西藥為什麼不論升降？蓋中醫源自天地人合參，人與藥均天地自然所生，故升降相應，體系自洽。西醫基本不以天地規律為參，所用多為人工合成藥物，無所謂質性輕重與形態特徵，故不必論升降，即使想論，實驗也難以設計。試想想，人是直立的，上、中、下焦有上下之分，而動物大部分是橫長的，怎麼看，三焦都基本在一個水平線上，誰比誰高？要論，也只能論前、中、後焦了。以動物實驗來驗證原汁原味的中醫藥內容，難度於此可見一斑。

（四）五色象

五色入五臟已是老生常談了。《靈樞・五色》曰：「以五色命藏，青為肝，赤為心，白為肺，黃為脾，黑為腎。」以藥—臟相應論，《本草備要・藥性總義》謂：「凡藥青屬木入肝，赤屬火入心，黃屬土入脾，白屬金入肺，黑屬水入腎，此五色之義也。」此見之用，可以五色參為例。《本草綱目・草之一》云：「五參五色配五臟。故人參入脾，曰黃參；沙參入肺，曰白參；玄參入腎，曰黑參；牡蒙入肝，曰紫參；丹參入心，曰赤參。」因中藥沒有青參，故肝之應，李時珍以紫參代之。

這裡須注意，五色與五臟的對應關係不是以解剖臟腑為據，而是以五色與中醫五臟系統（含經絡）功能為參，因此，如果設計一個實驗，以某種手段跟蹤藥的主要成分是否到達相應的五個解剖臟器，就是笑話了。該觀察的應是能否改善相應中醫五臟系統的相關功能態，以人的療效為據是最為實際的。同時，所謂五色入五臟也不是五色獨入五臟，不入他臟，而是五色各自喜入哪一個臟，先入哪一臟，以入哪一個臟的概率最高而已。

這裡，還是以臨床之用為憑，來一個大概評估。

色偏紅者入心系或入血，如朱砂、紅花、赤芍、丹參、牡丹皮、枸杞子、紅藤、茜草根等。概率極高，幾無例外。

色偏黑者入腎系或入陰分為主，時入血分，因血屬陰故。如玄參、熟地、磁石、黑芝麻以及炭類藥等。概率也高。

色偏白者入肺或氣分，在經則因為陽明屬燥金，故也可以入陽明。如石膏、山藥、沙參、百合、白芷、白前、白及、白茅根等。概率尚可。

色偏黃者入脾，如甘草、人參、黃芪、飴糖、大黃等。但黃色有點漫散，如著名的三黃就各走各道，其概率一般。

五色中指導意義最小的可能是青色。因植物多為青色，雖然入藥部位不一定色青，但畢竟青還是較為常見，如果說都以入肝為主，似乎講不過去。但若確以青為最顯特徵者，則又另當別論，如青黛、青皮、秦皮等。《本草乘雅半偈》卷五謂秦皮：「木小岑高，木皮翠碧，甲木少陽膽，乙木厥陰肝藥也。」《本經逢原・喬木部》亦云：「秦皮浸水色青，氣寒性濇，肝膽藥也。」因此，青色之指引當以特異者為參，餘者未足為憑，五色應五臟中概率最低。

上述五色分論，雖未敢言精確，但大約如是；合而論之，由於五色入五臟的概率有參差，故評分約為「良」。

藥之象一般不獨看，皆因獨看，欲舉一、二反例，實非難事，易存爭執。若氣、味、色合看，則所入更為肯定。如玄參色黑、味鹹、氣寒，則入腎；石膏、白芷均色白、味辛，故入肺與陽明，參照系越多，越準確。古人也明此理。如同為赤色之藥，《本草問答》卷上較之云：「紅花色赤，自入血分，而味苦則專能泄血。又凡花性皆主輕揚，上行外走，故紅花泄肌膚脈絡在外在上之血。丹皮色味亦類紅花，而根性下達，與花不同，故主在內及泄中下焦之血。桃花紅而仁味苦，皆得地火之性味者也，仁又有生氣，故桃仁能破血，亦能生血。茜草色赤味苦，根甚長，故下行之力更重，專能降泄行血也。」這是在色赤的基礎上再參形質，則可在入血的前提下再細辨、細別其效。

此外，又有五色均具的看法。《本草崇原》卷上謂：「防風莖、葉、花、實，兼備五色，其味甘，其質黃，其臭香，稟土運之專精，治周身之風證。蓋土氣厚，則風可屏，故名防風。」因土載四行，土統四行，故為五色俱備者，以入脾為主。

（五）部位象

《本草問答》卷上有一段師徒問答：「問曰：藥有用根、用苗、用首、用尾、用節、用芽、用刺、用皮、用心、用汁、用筋、用瓤，其用不同，請詳言之。答曰：此無他意，只取藥力專注處，以與病相得而已。」故「只取藥力專注處，以與病相得」便是中藥選取藥材部位的依據。

此段繼論：「有如麻黃必用苗，以其苗細長中空，象人毛孔，而氣又輕揚，故能發汗，直走皮毛。

亦有時用麻黃根者，則以其根堅實而味澀，故能止汗。苗空則通，根實則塞，亦陰陽通塞互換之理。常山用苗，取其上透膜膈以導痰上出。商陸用根，取其內透膜膈以導水下行。用苗者則升，用根者則降，升降異用，亦各從其類也。當歸有用首尾之別，首之性升，故主生血；尾之性降，故主行血。地榆有用首尾之別，首之氣味厚，故行血更有力；尾之藥味薄，故行血之力輕。用節者，如松節治人之骨節。牛膝其節如膝，能利膝脛，以其形似也。藕節中通，能行水，故用以行血分之濕熱，而能清瘀血。藕在水中，節又結束極細，而其中仍能通水氣，用治淋症尤宜。淋是水竅通而不通，藕節在水中，不通而通，且色能回紫變紅，又入血分，以治淋症尤宜。用芽者，取其發洩。如麥本不疏利，而發芽，則其氣透達，疏泄水穀，以利肝氣。穀本不能行滯，因發為芽，則能疏土，而消米穀。黃豆發芽，則能升達脾胃之氣，故仲景薯蕷丸用之以補脾。赤小豆發芽，則能透達膿血，故仲景赤豆當歸散用之以排膿。用刺者有兩義，攻破降利，用皂刺、白棘刺是矣。二物銳長，故主攻破。設刺不銳而鉤曲，刺不長而細軟，則不破利而和散，能息風治筋，如鉤藤刺、紅毛五加皮、白蒺藜之類是也。蓋勾芒為風木之神，物秉之而生鉤刺芒角，故皆能和肝木，以息風治筋也。用皮者，以皮治皮之義，故薑皮、茯苓皮、橘皮、桑皮、檳榔皮皆能治皮腫。用心者，取其以心入心之義，故桂心〔用〕以溫心氣，茯神木用以安心神；蓮子心用以清心火；竹葉心亦能清心火，是皆以心入心之義。其用汁者，或取象人之水津，如薑汁、竹瀝以去痰飲，從水津治之也，或取象人身之血液，如藕汁、桃膠以清瘀血，從血液治之也。用筋者，如續斷多筋，故續絕傷；秦艽肌紋左右交纏，故治左右偏風、筋脈疼痛之症。杜仲內有筋膜，人身之骨連於筋，筋連於膜，杜仲之筋膜能伸能縮，極其堅韌，故能堅人之筋骨。竹茹象筋脈，則清脈絡之熱，以和血。橘絡、瓜蔞皆能治胸膈間之結氣，取橘之筋絡、蔞之膜瓤，有似人胸中之膜膈，故治之也。橘皮腹毛，形圓而色，有似人腹之象，故二物又治人大腹之氣，皆取其象也。各物略有不同者，又在氣味各別。故各歸其臟腑，而主治亦異，藥難盡舉，當通觀之。」

洋洋灑灑，真的將用根、用苗、用首、用尾、用節、用芽、用刺、用皮、用心、用汁、用筋、用瓤的「其用不同」與大體作用機制盡列，要目在於「皆取其象」，又恐醫者刻板以對，不知變通，故又提示「各物略有不同者，又在氣味各別……當通觀之」。

欲知藥用部位如何能與病相得，泰半情況是先「以象相推」，然後再「以效為驗」。如果沒有這種象思維的引導，則古人試藥，於一物之中，可能根、苗、首、尾、節、芽、刺、皮、心、汁、筋、瓤都得盡試，才能確定哪個部位是最佳選材。這樣做儘管可能是最嚴謹的，但也是最笨的。不妨想想，中藥幾達萬種，如果每藥的每個部位都要試一試，就算是試到猴年馬月，也可能還試不出幾味來。但有上古經驗的總結，在識藥過程中慢慢就能摸索出一些有效的「象規律」，再在此思維指導下去尋找藥物的最佳藥用部位，就可大大縮短這個過程。尋找規律，應是人類科學發展過程中的最本能探索。唯如此，才有效率可言。

而同一部位尚可因形、質、氣、味之不同，再加細別。《本草問答》卷上以花、葉、枝為例：「故凡花多散頭目之邪，頭目居上，而花居莖梢之上，氣更輕揚，故多歸頭目而散其邪也。甘菊花氣香味平，散頭目之風邪；金銀花散陽明頭目之風熱；辛夷花散腦鼻內之風寒；密蒙花散眼內之風邪。總見花在梢上，故上行頭目。若夫葉在四旁，則主四散，故能去周身皮肉內之風寒。竹葉能清肌肉中之熱，仲景竹葉石膏湯正取竹葉之散也。菊葉為治瘡要藥，亦因其性散去肌肉中之風邪也，豨薟葉亦然。但菊葉小而多尖椏，故主散瘡；豨薟葉大有毛，性專重在葉，專得風氣。故古有豨薟膏，主去周身之風。荷葉能散皮膚之熱；桃葉能散血分之寒熱；蘇葉能散氣分之寒熱。蓋凡草木之葉，多得風氣，故多主散，周義（易）所謂『風以散之』也。葉大有芒角，如八角風、蒼耳葉、巡骨風之類，皆葉大而有芒角，均主散風。凡枝多横行，故主四散及達四肢。紫蘇旁枝，散脅肋之結氣；桂枝行四肢；桑枝、桃枝、槐枝皆行四肢，皆取横行四達之象。」這段同中能見異，鑒別求客觀，正是醫者思維所需，臨證所求。

為證部位之用，這裡就以教材所載兩類藥的統計為參：整個補益類五十多味藥中，主要是血肉有情的動物類以及植物的根、子、果實。即使有莖，也不是一般的莖，而是肉質莖（肉蓯蓉、鎖陽、百合）；全草僅一味（旱蓮草）；葉也僅一味（淫羊藿，也可用全草）。為何沒有出現純粹的花，葉也僅見一味？皆因花、葉之發散與補益呈反象。也沒見金石類，這更易理解，血肉有情，則金石無情，故具補益之功者少。

再看解表類二十多味之中，以植物的花、葉、莖、根或全草為主。植物的子僅兩味（牛蒡子、蔓荊子）、果實一味（蒼耳子），這三味能解表是因三者皆味辛，且「蔓荊子氣烈，而質亦輕，故主散頭目之風」（《本草問答》卷上），而蒼耳子有刺，牛蒡子有毛刺，亦具散象；動物藥僅蟬蛻一味，蟬蛻為什麼能解表，不難想像；完全沒有金石類，這更容易理解了。

兩類藥的統計均顯示出藥物不同部位與質性對功效影響的明顯傾向性，是偶然，還是必然？請參自然之理自思。

部位象雖不如氣、味、色、輕重等以大類來分，然終有小類意義，因此，拿個及格應該不難。由於部位常與形、質結合，故細微之處，當與形、質相參而定。

（六）形狀象

藥物的形狀與功效的關係，因「以形補形」、「以臟補臟」兩句話一直備受爭議。首先得說明，這兩句話並不是中醫術語，而是民間對中醫家採用藥物形態與人體結構類似性原則的用藥方式所賦的一種非專業性形容。這裡的「補」並非中醫的補益之義，而應解讀為「相關」，即藥物形態結構與人體類似的形態結構間可能存在某種相關性，或可指導臨床用藥思維。

或從「以臟補臟」說起更容易使人理解。此語大體是指動物內臟或器官對人體同名內臟、器官的功能具有相應的調治作用。其用又大致可分為三，或為狹義的補，或為廣義的調治，或作為藥引。比如民間常用朱砂燉豬心以治療癲癇、心悸、失眠等病症，這裡的豬心除具助益作用外，更多的應該是起著藥引作用。現在由於朱砂的應用需要專業指導，因此在民間使用漸少，但在醫生指導下入藥還是有。而胃寒者／豬肚煲白胡椒，肝血虛者／豬肝，肺燥者／豬肺煲西洋菜，腰酸背痛者／豬腰燉杜仲，小兒骨骼發育不良者／動物之骨，陽痿／動物之外生殖器等，這些偏方一直行之有效。現代研究證實肝含有的維生素A可治夜盲，所含鐵可治貧血；骨頭所含的鈣、鎂可促進骨骼生長；動物的膽汁及所含的膽酸鈉、去氫膽酸等有明顯利膽作用，可治膽囊炎、膽石症等，可為中醫臟器藥物之用提供部分現代藥理佐證。

再說了，此理之用，現代醫學一樣玩得得心應手，他們不也經常從相關動物臟器或組織提取成分以治對應臟器或組織功能失調嗎？最時髦的羊胎素之用不就如此嗎？而提純骨中的成骨蛋白用於治療骨質損傷；食用骨粉用於各種鈣質強化食品；以腦磷脂治療神經衰弱；以動物胃黏膜為原料提取的胃蛋白酶用作消化藥，胃膜素則治療胃及十二指腸潰瘍、胃酸過多；從胰而得的胰島素治療糖尿病；從甲狀腺分離出的甲狀腺素治療甲狀腺機能減退等，更是不勝枚舉。只是西醫進入中國之前，「以臟補臟」的民諺已有，這類爭議自然就不會落在西醫身上。

生物化學藥中有一類臟器生化藥物，就是從動物的組織、器官、腺體、體液、分泌物等提取具有生理活性的化學物質。其作用特點是針對性強、副作用小、容易為人體吸收。人和動物的對應臟腑、組織、器官都有大體相近的結構、微觀物質組成和功能，而病變臟器之所需最容易在對應臟器那裡找到，這就可能形成臟器藥物進到人體後與那個部位的親和力和趨向性更強的問題，其針對性強、容易為人體吸收的特點或由此而來。這不就是中醫「同氣相求」的現代表達嗎？同一種潛在思路，只是西醫更關注的是藥物微觀物質與病變部位的同源，中醫看到的是外觀結構、功能與病變部位的同源。

「以形補形」不過是「以臟補臟」思路的外延。當然，由於動物為「血肉有情之品」，與人體的親近性較植物或他類物更大。故上論對動物藥的指導意義或大於他類藥。但天地萬物，各自長成自己獨特的樣子難道是白長的嗎？西方的觀念是「結構決定功能」，東方的觀念是「象類則比」，在這一點上倒有異曲同工之妙。因此，基於「同氣相求」原理，非動物藥的形態與人體結構的類似性於用藥思維指導上，亦應可參。但須注意的是，凡有所推，均應以臨床之效為準繩來校驗。這種校驗古人一直在做，今人的臨床也有意無意地在繼續檢驗著。

回看以形見效之古識，《本草備要・藥性總義》云：「藥之為枝者，達四肢；為皮者，達皮膚；為心為幹者，內行藏府；質之輕者，上入心肺；重者，下入肝腎；中空者，發表；內實者，攻裡；枯燥者，入氣分；潤澤者，入血分。此上下內外，各以其類相從也。」是為括要。

又云：「藥之為物，各有形性氣質。其入諸經，有因形而相類者（如連翹似心而入心，荔枝核似睪丸而入腎之類）。」連翹何以被稱為「瘡家聖藥」？皆因「諸痛痒瘡，皆屬於心」（《素問・至真要大論》），連翹似心又性寒，故清心，心火清則諸瘡平。治睪丸之疾用荔枝核就不消說了，幾為必用之藥。

《本草問答》卷上謂：「竹茹象周身之筋脈，則能和筋脈；松節象人身之骨節，則能和骨節；白通草象人身之膜油，故能通達膜油，上可通乳，下可通小便。皆是莖身主和，可升可降，各從其類之義。至於葦莖，中空而直上，且其味淡，故屬氣分，功專於升，《金匱》用以吐肺中之膿，正取直上透達之義。荷莖中空而氣味淡，從水底而上出於水，故能升達清陽之氣。蔥白中空而氣味烈，則升兼發散。此皆莖也，氣味皆輕清，故皆主升。他如木通莖亦通透，然係藤蔓，形與一莖直上者不同，且味苦泄，故主下降而通利小便。蘇木者，木之身也，色紅味鹹，象人身周身之血，故主於行血。秦皮者，木之皮也，象人身之皮，味苦兼降濕熱，故仲景用治皮膚發黃之證。棕皮絲毛如織，象人脈絡，味澀能收降，故用治吐血、衄血，以降脈絡之血、血結。乳香樹身之脂，象人身之膿血，故治人身瘡膿等病。杜仲柔韌，象人筋膜，色紫黑，味純厚，故入肝腎，以強人身之筋骨。」又云：「升麻味甘，能升脾胃之氣，其所以能升之理，則因根中有孔道，引水氣上達於苗，故性主升。然無四散之性，以其為根專主升，不似柴胡係苗葉，故有散性也。」

以上之論，是形中又見細形，以示同中之異，這種形中尋理法有沒有道理，自可因各人學識而見仁見智。形之象在諸象之中其實是最不獨立的，多與部位象、質地象互依，難以截然分開，只不過前兩者類象特徵更明顯，而形之象往往是類象之中顯個性。論質還是論形往往是視角問題。譬如動物五臟相比，外形不同，內裡的質性也不同，若五者相較，一般會先注意到形之不同，更進一步會發現質性不同；但若五臟與皮、肉、筋、骨相比，則質之異更著；若與植物、礦石類比，就更不用說了。因此，形之象不獨立評判。

（七）質地象

質之象更強調的是構成藥物的具體質地，但藥之質往往又同藥用部位有關，如根、莖、花、實的質地肯定不同。動物、植物、礦物的大體質地也肯定不同，所以質之象與部位象當互參來看。

《本草問答》卷上云：「而禽獸血肉之品，尤與人之血肉相近，故多滋補。比草木昆蟲金石之品，更為見效。草木，植物也；昆蟲，動物也。動物之攻利，尤甚於植物，以其動之性，本能行而又具攻性，則較之植物本不能行者，其攻更有力也……動植之物，性皆不鎮靜也，惟金石性本鎮靜，故凡安魂魄、定精神、填塞鎮降，又以金石為要。」《醫暇卮言》卷上云：「滋益之味，骨肉為重；疏利之氣，草木為先。」此大類之質別。

《侶山堂類辯・藥性形名論》云：「皮以治皮，節以治骨，核以治丸（松節、杉節及草根之多堅節者，皆能治骨；荔核、橘核之類，治睾丸），子能明目，藤蔓者治筋脈……各從其類也。」此為植物類再據質或部位而論。「皮以治皮」有五皮飲（陳皮、茯苓皮、生薑皮、桑白皮、大腹皮）為證；「子能明目」有青葙子、決明子、枸杞子、女貞子、車前子、菟絲子、沙苑子等為參。至於「藤蔓者治筋脈」就更誇張了，幾乎難以找到不具「舒筋活絡」作用的藤。

這就帶出一個問題：藤蔓幾乎都能治筋脈，難道僅僅是出於偶然？就沒有形質意義上的某種必然？如說偶然、碰巧，則如何解釋這種概率？其實是否碰巧是可以計算出來的，兩種藤碰巧有相同功能的概率是多高？三種呢？四種呢……恐怕二十種以上都碰巧的概率是難於中六合彩了。不妨也找多種藤來檢測一下它們的微觀成分，看看有沒有相同之處。不一定會有，即使有，其一致性恐怕還是難敵藤的形質，那麼最具功效意義的相同點可能就是藤這種形質了，這難道還不足以進入我們的考慮視野？還要說這類象的歸納是感性認識？如果還要這樣認為，那請給出一個更理性的「藤蔓者治筋脈」之解。

從中醫的視野看，這並不純粹是個統計學的問題，還含一個天地萬物自然而然之理的問題。藤為什麼能「舒筋活絡」，我們先復習一下木之象：「木曰曲直。」在人體內最能體現這種「曲直」之性的就是「筋」，筋性韌，附在關節，由其舒縮帶動關節運動；在植物中最能體現這種「曲直」之性的就是藤，藤性也韌，可曲可直。若藤不舒筋，難道以植物的花、葉、子來舒筋？或拿礦石類藥物來舒筋？再往深裡想，藤之外象曲直而韌當源於其構成之「氣」質性的曲直而韌，而其所舒之「筋」的「氣」之質性也同樣曲直而韌。由此而產生「同氣相求」效應。前述的「形象、徵象、意象相同、相通、相似或相感，實質上就是同氣的相求、相感、相通」於此再證。別忘了「自然之象中形狀、顏色、質地、性質、構成等以形而顯者實為不同方式的氣聚，而聲音、氣味、味道、感應、習性等無形但可感者則是不同方式的氣布」。因此，中藥諸象的效應實可「以氣為本」作解。其實反證一下也挺能說明問題的，礦石類藥物沒有一味能舒筋活絡，植物的花、葉、子也基本不具備這一功能，這就說明了藥物的形質作為藥效是有所能，也有所不能的，則形質對中醫藥效及其指向性確存影響的結論不就很容易下了嗎？

再往更細的層級論，《本草問答》卷上論油滑之藥：「凡食麻油、當歸，皆能滑利下大便，巴豆、蓖麻子皆有油，皆滑利，皆能下大便。但麻油不熱則其行緩，不辛則氣不走竄，故其下大便也緩。蓖麻子味辛氣溫，是有氣以行其油滑之性，故其行速。巴豆之油與麻油、蓖麻同一滑性，而大辛則烈，大熱則悍，以悍烈行其滑利，故剽劫不留也。麻仁亦油滑，而無辛烈之性，故但能潤降不能速下。葶藶亦有油，自能滑利，又有辛味，是與巴豆之辛而有油相似；其味又苦，是又與大黃之苦而滑潤相似。然則葶藶隱寓巴豆、大黃二者之性，故能大瀉肺中之痰飲膿血，性極速降。蓋有大黃、巴豆之兼性，誠猛藥也。恐其太峻，故仲景必以大棗補之，杏仁亦有油，但得苦味而無辛烈之氣，故降而不急。」

質之象，有以類概象性質，以之為參，評個合格，當沒問題，但別忘了，它還有「形」、「部位」這些兄弟，使用時一併考量吧！

（八）習性象

習性指的是動物的生活習性、植物的生長特性這些藥物的最自然本性。《本草備要‧藥性總義》云：「藥之為物，各有形、性、氣、質，其入諸經……有因性相從者（如屬木者入肝，屬水者入腎；潤者走血分，燥者入氣分；本天者親上，本地者親下之類）……自然之理，可以意得也。」

我們再欣賞幾段：

《本草問答》卷上謂：「此以其性為治者也，夫辨藥之形色氣味，正以考其性也，果得其性，而形色氣味之理已賅。故凡辨藥，先須辨性。有如磁石，久則化成鐵，是鐵之母也。其引針者，同氣相求，子來就母也，以藥性論之，石屬金而鐵屬水，磁石秉金水之性，而歸於腎，故其主治能從腎中吸肺金之氣，以歸於根。琥珀乃松脂入地所化，松為陽木，其脂乃陽汁也。性能黏合，久則化為凝吸之性。蓋其汁外凝，其陽內斂。擦之使熱，則陽氣外發而其體黏。停擦使冷，則陽氣內返而其性收吸。故遇芥則能黏吸也。人身之魂陽也，而藏於肝血陰分之中，與琥珀之陽氣斂藏於陰魄之中，更無以異，是以琥珀有安魂定魄之功。」

《續名醫類案》卷二十六曰：「凡蟲蟻皆攻，無血者走氣，有血者走血，飛者升，地行者降。」

《本經疏證》卷七謂麻黃：「故栽此物之地，冬不積雪，為其能伸陽氣於至陰中，不為盛寒所凝耳。」故陽和湯治陽虛寒凝痰留之陰疽，以麻黃「伸陽氣於至陰中」並祛寒外出。

《溫熱經緯》卷五云：「冬瓜子依於瓤內，瓤易潰爛，子不能浥，則其能於腐敗之中，自全生氣，即善於氣血凝敗之中，全人生氣，故善治腹內結聚諸癰，而滌膿血濁痰也。」具此效，故冬瓜子常用以治肺癰、腸癰。

《本草便讀・凡例》云：「凡用藥有宜陳久者，有宜新鮮者。陳者取其烈性漸減，火性漸脫。新者取其氣味之全，功效之速。學人亦宜考求，然後立方可以靈應。」陳皮、青皮可參。

人人皆有習性，習性又影響著每一個人的人生走向，這才構成這個世界的豐富與精彩。天然的物物之間差別更大於人，作為藥物，物之習性影響藥性，不也是很自然的事嗎？「此自然之理，可以意會也」（《本草求真・主治卷下・總義》），有沒有道理？可自玩味！

（九）時間象

藥物因時而生、長、化、收、藏，四季所得之氣各異，其效亦異。是以，時也成了藥象之一。時象主要包括藥物生成時、用藥法時與採藥法時。

1. 藥參生成時

《本草問答》卷上云：「天時者，五行之流運，陰陽之分見，故凡論藥，又當論其生之時，與成之候。雖不盡拘於時，而亦有以時為治者。夏枯草生於冬末，長於三春，是正得水木之氣。遇夏則枯者，木當火令則其氣退謝，故用以退肝膽經之火。款冬花生於冬月冰雪之中，而花又在根下，乃坎中含陽之象，故能引肺中陽氣下行，而為利痰止欬之藥。二物皆以時名，皆得其時之妙用也。」

藥參其生成之時即可知其從時而得之效。

2. 用藥法時

《素問．六元正紀大論》云：「用寒遠寒，用涼遠涼，用溫遠溫，用熱遠熱。」即寒涼季節慎用寒涼藥物，溫熱季節慎用溫熱藥物，此為要則。

《侶山堂類辯．四氣逆從論》曰：「經云：升降浮沉則順之，寒熱溫涼則逆之。謂春宜用升，以助生氣；夏宜用浮，以助長氣；秋時宜降，以順收令；冬時宜沉，以順封藏。此藥性之宜順四時者也（見圖68）。春氣溫，宜用涼；夏氣熱，宜用寒；秋氣涼，宜用溫；冬氣寒，宜用熱

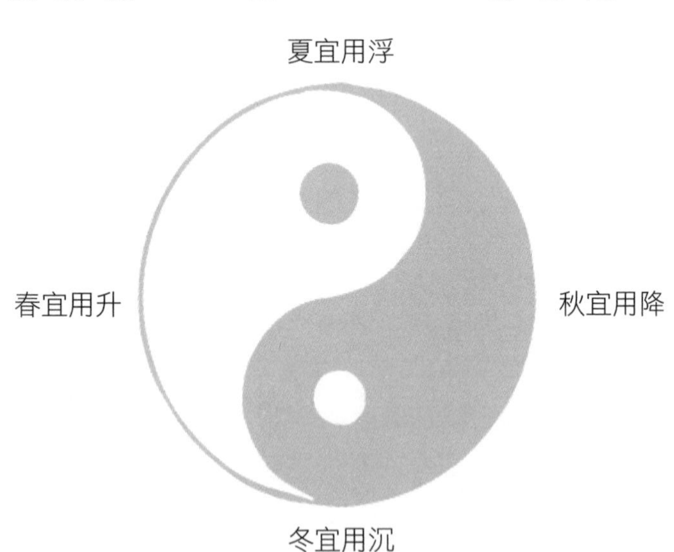

圖68　藥性之宜順四時圖

（見圖69）。此用氣之宜逆四時者也，而病亦如之。然時氣、病氣，又皆有常有變，知其常變，反其逆從，可以把握陰陽，裁成造化矣。」此升降、寒溫法時之用。

《本草綱目・序例・四時用藥例》曰：「經又云：春省酸、增甘以養脾氣，夏省苦、增辛以養肺氣，長夏省甘、增鹹以養腎氣，秋省辛、增酸以養肝氣，冬省鹹、增苦以養心氣。此則既不伐天和，而又防其太過，所以體天地之大德也。」此五味法時之用。

《本草蒙筌・總論・治療用氣味》說：「又或寒熱各半，晝服之，則從熱之屬而升；夜服之，則從寒之屬而降。至於晴日則從熱，陰雨則從寒。所從求類，變化猶不一也。」此順應自然而得服效。

3. 採藥法時

《千金翼方》卷一云：「夫藥採取不知時節，不以陰乾暴乾，雖有藥名，終無藥實。故不依時採取，與朽木不殊，虛費人功，卒無裨益。」李東垣《用藥心法・藥味專精》謂：「凡藥之昆蟲草木，

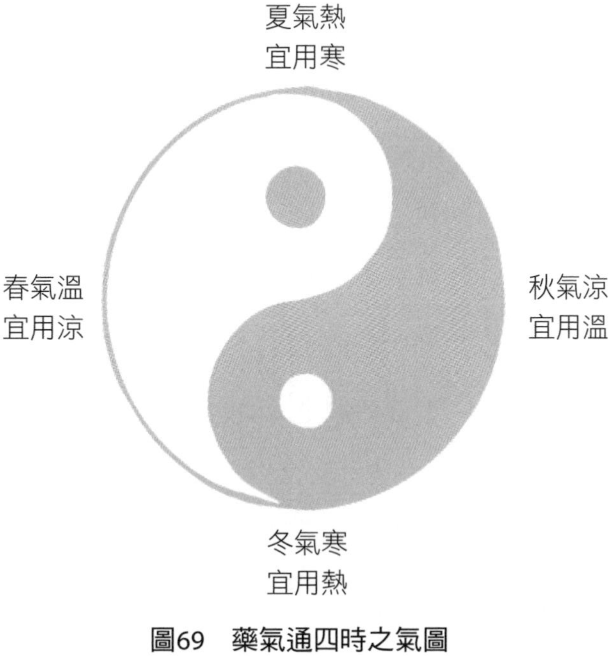

圖69　藥氣通四時之氣圖

產之有地；根葉花實，採之有時。失其地，則性味少異矣；失其時，則氣味不全矣。」故藥須依時而採，氣味方全，藥效方實。

《本草蒙筌・總論・收採按時月》謂：「草木根梢，收採惟宜秋末、春初。春初則津潤始萌，未充枝葉；秋末則氣汁下降，悉歸本根。今即事驗之。春寧宜早，秋寧宜遲，尤盡善也。莖葉花實，四季隨宜。採未老枝莖，汁正充溢；摘將開花蕊，氣尚包藏。實收已熟味純，葉採新生力倍。入藥誠妙，治病方靈。其諸玉石、禽獸、蟲魚，或取無時，或收按節，亦有深義。匪為虛文，並各遵依，毋恣孟浪。」此言不同藥用部位或不同類別之藥法時而取的道理及具體操作。

沈括《夢溪筆談・藥議》云：「古法採草藥多用二、八月，此殊未當。但二月草已芽，八月苗未枯，採掇者易辨識耳，在藥則未為良時。大率用根者，若有宿根，須取無莖葉時採，則津澤皆歸其根。欲驗之，但取蘆菔、地黃輩觀，無苗時採，則實而沉；有苗時採，則虛而浮。其無宿根者，則候苗成而未有花時採，則根生已足而又未衰。如今之紫草，未花時採，則根色鮮澤；〔花〕過而採，則根色黯惡，此其效也。用葉者，取葉初長足時。用牙（芽）者，自從本說。用花者，取花初敷時。用實者，成實時採。皆不可限以時月。」所論以事實為據，即顯大科學家求實風采。

上古之採藥因時，又有「司歲備物」的更高法則，現代已難仿效。何謂司歲備物？《侶山堂類辯・炮製辯》謂：「上古以司歲備物，謂得天地之專精。如君、相二火司歲，則收取薑、桂、附子之熱類。如太陽寒水司歲，則收取芩、連、大黃之寒類。如太陰土氣司歲，則收取芪、朮、參、苓、山藥、黃精之土類。如厥陰風木司歲，則收取羌活、防風、天麻、獨活之風類。如陽明燥金司歲，則收取蒼朮、桑皮、半夏之燥類。蓋得主歲之氣以助之，則物之功力倍厚。中古之世，不能司歲備物，故用炮製以代天地之氣。」這是以五運六氣為參，收取與當年司歲之氣相應的藥物，「得主歲之氣以助之，則物之功力倍厚」也。現今以利為先，以價高之時為收取之據，古風、藥效兩失矣。

採藥法時對藥效是否確有影響？可參農作物與茶葉之種收，不言自明。

（十）地候象

道地藥材一般是指在某些地域內特定的自然生態環境（如地形、土壤、水分、氣溫和光照）下所產的某種藥材，而較其他地區所產品質好、療效佳者。可見地理環境對藥效之影響非同一般。

至於道理，《本草蒙筌‧總論‧出產擇地土》謂：「凡諸草木昆蟲，各有相宜地產。氣味功力，自異尋常。諺云『一方風土養方民』，是亦一方地土出方藥也。攝生之士，寧幾求真，多憚遠路艱難，惟採近產充代。殊不知一種之藥，遠近雖生，亦有可相代用者，亦有不可代用者。可代者，以功力緩緊略殊，倘倍加猶足去病。不可代者，因氣味純駁大異，若妄餌反致損人。故《本經》謂參、耆雖種異治同，而芎、歸則殊種各治，足徵矣。他如齊州半夏，華陰細辛，銀夏柴胡，甘肅枸杞，茅山玄胡索、蒼朮，懷慶乾山藥、地黃，歙白朮，綿黃耆，上黨參，交趾桂。每擅名因地，故以地冠名。地勝藥靈，視斯益信。」

一些藥物之效與產地關聯較大的，古本草也多有介紹。如《本草問答》卷上云：「河南居天下之中，則產地黃。人見地黃黑色，不知其未經蒸曬，其色本黃。河南平原土厚水深，故地黃得中央濕土之氣而生，內含潤澤土之濕也。人徒見地黃蒸成色黑，為能滋腎之陰，而不知其實滋脾陰……山藥亦以河南產者為佳，味甘有液，是得土濕之氣，功能補脾，亦補脾之陰也。惟山藥色白，則得土中之金氣，故補脾而兼益肺。地黃能變黑色，實得土中之水氣，故潤脾而兼滋腎。雖同產一地，而有種類形色之不同，故功亦略異。」此產地與種類形色相參之論。

又云：「此正人參所由生之理，不究及此，尚難得人參之真性也。蓋北方屬水，於卦為坎，坎卦外陰而內陽。人參生於北方，正是陰中之陽也。坎卦為水，天陽之氣，皆發於水中……人身腎與膀胱屬水，水中含陽，化氣上行，出於口鼻，則為呼吸；充於皮毛，則為衛氣。只此腎與膀胱，水中之陽，化氣而充周者也……此與天地水中含陽，化而為氣，以周萬物，本屬一理。水在五行屬北方，人參生於北方，秉水中陽氣，故與人之氣化相合，所以大能補氣。」卦有方位，此地象與卦象相參之理也。

自然藥效會受地域內自然生態環境的影響應屬常識，不再饒舌。

（十一）炮製象

藥物炮製的目的，四字可盡括，曰：減毒增效。《壽世青編・藥品製度法》曰：「藥之製度，猶食品之調和也。食品之加五味，非調和不能足其味。次藥有良毒，不藉修治，豈能奏效？」又云：「假如芩、連、知、柏，用治頭面手足皮膚者，須酒炒，以其性沉寒，借酒力可上騰也。用治中焦，酒洗。下焦生用。黃連去痰火，薑汁拌炒；去胃火，和土炒；治吞酸，同吳茱萸炒。此各從其宜也。」可為例證。

不同炮製法的效用在《本草備要・藥性總義》有概括：「酒製升提，姜（薑）製溫散。入鹽走腎而軟堅，用醋注肝而收斂。童便製，除劣性而降下；米泔製，去燥性而和中。乳製潤枯生血，蜜製甘緩益元。陳壁土製，藉土氣以補中州；麵煨麵製，抑酷性勿傷上膈。烏豆、甘草湯漬，並解毒致令平和；羊酥、豬脂塗燒，咸滲骨容易脆斷。去穰者免脹，去心者除煩。此製治各有所宜也。」

至於如何助藥力？《侶山堂類辯・炮製辯》例之曰：「如製附子曰炮，製蒼朮、桑皮曰炒，蓋以火助熱、以炒助燥也。製白朮以土拌，製黃連以水浸，皆所以助之也。」《本草問答》卷下云：「仲景炮附子，亦是制其毒也，其用生附，又是以毒追風，毒因毒用，一生一炮，有一定之理。讀《金匱》者，可考而別之。葶藶不炒則不香，不能散，故必炒用。蘇子、白芥必炒用，與此同意。半夏、南星非製不用，去其毒也。礞石必用火硝煅過，性始能發，乃能墜痰，不煅則石質不化，藥性不發，又毒不散，故必用煅。山甲不炒珠，則藥性不發。雞金不煅，其性亦不發。古銅錢花蕊石，均非煅不行。」

（十二）配伍象

伍者，配伍也。每藥均有個性，或藥力過專，過專則難兼，難兼則須輔；或藥力不足，不足則須佐；或藥性過猛，過猛則須制；或劍走偏鋒，過偏則須糾……凡此種種，均須伍之以為用，方能盡其藥性。

《本草蒙筌‧總論‧七情》將配伍之法列為以下七種：「有單行者，不與諸藥共劑，而獨能攻補也，如方書所載獨參湯、獨桔湯之類是爾。有相須者，二藥相宜，可兼用之也。有相使者，能為使卒，引達諸經也。此二者不必同類，如和羹調食，魚肉蔥豉，各有宜合，共相宣發是爾。有相惡者，彼有毒而我惡之也。有相畏者，我有能而彼畏之也。此二者不深為害，蓋我雖惡彼，彼無忿心，彼之畏我，我能制伏。如牛黃惡龍骨，而龍骨得牛黃更良；黃耆畏防風，而黃耆得防風其功愈大之類是爾。有相反者，兩相讎隙，必不可使和合也。如畫家用雌黃、胡粉相近，便自黯妒，粉得雌則黑黃，雌得粉亦變之類是爾。有相殺者，中彼藥毒，用此即能殺除也。如中蛇虺毒，必用雄黃；中雄黃毒，必用防己之類是爾。凡此七情，共劑可否，一覽即瞭然也。」

這裡欣賞一下《本經疏證》卷十二對相須為用的虻蟲、水蛭的描述：「虻蟲水蛭，一飛一潛，皆吮血之蟲也。在上之熱隨經而入，飛者抵之，在下之血為熱所瘀，潛者當之……合而推之，虻蟲之性飛揚，故治血結於下，而病在上者；水蛭之性下趨，故治血結於上，欲下達而不能者。其逐瘀破積，兩者相同，而一為搜剔之劑，一為滑利之品。」有些意思吧？

臨床所見，相使、相畏、相殺、單行者較多用，相惡者較少用，相反者更少。然相惡，尤其是相反者，是否必不能用，恐亦有權變之道。《本草綱目・序例・神農本經名例》謂：「古方多有用相惡相反者。蓋相須相使同用者，帝道也；相畏相殺同用者，王道也；相惡相反同用者，霸道也；有經有權，在用者識悟爾。」《侶山堂類辯・畏惡反辯》亦云：「有云相畏者，如將之畏帥，勇往直前，不敢退卻；相反者，彼此相忌，能各立其功。圓機之士，又何必膠執於時襲之固陋乎！」如中藥配伍「十八反」中明言半夏反烏頭，附子又是烏頭的子根，所含成分相差不遠，故人們多認為附子不宜與半夏同用，然附子與半夏同用古今並不乏見。李可老中醫就善於以附子伍半夏治療疑難重症，用其「霸道」耳！但此類藥配尤須謹記：圓機之士，辨證準確，病情需要，藥性熟悉，分量能把握方可。經驗不足者，不可孟浪而行。

（十三）參卦象

卦象並非藥之原象，而是其中的意象轉注，知卦者，當有助理解。

《溫病條辨・下焦篇》解小定風珠中淡菜云：「淡菜生於鹹水之中而能淡，外偶內奇，有坎卦之象，能補陰中之真陽，其形翕闔，故又能潛真陽之上動。」此以五味淡屬陽，鹹屬陰為據而解。淡菜之味淡應陽數，為坎卦☵中之陽爻，此即「內奇」；淡菜生於鹹水，鹹屬陰，應坎卦☵外的兩個陰爻，此即「外偶」。觀此象，淡菜本身是為陰中之陽，故曰「補陰中之真陽」。

《本草問答》卷上謂：「問曰：生地質潤，中含水液，阿膠濟水煎成，性本水陰。二藥皆能生血，何也？答曰：離卦中之陰爻即坎水也，阿膠、生地以水濟火，正是以坎填離，有此陰汁，而後得心火化赤，即為血矣！正《內經》中焦取汁，奉心火變赤為血之理，知血之生化，凡入血分之藥從可知矣。」《溫病條辨・上焦篇》解清宮湯中云：「且離以坎為體，玄參味苦屬水，補離中之虛；犀角靈異味鹹，辟穢解毒，所謂靈犀一點通，善通心氣，色黑補水，亦能補離中之虛，故以二物為君。」這兩段中，「離卦中之陰爻即坎水」、「離以坎為體」即言離卦之中的陰爻可視為一個內藏的小坎卦，「補離中之虛」即補心陰。

（十四）論藥象

現行白話化的主流中藥理論選擇的框架，是以藥物的四氣五味、歸經、功用為主，再納入相關內容，間以氣味論升降，後附現代藥理分析。由於功用已基本能體現歸經之意，故除意義特別大的如引經藥等少數藥外，醫師們對大多數藥物並不太注重其歸經。功用則主要由性味而演，故現行中藥藥理的主要支柱就是性味。然僅性味就能充分說明中藥藥理嗎？

以上以象論藥有無道理，當以臨床為證，有臨床體會者當可自揣。由於各人對中醫的認識深淺不一，臨床體會不同，故結論不外是：大有道理、較有道理、有些道理、全無道理幾種。只要不是最後一種，則捨棄四氣五味之外的認識中藥諸象的內容是為理據不足，甚至可說是簡單粗暴。而沒有臨床體會者，最好不要以感性妄議來反充理性。實踐出真知，這是討論這一問題的基本平臺。

中藥源於古人的經驗與思維總結，若以純粹今人之識來揣古人之意，始終存有隔閡。在這裡，我們不妨做個小小的思維測試，拿性味相同的幾味藥：甘草、山藥、蜂蜜、阿膠、冬蟲夏草、枸杞子、黑芝麻比較一下，代入古人的思維，以自然之理為參，看看性味相同的藥物為什麼功用同異互見，理在哪裡？一可度古人之意，看古意是否在理；二可看現代的醫者能否部分還原古醫家對中藥思維與實踐的過程；三可順帶評議一下現行藥理體系的得失。

先看性味、歸經與功效。

甘草：甘、平。歸心、肺、脾、胃經。補中益氣，祛痰止咳，清熱解毒，緩急止痛。

山藥：甘、平。歸脾、肺、腎經。補益脾胃，補肺益陰，固腎澀精。

蜂蜜：甘、平。歸肺、脾、大腸經。潤腸通便，潤肺止咳，補中緩急。

冬蟲夏草：甘、平。歸腎、肺經。補腎助陽，補肺止血化痰。

阿膠：甘、平。歸肺、肝、腎經。補血，滋陰潤燥，止血。

枸杞子：甘、平。歸肝、腎經。補益肝腎，益精明目。

黑芝麻：甘、平。歸肝、腎、大腸經。補益精血，潤燥滑腸。

上藥的共同點是味甘、性平。這幾味藥甘味都較明顯，無疑是口嘗而得；平性則因基本不涉人體寒熱，以效反推而知。這裡冬蟲夏草雖具補腎助陽之效，卻不以溫見功；阿膠、枸杞子、黑芝麻、山藥、蜂蜜雖然都有不同程度的益陰作用，也不以清虛熱見長，基本與平性相符。

甘能補益，上藥均不違此則，確能補益。這也是這幾味藥的共同點。

甘味當入脾，上藥前三味確入脾，然枸杞子、冬蟲夏草、阿膠、黑芝麻卻不入脾，此值一思。

更值得思考的是僅此幾味竟補陰、補陽、補氣、補血、補精齊備，其他功效也不盡相同。為什麼？僅甘、平二字就能給出答案嗎？顯然不能。若言古醫家就僅以甘、平性味而執其補益之功，不揣陰、陽、氣、血特性之偏屬而亂試一通，終得其效，則是低估了古人的智慧。古人如何揣？我們不妨先看看這幾味藥的來源、部位、形、質、色、時、地等因素之別，再作思考。

甘草：藥用部位是根及根莖，根呈圓柱形，質鬆，纖維多成束，非木化或微木化。色黃，外皮鬆緊不一，表面紅棕色或灰棕色。根莖呈圓柱形，表面有芽痕，色黃。

山藥：塊根呈圓柱形，可因其生長之地的質性不同而變形，肉質，肥厚。毛山藥有黏膠質；光山藥足乾，質細膩，橫切面肉質呈雪白色。主產於河南省北部，尤以古懷慶府（今河南焦作境內）所產山藥名貴，習稱「懷山藥」。

蜂蜜：是蜜蜂從開花植物的花中採得的花蜜在蜂巢中釀製的蜜。以稠如凝脂、味甜純正、清潔無雜質、不發酵者為佳。淺色蜜在品質上大多優於深色蜜，可有水白色、特白色、白色、黃色、特淺琥珀色、淺琥珀色、琥珀色及深琥珀色等。

冬蟲夏草：是麥角菌科真菌冬蟲夏草寄生在蝙蝠蛾科昆蟲幼蟲上的子座及幼蟲屍體的複合體，在冬季低溫乾燥土壤內保持蟲形不變達數月之久（冬蟲），待夏季溫濕適宜時從菌核長出棒狀子實體（子囊座）並露出地面（夏草），因此得名。真正的冬蟲夏草為野生，生長環境是在海拔三〇〇〇~五〇〇〇公尺的高山雪線附近的草坡上。以蟲體色澤黃亮、豐滿肥大、斷面黃白色、菌座短小者為佳。

阿膠：是驢皮去毛後經煎煮濃縮製成的膠塊。用蛤粉炒成珠者稱阿膠珠。呈長方形塊狀，表皮棕黑色或烏黑色，有光澤。對光照視略透明。質堅脆易碎，斷面棕黑色或烏黑色。

枸杞子：為寧夏枸杞的成熟果實。夏、秋二季果實呈紅色時採收，表面鮮紅或暗紅，果肉肉質，柔潤而具黏性，種子多數，類腎之形。

黑芝麻：為胡麻科脂麻的黑色成熟種子。呈扁卵圓形，表面黑色，富油性，味甘，有油香氣。

現在，我們可以進入有著天人合一、陰陽五行、氣血津液、藏象等明晰觀念的古醫之思路。在知道甘、平具補益的基本功效外，面對這些來源、部位、形、質、色、時、地等均有異的諸藥，您會認為它們的補益功效不存差異嗎？如果有人認為氣味已決定一切，氣味一樣，即使存在其他不同，對藥效而言，應該影響不大了，則就此打住，不往下一步。

但大多數人應該還是會起分別心，願意往下一一探究。這裡要問一句，果如是，是什麼誘發您的探究心？不就是以上各藥種種不同的象嗎？

如果這時有人對您說，認為藥物的來源、部位、形、質、色、時、地等因素會影響藥物的功效走向的想法是幼稚的，非理性的，科學依據不足的，您會怎麼想？通常的想法應該是：如果面對這麼多不同因素，還認為沒有影響，或不導致藥物功效之異，恐怕才是非理性的吧？

好了，既然以上因素差異可能導致藥物功效之異，則有何不同？效理如何？我們可以進入下一步的思考了。

我們先看最容易理解的蜂蜜。蜂蜜最明顯的象是什麼呢？其一，稠如凝脂的液態，此其質；其二，味甜純正，此其味；其三，色白或黃（此處將琥珀色，尤其是淺琥珀色按五行歸入黃色），此其色。隱象是什麼？蜂採百花而釀得。

以象推效：液能潤，稠如凝脂當不僅潤，還能養；甘能補益，能緩。然功歸何處？甘入脾胃，色白入肺與大腸，色黃入脾與胃。燥易傷肺與腸，肺燥則乾咳，腸燥則便祕，故曰「潤腸通便、潤肺止咳」；脾喜燥而惡濕，故不曰「潤脾」而曰「補中」；中焦常有攣急，故又能「緩急」。

蜂蜜尚有解毒之功，尤其是解附子、烏頭之毒，何解？一者，蜜之味大甘，甘為土化，土可生萬物，亦可化萬物，觀毒埋土中，久則毒消，即明此理，甘草解毒之理亦同；二者，《神農本草經百種錄・上品》釋之曰：「蜜者，采百花之精華而成者也。天地春和之氣，皆發於草木，草木之和氣，皆發於花。花之精英，釀而為蜜，和合眾性則不偏，委去糟粕則不滯。」

此外，滋補丸劑、膏劑，多以之為賦形劑。何故？一者稠如凝脂可黏合；二者味甘純正可矯味；三者蜜主解毒，能和百藥；四者緩和藥性，丸者緩也。

若炮製以蜜，則起甘緩補益之功。

蜂蜜之用，尚有活法。《本經疏證》卷五云：「仲景諸法，有和蜜入藥、化蜜入藥、化藥入蜜、化蜜入水四者之殊。和蜜入藥者，洩藥得之緩其洩，毒藥得之緩其毒，熱藥得之和其燥，寒藥得之和其冽，補藥得之俾留戀而不速行，散藥得之俾行徐而不盡量，如兩書諸以蜜為丸者是也。化蜜入藥者，或固護其陰液，或滑澤其途徑，或資其芳香潤中以啟脾胃，或假其至甘以化陰火，如兩書諸藥成更化入蜜者是也。若夫化藥入蜜，惟烏頭湯、大烏頭煎二方神矣。蓋藥之過燥，使化為潤，則無燔灼之虞；藥之過健，使化為緩，則無孟浪之患。以形而論，正似骨節屈伸洩澤之液；以用而論，則能驅風寒濕雜合而成之痹。不然，蜜非治痹治疝之物，何用之而不爽耶？至化蜜入水，惟大半夏湯為然，則更神矣。夫化蜜入水，欲水之不沖激也，揚之欲其水縱上湧仍就下也，以多水煎消其五之四，欲其純化為氣以噓枯澤槁也，故用治胃反……因知胃反非飲不成，化蜜入水，揚之二百四十遍，以水一斗二升煮取二升半，皆所以治飲者也。」

蜂蜜之用有宜有忌。《本草衍義補遺》謂：「石蜜：甘，喜入脾。其多之害，必生於脾。而西北人得之有益，東南人得之未有不病者，亦氣之厚薄不同耳。雖然，東南地下多濕，宜乎其得之為害也；西北地高多燥，宜乎其得之為益也。」為什麼「其多之害，必生於脾」？蓋脾喜燥惡濕故也。

以上功效宜忌之悟，哪個不是賴於象？面對蜂蜜諸象，如果古醫家沒有任何思路指引，在臨床任意亂試一通，比如看看能否解表？能否疏肝？能否重鎮？能否行氣？能否開竅……您認為這才合理嗎？有經驗不會概括，不會利用，還要面面俱到地試，這是嚴謹還是愚不可及？西藥之試，不也是先看成分（某類微觀象）所指而帶有方向性的嗎？

現在看看甘草。甘草：味甘、性平、色黃、質疏，得土之正味、正氣、正色、正質，是土性在藥物中的形象代表。

得土之正，「補中益氣」自不待言。

「緩急止痛」者，仍甘者能緩，此緩亦有緩和藥性之意。

「解毒」者，一謂解百藥之毒，二謂調諸藥之性使之和。《本經疏證》卷二謂：「甘草春苗夏葉，秋花冬實，得四氣之全，其色之黃，味之甘……以是協土德，和眾氣，能無處不到，無邪不祛……土為萬物母，凡物無論妍媸美惡，莫不生於土，及其敗也，又莫不歸於土。化為生生之氣，則所謂能解百藥毒，安和七十二種石，千二百種草也。」《本草乘雅半偈》卷一曰：「青苗紫花，白毛槐葉，咸出於黃中通理之荄，土具四行，不言而喻矣……土貫四旁，通身該治，是以土生萬物，而為萬物所歸……毒性殺厲即以幽靜平和之土緩解之，毒自降心而退舍焉。」《神農本草經百種錄・上品》言：「甘為味中之至正味，正則氣性亦正，故能除毒。」《本草衍義補遺》說：「黃中通理，厚德載物之君子也。」君子之藥自能和。解毒尚有第三義，即「清熱解毒」，甘草生用性涼，故可清熱。

「祛痰止咳」者，當為以土生金，制「生痰之源」及「解毒」之合力。

此外，甘草梢尚有引藥入尿道及止尿管中痛的作用，甘草梢是根之尾梢，此「根升梢降」之理。

然甘草亦有其不宜。《本草新編》卷一云：「或問甘草乃和中之藥，攻補俱用，不識亦有不宜否？夫甘草，國老也，其味甘，甘宜於脾胃。然脾胃過受其甘，則寬緩之性生，水穀入之，必不迅於傳導，而或至於停積瘀滯。」《用藥心法・隨證治病藥品》有謂：「中滿者禁用。經云：中滿勿食甘。」

接下來是枸杞子。枸杞子：味甘、性平，紅色之果，鮮品含津，乾品質仍柔潤。種子多數，類腎之形。

《本草思辨錄》卷四解為：「枸杞子內外純丹，飽含津液，子本入腎，此復似腎中水火兼具之象。味厚而甘，故能陰陽並補，氣液驟增而寒暑不畏。且腎氣實則陰自強，筋骨自堅，噓吸之一出一入自適於平。液枯之體，大小腸必燥，得之則利。惟多用須防其滑，而純丹又能增火也。」枸杞子味甘、性平自可補益。類腎之形，「子本入腎」，子又可明目，其色赤可入血，肝藏血，故主入肝腎。然所補為何？平性之品，最常補益的不外精、氣、血三種。色紅則補血無疑，質柔潤含液則偏補精，兼能益陰，故能「補益肝腎，益精明目」。言其「陰陽並補」者，一為腎精化氣，氣生陰陽；二者色紅類火，含液為水，則水火並補。一般言能水火並補者，其性多平，才能兩邊都靠，菟絲子陰陽並補亦如是。但枸杞子益陰多於助陽，菟絲子則助陽勝於補陰。若雙子伍用，基本上是精、氣、血、陰、陽均能補到，且藥性平和，為不少醫家所喜。

枸杞子之忌是「惟多用須防其滑」，脾虛便溏者不宜。

再看冬蟲夏草。冬蟲夏草：甘、平，為蟲草菌寄生於蝙蝠蛾幼蟲屍體內，經一個冬季，第二年春天真菌菌絲開始生長，到夏天時長出地面，外觀像一根小草，此以時之象得名，當以時象解之。

若僅以甘平之性味論，雖具補益之功，然陰陽之偏終不明顯，何以知之偏於補陽？《本草綱目拾遺》卷五云：「物之變化，必由陰陽相激而成，陰靜陽動，至理也。然陽中有陰，陰中有陽，所謂一陰一陽，互為其根……夏草冬蟲，乃感陰陽二氣而生，夏至一陰生，故靜而為草。冬至一陽生，故動而為蟲。輾轉循運……入藥故能益諸虛理百損，以其得陰陽之氣全也。然必冬取其蟲，而夏不取其草，亦以其有一陽生發之氣可用。」此言冬蟲與夏草形象相較，蟲形為動物屬陽，草形類植物屬陰，蟲於冬而藏，即為陽藏陰中，可應坎中之陽，自能補腎助陽；腎陽得蟄，納氣歸元之力足，故能補肺納氣；出血者，血之動也，能止血者，其性能蟄也。

現在輪到阿膠了。阿膠其象顯者有四：一，味甘性平；二，為驢皮熬製成的膠塊，質黏；三，古多取烏驢皮，膠色多烏黑或棕黑，略透明；四，阿膠的原產地是山東東阿，有云其地下水是「濟水伏流」，濟水奔流向東時，不願與黃河混流，而潛流於地，因此其特質是「清而重」。

我們先看前三象：甘平則補益。質黏之品，其色棕黑或烏黑自然偏補陰血。補血自入肝以養；色黑自入腎以滋；驢皮所製自入肺以潤，以肺主皮毛故也；質黏自能凝固血絡而止血，均自然而然之理。故歸肺、肝、腎經，有補血、滋陰潤燥、止血之功。

至於濟水之用，頗有深意。《神農本草經百種錄・上品》云：「阿井為濟水之伏流，濟之源為沇水，自沇水以至於阿井，伏見不常……故阿井之水，較其旁諸水重十之一二不等。人之血脈，宜伏而不宜見，宜沉而不宜浮。以之成膠，真止血調經之上藥也。」《神農本草經讀》卷二謂：「阿膠以阿井之水，入黑驢皮煎煉成膠也。《內經》云：『手少陰外合於濟水，內合（屬）於心。』故能入心。又云：『皮毛者，肺之合也。』以皮煎膠，故能入肺。」即除入肺、肝、腎經外，阿膠其實也可入心以補陰血，黃連阿膠湯中阿膠之用是既補腎水以濟心，也填離中之陰以滋心。《本草崇原》卷上亦云：「阿膠氣味甘平，乃滋補心肺之藥也。心合濟水，其水清重，其性趨下，主清心主之熱而下交於陰。肺合皮毛，驢皮主導肺氣之虛而內入於肌。又驢為馬屬，火之畜也，必用烏驢，乃水火相濟之義。」

阿膠尚可治燥痰。《本草綱目・水之二》引沈括《夢溪筆談》云：「古說濟水伏流地中，今歷下凡發地下皆是流水。東阿亦濟水所經，取井水煮膠謂之阿膠。其性趣下，清而且重，用攪濁水則清，故以治淤濁及逆上之痰也。」

如何？不讀古本草，能吃得透阿膠之用嗎？

以下該輪到山藥了。山藥：其象顯者有四。一，味甘性平；二，肉質，肥厚，塊根能因生長之地的質性不同而變形，即善成形；三，毛山藥有黏膠質，光山藥質細，色白；四，以河南古懷慶府所產為貴。

《醫學衷中參西錄・藥物》謂：「色白入肺，味甘歸脾，液濃益腎。能滋潤血脈，固攝氣化，寧嗽定喘，強志育神，性平可以常服多服。宜用生者煮汁飲之，不可炒用，以其含蛋白質甚多，炒之則其蛋白質焦枯，服之無效。」已將其補益脾胃、補肺益陰、固腎澀精之效理大括。

山藥以入脾為主，尚可參地象。《本草問答》卷上云：「河南居天下之中……山藥亦以河南產者為佳，味甘有液，是得土濕之氣，功能補脾，亦補脾之陰也。惟山藥色白，則得土中之金氣，故補脾而兼益肺。」

山藥有補陰之功，既與其熬之液濃有關，亦與其善成形有關。《本草乘雅半偈》卷一云：「薯蕷入土便生，陰森肥遯，寧不強陰，且其賦形效竅，則有竅處，寧不周到，雖假故物為胎，亦屬氣化所鍾。」此「陽化氣，陰成形」之理也。

又山藥有黏膠質，故性能澀，何臟最需要澀？答：腎宜藏宜補而不宜宣泄，故性喜澀，此固腎澀精之理。

醫家喜以山藥熬粥慢飲以治慢性腸炎或臟腑內之潰損，即取山藥之性黏與易成形，再配粥性之黏且流緩而奏效。

好了，黑芝麻是最後一味。黑芝麻：味甘性平，此象一；為黑色種子，此象二；富油性，此象三；折之其斷口色白，此象四（若折之斷口其色亦黑，則非黑芝麻，而是染黑所致）。

黑芝麻之功太容易會意了：味甘性平，自能補益；富油性，自能潤養，凡言潤養者，不外精、陰、血三者；為黑色種子，當以入腎益陰精為主；言入肝者，水足則木得涵養故也；斷口色白，又可入大腸以潤燥滑利。黑芝麻現今之用，最出名的是烏髮養顏。《本草新編》卷四云：「芝麻性潤而汁烏，烏自入腎，既入腎，自能潤髭矣。」其健腦益智、延年益壽之功也甚受熱捧，皆益腎之故也。

《備急千金要方．論處方》引《藥對》曰：「古之善為醫者，皆自採藥，審其體性所主，取其時節早晚。早則藥勢未成，晚則盛勢已歇。」而現代人，尤其是幾與自然隔絕的城市人，面對春花、秋月、夏蔭、冬雪的自然之美、自然之變，除溫差外，已接近麻木，什麼都化作了浮雲。作為醫者，也無須自己去採藥，因此，對於自然藥物，大多已失自然之心。藥物的氣、味、形、色、質、部位、習性……本來的真實感覺通通化為書本歸納好的刻板字面功效，中藥的自然之理已接近隱形，一切知識均被格式化。讀者或疑，何言中藥失去了自然之理？難道疏肝解鬱、和解少陽、行氣活血這些不是中藥之理？對不起！這些僅僅是藥效而不是藥理，所謂藥理就是產生這些功效的原理。自然，豈能完全被格式化？

中藥的功效是怎麼得來的？標準的說法是古代醫家（或勞動人民，此說更標準）在日常生活與醫療實踐過程中積累的經驗而得。這話對不對？對！不過卻是一句正確的廢話，很沒營養，講了等於沒講，就像一個百寶囊，什麼都能往裡裝，但就是沒有回答人們所關注的具體是如何發現的。地球人都知道，沒有理論指導的實踐是盲目的實踐，上古之人可能有過短暫的盲目，但一直都那麼盲目地實踐，總結，再實踐，再總結嗎？而且幾千年來面對如此豐富多彩的中藥，僅僅發現了四氣五味規律，並以之作為解釋諸多功效的通吃性原理嗎？何其簡也！這不是對勞動人民與歷代醫家智慧的貶低嗎？勞動人民何冤？歷代醫家何冤？

中藥，首先是天然物，其次才是藥物。天然之物自然就有天然之理，就如日月經天，江河行地。自然有春溫、夏熱、秋涼、冬寒，植物有春生、夏長、秋收、冬藏。植物花葉多居上，根荄多位下，花葉多輕，子實多重；動物有血肉，植物蘊生機，金石多凝重；物有百態千姿、萬般性情。因此，自然之藥配自然之醫當論自然之理，方為正道。

自然不缺美，缺的是發現美的眼睛。於中醫藥或許應該這麼說，自然不缺理，缺的是思考自然之理的心。

或曰：古人的思維以感性聯想居多，其理性程度頗為可疑。的確，大部分聯想都只能提供或然性，差別僅在於或然性的高低。一次或單項聯想更難說必然，但同類的多次或多項聯想，如藤之推理，且經驗證後，其可信性就會漸增而逐漸接近需解釋的事實。這裡，經驗的累積與總結是不容忽略的。這種取象是純感性嗎？有經驗累積的感性難道就不含理性成分？感性和理性就那麼黑白分明？在人類的思維程序中，經常是感性與理性，黑、白、淺灰、深灰間相互交集，互相啟發而成的。因此，聯想不應是原罪，關鍵是聯想所賴的邏輯基礎是否有理，是否禁得起真實藥效驗證。理性程度的高低當然可以討論，但未加驗證就憑現代人自以為一切知識都高於古人的傲慢之心一概斥之為荒謬、感性，就難說是一種完全科學的態度。

與古人善於體察自然的象思維水平相比，我們對上述幾味藥的思維還原應該還未到位，但即使如此，也能領略自然之理之一二了。在做過這樣的藥物模擬意會後，我們還能心安理得地說中藥沒有藥理嗎？中藥除四氣五味外，別無內容了嗎？

或曰：中藥經典《神農本草經》就是只講性味、功效，別無餘注的，現在的體系不過是返璞歸真罷了。經典，特別是前期的經典，由於歷史條件的限制與醫藥學知識的累積未足，其起的作用多半是初建框架，而未達最高水平。現在就請不要拿來當作限制發展的藉口了。有宋以來，儒生日多，但政府官位並沒有因之而擴增，儒生們也得自找出路，醫藥的功能與儒家的經世致用觀念十分貼近，若「治國、平天下」不成，則退一步「修身、齊家」去治人也是一種不錯的選擇，於是「不為良相，便為良醫」的觀念便流傳開來，不少儒生因此加入了醫藥行列，又恰值宋明理學興，儒家的格物致知，窮究其理的學術風氣吹進了中醫藥學界，於是以探討中藥作用原理為目的，從自然之理出發，格「藥」致知，窮究其理的著作就大量出現。如果說《神農本草經》是以粗理加經驗用藥為主，則宋之後的本草多走上了力求以理闡藥或以理用藥這條路。儘管疏漏難免，但真正的中藥藥理學應說已經成形。本書所引的中藥之著雖非全部，但可觀的數量也算旁證。

當然，在古代的歷史條件下，作為探究，其方法論不可能十全十美，可商之處確實不少，但這裡面就沒有可取的方法或內容嗎？現在可好，整個中藥理論體系是辛辛苦苦數千年，一夜回到《本經》年。

若以厚道之心或可體察，四氣五味確實容易把握，而中藥形、色、質、部位、習性……內容的確不易簡單說明。這裡牽涉到太多的古代文化背景知識與方法學的取捨問題，因此先將有把握的內容納進體系，而未把握到位的內容則暫時擱置，也許這就是現行中藥理論體系形成的初衷吧。

但問題是：束之高閣無異打入冷宮，少人重提則漸成遺忘。中醫藥學的發展禁得起這樣的遺忘嗎？

筆者不知道現在的臨床醫師有多少人除中藥教材外還會較系統地看古本草書。估計不會太多，因為他們都會下意識地以為教材基本就能涵蓋常用中藥的應有內容，誰知中藥之解還別有洞天。筆者在不少地方較系統地講授《象解中藥學》時，臨床醫生們在大感興趣，甚至雀躍之餘，也大感驚訝，中藥怎麼還有如此意蘊豐富的內容？

或曰：現在不是已經有中藥藥理學了嗎？為什麼還在大談現今的中藥沒有自己的原理？請注意，彼藥理不是此藥理。現在名為中藥藥理學的學科或教材，本質上是中藥西理學而不是中藥中理學。如何區別？能用中醫藥理論指導，可直接用於中醫臨床的中藥之理，才是真正的中藥藥理學。而現在以研究有效成分或活性成分為主的中藥藥理學實際與西醫的相融性更大，於西醫直接可用，於中醫是僅供借鑒、參考。其於中藥的微觀「象」上或大有補充，但其以化學成分為主的內容目前始終難以在中醫理論指導下直接用於中醫臨床。比如，您可以說柴胡的主要成分柴胡皂苷具解熱、消炎作用，但不敢說此作用是否直接對應和解少陽的功效，因為以成分論其解熱作用恐未必就是針對中醫的少陽證，更不敢說它有沒有疏肝解鬱、升舉陽氣作用，因為現代醫學中找不到對等名稱甚至相近內容。因此，稱之為中藥西理學應屬客觀而未帶貶義。

而中藥的中、西理之間同樣也出現了通約性問題。要設計實驗將上述中藥諸象與現代藥理進行基本溝通，難度實大，更不用說互相說明了。以實驗方法研究天人相應、整體象思維下的中藥機理，碰到的問題與研究同樣思維下的中醫人體機理如出一轍，還原分析方法對這樣的研究對象水土不服的尷尬再次出現。

中國科學院朱清時院士認為：「過去一段時間，中醫的現代化就是把中草藥的有效成分提煉出來，現在我認為這個方向是有問題的，值得探討，因為中藥的有效並不在於幾個基本單元，而在於它的組裝與整體配合。」[1]

坦率地說，筆者對現在的中藥藥理學並不反感，甚至說帶有一定的欣賞也可以。就如同西醫對人體的認識雖然不是所有內容都能直接用於中醫臨床，但畢竟在中醫之外，對人體的認識多了一個微觀視野，於中醫的發展肯定存有啟示與借鑒一樣，現在的中藥藥理學作用大抵如是。於中藥而言，古之藥理可自成體系，但若無今之研究，就如同人體只有中醫之見而沒有西醫研究一樣，太極陰陽兩面缺一，終難說全面。欣賞歸欣賞，現在的中藥西理學在中醫未完全被指標化之前，其指導意義仍然有限，本難取代原來的中藥中理學。但問題是我們本來就有真正的中藥藥理學，卻因為種種原因被束之高閣。有此陣地，你自動放棄，當然就有人來占領，怪不得他人。於是，反客為主的事就發生了，中藥西理學就成了中藥藥理學。

這就順帶地引出了中藥現代化問題，既然中藥有現代藥理，能不能認為中藥已經完成現代化了呢？其實判斷標準很簡單，就是看這個現代化能不能為中醫所用。在目前現代藥理還未能完全被中醫所用前，嚴格來說，只能稱為天然藥物現代化而未能說是中藥現代化。因為這些天然藥物並非中國獨有，大部分在其他國家也有，未必就要稱為中藥。而其藥理現代化從客觀效果看，更多為現代醫學提供了豐富的藥源庫。儘管中醫不是沒有受益，但整體來說其受益是遠小於現代醫學的。因此，真正的中藥現代化還任重而道遠。當然，若從中藥劑型改革角度看，這方面的現代化確是取得了一些進展，中醫也有較大的受益。但這主要是現代生產工藝的作用，而難以完全算成現代藥理之功。

本來將中藥中理稱為古理，將中藥西理稱為中藥現代理也未嘗不可。但這樣的稱呼容易陷入語言陷阱，總易使人產生現代理肯定科學於古理的感覺。其實科學不科學，關鍵是看理論的指導性與實用性如

1 毛嘉陵，《哲眼看中醫》，北京：北京科學技術出版社，二〇〇五年，頁五。

何。當中藥現代理以化學成分方式指導西醫用藥時，它對西醫來說是科學的。但在它目前還未能有效地指導中醫臨床用藥時，於中醫的科學性就未必比得上中藥中理也應是基本事實。

這裡又帶出了一個真正的中藥藥理如何研究的問題。其實研究的原則不難把握。古人提供了現成的「象思維」，今人的研究無非就是不帶成見地進行合理評估，以達去粗取精、去偽存真的目的。臨證之用則謹遵「諸象合參」的四字真經而已。

之所以有不帶成見之說，是現代人與古人相較，往往覺得自己在知識上有著明顯的優越感而易滋生傲慢心態。但面對以古文化為基的中醫藥，則或存這種可能：當自己的知識系統不能完全駕馭這些內容時，這種傲慢心態就容易內化成惶恐，在不知所措中對這些內容假裝視而不見，束之高閣是一種選擇；輕率地下一個「比附」的結論，則是另一種選擇，還有更不客氣的，直接就用上「牽強附會」這四個字。

客觀地說，古代形式邏輯談不上很嚴密，象思維也並非不存機械或粗疏之處，牽強附會之處也肯定有，但問題是：這是主流嗎？

我們不妨分析一下藥效與象理之間有可能存在的幾種因果關係：一，先知道確效，然後以象理解釋；二，先以象理揣測可能的功效，再以臨床印證加以確定；三，已知某藥的部分功效，以象理解之，再以象理揣出更多可能的功效，以臨床印證確定，從而增加了該藥的功效。

如果是第二種情況，通常接受程度會高一些，畢竟此理可證。

如果是第一種情況，一般多認為是比附或牽強附會而不予認可。一些本草著者在某些藥物的取象上也確存用意太「飄」，說服力不足的問題。因此，對這類情況提高警覺性實屬科研人應有的本能。但是否比附就一定會牽強或者毫無意義，就值得商榷了。如果此比附之理是後人經實踐印證的類規律或有一定的概率支持的總結，則其本質就是以新理（諸象合參之理）來替舊理（單純的四氣五味理），使其藥理更趨合理又有何不可？譬如西藥，某一成分產生某一功效本有舊解，但現在出現了更合理的新解，難道就不能置換嗎？現代科學的發展走的不就是這樣不斷的新理取代舊理的揚棄之路嗎？因此，關鍵不在比附與否，而在於其合理程度的高低，這才是事情的本質。

第三種情況應更常見，但在道理上卻是第一、二種情況的綜合，可以免論。

筆者認為，合理的評估大致應包括以下考量：

其一，具大類規律或較大的效—理概率支持的象，如氣、味、色、質等，可基本肯定。概率統計的本質是歸納邏輯，是邏輯推斷的方式之一，如果說思維方式上西方擅長分析的話，則東方更擅長歸納。中醫千百年來的證象、藥象等歸納本具廣泛的邏輯說明性，但當今為數不少的人竟選擇性失明地說中醫沒有統計觀念。當然，工作可以做得更細些，比如哪些味、色、質的可參性更強。本書雖也做了一些初評，但畢竟算不上嚴謹意義上的科研統計，僅是一些思路之引而已。古代的約略式統計思維完全可以用現代更精確的統計方法來提高，甚至取代。

其二，中類或小類象，如部位象、時象、地象等，可分別論證。如植物的不同部位的升降或功效有無規律？這裡，實可借鑒統計學方法總結出各部位可參性的高低，甚至可參考植物學的一些分類，將花、葉、根、莖、枝等再分不同的細類參詳。

其三，個體特徵明顯，但類規律不強，效—理概率難以認定的如形象、習性象等，一般僅作參考，最好不要憑單象驟下結論。此兩者往往與質象、部位象結合較多，可合而參之，以提高其可驗性。動物藥多以強烈的習性象顯，雖多為個例，但象性突顯，在合參諸象中或可增大權重。

其四，無類同之象，又天馬行空，用象太「飄」者，應予十分警惕，免被誤導。

最後的把關就是「諸象合參」四個字，這才是用藥法象的真諦。就如同單一症狀對證的可參性大大低於諸症合參一樣，各種單一的象，其效—理之應都難達百分之百，但「諸象合參」卻可互為補充、相互修證，大大提高效—理之應及解釋的立體性、豐富性與合理性。之前以象—效相驗的甘草、山藥、蜂蜜、阿膠、冬蟲夏草、枸杞子、黑芝麻之辨，有哪一個是一象定江山的？宋之後多數本草的一藥之論，列四氣五味後，多在論升降浮沉、色、形、質、部位、習性、時、地等綜合象的基礎上強調特色象，即將意象最明顯的因素突顯，以使人產生深刻印象。而當諸象紛呈時，「當通觀之」一直是古人之誡。

但現時對用藥法象的評議往往是漠視古人「諸象合參」原意，攻其一點，不及其餘。如「若謂黑芝麻色黑可補腎，則黑煤球不是更黑，是否也可補腎？」這種問法，初看像是慧詰，細想實屬無聊。因為任何問題的提出都有其適用範疇，藥物的第一要素就是可服，對人體有糾偏之用，問者要先證實黑煤球確具藥性且能入藥，才該有是否可補腎之問。退一步來說，即使是可入口的植物，如果是黑色的花，也最多說其入陰分、入腎經的可能性居多，也不能確定其是否能補腎，因為從概率來說，花多發散，具補性的不多。黑芝麻不但黑，還味甘性平，還為黑色種子，還富油性等，其補腎之功並非一象而定，而是諸象合定。就如以有效成分解釋中藥，如果某一成分在某一藥中具退熱作用，那麼能否由此而推斷凡含此成分的中藥均具退熱作用？顯然不能。因為中藥成分複雜，成分間易相互影響。您最多說，含此成分的中藥具退熱的可能性更大。因此，中醫的象，指向的實際是可能性的大小，而不是百分之百的確定。如果以百分之百的確定為標準才算科學，則西醫好像也沒幾個指標能達到這種要求。諸象合參的目的就是為了提高這種確定性而減少盲目性。

又有一種詰難：你若云「仁能通便」，他馬上就舉出幾味不具通便功能的植物仁以反證此說之謬。這明顯是偷換概念，中醫有說凡仁均能通便嗎？「仁能通便」不過是提醒在植物多種藥用部位比較中，仁利於通便的概率可能高於其他部位而已。不信您看能不能找出植物藥具通便之功的某一部位其概率大於仁？這種不過是提高臨床參考性之語，竟被當作百分之百的肯定語來曲解。這些有臨床意義的提示性語言，以現代人的邏輯能力完全可以將之提煉得更精確，如簡縮為「油脂之仁能通便」或外延為「油脂或油潤之物多通便」，就可大大提高其臨床指導性與理論精確性，其他有意義卻不甚精確的提法也可仿此修正。現在的問題是一些人吹毛求疵有心，舉手之勞卻無意。

又有一種問：若云金石甲介類多沉降，則菊花是花，如何又能平抑肝陽而具降性？首先此問在邏輯上並不能反證金石甲介類不能沉降，需要解釋的僅是菊花為什麼具有降性。其實要解不難，花能發散，菊花性寒味辛故能疏散風熱，這是基本象。但菊花除了花之象外，最明顯的卻是時象，「春蘭秋菊，各為一時之秀」，秋菊自具秋之金意、降意，金可克木，降能平逆，其味又兼苦而能降，因此清肝明目、平抑肝陽自屬題內之意。菊花之解，更證明了諸象合參的必要性。凡涉肝陽之事，金石甲介類多以「潛」字概括其沉，植物藥多以「抑」字彰顯其用，一「潛」、一「抑」意象之別立判。

故凡以一象之偏來責難中藥之理者，似未吃透「象思維」本來就是應對複雜性、整體性對象的方式，諸象應複雜不正是相得益彰嗎？

有一個問題不妨思考一下，若云古人想像力過於豐富，則他們不是在忽悠病人，而是在忽悠自己。因為古代是個體行醫，病人是真正的衣食父母，他們只管療效，並不在乎醫生是如何思考的。如果醫生的思維一直在天馬行空，藥必不效，豈不門可羅雀？誰敢拿自己的飯碗來故作深沉，玩想像力？就算喜歡玩，但一而再，再而三地玩錯了，玩砸了，還敢再玩？誰玩得起？

如果這也算玩，那麼，這樣的玩家又有誰呢？張元素、李東垣、李時珍、陳嘉謨、張璐、盧之頤、汪昂、黃宮繡、張志聰、陳修園、徐靈胎、繆希雍、唐容川、吳鞠通、趙學敏、鄒澍、周巖、張錫純、張山雷、陸士諤等都在他們的著述中或多或少，或常或時地用了藥類法象。看吧，什麼時候您玩得圓通了，可能一不小心就成了和他們一樣的醫藥大家了。

古之藥理學只能說是成形，卻遠未成熟，其發展空間仍大。因此，在中醫發展的現階段，此學實有必要從冷藏中解凍，重新整理、挖掘、提升，以今人的科研學識與嚴謹之心把關，去蕪存菁，進一步提高其釋理性及臨床指導性。

或云：這樣學中藥也太難了吧？《墨子・親士》曰：「良弓難張，然可以及高入深；良馬難乘，然可以任重致遠；良才難令，然可以致君見尊。」學識亦如是，學到什麼程度，就具什麼境界，有什麼所得！況且，這樣學中藥，雖難，但有趣！

第七節 方象——一排一布一陣法

方之象既含所組藥物之藥象，更重藥物相互間配合、協同、互動之象。中醫的方實類古兵家之陣法。所謂陣法，本質上就是各兵種按戰爭之需而生變化的排列組合戰鬥隊形。不同的陣有不同的基本功用，如圓陣善守，錐形陣善攻，雁形陣善迂回包抄，疏陣以少顯多等。大陣中往往有中陣，中陣中又有小陣，層層嵌套，牽一髮而動全陣。指揮上「聞鼓而進，鳴金而退」，旗幟、號炮則為輔助。

作用：應戰的目的性強，陣的協同戰力大於散兵戰力的總和。

例證：明代倭寇侵擾，橫行沿海，糜爛的明軍屢戰屢敗，戚家軍一出方如沸湯潑雪：「自嘉靖四十年（一五六一年）四月二十二日至五月二十七日，戚繼光率其所部四千明軍，對陣兩萬敵軍，在無其他軍隊配合之下，五戰五勝，共計殲敵五千五百餘人，累計傷亡不足二十人，史稱台州大捷。」[1]這裡我們注意到兩個數字，二百多比一的戰損比已令人驚訝，而累計傷亡不足二十人就更不可思議了。想想看，在冷兵器時代，就算是軍事演習兩個多月，刀槍無眼，傷亡不足二十人也屬難得，何況這是真刀真槍的對戰？若論單兵素質，戚家軍招募後再訓練的兵怎比得上多是浪人出身的倭寇們？他們從小就舞槍弄棒，戰鬥幾成本能，且武士道精神深入骨髓，悍不畏死，所以才有之前明軍的不堪一擊。那戚繼光創下如此奇跡的撒手鐧又是什麼？陣法！主要是陣法！一名鴛鴦陣，一名五行陣，後者是前者的變陣。有組織的陣法對上無組織的倭寇，單兵素質不再是決定因素，協調一致才是制勝關鍵，倭寇們安得不如落

1 當年明月，《明朝那些事兒・四》，北京：中國友誼出版社，二〇〇七年，頁二六九。

葉遇秋風？

小時候讀古書，對陣法之說總有點不以為然。心揣，只要我絕對人數比你多，尤其是多幾倍的情況下，以簡單的數學演算法是幾個打一個，橫衝直撞，無論碰到什麼樣的陣法都不應該會輸。這恐怕就是機械的線性思維、量化觀念的弊病了。陣是組織作戰的表現形式，難以用量化觀念直接衡量，它既可以有組織地直接破壞對方的戰力，也可以破壞對方的組織協調，而對後者的作用可能更為重要。在冷兵器戰爭中，一方組織一旦潰散，則戰鬥不復是戰鬥，往往就成了單方的屠殺。以少勝多，以弱勝強的戰例多半如是。陣法的整體戰力於戚家軍可見一斑，「整體大於部分之和」在陣法中表現得尤為分明。

組方如布陣，因應不同的病情，當有不同的方陣，補益方如圓陣之守，祛邪方如錐形陣之善攻，和解方則攻守兼備。君、臣、佐、使的藥物在方陣中的組裝、配合、協調的整體功效，遠大於藥物關係的簡單相加。不像西藥以單一成分專攻靶點，中醫之方是以整體協調之效對應整體失調之病證。這就是元整體觀念在治療上的折射。方之效就如陣法整體戰力之效，方的戰略意圖即為方意。

其實中醫之方還有一像，像什麼？像卦！卦由什麼組成？由爻！即首先以陰爻、陽爻的三爻組合形式構成了八經卦，再由兩個八卦以不同的位屬形成了六爻卦的上下卦，不同意象的上下卦組合就構成了全卦的總體意象，方意即類此總體卦義，而每一個爻在卦中起著不同的作用，就類似於單味藥各具不同的功效，爻與爻之間的比、應、承、得中、得正、居位尊賤等，就如同方中的君、臣、佐、使以及藥對的相須、相使以為用，關鍵在於它們在方中的地位、作用與關係：卦——動一爻而卦象變，方——更一藥而方意改。卦，也可視為陣，方，就更是陣了。

以下就通過一些古代名方之解來體會一下方陣之妙。

組方之要不僅要明藥理，亦要明醫理，理理相通，方為得道。

（一）協同陣象

太極丸（升降散）

【來源】《傷寒溫疫條辨》卷四。

【組成】白僵蠶（酒炒）六克，全蟬蛻（去土）三克，薑黃（去皮）一克，川大黃（生）十二克。

【用法】共研細末，和勻。據病之輕重，分二~四次服，用米酒、蜂蜜調勻冷服。中病即止。

【功用】升清降濁，散風清熱。

【主治】溫病表裡三焦大熱，其證不可名狀者。

【方論】楊栗山自解：「處方必有君臣佐使，而又兼引導，此良工之大法也。是方以殭蠶為君，蟬蛻為臣，薑黃為佐，大黃為使，米酒為引，蜂蜜為導，六法俱備，而方乃成。竊嘗考諸本草，而知殭蠶味辛苦氣薄，喜燥惡濕，得天地清化之氣，輕浮而升陽中之陽，故能勝風除濕，清熱解鬱，從治膀胱相火，引清氣上朝於口，散逆濁結滯之痰也。其性屬火，兼土與木，老得金水之化，殭而不腐，溫病火炎土燥，焚木爍金，得秋分之金氣而自衰，故能辟一切怫鬱之邪氣。夫蠶必三眠三起，眠者病也，合薄皆病而皆不食也，起者愈也，合薄皆愈而皆能食也。用此而治合家之溫病，所謂因其氣相感，而以意使之者也，故為君。夫蟬氣寒無毒，味鹹且甘，為清虛之品，出糞土之中，處極高之上，自甘風露而已，吸風得清陽之真氣，所以能祛風而勝濕，飲露得太陰之精華，所以能滌熱而解毒也。蛻者退也，蓋欲使人退去其病，亦如蟬之脫然無恙也，亦所謂因其氣相感，而以意使之者也，故為臣。薑黃氣味辛苦，大寒無毒，蠻人生啖，喜其祛邪伐惡，行氣散鬱，能入心脾二經建功辟疫，故為佐。大黃味苦，大寒無毒，上下通行，蓋亢甚之陽，非此莫抑，苦能瀉火，苦能補虛，一舉而兩得之，人但知其建良將之大動，而不知有良相之碩德也，故為使。米酒性大熱，味辛苦而甘，令飲冷酒，欲其行遲，傳化以漸，上行頭面，下達足膝，外周毛孔，內通藏府經絡，驅逐邪氣，無處不到，如物在高巔，必奮飛沖舉以取之，物在遠方及深奧之處，更必迅奔探索以取之，且喜其和血養氣，伐邪辟惡，仍是華佗舊法，亦屠蘇之義也，故為引。蜂蜜甘平無毒，其性大涼，主治丹毒斑疹，腹內留熱，嘔吐便祕，欲其清熱潤燥，而自散溫毒也，故為導。蓋蠶食而不飲，有大便無小便，以清化而升陽；蟬飲而不食，有小便無大便，以清虛而散火，君明臣良，治化出焉。薑黃辟邪而靖疫，大黃定亂以致治，佐使同心，功績建焉。酒引之使上行，蜜潤之使下導，引導協力，遠近通焉。補瀉兼行，無偏勝之弊，寒熱並用，得時中之宜，所謂天有覆物之功，人有代覆之能，其洵然哉！」其方意見圖70。

是方在〈易之篇〉出現過，這裡主要從陣而論：是方君、臣、佐、使、引分明，各施其功，又配合無間，兩兩相伍，使陽升陰降，升降相因，內

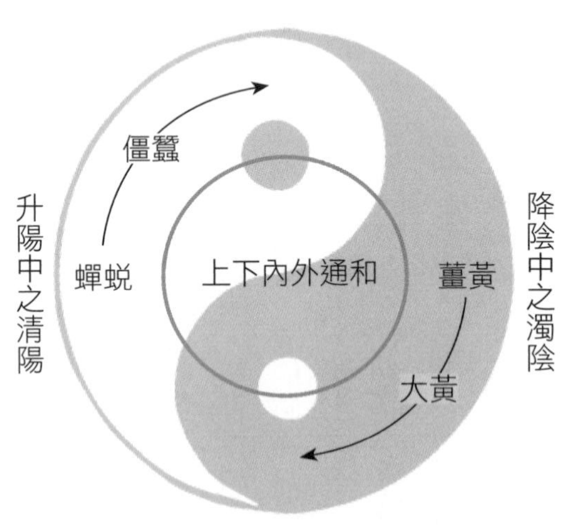

圖70　太極丸方意圖

外通和，而溫病表裡三焦之熱全清。「米酒性大熱，味辛苦而甘，令飲冷酒，欲其行遲，傳化以漸，上行頭面，下達足膝，外周毛孔，內通藏府經絡，驅逐邪氣，無處不到」為兵法之活用，實堪玩味。

陽和湯

【來源】《外科全生集》卷四。

【組成】熟地三十克，肉桂（去皮，研粉）三克，麻黃二克，鹿角膠九克，白芥子六克，薑炭二克，生甘草三克。

【用法】以上七味，共為細末，開水送服三克，或水煎服。

【功用】溫陽補血，散寒通滯。

【主治】陰疽。漫腫無頭，皮色不變，痠痛無熱，口中不渴，舌淡苔白，脈沉細或遲細。或貼骨疽、脫疽、流注、痰核、鶴膝風等屬於陰寒證者。

【方論】《成方便讀》卷四：「以熟地大補陰血之藥為君；恐草木無情，力難充足，又以鹿角膠有形精血之屬以贊助之；但既虛且寒，又非平補之性可收速效，再以炮薑之溫中散寒、能入血分者引領熟地、鹿膠直入其地，以成其功；白芥子能去皮裡膜外之痰；桂枝入營，麻黃達衛，共成解散之勳，以宣熟地、鹿角膠之滯；甘草不特協和諸藥，且賴其為九土之精英，百毒遇土則化耳。」

《外科全生集·陰疽治法》解其中三味：「夫色之不明而散漫者，乃氣血兩虛也；患之不痛而平塌者，毒痰凝結也。治之之法，非麻黃不能開其腠理，非肉桂、炮薑不能解其寒凝，此三味雖酷暑不可缺一也。腠理一開，寒凝一解，氣血乃行，毒亦隨之消矣。」

《方劑學》：「方中重用熟地溫補營血；鹿角膠填精補髓，強壯筋骨，藉血肉有情之品助熟地以養血。寒凝痰滯，非溫通經脈不足以解散寒凝，故以炮薑、肉桂溫中有通；麻黃開腠理而達表；白芥子去皮裡膜外之痰，與溫補藥共用，可使補而不膩。生甘草有化毒之功。」[1]

是方之配，重在由裡到外的層次與作用。見圖71。全方防守反擊，後浪推前浪，層層而出。再以甘草協和諸藥，生用解毒。

全方自內向外，步步為營，溫養、溫散，安內以攘外，猶離照當空，陽光普澤，陰霾自散，故名陽和。

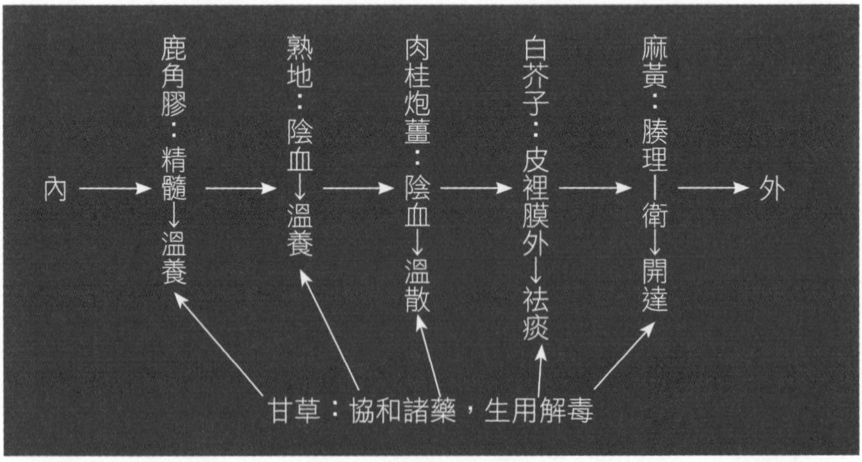

內 → 鹿角膠：精髓↓溫養 → 熟地：陰血↓溫養 → 肉桂炮薑：陰血↓溫散 → 白芥子：皮裡膜外↓祛痰 → 麻黃：腠理—衛↓開達 → 外

甘草：協和諸藥，生用解毒

圖71　陽和湯方意圖

礞石滾痰丸

【來源】《泰定養生主論》卷十四。

【組成】青礞石（煅）四十克，沉香二十克，黃芩三二〇克，熟大黃三二〇克。

【製法】以上四味，粉碎成細粉，過篩，混勻，用水泛丸，乾燥，即得。

【功用】降火逐痰。

【主治】用於實熱頑痰證。發為癲狂驚悸，或怔忡昏迷，或胸脘痞悶，或眩暈耳鳴，或不寐，或奇怪之夢，或咳喘痰稠，大便祕結。舌苔老黃而厚，脈滑數而有力。

【方論】方中以硝煅礞石為君。《本草綱目・石之四》云：「青礞石氣平味鹹，其性下行，陰也沉也……氣不運化，積滯生痰，壅塞上中二焦，變生風熱諸病，故宜此藥重墜。制以硝石，其性疏快，使木平氣下，而痰積通利，諸症自除。」即取其猛悍重墜之性，墜痰下氣，攻逐陳積伏匿之實熱老痰。大黃以將軍之猛性，蕩滌實熱，開痰火下行之路，使穢物痰積從大便而去為臣。黃芩善清上焦熱，消成痰之因，苦寒降泄，助大黃下行泄痰火；沉香沉降下氣，為治痰必先順氣之理，更能調脾悅中，兼制礞石重墜礙胃之弊，共為佐使。《醫宗金鑒・刪補名醫方論》卷五云：「二黃得礞石、沉香，則能迅速直攻老痰巢穴，濁膩之垢而不少留，滾痰之所由名也。」四藥相合，下行泄火逐痰之力甚猛，為攻逐實熱老痰之峻劑。方名「滾痰」，即是速去之意。此方可見自上逐層而下，蕩滌實熱老痰如高山滾石

1 許濟群，《方劑學》，上海：上海科學技術出版社，一九八五年，頁二二二。

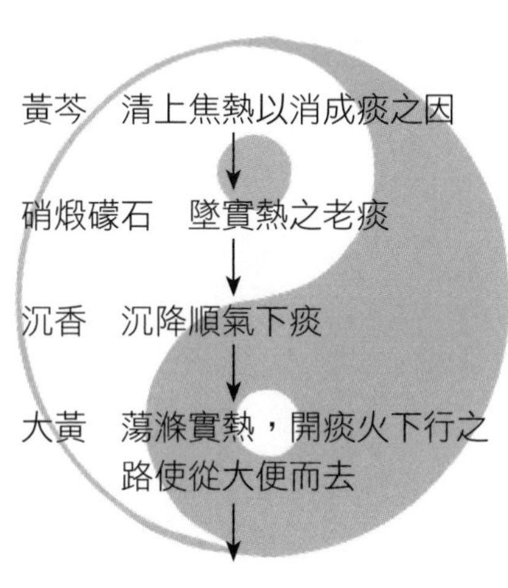

圖72　礞石滾痰丸方意圖

之勢，方意見圖72。方中見兵法兩勢之用：其一，《孫子兵法・勢篇》云：「故善戰人之勢，如轉圓石於千仞之山者，勢也。」是方據病機而有自上而下之勢用。其二，實熱頑痰是大實證，邪實者易速去，故投以猛藥，以效《孫子兵法・勢篇》的「激水之疾，至於漂石者，勢也；鷙鳥之疾，至於毀折者，節也。是故善戰者，其勢險，其節短。勢如彍弩，節如發機」。即戰鬥應謀取壓倒敵方的迅猛之勢，其勢就如可漂起石頭的激流，如快速捕殺飛鳥的凶禽，如一觸即發的張弦弓弩，當捕捉住戰機時，就快速發射，以達勢不可當、迅猛殲滅對方的戰效。

白虎湯

【來源】《傷寒論》。

【組成】知母十八克，石膏（碎）三〇～四五克，甘草（炙）六克，粳米十八克。

【用法】上四味，以水一升，煮米熟湯成，去滓。每次溫服二〇〇毫升，一日三次。

【功用】清熱生津。

【主治】傷寒陽明熱盛，或溫病熱在氣分證。壯熱面赤，煩渴引飲，口舌乾燥，大汗出，脈洪大有力。

【方論】《血證論》卷七：「四藥甘寒，生胃陰，清胃火。陽明燥熱得此，如金飆夕起，暑酷全消，故以秋金白虎名湯。」此方名之解。

《傷寒來蘇集》卷三：「石膏大寒，寒能勝熱，味甘歸脾，質剛而主降，備中土生金之體，色白通肺，質重而含脂，具金能生水之用，故以為君。知母氣寒主降，苦以洩肺火，辛以潤肺燥，內肥白而外皮毛，肺金之象，生水之源也，故以為臣。甘草皮赤中黃，能土中瀉火，為中宮舟楫，寒藥得之緩其寒，用此為佐，沉降之性，亦得留連於脾胃之間矣。粳米稼穡作甘，氣味溫和，稟容平之德，為後天養命之資，得此為佐，陰寒之物，庶無傷損脾胃之慮也。煮湯入胃，輸脾歸肺，水精四布，大煩大渴可除矣。」藥象之解中蘊土生金、金生水、土中瀉火、容平養命的轉陣協合，所圖在清，清中見護。

《醫學衷中參西錄・醫論・陽明病白虎湯證》有「方中重用石膏為主藥，取其辛涼之性，質重氣輕，不但長於清熱，且善排擠內蘊之熱息息自毛孔達出也；用知母者，取其涼潤滋陰之性，既可佐石膏以退熱，更可防陽明熱久者之耗真陰也；用甘草者，取其甘緩之性，能逗留石膏之寒涼不致下趨也；用粳米者，取其汁漿濃郁，能調石膏金石之藥，使之與胃相宜也」和「藥止四味，而若此相助為理，俾猛悍之劑歸於和平，任人放膽用之」之配伍方意論，而蘊用者之真心得。其方意見圖73。

真武湯

【來源】《傷寒論》。

【組成】茯苓九克，芍藥九克，白朮六克，生薑（切）九克，附子（一枚，炮，去皮，破八片）九克。

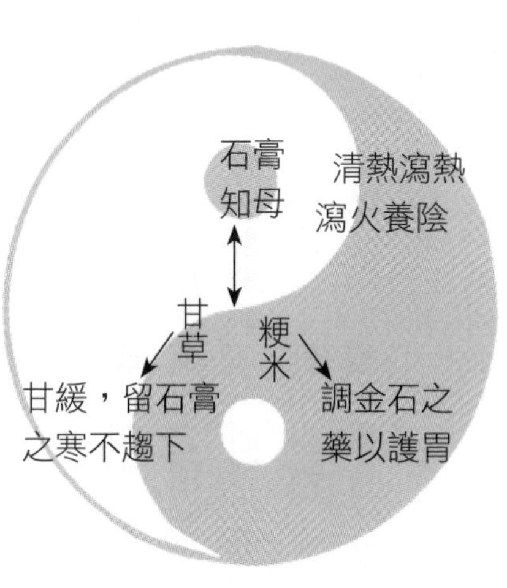

圖73　白虎湯方意圖

【用法】水煎服。

【功用】溫陽利水。

【主治】脾腎陽虛，水氣內停證。小便不利，四肢沉重疼痛，腹痛下利，或肢體浮腫，苔白不渴，脈沉；太陽病發汗過多，陽虛水泛。汗出不解，其人仍發熱，心下悸，頭眩，身瞤動，振振欲擗地。

【方論】《古今名醫方論》卷三：「真武一方，為北方行水而設。用三白者，以其燥能制水，淡能伐腎邪而利水，酸能泄肝木以疏水故也。附子辛溫大熱，必用為佐者何居？蓋水之所制者脾，水之所行者腎也，腎為胃關，聚水而從其類。倘腎中無陽，則脾之樞機雖運，而腎之關門不開，水雖欲行，孰為之主？故脾家得附子，則火能生土，而水有所歸矣；腎中得附子，則坎陽鼓動，而水有所攝矣。更得芍藥之酸，以收肝而斂陰氣，陰平陽祕矣。若生薑者，並用以散四肢之水氣而和胃也。」三白者，燥能制水，白朮也；淡能伐腎邪而利水，白茯苓也；酸能泄肝木以疏水，白芍也。方論以附子統水，三白與生薑，或制水，或利水，或疏水，或散水，治水之法齊，則何水不可治？

《傷寒來蘇集》卷四：「真武，北方水神也。坎為水，而一陽居其中，柔中之剛，故名真武。是陽根於陰，靜為動本之義。蓋水體本靜，動而不息者，火之用也，火失其位，則水逆行。君附子之辛溫，以奠陰中之陽；佐芍藥之酸寒，以收炎上之用；茯苓淡滲，以正潤下之體；白朮甘苦，以制水邪之溢。陰平陽祕，少陰之樞機有主，開闔得宜，小便自利，腹痛下利自止矣。生薑者，用以散四肢之水氣與膚中之浮熱也。」此附子奠坎中之陽，行真武之令，運火用以化水，餘藥為配令而行。

《醫宗金鑒・刪補名醫方論》卷八：「真武湯治表已解有水氣，中外皆寒虛之病也。真武者，北方司水之神也，以之名湯者，藉以鎮水之義也。夫人一身制水者脾也，主水者腎也，腎為胃關，聚水而從其類。倘腎中無陽，則脾之樞機雖運，而腎之關門不開，水即欲行，以無主制，故泛溢妄行而有是證也。用附子之辛熱，壯腎之元陽，則水有所主矣；白朮之苦燥，建立中土，則水有所制矣；生薑之辛散，佐附子以補陽，於主水中寓散水之意；茯苓之淡滲，佐白朮以健土，於制水中寓利水之道焉。而尤妙在芍藥之酸收，仲景之旨微矣。蓋人之身陽根於陰，若徒以辛熱補陽，不少佐以酸收之品，恐真陽飛越矣。用芍藥者，是亟收陽氣歸根於陰也。」此解妙在芍藥之論，「用芍藥者，是亟收陽氣歸根於陰也」，坎陽歸位，自能氣化以制水。其方意見圖74。

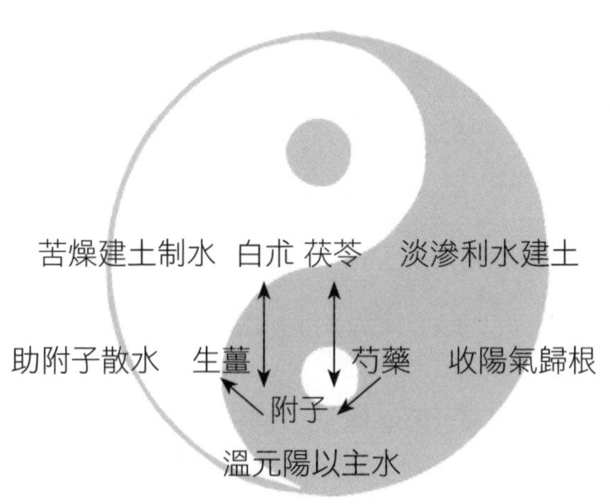

圖74　真武湯方意圖

（二）圓轉陣象

近代彭子益的《圓運動的古中醫學》以圓運動妙解諸方，可欣賞一二：

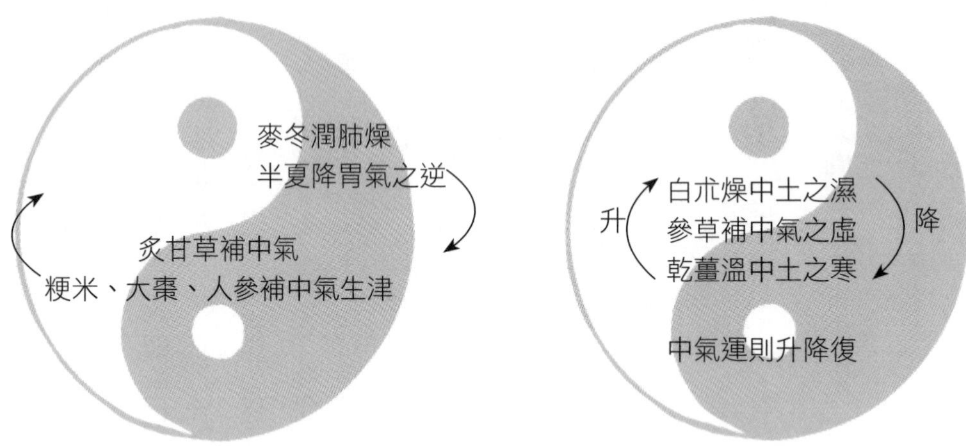

圖76　麥門冬湯轉中氣以生金降金方意圖

圖75　理中湯運軸行輪方意圖

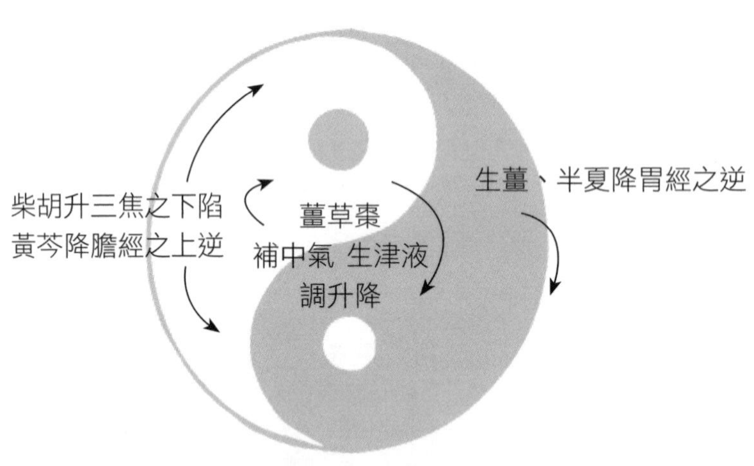

圖77　小柴胡湯升陷、降逆、補中、調升降方意圖

理中湯

治夏月寒霍亂，上吐下瀉，頭痛，行動無力，不渴者。脈象虛大，或微小。右脈較左脈尤微小者，病危……上部之氣，不能右降，則頭痛。下部之氣，不能左升，則行動無力。而實由於中氣虛寒，不能運化於中所致。中氣虛寒，所以胃土之氣上逆，而作吐；脾土之氣下陷，而作瀉也。中軸的旋轉停頓，四維的升降倒作，圓運動成了不運動，故上下左右俱病。不渴，無熱也……此病土氣濕寒，中氣大虛。此方白朮燥中土之濕，乾薑溫中土之寒，參草補中氣之虛。中土溫運，胃經復下降之常則吐止，脾經復上升之常則瀉止。胃氣降則上部氣降，頭自不痛。脾土升則下部氣升，自能行動。中氣運而整個升降復，是以諸病皆愈也……人身中氣如軸，四維如輪，軸運輪行，輪運軸靈。中醫之法，運軸以行輪之法，運輪以復軸之法，軸輪並運之法而已。此方，運軸行輪之法。

方意見余所配之圖75。

麥門冬湯

治火逆，咳嗽上氣，咽喉不利者。脈象虛而澀……此病由於中虛不運，肺氣偏燥，傷及肺液。肺燥氣逆，收令不行，故咳嗽，火逆上氣，咽喉不利也。方用炙草以補中氣，粳米、大棗、人參以補中生津，麥冬以潤肺燥。肺氣逆者，胃氣必逆，故用半夏以降胃氣之逆。肺降津生，收斂復舊，故諸病皆愈。脈象虛澀，澀為津液不足之象，虛乃中氣虛也……治肺金之燥之藥，只麥冬一味，而中氣之藥，如此之多。因中氣如軸，四維如輪，軸運輪行，本乎自然。必以中氣藥輔肺金之藥，肺金乃能降耳。且土為金母，補土以生金，圓運動之力更速也。此軸輪並運之法。

方意見余所配之圖76。

小柴胡湯

治少陽經病，寒熱往來，口苦，目眩，耳聾，咽乾、胸滿，脅痛，默默不欲食，心煩喜嘔。脈象虛小弦數。此和解少陽經病之法也。少陽膽經，居榮衛之內，臟腑之間。此經一病，陰陽不和。陰鬱則惡寒，陽鬱則發熱。鬱而不解，故寒熱往來。膽經不降，相火上逆，故口苦、耳聾、目眩、咽乾。膽經自頭至足，循耳後，下胸，環胃，循脅。膽經不降，故胸滿、脅痛、不食、心煩喜嘔。膽經與三焦經同屬少陽相火。膽經相火，既上逆不降，三焦經相火，必下陷不升。上逆下陷經氣結滯，故病有以上諸證……此方柴胡升三焦經之下陷，黃芩降膽經之上逆。膽經逆胃經必逆，半夏、生薑降胃經之逆。相火上逆，中氣與津液必傷。薑、棗、炙草、人參補中氣生津液。中傷火逆，臟陰易動，故重用補中之品，以防止臟陰之動也。此病上逆下陷中虛，此方一面升陷，一面降逆，一面補中以調升降。此和解之法也。

方意見余所配之圖77。

三方中理中湯運軸行輪，麥門冬湯軸輪並運，小柴胡湯升陷、降逆、補中、旋調升降以和解。方證之合而見圓轉、圓通、圓融。

（三）象會陣象

中藥有象，則方之陣又豈可無藥象之協？且看以下兩方如何以象為解。

葦莖湯

【來源】《備急千金要方》卷十七。

【組成】葦莖三十克，薏苡仁三十克，冬瓜子二十四克，桃仁九克。

【用法】水煎服。

【功用】清肺化痰，逐瘀排膿。

【主治】肺癰咳嗽，有微熱，甚至咳吐腥臭痰，胸痛，舌紅苔黃膩，脈滑數。

【方論】王孟英《溫熱經緯》卷五引鄒氏續疏云：「葦莖形如肺管，甘涼清肺，且有節之物生於水中，能不為津液閡隔者，於津液之閡隔而生患害者，尤能使之通行。薏苡色白味淡，氣涼性降，秉秋金全體，養肺氣以清肅，凡濕熱之邪客於肺者，非此不為功也。瓜瓣即冬瓜子，冬瓜子依於瓤內，瓤易潰爛，子不能浥，則其能於腐敗之中自全生氣，即善於氣血凝敗之中，全人生氣，故善治腹中結聚諸癰，而滌膿血濁痰也。桃仁入血分而通氣。合而成劑，不僅為肺癰之妙藥，竟可瘳肺痹之危痾。」方中葦莖以其形通而清涼建功；薏苡仁以其色、氣、性均秉金性而見用；冬瓜子最有意思了，竟能於腐敗之中自全生氣，於氣血凝敗之中全人生氣，這僅僅是方藥之解嗎？不也對有機會腐敗者如何防止腐敗具有啟示作用嗎？桃仁入血分而通氣，意在與諸氣藥功象匯通而為協，孟英為解象大家。

壽胎丸

【來源】《醫學衷中參西錄·醫方》。

【組成】菟絲子一二〇克（炒熟），桑寄生六十克，川續斷六十克，真阿膠六十克。

【用法】上藥將前三味軋細，水化阿膠和為丸，每丸重〇·三克。每服二十丸，開水送下，日服二次。

【功用】補腎，安胎。

【主治】腎虛滑胎，妊娠下血，胎動不安，胎萎不長者。

【方論】張錫純自謂：「菟絲無根，蔓延草木之上，而草木為之不茂，其善吸他物之氣而自養可知。胎在母腹，若果善吸其母之氣化，自無下墜之虞。且男女生育，皆賴腎臟作強，菟絲大能補腎，腎旺自能蔭胎也。寄生根不著土，寄生樹上，又復隆冬茂盛，雪地冰天之際，葉翠子紅，亦善吸空中氣化之物。且其寄生於樹上，亦猶胎之寄母腹中，氣類相感，大能使胎氣強壯，故《神農本草經》載其能安胎。續斷亦補腎之藥，而其節之斷處，皆有筋骨相連，大有連屬維繫之意。阿膠係驢皮所熬，驢歷十二月始生，較他物獨遲。以其遲，挽流產之速，自當有效。且其膠係阿井之水熬成，阿井為濟水之伏流，以之熬膠，最善伏藏血脈，滋陰補腎，故《本經》亦載其能安胎也。」方中菟絲子善吸他物之氣以養胎，善補母腎又可蔭胎；桑寄生寄於樹上，猶胎寄母腹，氣類相感則使胎氣壯；續斷具連屬維繫母胎之象；驢之生也遲，阿膠熬於驢皮，則用以挽流產之速，並可滋陰補腎以養母胎。四藥各具功象，又配合無間，錫純是用象大家。

以藥象組方陣之思，對我們臨證思維是否存啟發，各人可自意會。

（四）運方活象

《周易・繫辭上》云：「變而通之以盡利。」隨著自然環境、社會環境的不斷變化，疾病譜也在變，古方未必盡合今病，這就提出了一個臨床如何因適變通，趨合時宜的課題。以古為鑒，挖掘底蘊，會通今變，演繹新義，應是中醫學自身發展、提高臨床療效的真正途徑。《宋史・岳飛傳》中岳飛對宗澤說：「陣而後戰，兵法之常，運用之妙，存乎一心。」方之用亦當如陣之變，先知規矩然後識變通，方能推陳出新。《馮氏錦囊祕錄》卷一說：「雖然，方不可泥，亦不可遺，以古方為規矩，合今病而變通，既詳古論之病情，復揣立方之奧旨。」《客塵醫話・雜症略述》說：「殊不知古賢立方，與人以規矩，不能使人巧……所以病情古今無印版式樣，即方無一定呆藥，必須加減，寓變通於成法之中，斯神乎技矣。」明藥之真性，配伍之樞機，以古方為規矩，隨今證而化裁，甚至法外求法，方可更展中醫臨證觸機而變的無窮智慧。

方劑也有現代研究，其中劑型的改進，藥物品質的穩定、保證等應是託現代科技之福，確是一種進步。然方劑的實驗方法研究，卻要認真思考。若以單味，甚至單體為目標去求得結果，然後再行疊加之法，發表的文章更易受西方青睞，因為以分析的角度觀，問題似乎是說清楚了，但換成綜合的角度看，則是難得全方真髓，事情實未說清楚。若以整方為目標來研究，雖難合還原論簡單、清晰要求，卻更近方之原貌，因為之中就含了藥物配伍之效，或整體陣法聯動之功，而不僅僅是以單兵疊加來算戰力。

還有藥物成分提取之法也值得商榷。過去的湯劑多以水煎，若從提取方法言，近似於現代的水提取，部分藥物是酒泡，就如現代之乙醇提取。但現在常見一些方的提取法卻是用水、乙醇……多種媒介交替提取，美其名曰「能將各種有效部位提取得更充分」。看似有道理，實則卻違背了原方之用。道理很簡單，如果原來某個方是單純水煎的，則方效完全是從水提而來。現在所有手段都用上，實際就會過度提取，提出很多原方不具有的成分，使原方的功效變了，但卻仍以原方的功效來指導臨床之用，這樣不出偏才怪了！可見，如果中醫的科研不是以原汁原味的中醫思維為指導，那麼不管所用的技術儀器有多先進，其所得的就不一定是真正的中醫所需。

除整方研究外，君、臣、佐、使的藥物間關係更應成為研究目標，因為「關係」才是方劑之所以成為方劑的真正內在樞紐。難度較大的是君、臣、佐藥的研究，因為若拆開來研究，不求關係，則難合方之原意，但若將目標定在關係，則又非還原分析之所長。唯有使藥，尤其是引經報使藥可以單騎突進，因為方向清晰，作用明瞭，這應是一個較易突破，也具中醫特色的研究方向。

除了上述所論，中醫還有沒有其他象？既然「盈天下而皆象矣」，當然還有！比如病機之陰陽失調、氣血失常、津液代謝等失常，實際上就是外顯之「象」與內隱之「機」（氣變）的相互關係說明。如陽偏盛，通過陽盛之外「象」，如發熱、面紅、舌紅、脈數等顯示出體內存在陽氣旺盛之機，並可據此「象」而進一步預測其發展方向，如「陽勝則陰病」，則口渴、小便黃短、大便乾結等「象」就隨之可見。

治則的扶正祛邪、正治反治、調整陰陽、調理氣血津液、三因制宜等又何嘗不是「象」。如針對陽偏盛之熱「象」，則「熱者寒之」，以寒涼之藥物為對治，此以藥物之寒「意」對抗人體之熱「象」。這些均理簡易明，無須贅述。

而治法之釜底抽薪、提壺揭蓋、增液行舟等，針灸手法的青龍擺尾、白虎搖頭、燒山火、透天涼……更可望名即會意，讀者可以自娛！

中醫自有大氣象

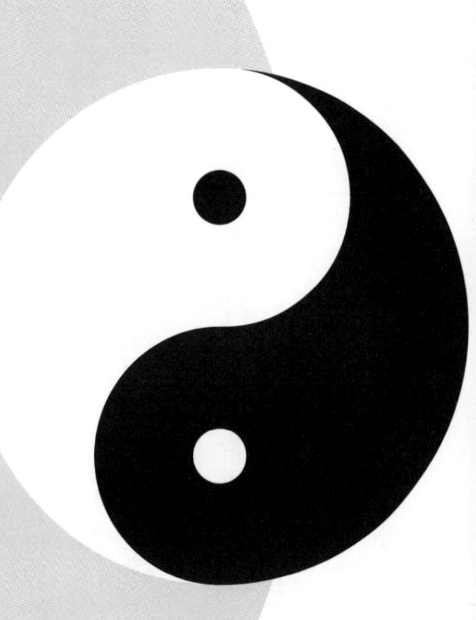

中醫，實質是文化醫學。中國古代人認識事物的象思維選擇，本質上是一種文化選擇。對自然充滿依賴的農耕文化必然產生與自然和諧共生的「天人合一」觀念，注重自然與人、萬物與人、人與人之間關係的和諧與統一，並逐漸強化成整體思維，而元氣論、陰陽學說、五行學說又為這種觀念提供了哲學基礎。

宇宙包含著無限多錯綜複雜層面及關係的現象，不同文化背景下形成的不同自然觀決定了人們採用不同的審視世界方式。元整體的混元一體分化觀念很容易催生出「形而上者謂之道，形而下者謂之器」的價值取向。沿此「推天道以明人事」的大視野來把握元整體的自然性、豐富性、聯繫性以及無窮變易性的最佳審視形式，就是象思維。以象思維的視點自然而然就會進入與還原論實體思維不同的現象層面，所得就不盡相同。

以農業、天文、地理、氣象、中醫等為代表的眾多古代自然科學領域又為這種思維方式提供了用武之地及營養成分，使之逐漸豐富完善，於人類思維領域中自成感性與理性、形象與抽象、主觀與客觀有機統一，互為補充的一格，形成了中華文化下的自身科學源流，並在複雜性科學的探索中大放異彩。

可見，生存方式決定文化觀念，文化觀念又決定著價值取向與對世界的感悟方式。

中醫學理論體系構建及臨床實踐以「象」為精魂的特徵尤為明顯。在這個「象世界」中，觀物取象、觸類而通是其精神內核，推演絡繹是其方式，觀象明理、得象悟道、以意為法、法象而行是其目的。

中醫象世界的代表是「藏象」。「五藏之象，可以類推」揭示出「藏」的內涵發展是以「象」類相推而得。解剖象、生理病理外象、反證象、內證象、政官象、易象、五行象、陰陽象、天人應象、兵法象、生活象等相參、相鑒、相佐、相繫、相證，形成了以「天人合一」觀念為指導，以氣－陰陽－五行－五臟為基本框架，以臟形、臟氣、臟神、藏象相融、相通、相感、相應為邏輯前提，以功能為取向，以實用為目的，發展性強、容涵性廣的象系統，並為中醫其他領域的用象提供了效法的楷模。

經絡最本質的內涵是「經氣」，經氣者，循經流行之氣，通過聯絡臟腑器官，溝通上下內外，運行全身氣血，營養臟腑組織，感應傳導，調節機能平衡之「象」來體現。氣是內涵，象是外顯，清晰簡單。

六淫、痰飲、瘀血等本質不過是表現出來的病理狀態之「意象性」概括，如病象類風象者為風邪，類濕象者為濕邪等。

診之象是「感乃謂之象」的最好注腳。望、聞、問、切是感象的不同方式。中醫觀病，是以症象、證象、病象疊合，點、線、面互參為法，其中證象最具代表性。證之象無非就是望、聞、問、切合一的綜合象，多表現為由一組症徵在一定病機作用下銜接而成的狀態總象，並寓因時而演的動象、變象於內。

藥之象的豐富尤勝藏象，四氣象、五味象、升降象、五色象、部位象、形態象、質地象、習性象、時間象、地候象、炮製象、配伍象以及參卦象等，林林總總，不一而足。徐靈胎的「凡藥之用，或取其氣，或取其味，或取其色，或取其形，或取其質，或取其性情，或取其所生之時，或取其所成之地，各以其所偏勝而即資之療疾」可為注。藥象與人象或病象可通過氣相感、類相應發生關聯而奏效。正是：「凡物之生於天地間，氣性何如，則入於人身，其奏效亦如之。」自然之藥配自然之醫當論自然之理，藥象之用，以「諸象合參」為要目。

方之象是組方諸藥本象及其相互間組裝、配合、協調之合象。遣方如布陣，方效就如陣法整體戰力之效，「以古方為規矩，合今病以變通」為用方之則。

而病機、治則、治法等中醫其餘領域之象，只要有心，隨處可見。

以上象象相連、相接、相扣、相疊、相映、相襯，形成中醫妙理紛呈、厚重實用、博大精深而又意趣盎然的「象世界」。

近現代隨著科學的巨大進步，研究領域的不斷深入與外拓，人們眼界大開，越來越感受到大千世界的豐富多彩與複雜變化。面對複雜多變的世界，人們已從最初對還原論方式取得的炫目成功的驚訝中逐漸冷靜下來，並不斷反思。線性、簡單性、分割性、靜態性思維難以完全解決複雜性系統的問題也漸成共識。既然現今科學的劃界已考慮到科學的發展是歷史的、動態的、各種形態互呈的，其內涵與外延也在不斷地演變而呈多元格局，因而其標準也已因適而變地從一元走向了多元，則以歷史的、多元格局的眼光看中醫，中醫應是現代主流科學之外的另一種科學形態，一門以古貫今的複雜性科學。若現在還罔顧還原論思維對「元氣論」對象進行研究會存在局限的基本事實，以之作為判定中醫是否科學的唯一依據，實難說不違科學客觀、公正的基本態度。《鶡冠子・天則》曰：「一葉蔽目，不見太（泰）山；兩豆塞耳，不聞雷霆。」此之謂也。

朱清時院士認為：「近一二十年人們理解到原來複雜性科學不能用還原論的方法，還得用中醫這種宏觀、整體的思維方法，還得經過反覆實踐、形成經驗、經過直覺或頓悟上升到概念或理論，這些概念或理論再到實踐中去驗證或修改，然後實踐證明他的正確性。這種思維方式是人類社會的一種基本思維方式，特別是對複雜性事物。」[1]這段中的「直覺或頓悟」一語若以「意象思維」為替或會是更全面精準的表達。朱院士之語實是對傳統思維方式在複雜性科學研究中的地位與作用一語中的之說。象思維在現代複雜性科學研究中的方法論意義已逐漸突顯。

學者蔡輝認為：「物質世界是複雜的，即使在有限的時空範圍內，也具有無限的多樣性、層面性和可能性。這就決定了人類的科學學說可能而且應當產生眾多的大大小小的流派和風格，即使在同一學科內，也會產生不同的知識體系。無論是哪一家，無論產生在什麼地方，只要它以理論的形式揭示了世界某一方面的本質和規律，就應當承認它屬於科學的範疇……在這個世界上不僅文化是多元的，科學也是而且應當是多元的。」[2]學者毛嘉陵也說：「世界是豐富多彩的，科學的標準，科學的模式，也應當是多形式的。東西方文化在認識論、方法論、思維學及價值評判標準上的差異性，決定了東西方知識體系不可能用統一的標準予以評價……我們希望能夠從更廣泛更現實的意義上來看待中醫藥的科學問題。」[3]這種真正尊重真理的大視野科學觀較之「唯科學主義者」們僵化的科學觀，其合理性、普適性不容置疑。現今科學劃界標準從一元走向多元的傾向對各種科學形態的催生意義可說難以估量，以此為判，中醫是否科學實是最明白不過的事了，圍繞的爭論幾無大意義。

基於世界的複雜性，研究非線性系統的複雜性科學由此產生。科學界已出現了一股從物質實體論到關係實在論的思潮。科學方法由重分析向重綜合過渡已漸成潮流，從而與研究古代複雜性科學的中國傳統象思維方法論形成共鳴。由是觀之，傳統的象思維雖然在具體應用中或存某些缺陷需要彌補，但卻非如一些人所想像般的原始、樸素、落後。其面對複雜體系的研究，在方法論上仍有趨時合宜的一面，於人體這個複雜有機體的研究更為現代或未來複雜性科學提供了理論養分及實踐真知。現代複雜性科學的崛起與今後的走向成熟，也將為中醫的發展、創新提供值得期盼的機遇。

科學的發展當無止境，因此，中醫與現代或未來科學的匯流應是一個自然而然、水到渠成的過程，即等到複雜性科學足以解決從宏觀到微觀、從無機物到有機體、從自然到人體、從心理到生理諸般複雜問題的時候，匯流，自然就完成了。

於醫學而言，基於人體是最複雜的有機體，其研究難度尤高。具體到中醫，又添難度，因為中醫學

1 毛嘉陵，《哲眼看中醫》，北京：北京科學技術出版社，二〇〇五年，頁一四。
2 蔡輝，〈從唯象角度認識中醫現代化走向的實質〉，《中國臨床康復》，二〇〇五年，第九卷第三十二期，頁一七八～一八〇。
3 毛嘉陵，《哲眼看中醫》，北京：北京科學技術出版社，二〇〇五年，頁一二六～一二七。

關注的不僅僅是人的問題，還涉及同樣充滿複雜性的方藥問題。理、法、方、藥、針、灸等，於理上是「吾道一以貫之」，於方法學上卻是複雜相牽。天人合一的命題，自然與人的多層次互動，道理相貫的要求，又使系統的複雜性大增，更不用說還有一個形神關係密切度高於西方的形神合一觀候在那裡。複雜心理與複雜有機體間相互作用的因果、主從關係的複雜性難以想像。而心理問題，由於超出了純自然科學研究範疇，則又帶出了範疇間的溝通問題。最後，還有一個古今複雜性科學之間存在的通約性程度問題亦需評估。

因此，中醫的現代化或未來化，不應是被新的理論和方法異化或全面取代，而應在通透了解中醫的基礎上，以保留其真正內蘊，不失療效為前提，沿著其自身發展邏輯而與不斷進步中的複雜性科學磨合、印證、交匯，在此過程中逐漸演進，由此而完成中醫自身的創造性發展。

這個匯流與發展過程即使以最樂觀的態度估計，也應相當漫長。在這個過程中，只要存在其他醫學無法解決的問題，中醫都有作為「獨立人格」存在的必要。

走結構決定功能、形態解剖之路的西醫學，在顯微鏡發明之前一直舉步維艱。換言之，其之前走過的路不能說全無意義，但若與顯微鏡發明後的突飛猛進相比，則其意義實在有限。這表明，學科的真正發展與相匹配的方法學與技術手段的成熟度密切相關。那麼，在複雜性科學還沒成熟到足以解決中醫所有複雜問題之前，在方法學匹配上受到質疑的還原論方法研究意義究竟有多大，難道不值得認真評估？

當今中醫內涵之失真與科學研究中的諸多困惑，莫不因於對還原論思維與方法過分依賴，同時對傳統「象思維」以及「道器合一」的中醫學科形態的輕忽或誤解而生。若中醫傳統主幹本身沒有實質性發展，目前僅賴嫁接而來的還原論方法一途作為研究的主力軍，且評價體系又如此傾斜於這一方法，則中醫傳統主幹營養失衡，內涵萎縮，臨床效減或將成勢，可能尚未等到現代或未來複雜性科學的成熟，真正的中醫就已經衰微到不值研究了，則中醫現代化豈不就成了水中月，鏡裡花？

又因道—理相貫的「象世界」深闊如海，由此而引來了中醫學說不清、道不明之說法。這裡，我們實在有必要反思一下我們的教育。如果沒有中學的物理、化學、生物學基礎知識奠基，我們學習西醫會那麼容易嗎？但中醫有相應的文化教育為基礎嗎？現代文化、文明的引入我們當然認同，但除此之外，我泱泱文明古國難道就沒有自己的文化與文明可教了嗎？《周易》、《道德經》、《孫子兵法》、《論語》這些中華文明的經典我們學過哪一本？甚至是哪幾句？如果大家在中學接受過陰陽、五行、《周易》等中國古文化的啟蒙式教育，現代人理解中醫還會那麼難嗎？作為本國文化有機部分的中醫，在學習的時候居然會讓人產生文化隔閡感，豈非咄咄怪事？近年來國學熱的興起，難道不是對這種輕忽傳統文化的教育在某種形式上的反彈？教育出的問題，卻拿中醫來說事，這不是令人難以理解的邏輯嗎？

不難看出，說不清、道不明的不是古人，而是今人學有未逮，以今之淺見，難明古之深識，遂使深如淵海的中醫幻化成淺溪。活生生的天人之道僅僅被理解為格式化的知識體系或供熟練操作的術、技。以淺評深、以今審古、以外範中、以物觀人、捨證就病逐成業界時尚。作為中華文化軟實力代表的中醫，如果本身的文化內涵日漸萎縮，則不知如何能作代表，又代表了些什麼？

因此，中醫藥要為提高中國的文化軟實力作出貢獻，需要的是實實在在的「做」，而不是僅僅喊口號。由是走出誤區，把握中醫本真，開拓臨床視野，使中醫人本身素質提高，恢復自信，就十分重要。而古文化知識的充實，思維方式的引導，原味中醫的體悟，中醫元神的尋回，正是這些方面的順應。

任何一個學科都有其自身發展的規律與動力源頭，基於中醫的現狀與發展之需，在傳統主幹上挖掘自身內蘊，不斷自我完善，當為現時中醫研究之最需。「易」、「道」內涵的重新審視與透徹理解，象思維的外拓與深化、細化、淨化，應是一條可行路徑。「路曼曼其修遠兮」，中醫人應該放下心障，撥開迷霧，看清未來，面對中醫以《易》為方法論主幹、「道器合一」的豐富「象世界」，秉持「執大象，天下往」的氣度、品行、學養、悟力去上下求索，開拓出學科發展未來的海闊天空氣象。

參考書目

劉長林，《中國象科學觀》，北京：社會科學文獻出版社，二〇〇七年。

劉力紅，《思考中醫》，南寧：廣西師範大學出版社，二〇〇三年。

毛嘉陵，《哲眼看中醫》，北京：北京科學技術出版社，二〇〇五年。

彭子益著、李可主校，《圓運動的古中醫學》，北京：中國中醫藥出版社，二〇〇七年。

孫廣仁，《中醫基礎理論》（第二版），北京：中國中醫藥出版社，二〇〇七年。

楊永良，《中藥學》，武漢：湖北科學技術出版社，一九八九年。

張其成，《中醫哲學基礎》，北京：中國中醫藥出版社，二〇〇四年。

張錫純，《醫學衷中參西錄》，太原：山西科學技術出版社，二〇〇九年。

國家圖書館出版品預行編目資料

尋回中醫失落的元神. 2, 象之篇 / 潘毅著. -- 初版.
-- 臺北市 : 積木文化出版 : 家庭傳媒城邦分公司發
行, 2019.08
面； 公分
ISBN 978-986-459-192-3(平裝)
1.中醫
413 108010358

尋回中醫失落的元神 2：象之篇

作 者／潘 毅
特約編輯／陳穗錚・鄭秀娟

總 編 輯／王秀婷
主 編／洪淑暖
版 權／張成慧
行銷業務／黃明雪

發 行 人／涂玉雲
出 版／積木文化
104台北市民生東路二段141號5樓
官方部落格：http://cubepress.com.tw/
電 話：(02) 2500-7696 傳 真：(02) 2500-1953
讀者服務信箱：service_cube@hmg.com.tw
發 行／英屬蓋曼群島商家庭傳媒股份有限公司城邦分公司
台北市民生東路二段141號11樓
讀者服務專線：(02)25007718-9 24小時傳真專線：(02)25001990-1
服務時間：週一至週五上午09:30-12:00、下午13:30-17:00
郵撥：19863813 戶名：書虫股份有限公司
網站：城邦讀書花園 網址：www.cite.com.tw
香港發行所／城邦（香港）出版集團有限公司
香港灣仔駱克道193號東超商業中心1樓
電 話：852-25086231 傳 真：852-25789337
電子信箱：hkcite@biznetvigator.com
馬新發行所／城邦（馬新）出版集團
Cite (M) Sdn Bhd
41, Jalan Radin Anum, Bandar Baru Sri Petaling,
57000 Kuala Lumpur, Malaysia.
電 話：603-90578822 傳 真：603-90576622
email: cite@cite.com.my

美術設計／唐亞揚
製版印刷／上晴彩色印刷製版有限公司

2019年8月27日 初版一刷 Printed in Taiwan.
售價／580元
ISBN 978-986-459-192-3

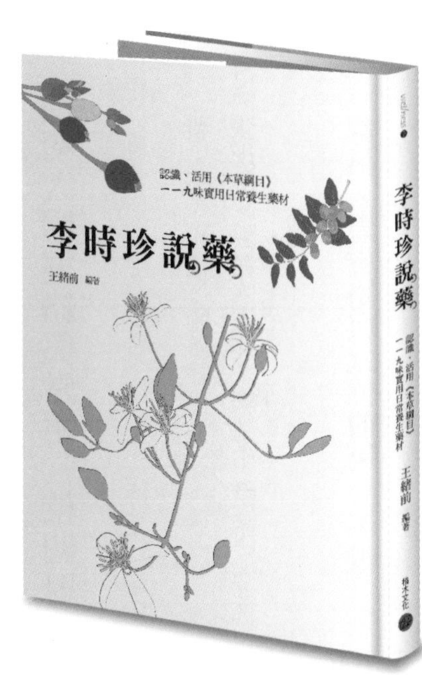

李時珍說藥

認識、活用《本草綱目》
一一九味實用日常養生藥材

王緒前編著

380元

解讀《本草綱目》一一九味
增強體質、預防疾病，減緩衰老的養生藥材
重新認識、活用常見藥材與食材

明代醫藥學家李時珍巨著《本草綱目》，內容恢宏，被譽為「東方藥物巨典」。李時珍在論述藥物時，同時也注重養生與實用性，本書即以養生保健為出發點，將《本草綱目》中部分常用藥物，從科學性、普及性、知識性、可讀性、文化性、實用性等方面進行解讀。全書共收錄具有養生保健作用的藥物一一九味，結合藥物特點進行闡述。

作者李緒前從事臨床中藥學教學39年，對《本草綱目》全書進行了系統性的研究，按照中醫特色歸納並結合自己個人的認識，對中藥知識進行闡發，希望讀者在認知藥物特點時，能根據自身情況，靈活應用。

◆如何使用本書◆

全書共介紹一一九味藥，每味藥材後均用李時珍原文進行提示，其後再以養生評述、養生特點、養生驗方加以說明此藥的主要應用。

【原文】本書中所引原文均為李時珍《本草綱目》的個人原話，並將其中的重點做為該藥物的小標題，用粗體字予以提示。

【養生評述】主要針對李時珍的原文從應用方面加以分析，闡述該藥在生活中應用的特點。

【養生特點】圍繞藥物在養生方面的特點，強調實用，並將藥物進行解讀。文字簡潔明瞭，突出藥物特色，便於讀者一目了然。

【養生驗方】本書中所錄小驗方皆是《本草綱目》附方中的方子，由於原書附方多，每味藥物限選附方三帖。儘量收載能夠用得上、辦得到，簡單易行、操作方便的方子。對原書中的劑量不予改動，讀者可以參看〈附錄〉中的劑量換算。

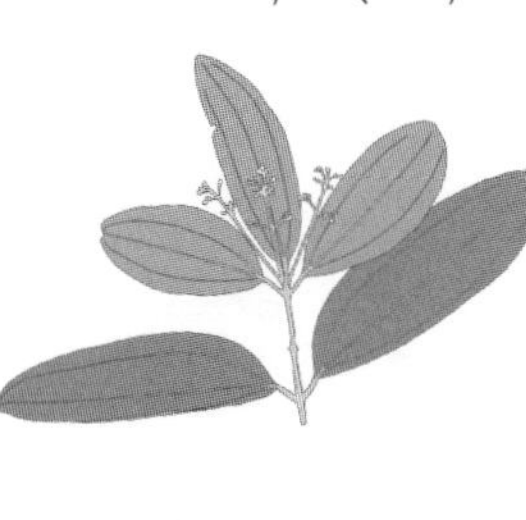

◇推薦書單◇

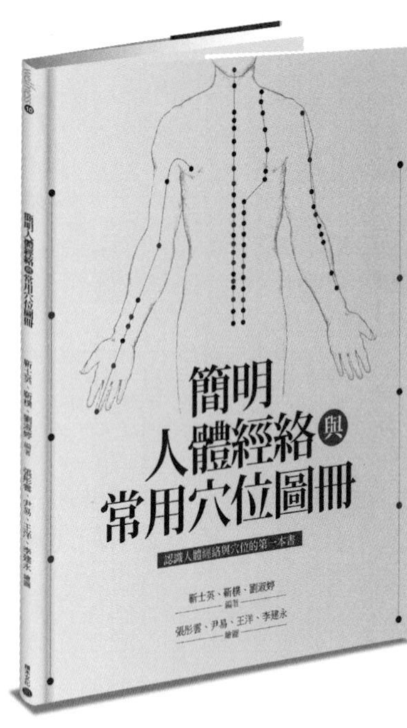

簡明人體經絡與常用穴位圖冊

靳士英、靳檏、劉淑婷 編著

張彤雲、尹易、王洋、李建永 繪圖

220元

認識人體經絡與穴位的第一本書

◆既能查到十四經所有穴位，

◆又能突顯重點常用穴位。

◆圖示清楚、簡明易懂，

◆攜帶、使用皆方便。

◆提供穴位筆劃索引，讓你快速找到所需穴位。

本書對十四經每條經脈的特點及常用穴位取法、主治有明確闡述，力求做到使醫療從業人員能迅速回顧記憶，更能使初學者迅速掌握重點相關知識，是一本實用的基礎入門書。

◆本書特色◆

＊圖冊插圖根據人體實際結構彩繪，經絡穴位清晰，圖面淨潔淡雅，清楚顯示經絡與穴位。

＊本圖冊將常用穴位以紅點標識，一般穴位則以黑點標識。所載穴位皆是安全、易取、有效的肢體穴位。

＊部分小圖示為經驗取穴法（簡便取穴法）。不必根據骨度分寸，而是根據歷代醫家累積下來的經驗取穴。

＊列表中的黑體字為詩賦口訣，往往一句話就可以概括某穴的主治特點，易於背誦速記。

＊詳細描述經脈特點，包括體表循行部位、走向、腧穴總數、起止穴名、主治重點，插入十四條經脈圖中，便於掌握。

＊開篇繪有正背兩張骨度分寸圖，以供參考。

＊提供個別穴位別名，且使用國際通用英文略號，方便迅速了解經穴走向順序起始，易於查記。

＊附有【穴位筆劃索引】，便於查索。

www.cubepress.com.tw

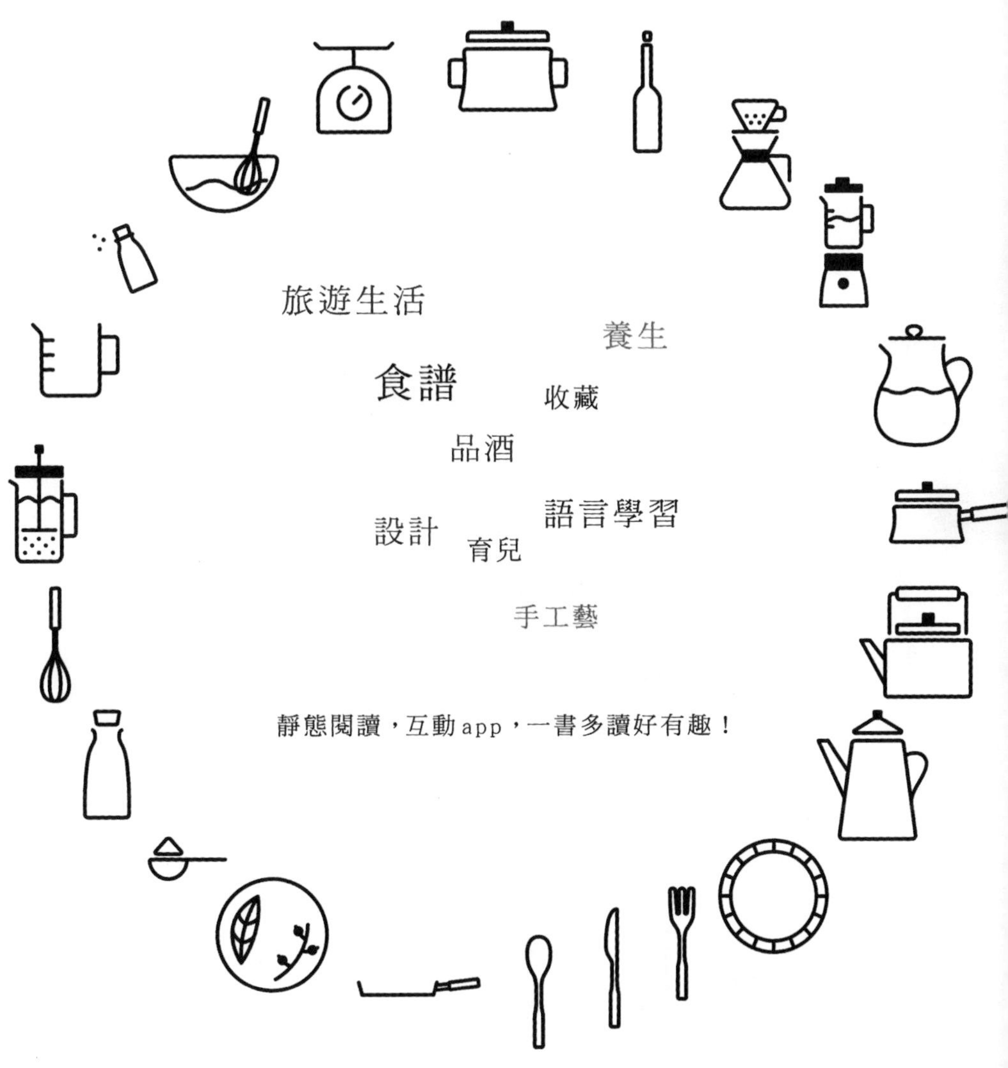

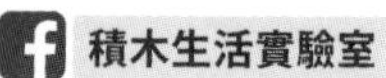
積木生活實驗室

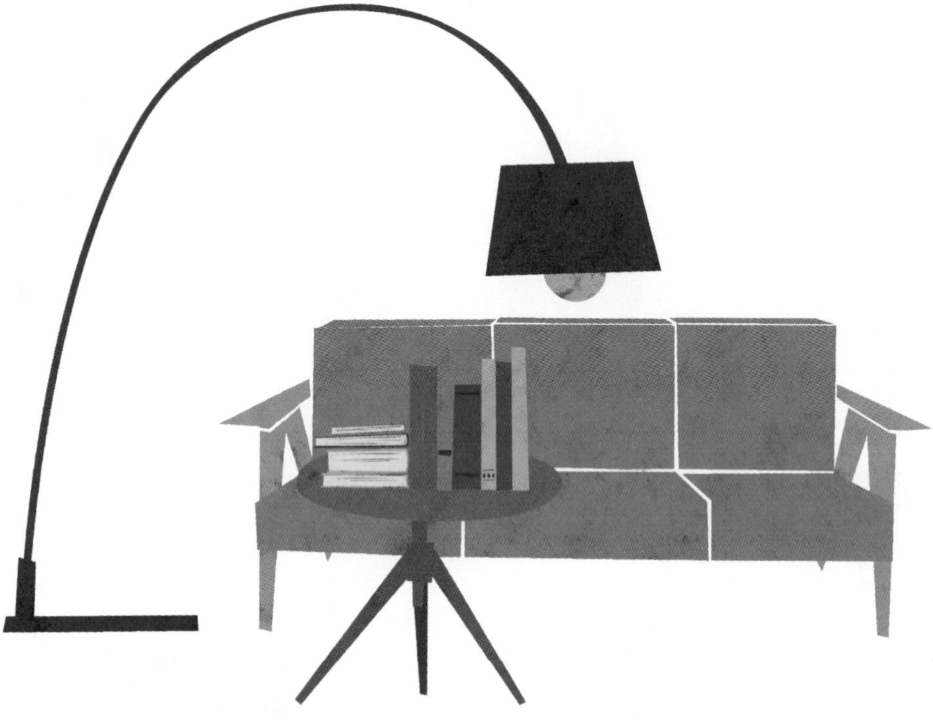

LIGHT

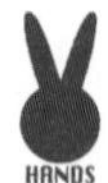
HANDS

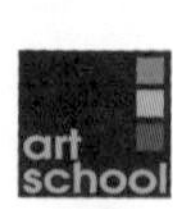
art school

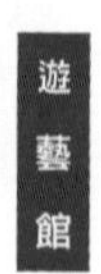
遊藝館

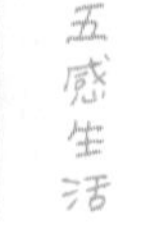
五感生活

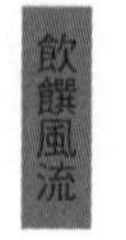
飲饌風流

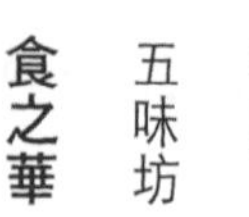
食之華
五味坊
漫繪系

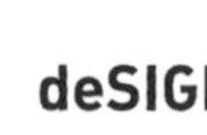
deSIGN+

wel/ness